JN233175

図解 よくわかる生化学

三重大学名誉教授
東海学園大学名誉教授 **中島邦夫**

愛知県健康づくり振興事業団
総合健診センター顧問 **柏俣重夫** 著

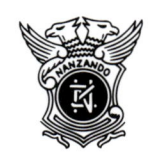

三重大学名誉教授 **樋廻博重**

南山堂

2018 年版 序

　近年，生体・生命体について学ぶ医学，看護学，栄養学，保健学，生命科学などの各領域は専門化と細分化が進んできている．しかし，そのすべての領域で生命維持と代謝などに関する基礎機構を理解していく上で，生化学が不可欠な基礎学問となっている．

　本書は，そういった領域で初めて生化学を学ぶ人達のために図表を使って，わかりやすく生化学を解説したものである．本書によって生化学の基本事項を理解し，さらに各専門領域の理解を容易にする一助としていただければ幸いである．

　各章では，各自が予習，復習，まとめをしやすいように，**重要事項とチャレンジ課題**をあげ，巻末には豊富な和文・欧文の索引を付けて参考書にもなるように工夫した．

　2018 年 1 月

著 者 一 同

改 訂 新 版 序

　生化学のわかりやすい教科書として「新生化学入門」を世に問うて14年が経過し，その間に第5版まで改訂したが，幸いにも学生諸君，教師の方々の双方から理解しやすいとのご好評をいただいた．特にこれまで，医・歯・薬・看護・栄養・保健医療・健康・衛生・生命科学系の教科書にふさわしいように，生化学・生命科学の最新の知見をも多く取り入れ，図表を多数使って，各章を関連づけて解説するように努めてきた．

　今回，上記の分野で生化学を初めて学ぶ人の誰もがさらに理解しやすいように，必要でない部分を割愛し，医学系をはじめとする医療系・健康学系の分野にとって**基本的に重要な事項と近年の新しい知見**をわかりやすくまとめ，新しい教科書「図解よくわかる生化学」として大改訂を行った．

　生化学は，医学系から健康学系までのあらゆる分野の基本をなす学問である．新しく改訂した本書によって，生化学を楽しく，かつ容易に学び，この知識を基にして各専門分野で活躍していただければと，心から願うものである．

　2004 年 11 月

著 者 一 同

「新生化学入門」第1版 序

　人体の機能や生命現象，さらに病態などを理解するにあたっては，その根底をなす物質代謝と遺伝子についての知識が益々必要なものとなって来た．本書は，この観点に立って新たに医・歯・薬学部・医療科学大学・看護学校・衛生検査技師学校に学ぶ人達のために書き下ろしたものであり，生化学を人体における代謝の面からとらえ，その内分泌系などによる調節機構や遺伝子との関わりを分かり易く解説した．また，先天性代謝異常・遺伝病・分子生物学など医学において重要となりつつある新しい領域についても大幅に取り入れ，学問の実情と今後の方向に即応したものとした．

　ややもすると難解で興味が持てないと思われがちである生化学の領域を，少しでもより身近なものとして学べないものであろうか．このような著者らのかねての思いを解決したいのも本書出版の目的の一つであるので，特にその点に留意しつつ図解を多用して誰にも分かるように工夫した．

　初めてこの領域に接する人達も本書によって生化学を理解することに自信を深め，将来さらにいろいろな分野を学ぶための基礎として頂けたら幸いである．

　　平成2年　　新春

　　　　　　　　　　　　　　　　　　　　　　　　　　　　著者一同

目 次

●●● 序章　生命現象と遺伝子・代謝 …………………………… 1

A．生体(生命体)とは …………………………… 1
　1．代謝を行う …………………………… 1
　2．成長・修復・適応をする …………………………… 2
　3．自己複製をする …………………………… 2

B．生命現象の現れ …………………………… 3
　1．遺伝子とタンパク質の役割 …………………………… 3
　2．代謝と生命現象 …………………………… 4

●●● 1章　人体の構成成分 …………………………… 5

A．人体の組成 …………………………… 6
　1．元素組成 …………………………… 6
　2．分子組成 …………………………… 6

B．糖 質 …………………………… 7
　1．糖質の性質 …………………………… 7
　2．単糖類 …………………………… 7
　3．二糖類 …………………………… 8
　4．多糖類 …………………………… 9

C．脂 質 …………………………… 10
　1．脂肪酸 …………………………… 10
　2．中性脂肪（トリアシルグリセロール，トリグリセリド） …………………………… 11
　3．コレステロールとステロイド …………………………… 12
　4．リン脂質 …………………………… 13
　5．糖脂質 …………………………… 13
　6．生体膜 …………………………… 14

D．タンパク質 …………………………… 14
　1．アミノ酸 …………………………… 14
　2．タンパク質 …………………………… 16

E．核 酸 …………………………… 21
　1．ヌクレオチド …………………………… 21
　2．DNA …………………………… 23
　3．RNA …………………………… 24
　4．ヌクレオソームと染色体 …………………………… 25

●●● 2章　臓器・細胞の働きと栄養 …………………………… 27

A．細 胞 …………………………… 28
　1．細胞の構造 …………………………… 28
　2．細胞小器官の役割 …………………………… 28

B．消化管 …………………………… 33
　1．タンパク質の分解と吸収 …………………………… 34
　2．糖質の分解と吸収 …………………………… 36
　3．脂質の分解と吸収 …………………………… 38
　4．その他の栄養素 …………………………… 40

C．肝 臓 …………………………… 42
　1．血漿タンパク質の合成，分泌 …………………………… 42
　2．アミノ酸からの生理活性物質の生成 …………………………… 42
　3．グリコーゲンの合成，貯蔵，分解と糖新生：血糖の維持 …………………………… 43
　4．脂肪酸の合成と分解，コレステロールの合成 …………………………… 43
　5．代謝産物の処理と解毒 …………………………… 43

D．脂肪組織 …………………………… 44
E．脳 …………………………… 45
F．骨 …………………………… 46
G．筋 肉 …………………………… 47

3章　酵素と補酵素・ビタミン … 49

- A．酵　素 … 50
  1．酵素は生体内触媒である … 50
  2．酵素は反応の速度を増加させるが平衡は変化させない … 51
  3．酵素には基質特異性がある … 51
  4．酵素には至適pH, 至適温度がある … 52
  5．酵素は活性化エネルギーを低下させる … 52
  6．酵素反応を低下させる阻害剤 … 53
  7．アイソザイム … 54
  8．血清中の酵素活性と各種疾患 … 54
- B．補酵素 … 54
  1．補酵素としてのビタミンB群（水溶性ビタミン） … 55
  2．ビタミンC（アスコルビン酸：水溶性ビタミン） … 62
  3．脂溶性ビタミン … 62
  4．補酵素的作用をもつその他のビタミン様物質 … 66

4章　糖質の代謝 … 69

- A．解糖系 … 69
- B．糖新生 … 72
- C．グリコーゲン代謝 … 73
  1．グリコーゲンの合成 … 73
  2．グリコーゲンの分解 … 74
  3．グリコーゲン代謝の調節 … 76
- D．ペントースリン酸回路 … 77
- E．その他の糖の代謝経路 … 78
  1．フルクトース … 78
  2．ガラクトース … 79
  3．マンノース，リボース … 79

5章　TCAサイクルと生体エネルギーATPの産生 … 81

- A．ピルビン酸からアセチルCoAへ … 82
  1．ピルビン酸デヒドロゲナーゼ複合体 … 82
  2．複合体を形成する酵素成分と反応 … 82
- B．TCAサイクル … 84
  1．TCAサイクルの酵素系 … 84
  2．TCAサイクルの流れの調節 … 84
- C．ATPの産生 … 86
  1．生体内の酸化還元系とエネルギー … 86
  2．電子伝達系（呼吸鎖） … 87
  3．ATP合成と化学浸透圧説 … 87
- D．ATPを必要とする生体内反応 … 89
  1．リン酸化反応 … 89
  2．合成反応 … 90
  3．その他の反応 … 91

6章　脂質の代謝 … 93

- A．脂質の分解 … 94
  1．脂肪の分解と脂肪酸の酸化 … 94
  2．ケトン体の形成と代謝 … 97
  3．複合脂質の分解 … 97
- B．脂質の合成 … 100
  1．脂肪酸の合成 … 100
  2．トリアシルグリセロール（中性脂肪）の合成 … 102
  3．複合脂質（リン酸，糖を含む）の合成 … 102
  4．コレステロールとコレステロールエステルの合成 … 103
  5．血漿リポタンパク質（血漿リポプロテイン） … 106
  6．グルコース脂肪酸サイクル … 108

7章　タンパク質の分解とアミノ酸の代謝 …………… 111

- A．タンパク質の分解 ……………………………… 112
  1．タンパク質分解酵素の種類 ………………… 112
  2．プロテアソームならびにオートファジーによるタンパク質の分解 ……………… 113
- B．アミノ酸の分解 ………………………………… 114
  1．アミノ基転移反応 …………………………… 115
  2．アンモニアの生成反応 ……………………… 115
  3．アンモニアの処理 …………………………… 116
  4．炭素骨格の行方 ……………………………… 118
- C．アミノ酸の供給 ………………………………… 121
  1．必須アミノ酸はタンパク質から …………… 121
  2．非必須アミノ酸の合成 ……………………… 122
- D．アミノ酸から生体成分の合成 ………………… 124
  1．グリシン・アスパラギン酸・グルタミンから ……………………………… 125
  2．セリン・メチオニンから …………………… 128
  3．グルタミン酸から …………………………… 128
  4．チロシンから ………………………………… 129
  5．トリプトファンから ………………………… 131
  6．ヒスチジンから ……………………………… 132
  7．アルギニン・グリシン・メチオニンから ………………………………… 134
  8．リジンから …………………………………… 134
  9．プロリンから ………………………………… 135
  10．分枝アミノ酸から …………………………… 135

8章　ヌクレオチド代謝とDNAの合成・修復 ………… 139

- A．ヌクレオチドの代謝 …………………………… 140
  1．プリンヌクレオチドの合成経路 …………… 140
  2．ピリミジンヌクレオチドの合成経路 ……… 140
  3．デオキシリボヌクレオチドの合成経路 …… 140
  4．プリンヌクレオチドの分解経路 …………… 143
  5．ピリミジンヌクレオチドの分解経路 ……… 145
- B．DNA・RNAの分解 …………………………… 145
  1．DNAの分解 ………………………………… 145
  2．RNAの分解 ………………………………… 147
- C．細胞分裂とDNAの合成（複製） ……………… 147
  1．細胞周期と細胞分裂 ………………………… 147
  2．DNA鎖の半保存的複製 …………………… 148
  3．鋳型鎖およびプライマー鎖とDNAポリメラーゼ ……………………………… 149
  4．DNA複製に関与する他の因子 …………… 150
  5．連続複製鎖と不連続複製鎖（岡崎フラグメント） ……………………… 150
- D．テロメアの短縮と細胞の寿命 ………………… 152
  1．テロメアの構造 ……………………………… 152
  2．細胞分裂に伴うテロメアの短縮 …………… 152
  3．テロメアの役割とその短縮による細胞寿命と老化 ………………………… 154
  4．テロメラーゼとテロメアの延長 …………… 154
- E．DNAの損傷と修復 …………………………… 155
  1．DNAの損傷 ………………………………… 155
  2．DNA損傷の修復 …………………………… 156
  3．DNA修復酵素の欠損症 …………………… 157

9章　遺伝情報の発現とタンパク質合成 ………………… 159

- A．遺伝子の発現（転写） ………………………… 160
  1．遺伝子の発現とは …………………………… 160
  2．RNAポリメラーゼ ………………………… 160
  3．リボソームRNAの合成とリボソームの形成 …………………………… 162
  4．トランスファーRNAの合成 ……………… 162
  5．メッセンジャーRNAの合成 ……………… 164
  6．遺伝子の発現調節機構 ……………………… 165
  7．転写開始複合体の形成 ……………………… 166
- B．タンパク質の合成（翻訳） …………………… 167
  1．遺伝暗号（コドン） ………………………… 167
  2．アミノアシル-tRNAの形成 ……………… 168
  3．タンパク質合成開始複合体の形成 ………………………………… 169
  4．ペプチド鎖の延長 …………………………… 170
  5．タンパク質合成の終止 ……………………… 171
  6．分泌タンパク質・膜タンパク質・細胞小器官タンパク質の合成 ………………… 171

10章　ホルモンと代謝調節 ……… 175

A．内分泌腺とホルモン ……… 176
1．視床下部 ……… 176
2．脳下垂体 ……… 178
3．甲状腺 ……… 183
4．副甲状腺（上皮小体） ……… 184
5．膵臓 ……… 184
6．ステロイドホルモン産生臓器と合成経路 ……… 184
7．副腎 ……… 185
8．卵巣・胎盤 ……… 188
9．精巣 ……… 190
10．その他の組織 ……… 190

B．局所ホルモン ……… 191

C．ホルモンによる代謝調節 ……… 193
1．ホルモンの作用機構 ……… 193
2．ホルモンによる糖質代謝の調節 ……… 195
3．ホルモンによる脂肪代謝の調節 ……… 196
4．ホルモンによる細胞内の PI/カルシウム調節と情報伝達 ……… 197
5．チロシン・プロテインキナーゼによるホルモン作用の伝達 ……… 198
6．神経伝達物質 ……… 199

11章　血液と免疫 ……… 201

A．血液細胞 ……… 203
1．赤血球 ……… 204
2．白血球 ……… 211
3．血小板 ……… 213

B．血漿 ……… 218
1．血漿タンパク質 ……… 218
2．血漿非タンパク質性窒素化合物 ……… 218
3．血漿糖質 ……… 220
4．血漿無機質 ……… 220
5．酵素診断 ……… 220
6．リンパおよび脳脊髄液 ……… 220

C．免疫 ……… 222
1．免疫系と免疫担当細胞 ……… 222
2．細胞性免疫と体液性免疫 ……… 224
3．自然免疫系と適応免疫系との連携 ……… 229

12章　電解質と尿 ……… 233

A．水 ……… 234
B．炭酸水素イオン ……… 234
C．無機質 ……… 235
1．多量元素 ……… 235
2．必須微量元素 ……… 240

D．尿 ……… 242
1．尿の生成，腎臓のはたらき ……… 243
2．尿の一般性状 ……… 244
3．尿の平常成分と異常成分 ……… 246

13章　代謝異常と遺伝病 ……… 253

A．先天性代謝異常 ……… 254
1．ヘモグロビン異常 ……… 254
2．酵素異常 ……… 255
3．受容体異常 ……… 260
4．輸送担体異常 ……… 262
5．転写因子異常 ……… 262

B．先天性代謝異常症の診断 ……… 263
1．診断法 ……… 263
2．新生児マス・スクリーニング ……… 263

C．神経変性疾患と筋ジストロフィー ……… 264
1．アルツハイマー病 ……… 264
2．パーキンソン病 ……… 266
3．ハンチントン病とポリグルタミン病 ……… 266
4．進行性筋ジストロフィー ……… 267

14章　分子生命科学 …… 269

A．人体内タンパク質の免疫学的解析 …… 270
1. 特異抗体によるタンパク質の検出と定量 … 270
2. モノクローナル抗体
   （単クローン抗体） …… 271

B．遺伝子工学 …… 272
1. 遺伝子のクローニング …… 272
2. 遺伝子の塩基配列の解読
   （DNA シークエンス法） …… 274
3. 遺伝子組換えによる
   有益タンパク質の産生 …… 275
4. トランスジェニック・マウス …… 275
5. ES 細胞と標的遺伝子組換え法
   （ジーンターゲッティング） …… 276
6. クローン動物の作製 …… 277

C．遺伝子診断 …… 279
1. 遺伝子の変異または多型の種類 …… 279
2. 遺伝子検査法 …… 280

D．癌遺伝子 …… 283
1. 細胞性癌遺伝子とウイルス性
   癌遺伝子 …… 283
2. 発癌の機構 …… 283
3. 癌抑制遺伝子 …… 286

E．遺伝子治療 …… 288
1. 遺伝病の遺伝子治療 …… 288
2. 癌およびエイズなどの遺伝子治療 …… 290

F．活性酸素による細胞傷害とアポトーシス …… 290
1. 活性酸素と細胞傷害 …… 290
2. アポトーシスによる細胞死 …… 291

索　引 …… 295

和文索引 …… 295　　欧文索引 …… 303

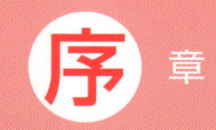

序章 生命現象と遺伝子・代謝

　生命，生体（生命体）とは一体何であろうか．また生体の反応とか生命現象とはどういうことをいい，かつどのようにして現れてくるのであろうか．また，その根源には何が関与しているのであろうか．まず序において，この点を考えてみよう．

重要事項

- **生命体の特徴**：生命体は細胞を構成して遺伝子を持っており，遺伝子の情報どおりに種々の酵素や受容体などのタンパク質を作り，これら各種のタンパク質のはたらきにより代謝・成長・自己複製などの特性を示す．このような生命体の特性が現れることを生命現象という．
- **遺伝子は生命体の設計図**：遺伝子（DNA）が持つ遺伝情報はメッセンジャーRNAの中に写し取られ（これを転写という），さらにその情報がいろいろなタンパク質構造へと転換され（これを翻訳という），これらのタンパク質が種々の物質代謝をはじめとする生命現象を現している．

A 生体（生命体）とは

1. 代謝を行う

　人間をはじめとする生物，あるいはその個体である**生体**（または**生命体**）は，細胞から成り立っている．つまり，生命体の単位は細胞である．しかし生命体の内容あるいは機能は，どのようになっているのであろうか．無機物質と異なるこれらの生命体には，大きく分けて3つの特徴が備わっている（図序-1）．

　まず第1の性質として挙げられるのは，生きているということである．すなわち生命体は常に一定して外界から栄養物や酸素を摂取し（栄養，呼吸），自己の体内でそれらを他の物質に転換（代謝）しつつ，生体エネルギー（ATP）を産生したり，自分のからだを構築したり，さらには運動から思考にいたるまでそれぞれ固有の活動を行っている．こういった能力を持っていることを，生きているということができる．このような生命体の営みは，生体内の栄養素が分解されたり合成されたりする化学的変換の流れ，すなわち代謝によって支えられている．

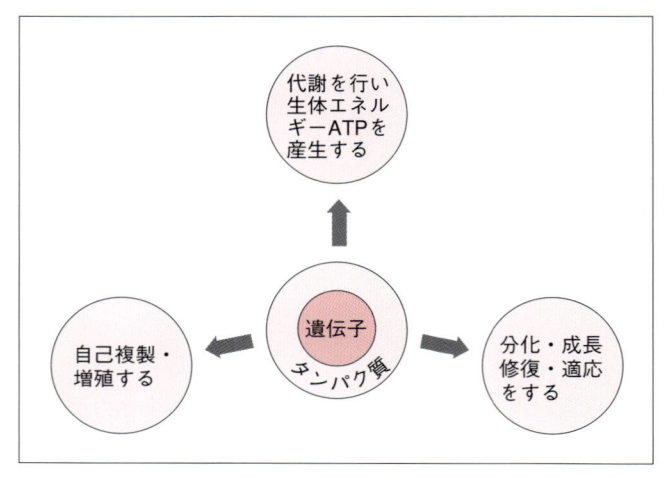

図序−1．生命体の特徴

生命体の細胞は遺伝子を設計図として持ち，その情報どおりに作られた各種のタンパク質の活性により，3つの特性（生命現象）を現す．

2．成長・修復・適応をする

　　生命体の第2の性質としては，細胞の形や性質が変化（分化）しつつ増殖して個体が大きくなったり（成長），傷害部を回復させたり（修復），あるいは環境の変化に対応して生き続けていく（適応）などの機能を持っている．そしてこれらの機能や，次項の自己複製の機能も，生体内の諸栄養物質の代謝によって支えられていることはいうまでもない．

3．自己複製をする

　　生命体の最も重要かつ神秘的である第3の性質は，自己と同じような個体をつくり出す**自己複製**の能力を持っていることである．それが単細胞生物の場合は，細胞分裂による単純な複製（増殖）であり，人間などの多細胞生物では，半数ずつの染色体を持つ精子と卵子の合体による受精を経て，個体を発生するしくみ（生殖）となっている．また，同じ性質を持った個体が何代にもわたって複製されるのは，各生物がそれぞれ固有の設計図（**遺伝子**）を持っているからである．ある生物の遺伝子全体を一まとめにしてその生物のゲノムというが，複製が起こる場合には当然のことながらゲノム自身についてもまったく同一のものが複製される．つまり同じ遺伝子が複製されるがために，同じ生物体が何代にもわたって発生するのである．

　　しかし，長い生物の歴史の中では，各遺伝子が少しずつ変異していくのはどうしても避けられない．何回もくり返す遺伝子の複製に間違いが起こったり，宇宙線や紫外線の影響で遺伝子に変異が発生したりすれば，その生命体に**突然変異**が現れる．このような遺伝子の変異を長年にわたって積み重ねることにより，その生物の形態と機能は少しずつ変化する．この現象を**進化**という．進化することも生命体の1つの特徴である．

B 生命現象の現れ

1. 遺伝子とタンパク質の役割

　　上に述べられた生命体（生体）の諸性質が現れることを生命現象といい，それを現す能力を生命とよぶことができる．生命現象は前項で述べられた3つの機能的な性質として現れるばかりでなく，生命体の形態としても現れる．このような生命現象は，自己複製の場合に限らず，すべてが遺伝子の設計図によって決まってくるのである．したがってここで，生命体とは遺伝子を持つもの，といい換えることができる．また，細胞や個体が死滅しても種の遺伝子は受け継がれていくことから，生命は永遠であるということもできる．遺伝子は，染色体中のデオキシリボ核酸（DNA）の塩基配列がその役目を担っており，ヒトには約2万2千個の遺伝子がある．そこで，いろいろな生体内物質と遺伝子（が持つ情報）との関係を模式的に示すと，図序-2のようになる．

　　DNA上の遺伝情報は，次のDNA分子へ複製されると共に，RNA（リボ核酸）へも伝えられる（この反応を転写という）．その中でもメッセンジャーRNAに伝達された遺伝情報は，

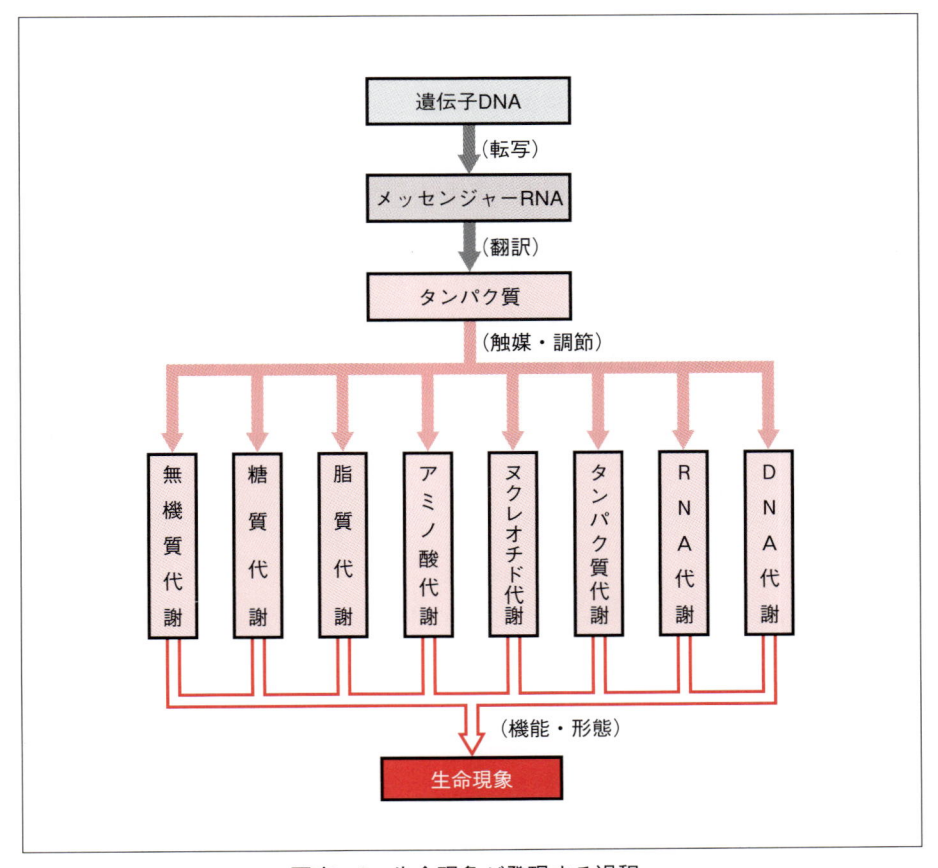

図序-2．生命現象が発現する過程
　➡ は遺伝情報の流れ，➡ は代謝の促進，⇨ は生命現象の現れを示す．

タンパク質の構造にすべて伝達される（この反応を**翻訳**という）．そのタンパク質の中の約1万種類が酵素であり，これらの酵素類は生体内のすべての化学反応に**触媒**として働いている．DNA，RNAおよびタンパク質の3つは，生体内の巨大分子とよばれ，上述のようにすべて遺伝子の設計図どおりに作られる．したがって各酵素の活性やその他の生体の性質も，それぞれの遺伝子が決定している．

　ヒトは60兆個以上の細胞からなり，各細胞（体細胞）には23対46本の染色体がある．各染色体には1本ずつの二重鎖DNAが含まれている．この46本のうち23本は母親由来であり，残り23本は父親由来である．23本の染色体は約30億塩基対からなり，これには約2万2千個の遺伝子が含まれている．

2．代謝と生命現象

　さて各生命体はそれぞれ固有の遺伝情報に基づいて作られた巨大分子を持ち，そのうちの**酵素タンパク質**がすべての生体内物質の変換反応（すなわち代謝）を行い，その他の機能タンパク質がそれを調節している．図序-2に示された各生体成分にはそれぞれ特徴的な代謝の経路が存在していて，それらの経路の各反応段階ごとに別々の酵素が関与している．

　DNAやRNA，あるいは酵素などのタンパク質が作られる過程も重要な代謝の一部である．タンパク質には酵素のほか，**ホルモン，成長因子，受容体，細胞内シグナル伝達因子，転写因子**など各種の重要な役割を担う分子があり，すべての代謝と細胞機能の調節を行っている．また，**構造タンパク質や細胞骨格タンパク質**としても重要な働きをしており，生体の形態形成にも不可欠である．

　このように，すべての**生命現象**は生体内における各種の物質の代謝によって支えられている．そしてそれらの代謝や現象はすべて設計図である**遺伝子**によって規定されている．

　生化学とはすなわち，細胞から個体に至るまでのすべての**生命現象**を，生体内物質の構造と代謝，さらには代謝経路の個々の化学反応の面から解明していく学問である．したがって本領域は，医学・栄養学や生物学などのすべての生命科学の基本であり，その重要性はますます大きくなりつつある．

▼ チャレンジ課題

1) 生命，生命体，生命現象をそれぞれ説明せよ．
2) 生命現象が現れる時の遺伝子とタンパク質の役割をそれぞれ述べよ．

1章 人体の構成成分

　人体はどのような元素や分子から構成されているのであろうか．一般に炭素と水素を含む化合物を有機化合物というが，人体は水分を除いては大部分がタンパク質や脂質などの有機化合物からなり，有機体としての特徴をそなえている．

　本章では，人体を構成する元素，分子，高分子，糖質，脂質，タンパク質，核酸，細胞などについて概略を把握しよう．

重要事項

- **人体を構成する元素**：人体には水を構成する水素 H と酸素 O が多いが，その他では炭素 C，窒素 N，カルシウム Ca，リン P，イオウ S，カリウム K，ナトリウム Na，塩素 Cl などが多い．生体に含まれる元素を生元素といい，炭素 C と水素 H からなる炭化水素を含む化合物を有機（化合）物という．

- **人体の構成分子と遺伝情報物質**：人体を構成する分子としては水が最も多くて重量で約 3 分の 2 を占めるが，その他タンパク質，脂質，無機質，糖質，核酸の順に多い．核酸には DNA と RNA があり，核に多く存在して遺伝情報の維持と伝達を担っている高分子の酸性物質である．DNA は核内で塩基性のヒストン・タンパク質と結合して数珠状のヌクレオソームを形成し，ヌクレオソームが幾重にも折りたたまれて染色体（クロモソーム）となっている．

- **生体内分子の構造**：タンパク質は 20 種類のアミノ酸がアミノ基とカルボキシル基でペプチド結合をして種々の配列で重合したものであり，核酸は塩基と五炭糖，リン酸からなり，糖質は主としてブドウ糖およびその代謝産物からなり，脂質は脂肪酸，コレステロールなどの炭化水素鎖に富んだ化合物からなっている．タンパク質と核酸（DNA および RNA）は分子が大きく，生体内高分子とよばれる．

- **両性電解質・等電点**：アミノ酸およびタンパク質は，アミノ基とカルボキシル基があるため水溶液状態のときに両性電解質となる．タンパク質は構成アミノ酸の種類により総電荷が異なるが，溶液が酸性になれば陽（＋）電荷が増え，アルカリ性になるほど陰（−）電荷が増える．陽電荷と陰電荷の量が等しくなるときの溶液 pH を等電点という．

- **n–3 系および n–6 系不飽和脂肪酸**：不飽和脂肪酸のメチル基から数えて 3 番目，あるいは 6 番目が二重結合になっているものをそれぞれ n–3 系不飽和脂肪酸，n–6 系不飽和脂肪酸という．n–3 系には α–リノレン酸，エイコサペンタエン酸，ドコサヘキサエン酸があり，n–6 系にはリノール酸，γ–リノレン酸，アラキドン酸がある．栄養学的には血栓症の原因となりうる n–6 系の摂取を控えて，血栓症を予防する n–3 系をできるだけ多く摂取することが望ましい．

A 人体の組成

1. 元素組成

　　生体内に存在する元素を，生元素ともよぶ．表 1-1 に，人体を構成する主な元素の組成を示す．酸素 O と水素 H は体内の水の組成分でもあるので特に多いが，これらの元素は炭素 C，窒素 N と共にタンパク質，脂質，糖質，核酸にも含まれる．C, H, O の 3 元素で人体重量の 93％を占め，N を加えた 4 元素では実に 96％を占める．カルシウム Ca とリン P は骨に多く，リンは核酸にも多い．イオウ S はタンパク質（含硫アミノ酸のシステインおよびメチオニン）に含まれる．カリウム K，ナトリウム Na，塩素 Cl，マグネシウム Mg は体液，細胞内液中に存在し，鉄 Fe，亜鉛 Zn は一部のタンパク質に結合している．

表 1-1．人体を構成する主な元素

元素	O	C	H	N	Ca	P	S	K	Na	Cl	Mg	Fe	Zn	Rb
体重60kg当りの重量	39 kg	10.8 kg	6 kg	1.8 kg	900 g	600 g	150 g	120 g	90 g	90 g	30 g	3.6 g	2 g	1 g
重量 ％	65	18	10	3	1.5	1.0	0.25	0.2	0.15	0.15	0.05	—	—	—
乾燥重量%	9.3	61.7	5.7	10.5	5.1	3.5	1.0	0.8	0.6	0.6	0.2	—	—	—

　　表中の元素以外に，銅 Cu，マンガン Mn，コバルト Co，スズ Sn，ヨウ素 I，フッ素 F，セレン Se，バナジウム V，モリブデン Mo，クロム Cr，ケイ素 Si，ストロンチウム Sr，アルミニウム Al，ホウ素 B，臭素 Br，鉛 Pb，水銀 Hg，ヒ素 As も，1 人当り 0.1 g 以下の微量元素として存在する．

2. 分子組成

　　生元素の原子は，人体内では共有結合で表 1-2 に示す分子を形成している．

表 1-2．人体を構成する分子組成

分子＼組織	全身	肝臓	筋肉	脂肪組織	脳	骨	血液
水	63%	69%	76%	56%	78%	22%	79%
タンパク質	16	18	19	12	8	29	18
脂質	15	6	2.7	26	12	7	1
糖質	1	4	1	0.1	0.1	0.1	0.1
核酸	0.3	1	0.3	少量	0.8	0.3	少量
無機質	4.7	2	1	5	1	41	1

　　各組成成分の割合は，個人または栄養状態によって異なるが，表の値はほぼ平均値である．水が最も多く約 3 分の 2 を占め，ついでタンパク質と脂質が多く，無機質，糖質，核酸と続く．骨，血液，脂肪組織でも，タンパク質が意外に多い．また，脳には血液と同じくらいに水が多く，脂肪組織に次いで脂質が多い．一般に炭素 C と水素 H からなる炭化水素あるいはその誘導体を含む物質を有機（化合）物というが，タンパク質，脂質，糖質，核酸は有機化合物である．

B 糖　質　sugar

1. 糖質の性質

　糖質（糖，sugar）は，アルデヒド基（−CHO）またはカルボニル基（>C=O）を持つ多価アルコール（−OH 基が複数あるアルコール）のことをいう．一般に $C_m(H_2O)_n$ の式で表され，**炭水化物**ともよばれる．糖質は単糖類・二糖類・多糖類に分類され，単糖類には炭素の数によって，三炭糖，四炭糖，五炭糖（ペントース），六炭糖（ヘキソース），七炭糖がある．人体内では，六炭糖を成分とするものが多く，ついで五炭糖が多い．摂取した単糖類はそのまま，二糖類・多糖類は各種の糖質分解酵素によって単糖類にまで分解されて，小腸粘膜から吸収される．大部分は体内で利用され，1 g（グラム）につき約 4 kcal のエネルギー源になる．

　糖質には，光の旋光度を変える**光学的立体異性体**（D 体，L 体および α 構造，β 構造）が存在する．例えば，図 1−1 に示す三炭糖のグリセルアルデヒドを基にして，カルボニル基（>C=O）から最も離れた**不斉炭素原子**に付く OH 基が D−グリセルアルデヒドと同じものが D 体，L−グリセルアルデヒドと同じものが L 体である．人体内の糖はほとんどすべて D 体である．

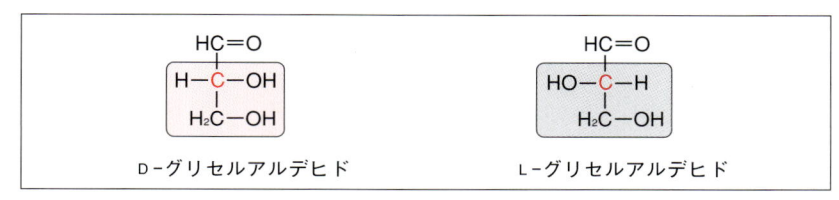

図 1−1．グリセルアルデヒド（三炭糖）の D 体，L 体
他の糖でも図のピンク色のアミをかけた部分を持つものを D 体，うす墨色のアミの部分を持つものを L 体とよぶ．C は不斉炭素原子を示す．

　また五炭糖以上の糖では，通常アルデヒド基あるいはカルボニル基（>C=O）が，遠位の >CH−OH 基と結合して**環状構造**をとることが多い．図 1−2 のように，リボースやフルクトースは五員環のフラノース構造となり，グルコースは六員環のピラノース構造となる．その場合に，カルボニル基由来の炭素には新しく −OH 基が形成される．この −OH 基は図のように上にきたり下にきたりするが，下にある場合を α 構造，上にある場合を β 構造という．α 構造と β 構造は光学異性体であるが，溶液中で変換していく．これを**変旋光**という．この糖質のカルボニル基由来の −OH 基は還元性を示したり，他の糖やタンパク質などとグリコシド結合を形成したり（したがってグリコシド性水酸基ともいう），非常に重要な働きをする．

　糖質には甘味があるが，これは舌の味覚細胞の受容体に，フルクトース，スクロース，グルコースなどがよく結合するからである．

2. 単糖類　monosaccharide

a．五炭糖（ペントース）

　炭素 5 つからなる糖で，リボース，デオキシリボース（図 1−3），リブロース，キシロースおよびそれらのリン酸化合物がある．リボース，デオキシリボースは，ヌクレオチドや核

酸の成分でもある．

b．六炭糖（ヘキソース）

炭素6つからなり，人体内で最も多い．グルコース glucose（ブドウ糖）は最も代表的なもので，血液中のグルコースを血糖という．α-D-グルコース（図1-2）はグリコシド結合で重合してグリコーゲンやでんぷんなどの多糖を形成し，β-D-グルコース（図1-2）は同様にセルロースを形成する．グルコースはリン酸エステルとなって代謝される（4章参照）．フルクトース fructose（果糖，図1-2）は，果物に多い．人体内ではリン酸エステルとして存在し，グルコース-リン酸と相互変換する．

他にガラクトース，マンノース，N-アセチルグルコサミン，N-アセチルガラクトサミンなども多糖類の成分として存在する．

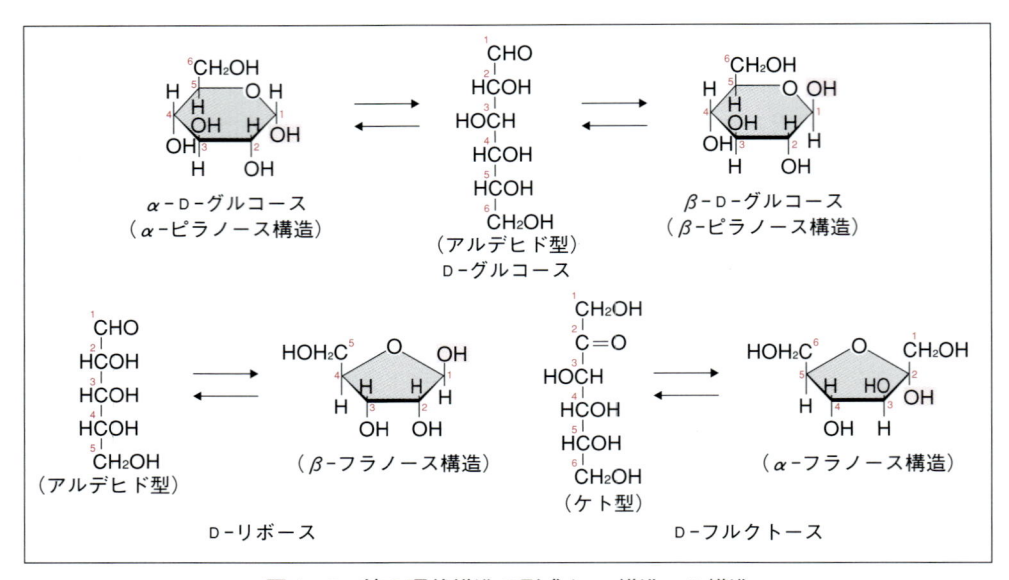

図1-2．糖の環状構造の形成とα構造，β構造

ピンクのアミをかけたOH基はカルボニル基由来で還元力と反応性に富み，グリコシド性水酸基とよばれて他の糖と結合しやすい．

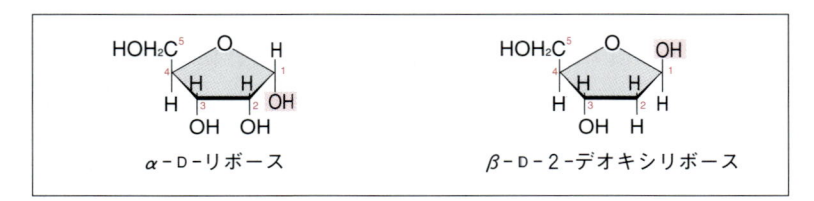

図1-3．核酸の構成成分の五炭糖の構造

3．二糖類　disaccharide

二糖類とは，六炭糖が2つグリコシド結合で結合したものであり（図1-4），人体内にはマルトース（麦芽糖）とラクトース（乳糖）が多い．一方，スクロース（しょ糖）は砂糖の成分

である．マルトースはグルコースが α-1,4-グリコシド結合したもので，スクロースはグルコースとフルクトースが α-1,2-β-グリコシド結合し，乳糖はガラクトースとグルコースが β-1,4-グリコシド結合したものである．

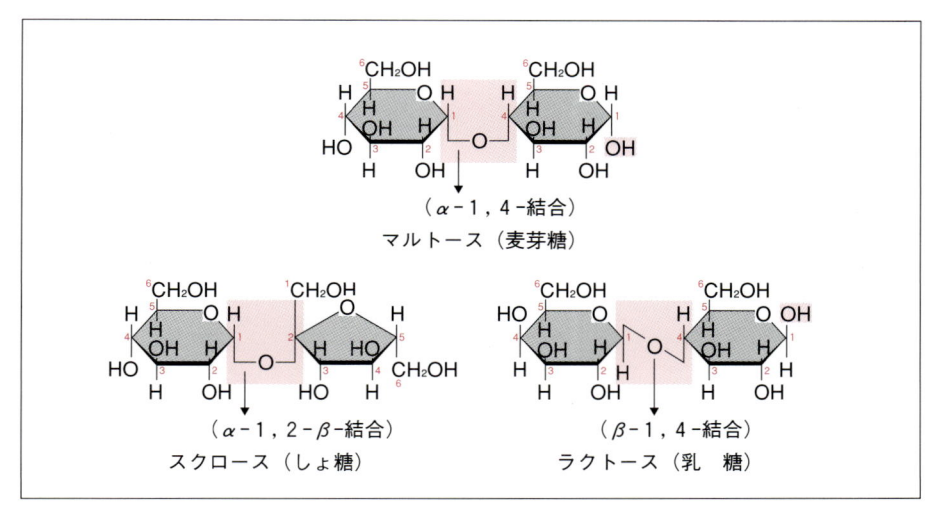

図1-4．二糖類の構造

4．多糖類　polysaccharide

多糖類は多くの六炭糖がグリコシド結合で重合したものをいう．同じ種類の糖からなるものをホモ多糖，別種の糖からなるものをヘテロ多糖とよぶ．ホモ多糖にはグリコーゲン（図1-5），でんぷん，セルロースなどがあり，ヘテロ多糖にはコンドロイチン硫酸，ヘパリン，ヒアルロン酸，デルマタン硫酸，糖タンパク質の糖鎖類などがある．

a．ホモ多糖

グリコーゲンは，人体における代表的な貯蔵エネルギーである．グルコースが α-1,4-結合で重合し，所々で α-1,6-結合で枝分かれをしたアミロペクチンの構造をしている（図1-5）．このような多糖では，グルコースの1の位置の炭素の還元性 OH 基が1か所遊離して存在し，これを還元性末端という．

でんぷんはグルコースが α-1,4-結合と α-1,6-結合で重合したアミロペクチンと，α-1,4-結合のみで重合したアミロースとが混在したもので，植物性食物に含まれる貯蔵エネルギーである．

セルロースは，β-グルコースが β-1,4-結合で重合して丈夫な多糖を形成したもので，植物線維の成分である．地球上の有機物の 50％がセルロースといわれる．セルロースはヒトの消化酵素によって分解されない成分である．植物線維は便秘を防ぐほか，コレステロールを吸着・排泄して血中コレステロールの増加を抑え，動脈硬化の予防に効果があり，さらに大腸癌を予防する．

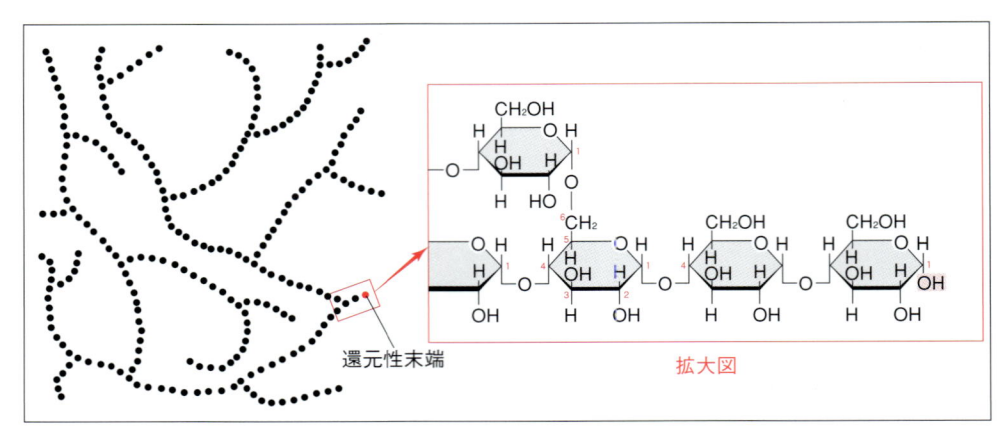

図1-5. グリコーゲンの構造
還元性水酸基末端を右端に示す．

b．ヘテロ多糖

コンドロイチン硫酸，ヘパリン，ヒアルロン酸，ケラタン硫酸，デルマタン硫酸などのヘテロ多糖は，N-アセチルグルコサミンやN-アセチルガラクトサミンを含んでいるので粘稠性があり，ムコ多糖（またはグリコサミノグリカン）とよばれる．ムコ多糖に含まれる他の六炭糖としては，グルコース，グルクロン酸，ガラクトース，マンノース，フコース，N-アセチルノイラミニン酸（シアル酸）などがある．ムコ多糖はタンパク質と結合してプロテオグリカン（本章Dタンパク質の項参照）を形成し，結合組織，骨，軟骨，血管，肺，肝臓，関節腔，細胞膜，角膜，粘膜，粘液などに含まれて潤滑性の保持に役立っている．

C 脂　質　lipid

脂質とは，一般に油脂とよばれる物質の中で生体に含まれるものをいい，水に溶けにくく，クロロホルム，エーテル，アルコールなどの有機溶媒に溶けるものを総称する．炭化水素（−CH_2−）の骨格が多いのが特徴で，このため疎水性・親油性を示す．人体内の脂質には以下のものがあり，貯蔵エネルギー，細胞の膜成分，ホルモンなどの重要物質として存在する．

1．脂肪酸　fatty acid

脂肪酸は，長鎖の炭化水素の末端にカルボキシル基（−COOH）を1つ持っている．炭素数は偶数個の14から20までのものが多い．炭素鎖が水素で飽和されて二重結合のないものを飽和脂肪酸といい，二重結合（−CH=CH−）を持っているものを不飽和脂肪酸という．表1-3に代表的な脂肪酸を示す．

これらの不飽和脂肪酸のうち，リノール酸とα-リノレン酸は体内で合成することができず，食物から摂取する必要があるため，必須脂肪酸という．

メチル基から数えて3番目，あるいは6番目の炭素が二重結合になっているものを，それぞれn-3系不飽和脂肪酸，n-6系不飽和脂肪酸という．栄養面では，オキシエイコサノイド（特にトロンボキサンA_2）の合成などを通じて血栓症の原因となるn-6系不飽和脂肪酸

表1-3. 人体に関連した主な脂肪酸

名称	炭素数：二重結合数	構造式
飽和脂肪酸		
酪酸	C_4	$CH_3(CH_2)_2COOH$
ラウリン酸	C_{12}	$CH_3(CH_2)_{10}COOH$
ミリスチン酸	C_{14}	$CH_3(CH_2)_{12}COOH$
パルミチン酸	C_{16}	$CH_3(CH_2)_{14}COOH$
ステアリン酸	C_{18}	$CH_3(CH_2)_{16}COOH$
不飽和脂肪酸		
パルミトオレイン酸	$C_{16:1}$	$CH_3(CH_2)_5CH=CH(CH_2)_7COOH$
オレイン酸	$C_{18:1}$	$CH_3(CH_2)_7CH=CH(CH_2)_7COOH$
リノール酸	$C_{18:2}$	$CH_3(CH_2)_4CH=CHCH_2CH=CH(CH_2)_7COOH$
α-リノレン酸	$C_{18:3}$	$CH_3CH_2CH=CHCH_2CH=CHCH_2CH=CH(CH_2)_7COOH$
γ-リノレン酸	$C_{18:3}$	$CH_3(CH_2)_4CH=CHCH_2CH=CHCH_2CH=CH(CH_2)_4COOH$
アラキドン酸	$C_{20:4}$	$CH_3(CH_2)_4CH=CHCH_2CH=CHCH_2CH=CHCH_2CH=CH(CH_2)_3COOH$
エイコサペンタエン酸*	$C_{20:5}$	$CH_3CH_2CH=CHCH_2CH=CHCH_2CH=CHCH_2CH=CHCH_2CH=CH(CH_2)_3COOH$
ドコサヘキサエン酸*	$C_{22:6}$	$CH_3CH_2CH=CHCH_2CH=CHCH_2CH=CHCH_2CH=CHCH_2CH=CHCH_2CH=CH(CH_2)_2COOH$

（リノール酸，γ-リノレン酸，アラキドン酸など）を抑え，逆に血栓症を予防する$n-3$系不飽和脂肪酸〔α-リノレン酸，エイコサペンタエン酸*（EPAまたはイコサペンタエン酸IPA），ドコサヘキサエン酸*（DHA）〕を多く摂取することが望ましいとされる．不飽和脂肪酸のアラキドン酸は，生体内で代謝されてプロスタグランジンやトロンボキサンなどのオキシエイコサノイドとなりさまざまな生理活性を現す（図6-8参照）．

　これらの脂肪酸が，遊離の形で血液中などに存在しているものを**遊離脂肪酸**（**FFA**または**NEFA**）という．またカルボキシル基でグリセロールやコレステロールの水酸基とエステル結合しているものは**脂肪酸エステル**または**中性脂肪**・**中性脂質**という．

2. 中性脂肪（トリアシルグリセロール，トリグリセリド triglyceride）

　中性脂肪は単に脂肪ともよばれ，脂肪組織に多い．図1-6に示したように，グリセロールの3つの水酸基に3分子の脂肪酸がカルボキシル基でエステル結合をしているので，トリアシ

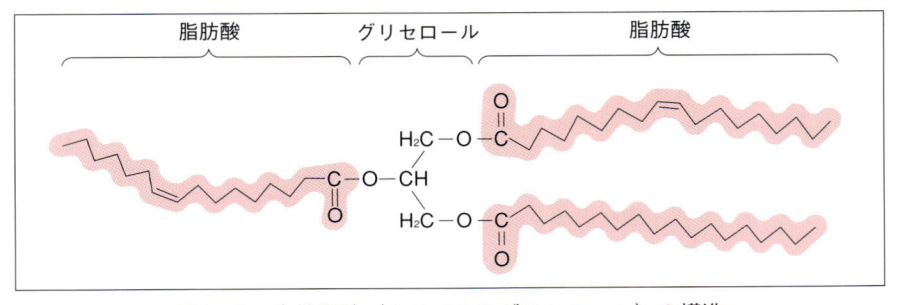

図1-6. 中性脂肪（トリアシルグリセロール）の構造

---

* エイコサ（イコサ）=20，ドコサ=22，ペンタ=5，ヘキサ=6，エン=二重結合，オキシ=酸化型を示す語．

ルグリセロール（またはトリグリセリド）ともよばれる．脂肪を NaOH で加水分解すると，脂肪酸のナトリウム塩（**石鹸**）とグリセロールが遊離する．

3．コレステロールとステロイド

a．コレステロール

コレステロールはステロイド核を持つ1価のアルコールで，コレステリンともいう．一般にステロイド核を持つ物質をステロイドとよぶ．コレステロールは，ステロイドホルモンや胆汁酸などの他のステロイドの材料ともなる脂質で，人体内では脳神経系，肝臓，胆汁，血液に多い．また卵黄，イカなどの食物にも多く含まれる．

人体内では遊離コレステロールとして存在するほか，図1-7に示すように3の炭素の位置の-OH基で脂肪酸のカルボキシル基とエステル結合をしたコレステロールエステルも多い．

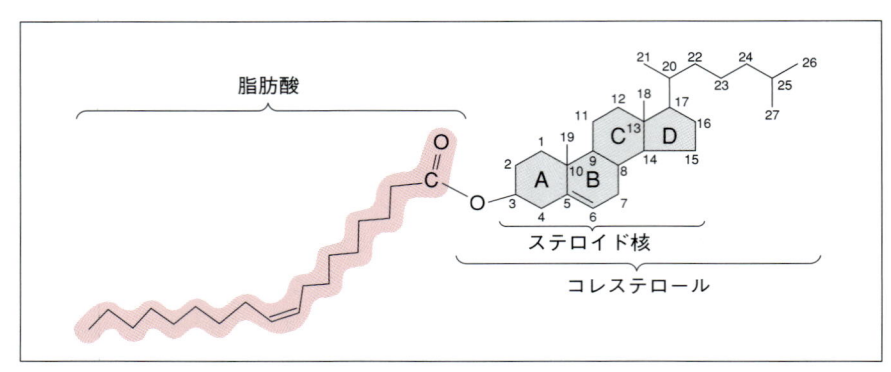

図1-7．コレステロールエステルの構造
数字はコレステロールの炭素番号を，A，B，C，D はステロイド核の環記号を表す．

b．ステロイドホルモン

エストロゲン，プロゲステロンといった女性ホルモンやテストステロンとよばれる男性ホルモンおよびコルチゾール，コルチコステロンなどのグルココルチコイド，さらにはアルドステロンなどのミネラルコルチコイドは，すべてステロイド核を持ったステロイドホルモンである（詳しくは10章A.6.参照）．

c．胆汁酸

胆汁酸は，肝臓でコレステロールから作られるステロイド核を持った酸である．胆汁中に分泌され，胆のうを経て十二指腸に至る．カルボキシル基1つと水酸基3つを持ったコール酸（図1-8），炭素7の位置の水酸基がないデオキシコール酸，12の位置の水酸基がないケノデオキシコール酸がある．

これらのコール酸は，人の胆汁中ではアミノ酸のグリシンやタウリンとアミド結合をしたグリココール酸およびタウロコール酸など（図1-8）の形で存在する．グリココール酸やタウロコール酸のナトリウム塩は，**界面活性作用が強く**，食物中の脂肪を強力に乳化して脂肪分解酵素リパーゼの作用をうけやすくし，消化吸収を助ける．

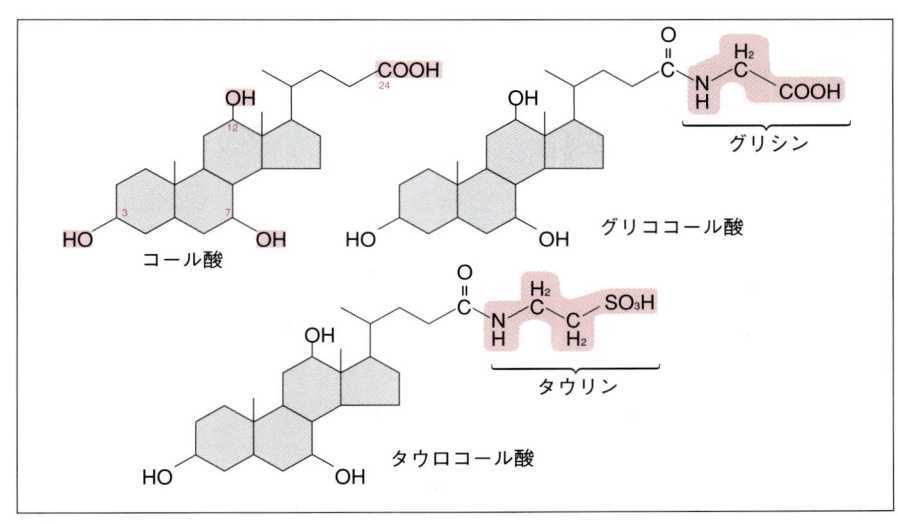

図 1-8. 胆汁酸の構造

4. リン脂質

　　リン脂質は，細胞膜などの生体膜の構成成分で，一般に脂肪酸とグリセロールとリン酸化合物からなっている（図 1-9）．レシチン（ホスファチジルコリンともいう），セファリン（ホスファチジルエタノールアミン），ホスファチジルセリン，ホスファチジルイノシトール，スフィンゴミエリン（6 章 A. 3. 参照）などがある．

5. 糖脂質

　　糖脂質は脳神経系などの構成成分で，セレブロシドとガングリオシドがある．セレブロシドはセラミド（脂肪酸とスフィンゴシンからなる．6 章 A. 3. 参照）に六炭糖が 1 つ結合したものであり，ガングリオシドはセラミドに六炭糖が 2 ないし 7 個結合したものである．

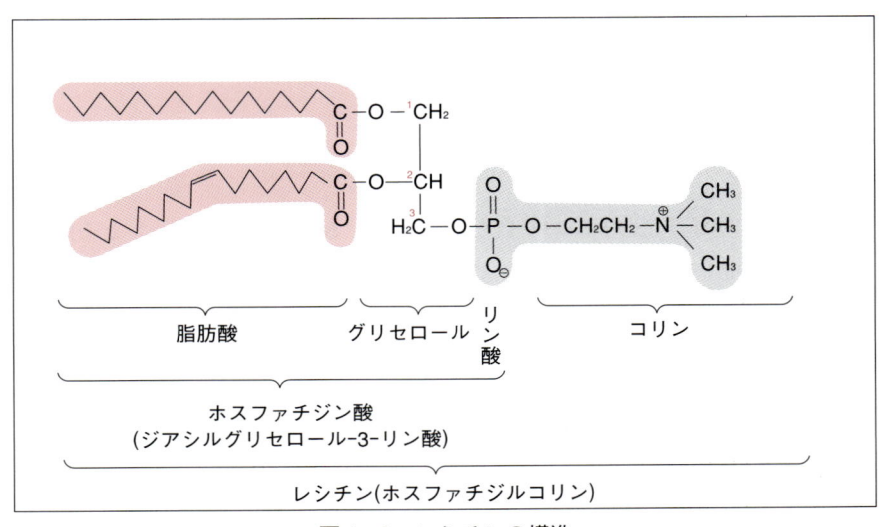

図 1-9. レシチンの構造
脂肪酸部分は疎水性であり，コリンリン酸部分は親水性である．

6. 生体膜

　リン脂質，糖脂質，コレステロールは，長さがほぼ同じ疎水性の部分（炭化水素部分）と親水性の部分（リン酸基，水酸基，その他のイオン化基）を両端に持っている．これらの分子は疎水結合で集まり，一方に疎水性部分を，他方に親水基を向けて膜状に並ぶ性質がある．さらに，2枚の膜は疎水面を中にして二層構造を取って生物体内で安定化する．これを**脂質二重層**といい，生体膜がこの構造（図1-10）をしているのである．

　細胞膜，ミトコンドリア膜，核膜，ER膜（小胞体膜）などの生体膜には，受容体タンパク質，膜孔タンパク質，能動輸送（ATPのエネルギーが必要）に関与するポンプ類，プロテインキナーゼなどの多くのタンパク質が疎水性部分を膜に埋めて浮かんでいる．生体膜の構造は非常に流動的であり，上述の膜タンパク質は膜の中を自由に動き回る**流動モザイク**の状態である．

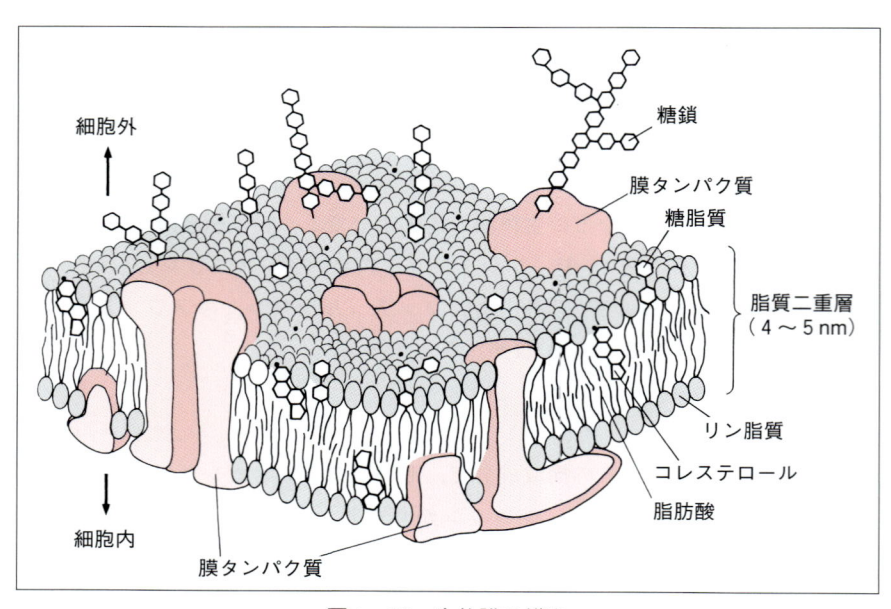

図1-10．生体膜の構造

D　タンパク質　protein

　人体には数万種類のタンパク質が存在しているが，代謝をつかさどる酵素類，膜タンパク質類，抗体やホルモン類，種々の組織を支える各構造タンパク質など，すべてのタンパク質がそれぞれ重要な働きをしている．多彩な生命現象は，これらタンパク質の機能によって発現する．各タンパク質は，20種類のアミノ酸がいろいろな配列で並び，アミノ基とカルボキシル基の脱水縮合によるペプチド結合（アミド結合の一種）によって作られる．

1．アミノ酸　amino acid

　アミノ基とカルボキシル基を持つ小分子の有機化合物をアミノ酸という．アミノ酸にもD体，L体の光学異性体があるが，人体内のアミノ酸は六炭糖などとは逆にすべてL体である．ま

表1-4. タンパク質を構成するアミノ酸

分類	アミノ酸名	三文字略号	一文字略号	構造(側鎖/ペプチド結合形成部位)	等電点	その他の分類, 性質
中性アミノ酸	グリシン	Gly	G	H−CH(NH₃⁺)−COO⁻	5.97	
	アラニン	Ala	A	CH₃−CH(NH₃⁺)−COO⁻	6.00	
	バリン	Val	V	(CH₃)₂CH−CH(NH₃⁺)−COO⁻	5.96	分枝アミノ酸, 必須アミノ酸, 疎水性
	ロイシン	Leu	L	(CH₃)₂CH−CH₂−CH(NH₃⁺)−COO⁻	5.98	分枝アミノ酸, 必須アミノ酸, 疎水性
	イソロイシン	Ile	I	CH₃−CH₂−CH(CH₃)−CH(NH₃⁺)−COO⁻	6.02	分枝アミノ酸, 必須アミノ酸, 疎水性
	トリプトファン	Trp	W	インドール−CH₂−CH(NH₃⁺)−COO⁻	5.89	芳香族アミノ酸, 必須アミノ酸, 疎水性
	フェニルアラニン	Phe	F	C₆H₅−CH₂−CH(NH₃⁺)−COO⁻	5.48	芳香族アミノ酸, 必須アミノ酸, 疎水性
	チロシン	Tyr	Y	HO−C₆H₄−CH₂−CH(NH₃⁺)−COO⁻	5.66	芳香族アミノ酸
	セリン	Ser	S	HO−CH₂−CH(NH₃⁺)−COO⁻	5.68	
	スレオニン	Thr	T	CH₃−CH(OH)−CH(NH₃⁺)−COO⁻	6.16	必須アミノ酸
	システイン	Cys	C	HS−CH₂−CH(NH₃⁺)−COO⁻	5.07	含硫アミノ酸
	メチオニン	Met	M	CH₃−S−CH₂−CH₂−CH(NH₃⁺)−COO⁻	5.74	含硫アミノ酸, 必須アミノ酸, 疎水性
	プロリン	Pro	P	(ピロリジン環)−CH−COO⁻	6.30	
	アスパラギン	Asn	N	H₂N−CO−CH₂−CH(NH₃⁺)−COO⁻	5.41	
	グルタミン	Gln	Q	H₂N−CO−CH₂−CH₂−CH(NH₃⁺)−COO⁻	5.65	
酸性アミノ酸	アスパラギン酸	Asp	D	⁻OOC−CH₂−CH(NH₃⁺)−COO⁻	2.77	
	グルタミン酸	Glu	E	⁻OOC−CH₂−CH₂−CH(NH₃⁺)−COO⁻	3.22	
塩基性アミノ酸	アルギニン	Arg	R	⁺H₂N=C(NH₂)−NH−CH₂−CH₂−CH₂−CH(NH₃⁺)−COO⁻	10.76	準必須アミノ酸
	リジン	Lys	K	⁺H₃N−CH₂−CH₂−CH₂−CH₂−CH(NH₃⁺)−COO⁻	9.74	必須アミノ酸
	ヒスチジン	His	H	(イミダゾール)−CH₂−CH(NH₃⁺)−COO⁻	7.59	準必須アミノ酸

た，タンパク質を構成するアミノ酸（表1-4）はすべて，カルボキシル基が結合している炭素（α炭素）にアミノ基も結合するα-アミノ酸である（必須アミノ酸などについては7章C.1.も参照）．

アミノ酸は水溶液中でイオン化し，アミノ基は$-NH_3^+$に，カルボキシル基は$-COO^-$とイオン化するため両性電解質である．

2．タンパク質　protein

20種類のアミノ酸が，遺伝子の情報どおりの配列で長く重合したものがタンパク質（ペプチド鎖ともいう）である．アミノ酸の種類と配列の仕方や結合物により，各タンパク質の性質が決まってくる（表1-5）．人体内のタンパク質は，分子量が1万から10万（アミノ酸は約90個から約900個）のものが多い．分子量が1万に満たないものは，ポリペプチドとよばれる．

a．タンパク質の構造

タンパク質の構造は，一次構造，二次構造，三次構造，四次構造に分けられる．

一次構造とは，構成しているアミノ酸の配列順序のことである．これは各タンパク質の遺伝子によって決定される．各アミノ酸は，α-アミノ基が隣のアミノ酸のα-カルボキシル基とペプチド結合（$-CO-NH-$）をすることによって重合する．

タンパク質の**二次構造**とは，タンパク質分子中のα-ヘリックス，β-シート構造（図1-11），ランダムコイル，ジスルフィド結合（S-S結合）をいう．

タンパク質の**三次構造**は，1本のペプチド鎖がその一次構造と二次構造にしたがって折りたたまれて形作る球状や線維状の立体構造をいう．

タンパク質の**四次構造**とは，いくつかのタンパク質分子がサブユニット（亜単位）となって集合して大きな分子を形成する場合のサブユニット構造をいう．二量体，四量体，多量体などが多い．サブユニットなどのタンパク質分子を互いに結びつける力には，水素結合，疎水結合，ファンデルワールス力，ジスルフィド結合がある．

ここでタンパク質の例として，糖タンパク質とコラーゲンをみてみよう．

① 糖タンパク質

糖タンパク質は糖鎖が結合しているタンパク質で，プロテオグリカン（図1-12）と膜タンパク質，および血漿タンパク質，細胞外マトリックスタンパク質，ホルモン，酵素などの分泌タンパク質がある．

② コラーゲン

線維状タンパク質の中でも重要なものは，コラーゲンである（図1-13）．コラーゲンは細胞外に分泌され，細胞外マトリックスの結合組織の構造維持に貢献している．例えば骨のタンパク質の90％以上がコラーゲン（I型）である．コラーゲンにはI型からXIX型まで19型があり，それぞれ別の遺伝子によってコードされている．I型が最も多く，II型，III型，IV型までで人体内のほとんどのコラーゲンを占め，V型以降は補佐的な役割をしている．IからIV型までのコラーゲンの性質と組織分布を表1-6に示す．IV型は基底膜を構成し，癌細胞の浸潤を防いでいる．

D. タンパク質

表1-5. タンパク質の分類

分類方法	種　類	タンパク質の例
組成から	単純タンパク質	ペプシン，成長ホルモン
	複合タンパク質　糖タンパク質	フィブロネクチン，血液型物質
	リポタンパク質	血漿リポタンパク質
	金属タンパク質	ヘモグロビン，シトクロム
	ホロ酵素	カタラーゼ，B_6酵素類
形状から	球状タンパク質	酵素類，成長ホルモン
	線維状タンパク質	コラーゲン，エラスチン
溶解性から	水溶性タンパク質	アルブミン，ヘキソキナーゼ
	水に不溶性タンパク質　塩溶液に可溶	グロブリン，ヒストン
	塩溶液にも不溶	硬タンパク質
	70%エタノールに可溶	プロタミン
等電点から	酸性タンパク質	ペプシン，プレアルブミン
	中性タンパク質	ヘモグロビン，免疫グロブリン
	塩基性タンパク質	ヒストン，プロタミン
局在性から	可溶性タンパク質	細胞質タンパク質，核内タンパク質，ミトコンドリアマトリックスタンパク質
	膜タンパク質	細胞膜受容体，膜抗原，ポンプ，膜タンパク質
	分泌タンパク質	ホルモン，消化酵素，細胞外マトリックスタンパク質

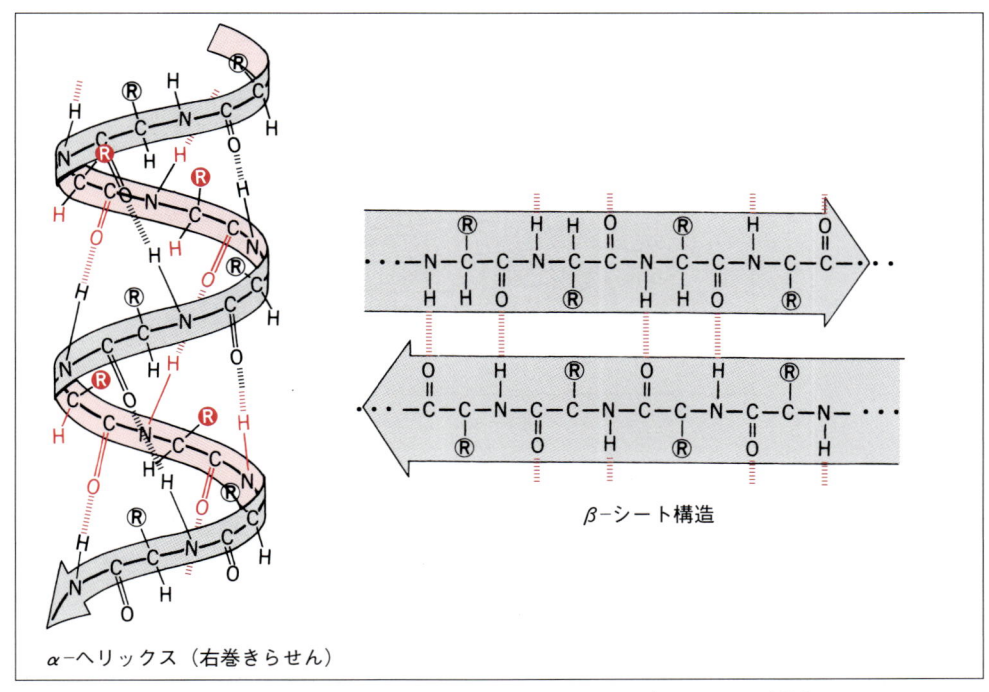

α-ヘリックス（右巻きらせん）

β-シート構造

図1-11. タンパク質のα-ヘリックスおよびβ-シート構造
　　　は水素結合部位を，®はアミノ酸の側鎖を示す．

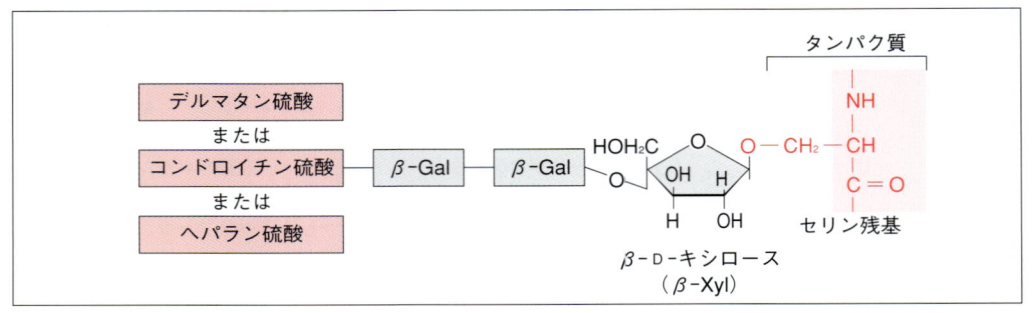

図1-12. プロテオグリカン，糖タンパク質における糖鎖のタンパク質への結合様式

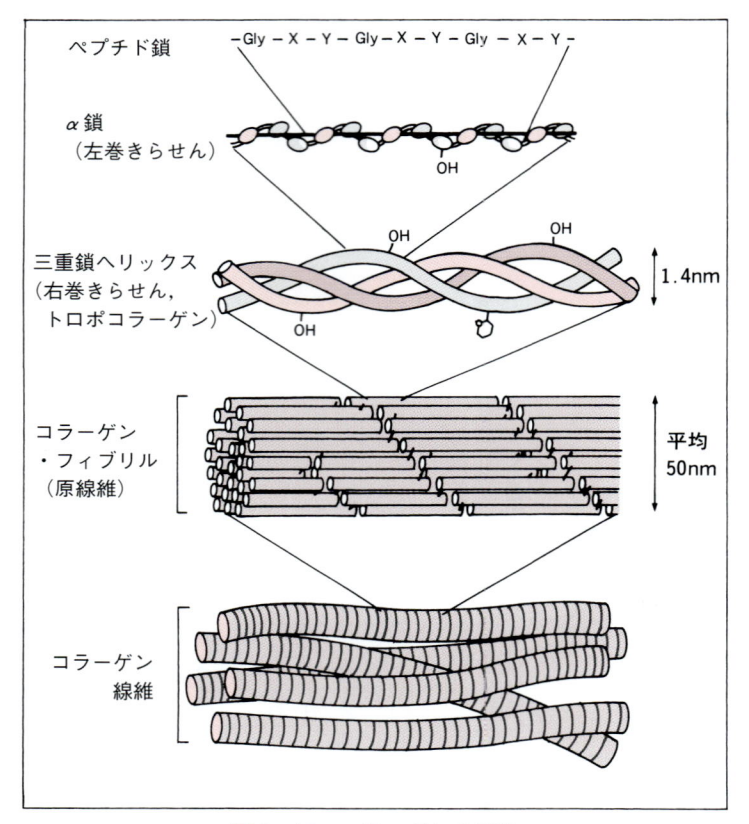

図1-13. コラーゲンの構造

表1-6. 代表的なコラーゲンの型と性質

型	形状	分布組織*
I	線維状	骨を含むほとんどの結合組織
II	線維状	軟骨，硝子体
III	線維状	皮膚，肺，尿管系など伸縮性組織
IV	網目状	基底膜

* コラーゲンの多い組織は白色を呈するので白色結合組織とよばれている。

b．タンパク質の性質

タンパク質は多くのアミノ酸がペプチド結合によって重合したものであるため，タンパク質の性質・機能はこれらアミノ酸側鎖の影響を強くうける．一般に疎水性アミノ酸の多いタンパク質は水に溶け難く，アミノ基（＋に荷電）やカルボキシル基（－に荷電）などイオン化しやすい親水性の側鎖をもつアミノ酸が多いタンパク質は可溶性である．水に溶けたタンパク質には以下の性質がある．

① 等電点

溶液中のタンパク質は，陽性と陰性の両方の荷電を持っているが（**両性電解質**），溶液が酸性になればなるほど陽性（＋）の荷電が増え，アルカリ性になればなるほど陰性（－）

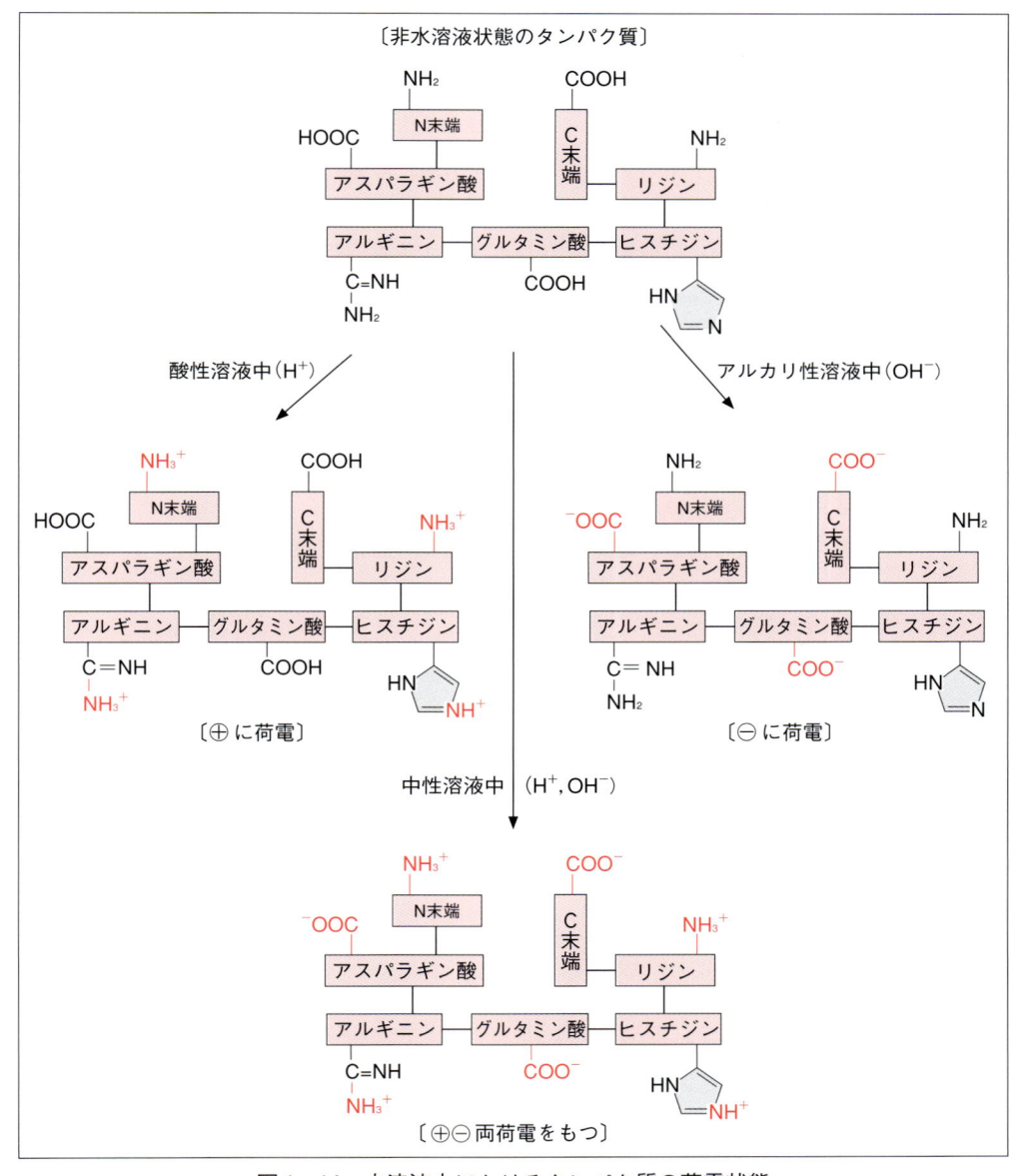

図1-14．水溶液中におけるタンパク質の荷電状態

表 1-7. タンパク質の等電点（pI 値）の代表例

タンパク質	pI 値	タンパク質	pI 値
ペプシン	1以下	フィブリノゲン	5.8
プレアルブミン	4.5	カルボキシペプチダーゼ	6.0
卵白アルブミン	4.6	γ-グロブリン	6.4〜7.2
ヒト血清アルブミン	4.8	ヒト成長ホルモン	6.9
ウレアーゼ	5.1	ヘモグロビンA	7.1
$α_1$-リポタンパク質	5.5	シトクロム	10.0
カタラーゼ	5.6	ヒストン	10.6

の荷電が増える．そして陽性の荷電量と陰性の荷電量がちょうど等しくなる pH を，等電点（pI）とよぶ．表 1-7 に代表的なタンパク質の等電点を示す．等電点の低いタンパク質を酸性タンパク質，高いタンパク質を塩基性タンパク質といい，pI 6.4〜7.6 位のものを中性タンパク質という．

タンパク質分子中のアミノ末端（N 末端）の α-アミノ基，リジンの ε（イプシロン）-アミノ基，アルギニンのグアニド基，ヒスチジンのイミダゾール基は，中性および酸性溶液中で陽性（＋）に荷電し，カルボキシル末端（C 末端）や，アスパラギン酸，グルタミン酸のカルボキシル基は，中性およびアルカリ性溶液中で陰性（－）に荷電する（図 1-14）．またシステイン残基のスルフィド（-SH）基およびチロシン残基のフェノール性水酸基（-OH）は，pH 9〜10 のアルカリ溶液中で陰性に荷電する．

このようにタンパク質は，陽性，陰性の両方に荷電する性質を持つため，アミノ酸と同様に**両性電解質**とよばれる．

② 電気泳動

タンパク質の溶液に電流を通すと，荷電の総計が陰性のタンパク質は陽極に移動し，陽性のタンパク質は陰極に移動する．これを**電気泳動**という．図 1-15 に，ヒトの血清タン

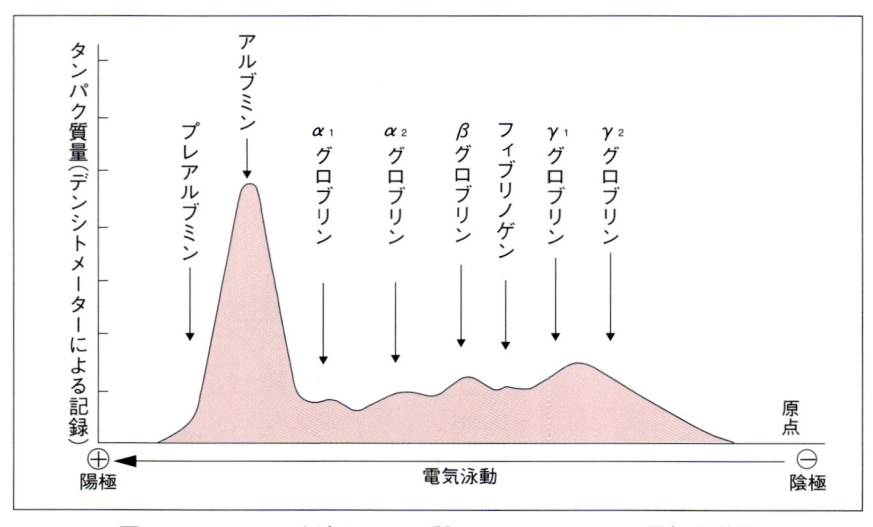

図 1-15. ヒトの血清タンパク質の pH 8.6 における電気泳動図

パク質の電気泳動図を示す．

この場合のように pH 8.6 においてはほとんどのタンパク質が総計として陰性に荷電するため，原点から陽極の方向へ泳動される．なお血清中では，フィブリノゲンは血餅として除かれているため，痕跡程度にしか認められない．

E 核 酸　nucleic acid

核酸は，主として核内に存在する強酸性の巨大分子で，遺伝情報の保持と伝達を担っている．核酸には，デオキシリボ核酸（DNA）とリボ核酸（RNA）がある．DNA は遺伝子の本体であり，RNA は DNA の遺伝情報をタンパク質の構造にまで伝達するための種々の役割を果たしている．タンパク質が多くのアミノ酸の重合によって作られているように，核酸は多くのヌクレオチドの重合によって形成される．ヌクレオチドは，塩基，五炭糖，リン酸の各分子からなる．ヌクレオチドは核酸の構成成分であるばかりでなく，生体エネルギーの ATP（アデノシン 5′-三リン酸）など，多くの重要な分子としても細胞内に存在する．

1. ヌクレオチド　nucleotide

塩基と五炭糖とリン酸の 3 種類からなるものをヌクレオチドといい，塩基と五炭糖のみでリン酸のないものをヌクレオシドという（図 1-16）．塩基にはプリン塩基とピリミジン塩基の 2 群がある．五炭糖には，リボースとデオキシリボースがある．

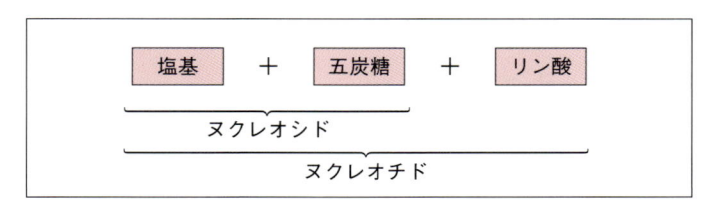

図 1-16．塩基，ヌクレオシド，ヌクレオチドの関係

a．プリン塩基

プリン環を持つプリン塩基には，アデニン（A）とグアニン（G）がある（図 1-17）．アデニンは 6-アミノプリンともよばれ，グアニンは 2-アミノ-6-オキソプリンともいう．

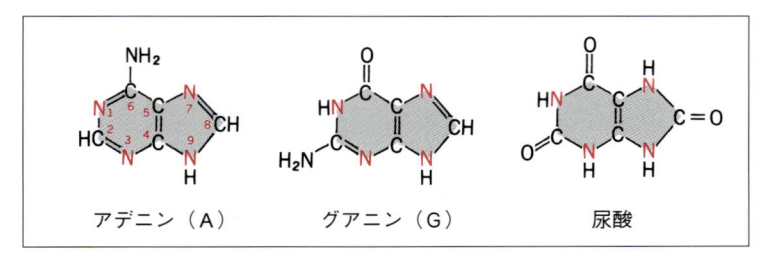

図 1-17．プリン塩基
尿酸はアデニン，グアニンの分解産物としてのみ体内と尿中に存在する．

b．ピリミジン塩基

ピリミジン環を持っているピリミジン塩基には，ウラシル（U），シトシン（C）およびチミン（T）がある（図1-18）．ウラシルはRNAの，チミンはDNAの，シトシンはRNAとDNAの構成成分となる．

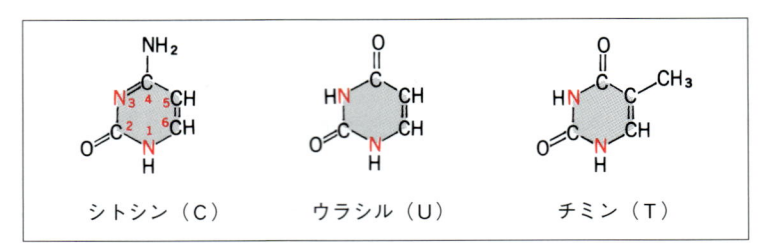

図1-18．ピリミジン塩基

c．五炭糖

ヌクレオチドを構成する五炭糖は，リボースとデオキシリボース（図1-3）である．リボースを持ったヌクレオチドを特にリボヌクレオチドといい，デオキシリボースを持つものをデオキシリボヌクレオチドという．すなわちリボヌクレオチドはRNAを構成し，デオキシリボヌクレオチドはDNAを構成する．

d．リン酸

リン酸は五炭糖の5′または3′の-OH基に1個ないし3個結合して，ヌクレオチドを形成する．DNAやRNA中では，1分子のリン酸が隣り合う五炭糖の3′-Oと5′-Oの間をリン酸ジエステル結合で結んでいる．

人体内で重要なヌクレオシド名とヌクレオチドの一覧を表1-8に示す．

DNAにはdUMPは取り込まれることはなく，dAMP，dGMP，dCMP，dTMPの4種類が構成単位である．

表1-8．人体内のヌクレオシド，ヌクレオチド，核酸を構成する塩基

塩　基	ヌクレオシド	ヌクレオチド	核　酸
アデニン	アデノシン	ATP, ADP, AMP	RNA
	デオキシアデノシン	dATP, dADP, dAMP	DNA
グアニン	グアノシン	GTP, GDP, GMP	RNA
	デオキシグアノシン	dGTP, dGDP, dGMP	DNA
ウラシル	ウリジン	UTP, UDP, UMP	RNA
	デオキシウリジン	dUTP, dUDP, dUMP	―
シトシン	シチジン	CTP, CDP, CMP	RNA
	デオキシシチジン	dCTP, dCDP, dCMP	DNA
チミン	リボチミジン	TTP, TDP, TMP	tRNAの一部
	（デオキシ）チミジン	dTTP, dTDP, dTMP	DNA

一方，RNA においては tRNA の一部を除いて TMP が組み込まれることはなく，AMP，GMP，UMP，CMP の 4 種類が構成単位となっている．

このように核酸の構成成分としてもヌクレオチドは重要であるが，遊離の形のヌクレオチドも特有な働きを持っている．たとえば ATP は人体にとって不可欠な生体エネルギーであるし，GTP なども同様な高エネルギー化合物である．またサイクリック AMP（3′,5′-cyclic AMP，cAMP）はホルモン作用のセカンドメッセンジャーとして作用する（10 章参照）．

2．DNA

DNA（デオキシリボ核酸）は核内に存在する巨大分子で，A，G，C，T の 4 種類のデオキシリボヌクレオチドが，3′,5′-リン酸ジエステル結合によって長く重合している．DNA 鎖中のヌクレオチドの配列を塩基配列といい，これは各生物種の各遺伝子によって決まっている．

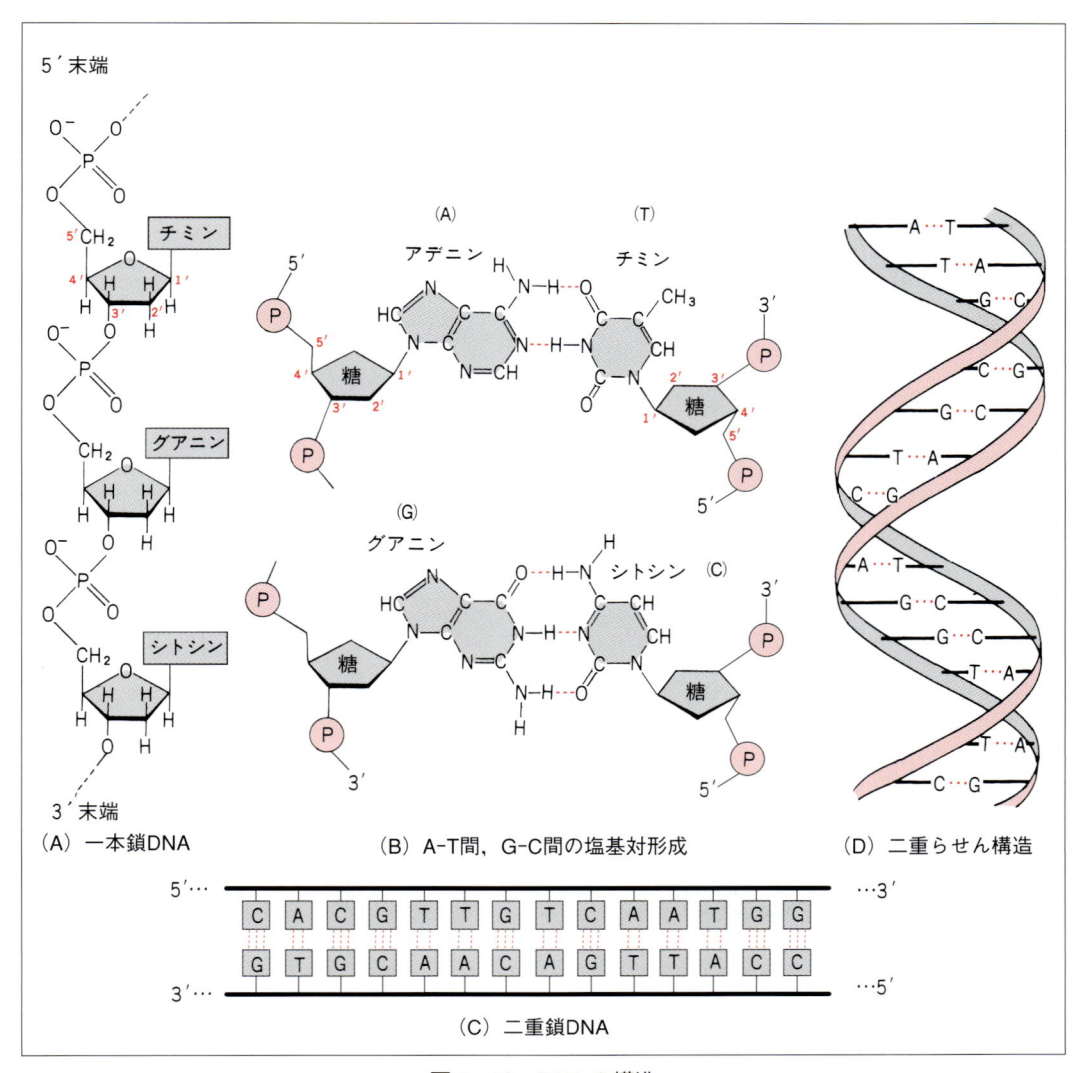

図 1-19．DNA の構造

このヌクレオチドの配列順序が**遺伝暗号**なのであり，遺伝子構造ともよばれる．DNAの構造のもう1つの特徴は，アデニンとチミン，グアニンとシトシンが，水素結合によって**A-T, G-C間の塩基対**を形成して必ず**二重鎖**となっていることである．この2本のDNA鎖は，1本は5′側（デオキシリボースの）から並び，他方は3′側から並ぶ互いに相補的な鎖である．2本のDNA鎖は，塩基対を形成することにより少しずつ右巻きにねじれ，10塩基対で1回転する二重らせん構造をなしている．これは発見者の名をとってワトソン・クリックの二重らせん構造とよばれる（図1-19）．

3. RNA

RNA（リボ核酸）はA, G, U, Cの4種類のリボヌクレオチドが重合したものである（図1-20）．すべてのRNAは遺伝子DNAから写し取られて（転写）作られるが，メッセンジャーRNA（mRNA），リボソームRNA（rRNA），トランスファーRNA（tRNA），snRNA，hnRNAなどが存在する（表9-1参照）．

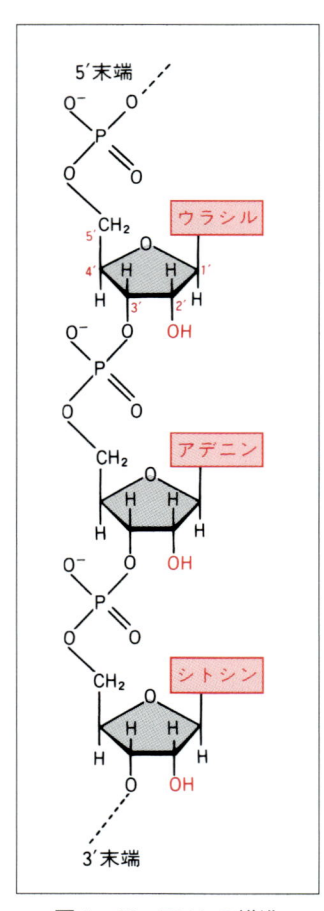

図1-20．RNAの構造

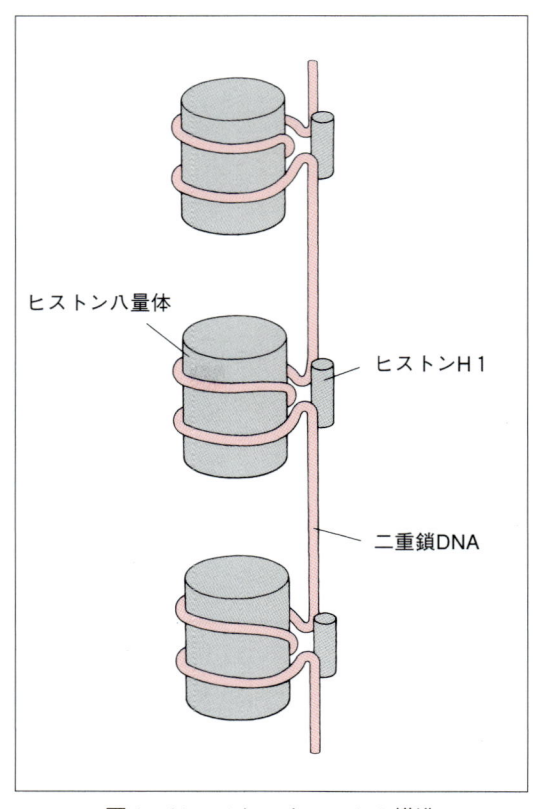

図1-21．ヌクレオソームの構造

4．ヌクレオソーム nucleosome と染色体 chromosome

　遺伝子 DNA は，細胞核の中で強塩基性のヒストン・タンパク質（**表1-7**参照）と結合してヌクレオソーム（**図1-21**）を形成している．

　各ヌクレオソームの連鎖は非常に長いものであり，精密に折りたたまれながら**染色体**を形成する．ヒトの染色体は 23 対の 46 本あるが，平均すると 1 本の染色体あたり約 1 億 3 千万塩基対の長さの DNA を持っている．

▼ チャレンジ課題

1) 二糖類（マルトース，ラクトース，スクロース）の構成成分は何か．
2) グルコース，フルクトース，ラクトース，マルトースには還元力があるが，スクロースに還元力がないのはなぜか．
3) プロテオグリカンの構造と生体内での役割を述べよ．
4) コラーゲンの構造と生体内での役割を述べよ．
5) 体内で生合成されない不飽和脂肪酸を必須脂肪酸というが，それらの脂肪酸を挙げよ．
6) $n-3$ 系不飽和脂肪酸と $n-6$ 系不飽和脂肪酸の生理的な違いを述べよ．
7) 体内でコレステロールから生合成される化合物を挙げよ．
8) 消化管における胆汁酸の役割について述べよ．
9) 生体膜を構成している脂質の種類を挙げよ．
10) DNA と RNA の構成成分について述べよ．

2章 臓器・細胞の働きと栄養

　人間を含む動物は，生命の単位である細胞から成り立っている．細胞は機能の異なる各臓器（器官）を形成し，各臓器は調和のとれた一つの個体を形成する．各個体は，生命を維持するために飲食物を摂取する．取り入れた食物は消化管から分泌される消化酵素によって消化（分解）され，低分子量物質になってから小腸粘膜で吸収された後，それぞれの組織へ運ばれ，代謝によって生体成分が合成されたり，生活に必要なエネルギー（ATP）を作り出す．飲食物中の栄養に役に立つ成分を**栄養素**といい，タンパク質，糖質，脂質の3大栄養素とビタミン，無機質（ミネラル），水などが含まれる．3大栄養素は消化・吸収により体内に取り入れられると，いろいろな臓器の組織においてさまざまな**代謝**を受ける．本章では，各臓器や細胞が果たす役割と栄養について学習しよう．

重要事項

- **臓器と細胞・細胞小器官**：人体は60兆個以上の細胞から成り立っており，細胞は集合して機能の分かれる組織・器官・臓器を形成する．各細胞は，細胞小器官として核，小胞体，ミトコンドリア，ゴルジ装置，分泌顆粒，リソソーム，ペルオキシソーム，リボソーム，細胞質，細胞膜，細胞骨格を含んでいる．
- **タンパク質の消化（分解）と吸収**：タンパク質は胃の中のタンパク質分解酵素であるペプシンによってペプチド結合が切断され，プロテオースやペプトンになる．さらに小腸内で膵液中に含まれるトリプシン，キモトリプシンなどの作用をうけてジペプチド，トリペプチドになる．これらはペプチダーゼによって分解されてアミノ酸となり，小腸粘膜下組織の毛細血管から門脈系を経て肝臓へ運ばれる．
- **糖質の消化（分解）と吸収**：多糖類（でんぷん，グリコーゲン）は唾液および膵液中のアミラーゼによって分解され，デキストリンを経てマルトースになる．マルトースは小腸粘膜にあるマルターゼによってグルコースになる．ラクトース（乳糖）はラクターゼによって，スクロース（サッカロース）はスクラーゼ（サッカラーゼ）によって単糖類に分解され，小腸粘膜下組織の毛細管から門脈へ入り運ばれる．
- **脂質の消化（分解）と吸収**：脂肪（トリアシルグリセロール）はリパーゼによって分解されてグリセロールと脂肪酸になる．小腸粘膜上皮細胞へ吸収されてから，そこで再びトリアシルグリセロールに変換され，レシチン，コレステロールおよびリポタンパク質とキロミクロンという粒子（ミセル）を形成し，リンパ管へ入って胸管・心臓を経て全身に運ばれる．
- **必須脂肪酸**：脂肪はグリセロールに3分子の脂肪酸が結合した化合物であるが，それを構成する不飽和脂肪酸（二重結合を持つ）のうち，パルミトオレイン酸とオレイン酸は体内で合成することができるが，合成できないリノール酸およびα-リノレン酸は食物から摂取する必要があり，必須（不可欠）脂肪酸という．
- **胆汁酸**：肝臓でコレステロールから合成されるステロイド核を持つコール酸，デオキシコール酸，ケノデ

オキシコール酸はグリシンやタウリンとアミド結合してグリココール酸およびタウロコール酸となっているものもあり，これらの混合物が胆汁酸である．胆汁酸は胆嚢から十二指腸へ分泌され，その界面活性作用によって食物中の脂肪を乳化して脂肪の消化・吸収を助けている．

- **無機質（ミネラル）の吸収と輸送**：細胞内からNa^+が細胞外へ汲み出される機構（ナトリウムポンプ）があり，Na^+濃度は小腸粘膜上皮細胞内で低く，細胞外で高い．細胞内のNa^+の不足分を補う形で，小腸内腔の刷子縁からNa^+が流入するとき単糖類やアミノ酸が同時に流入する．Fe^{2+}は小腸粘膜上皮細胞中でFe^{3+}の形でアポフェリチンと結合し，フェリチンとして貯蔵され，体内の要求に応じて再び遊離し，トランスフェリンと結合した形で運ばれる．
- **肝臓の生化学的役割**：肝臓は生体にとって重要な役割を担っているタンパク質，糖質および脂質代謝に深く関与している．肝臓の主な役割をあげると，血漿タンパク質の合成，アミノ酸からの生理活性物質の生成，糖新生と血糖の維持・グリコーゲンの合成・貯蔵・分解，脂肪酸の合成と分解，コレステロールの合成，解毒，アルコール分解などがある．

A 細 胞　cell

　人体は，60兆個以上の細胞から成り立っている．栄養素から生体内で合成されるタンパク質，脂質，糖質，核酸といった生体内分子が，複雑な形をとりながらこの細胞を構築しているのである．生命の宿る最小の単位が細胞であり，細胞が存在しなければ生命現象も存在しない．「生命は生命から生まれる」あるいは「細胞は細胞から生まれる」といわれるが，これは形としての細胞が，機能としての生命と不可分の関係にあることを示している．

1．細胞の構造

　ヒトの細胞は10〜20μmの直径を持ち，神経細胞，骨細胞，消化管上皮細胞，角膜細胞，筋細胞，内分泌細胞などさまざまに分化していて，その数は約200種類にも及ぶといわれる．しかしながらこれらの細胞はすべて真核細胞としての基本的な構造を持っている．図2-1に1例を示すが，各細胞は細胞膜，核，ミトコンドリア，小胞体，ゴルジ装置，リソソーム，ペルオキシソームなどの細胞小器官（オルガネラ）を備えている．

2．細胞小器官の役割

a．核

　核は，5〜8μmの直径を示す細胞小器官中最大のもので，二重になった核膜に包まれて通常細胞の中央に1個存在する．このような膜に囲まれた核を持つ動植物や酵母の細胞を真核細胞という．核は遺伝子の集合体であるクロマチン（染色質）を含み，遺伝子の維持とその発現（転写）を行っている．クロマチンの中心をなすものが染色体であり，その他核内にはDNAの複製と修復に関与する酵素群やRNAの合成とプロセシングに関与する酵素群などを含んでいる．核小体では，とくにリボソームRNA（rRNA）の合成がさかんである．

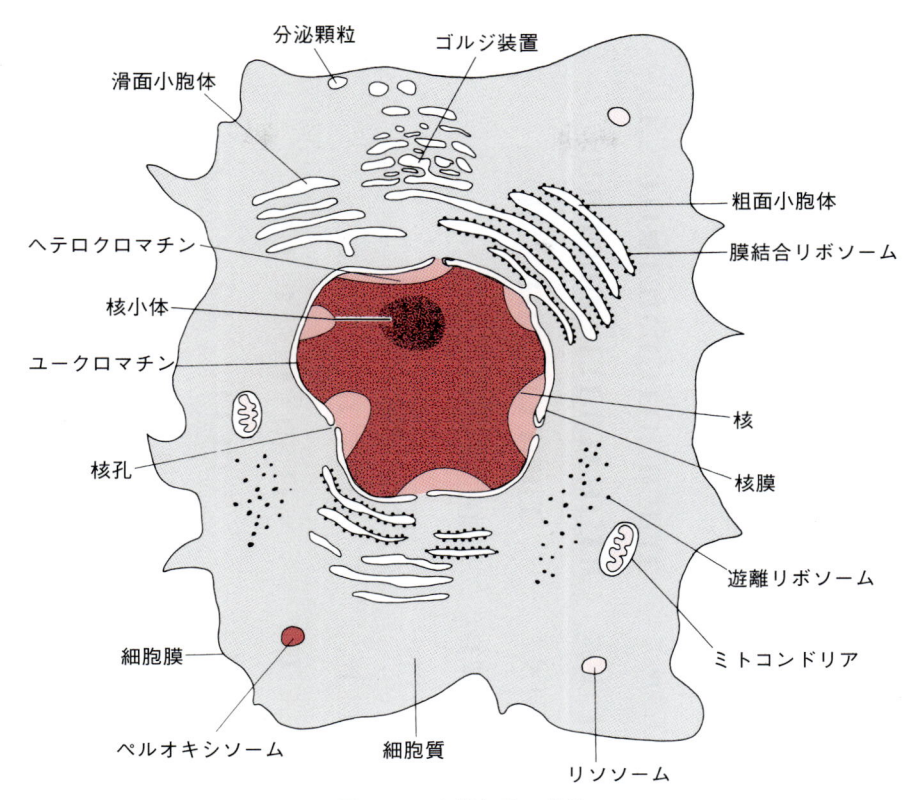

図2-1. 真核細胞の構造

　細胞周期の分裂期（M期, 8章C参照）には核膜が消失して核および核小体の構造が消え, 染色体は細胞内に拡散する. 分裂前期の後半から**分裂中期**にかけて染色体をギムザ染色で染めると多数の縞模様（**G バンド**）が見られるが, バンドの数と位置は, 分裂期の時期によって異なってくる. ヒトの染色体は1から22までの**常染色体**各1対と**性染色体**1対（女性は1対のX染色体, 男性はX, Y染色体1つずつ）の計23対46本の染色体からなる（図2-2）. このような種に特異的な染色体の数と構造を**核型**という. 各染色体でセントロメアから見て短腕をp, 長腕をqとよび, 各腕を1ないし4の区画に分け, それをさらに1ないし9の領域に分けて種々の**遺伝子**の局在部位を特定し, **染色体地図**が作製されている.

b. 小胞体

　小胞体（ER. 細胞を破砕して遠心すると小胞体を形成することから小胞体の名がついた）は, 脂質二重層の生体膜に包まれた袋状の小胞で, 細胞質内に幾重にも張り巡らされて互いに連絡をしている. 袋状の膜の外側にリボソーム顆粒がびっしり結合したものを**粗面小胞体**, 結合していないものを**滑面小胞体**という（図2-1）.

　粗面小胞体では, 細胞外へ分泌する分泌タンパク質や細胞膜・ER膜などに埋め込まれる**膜タンパク質**の合成が行われている. 滑面小胞体では, その合成されたタンパク質に**糖鎖**を付加したり, 毒物・薬物の**解毒**や**分解**を行っている.

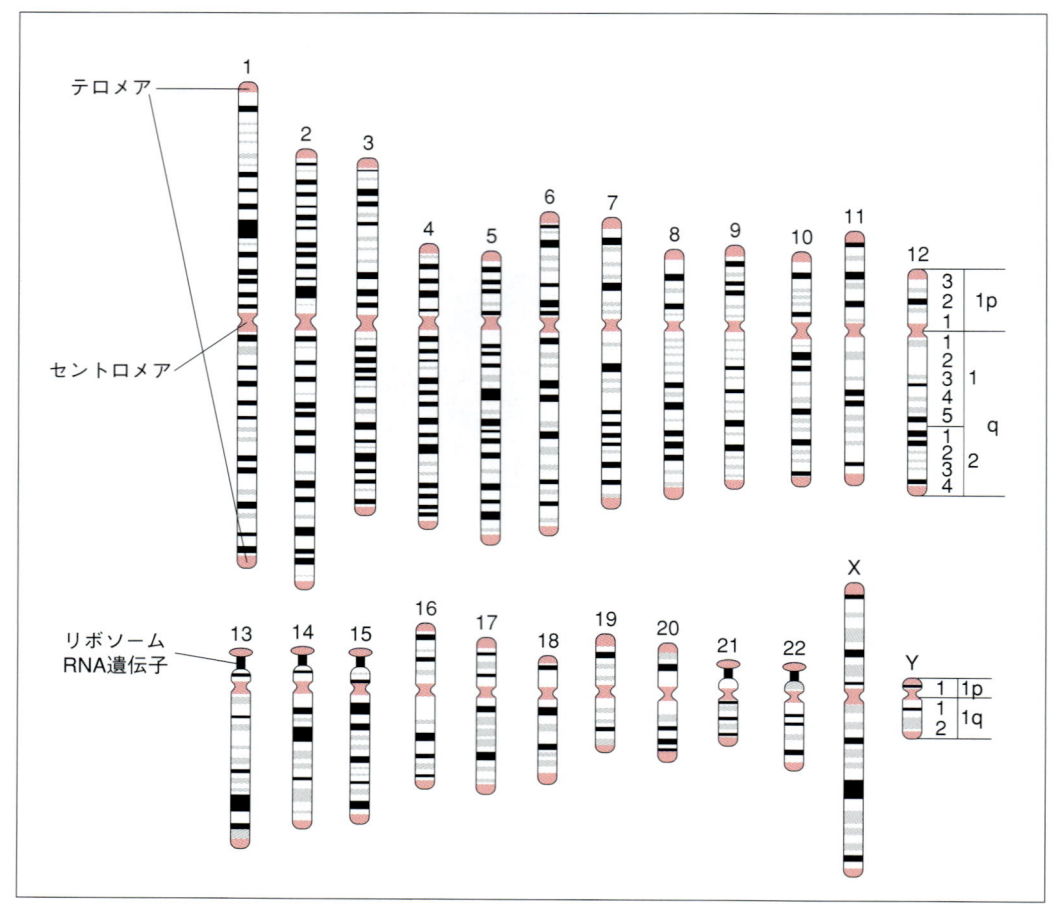

図2-2. ヒトの染色体（核型）

対をなしているヒト染色体（2n）の片方の染色分体(n)のみを示す．セントロメアは，細胞分裂の際に微小管が接合するキネトコア（動原体）タンパク質の結合部位に相当する．テロメアについては8章D参照．細胞周期（8章C参照）の間期（G_0, G_1期など）では，セントロメアとテロメアはヘテロクロマチンとして核膜の裏側に結合し，5対の計10本の染色体にあるリボソームRNA遺伝子（rDNA）の領域は集合して核小体（仁）を形成し，その他の領域は核質内でユークロマチンとして存在する（図2-1）．すべての染色体は，短腕部（p）と長腕部（q）に分けて地図化されている．

c．ミトコンドリア

各細胞は，100個から1,000個のミトコンドリアを持っている．ミトコンドリアはそれぞれ脂質二重層からなる外膜と内膜に包まれ，内膜の内側にマトリックスを含む．内膜は内部に折れ曲がり，隔壁様のクリステを形成する（図2-3）．

ミトコンドリアは，主として生体エネルギーのATPを大量に生産する小器官である．特に内膜上には，ATP合成に重要な電子伝達系の酵素群やATPシンターゼ（ミトコンドリアATPase）を持っている（5章，図5-7参照）．また，ミトコンドリア特有の遺伝子系として複数コピーの環状DNA（9章B参照）をマトリックスに含んでいる．

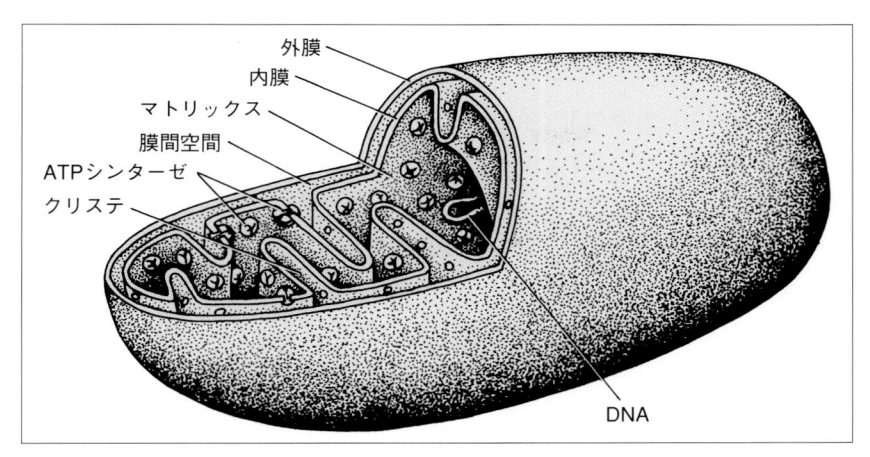

図2-3. ミトコンドリアの構造

d．ゴルジ装置

　ER 腔に連続した部位にゴルジ装置がある．ここでは分泌タンパク質やその糖鎖の切断・トリミングなどのプロセシングを行っている．完成された分泌タンパク質を濃縮し，生体膜に包まれた分泌顆粒として細胞表層の方へ送り出している．

e．分泌顆粒

　外分泌細胞や内分泌細胞では，粗面小胞体で合成された分泌タンパク質をぎっしり含んだ**分泌顆粒**が多数認められる．膵外分泌細胞での**消化酵素類**，肝細胞でのアルブミンやトランスフェリン，脳下垂体前葉細胞での**成長ホルモン**やプロラクチンなどは，明瞭な分泌顆粒を形成している．これらの分泌タンパク質は，刺激と共に細胞外へ徐々に放出される．

f．リソソーム

　細胞内の**老廃分子**を分解したり，細胞死の場合の**自己融解**を行う各種分解酵素を持った小器官がリソソームである．これにはタンパク質を分解する**カテプシン類**，脂質を分解する**リパーゼ類**，多糖類を分解するグリコシダーゼ類，核酸を分解するヌクレアーゼ類，リン酸をはずす**酸性ホスファターゼ**などが詰め込まれている．

　リソソームの酵素類は，**至適 pH** が 5 前後であることを特徴とする．これは無酸素状態あるいは細胞死の場合，細胞内においては嫌気的解糖のみ進行して高乳酸状態となり pH が低くなるが，pH が 5 前後であってもリソソーム内の酵素は働くことができる．

g．ペルオキシソーム

　細胞内に発生した有害な**過酸化水素** H_2O_2 を処理する役目をしているのがペルオキシソームである．ペルオキシソームには，カタラーゼ（$2H_2O_2 \rightarrow O_2 + 2H_2O$ を触媒する）とペルオキシダーゼ〔$A + H_2O_2 \rightarrow A(O) + H_2O$ を触媒〕の 2 種類の酵素が含まれている．

h．その他の細胞成分
① リボソーム

細胞質中に遊離の形で存在しているのが**自由リボソーム**である．これは細胞内に存在する可溶性タンパク質の合成を行っている．

② 細胞質

その他のゾル状になった部分が**細胞質**（サイトゾルともいう）で，これは糖質やアミノ酸などの栄養物質，糖代謝・ヌクレオチド代謝・アミノ酸代謝などの酵素群，タンパク質合成に関与するtRNAや開始因子類など，ほとんどの可溶性の細胞内分子についての代謝，貯蔵および移動の場となっている．

③ 細胞膜

細胞の外側を包んでいるのが**細胞膜**（原形質膜ともいう）で，これも**脂質二重層の生体膜**からなっている（図1-10参照）．細胞膜には種々の膜タンパク質が埋まっていて，イオン・糖・アミノ酸などの能動輸送（ATPのエネルギーが必要）に関する**トランスロケーター**や**チャンネル**，細胞の認識・結合に関与する**表面抗原**や**糖タンパク質**，ホルモンやウイルス類の結合と取り込みに関与する**受容体**（レセプター）類，その他細胞膜に特有な酵素類などとして多様な機能を果たしている．

④ 細胞骨格

真核生物の細胞内には，アクチン，チュブリン，中間径フィラメントなど細胞を支える細胞骨格タンパク質が存在する．

アクチンは，分子量42,000の球状タンパク質（G-アクチン）が細長く重合して右巻き二重らせん状のフィラメント（F-アクチン）を形成する（図2-4）．このアクチンフィラメント（ミクロフィラメントともいう）は，細胞膜の内側を端から端へ橋渡しして細胞構造を維持している．

チュブリンタンパク質にはα-チュブリン（分子量55,000）とβ-チュブリン（分子量53,000）があるが，両者が二量体を形成する．この二量体が長く重合してプロトフィラメントとなる．プロトフィラメントは13本が平行に並んで管状構造の微小管を形成する（図2-4）．微小管は，細胞分裂間期には細胞内骨格として存在し，分裂中期には**紡錘体**を形成する．

さらに細胞内には中間径のタンパク質線維（図2-4）が4種類ほど存在し，**中間径フィラメント**と総称される．**核ラミン**タンパク質A，B，C（分子量65,000〜75,000）は核の内膜を裏打ちする網目状の核ラミナを形成する．Ⅰ型およびⅡ型の**ケラチン**タンパク質（分子量40,000〜70,000）は**皮膚**などの上皮組織細胞内で強靭なフィラメントと網目構造を形成して組織を強化すると共に，細胞は特化して爪や毛髪を形作る．**ビメンチン様**タンパク質はビメンチン（分子量54,000），デスミン（分子量53,000），グリア線維性酸性タンパク質（分子量50,000）およびペリフェリン（分子量66,000）の総称で，それぞれ**結合組織，筋肉，グリア細胞**（星状細胞およびシュワン細胞）および**ニューロン**の細胞骨格を形成する．また，**ニューロフィラメント**タンパク質L，M，H（NF-L，NF-M，NF-H，分子量6万〜13万）は，ニューロンを形作っている．

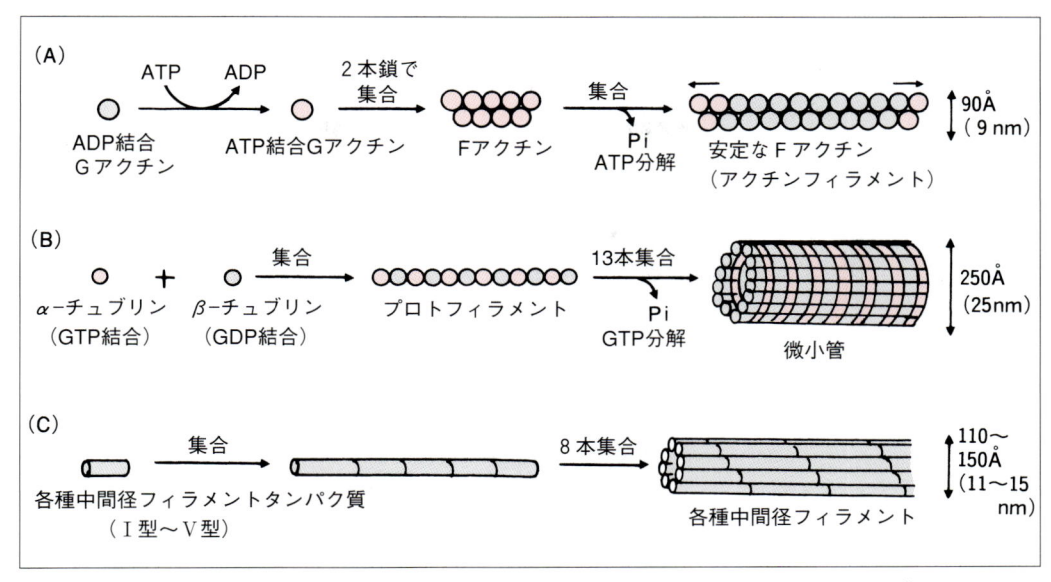

図2-4. アクチンフィラメント，微小管，中間径フィラメントの構造と形成

　このうちケラチンはコラーゲン（1章D.2.a.②参照）に似た強靱な構造タンパク質で，ほとんど右巻き α-ヘリックス部分からなる α-ケラチンが4本集まって左巻きのスーパーヘリックス（超らせん）構造をしたプロトフィラメント（直径3nm）を形成する．プロトフィラメントはワイヤロープのように強靱であり，これが8本集まって直径約12nm の中間径フィラメント（ケラチンフィラメント）を形成する．このケラチンフィラメントは，無数のジスルフィド結合（システイン残基2個が結合したS-S結合）でつながれて安定化している．パーマをかける時はこのケラチンフィラメントのジスルフィド結合をつなぎ直してカールさせるのである．細胞内に何百万本ものケラチンフィラメントをぎっしりと束ねて持つ特殊な構造に変化した表皮細胞は，集まって毛髪，爪などを形成しつつ（細胞は）死んでいく．毛髪などの色は，細胞内のメラニン色素などの濃度の差による．

B 消化管　alimentary tract

　口腔（唾液腺を含む）から，咽頭，食道，胃，十二指腸，小腸，大腸を経て肛門に至る全長約9mの中空の消化管は，その附属器官である肝臓（胆嚢を含む），膵臓と共に消化管系とよばれる．消化管は摂取された高分子栄養素を低分子物質にまで分解（消化），体内に吸収する能力と，消化されずに残った未消化物を糞便として体外に排泄する機能を持つものである．

　消化管の壁は内，中，外層からなり，**内層**は粘膜で，管腔に面し，摂取された物質の通過，消化，吸収の主役をなし，**中層**は筋肉層として消化管の運動（蠕動）を調節，**外層**は漿膜である．粘膜上皮細胞刷子縁から吸収された物質は，一部は上皮細胞中でさらに消化酵素の作用をうけ，細胞側底部より細胞間腔にでる．粘膜下組織には血管やリンパ管が網目状に発達し，吸収物質の輸送にあたっている（図2-5）．

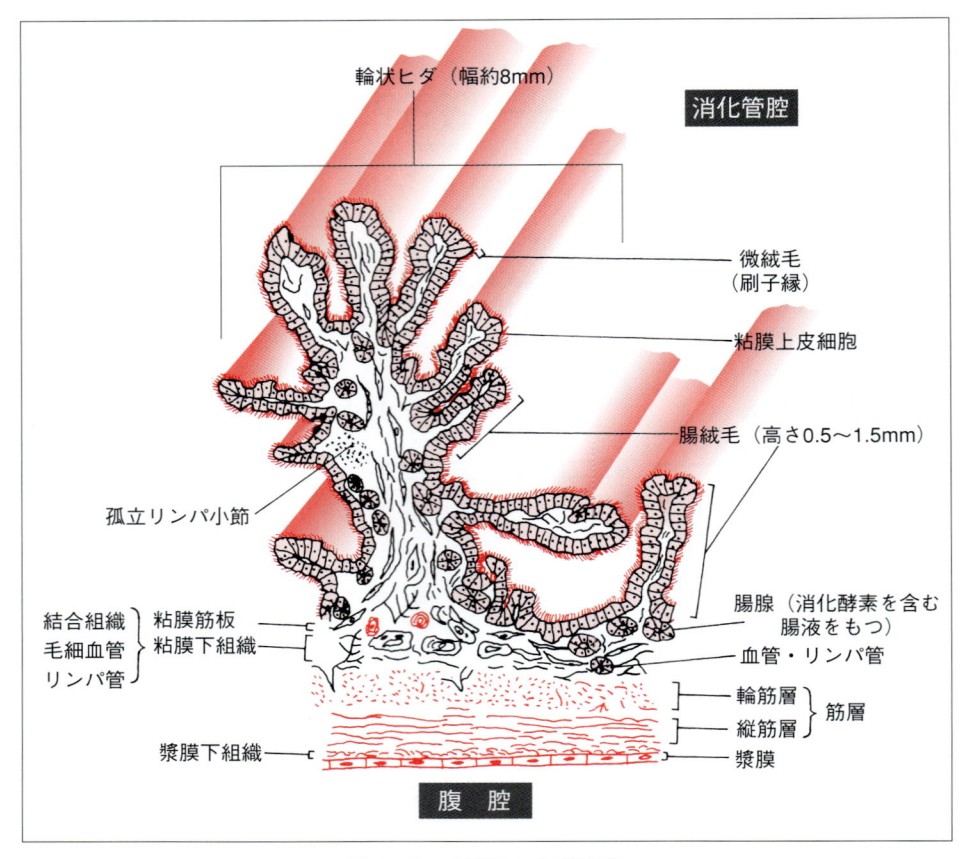

図2-5. 小腸壁の組織構造

栄養素は消化管腔で消化され，微絨毛（高さ1μm，直径0.1μm，細胞あたり600～1000本）の集合体である小腸粘膜上皮細胞刷子縁より吸収される．刷子縁および上皮細胞質では消化不十分の栄養素がさらに消化酵素の作用をうける．消化吸収された物質は上皮細胞側底部より細胞間腔にでて，絨毛の粘膜下組織に網目状に発達している毛細血管へアミノ酸・単糖類が入る（→腸間膜静脈→門脈），脂質（キロミクロン）は毛細リンパ管に入る（→腸リンパ本管→胸管→心臓）．

ここでは口腔から摂取された栄養素が消化管を通り肛門に至るまでに消化，吸収される過程の概略を各栄養素について学ぶことにする．なお，細胞内における糖質，脂質，タンパク質のくわしい分解機構は，それぞれ4章，6章，7章を参照．

1．タンパク質の分解と吸収

a．タンパク質の消化

私たちが日常摂取する飲食物は，一般に無機質，ビタミン，水を除き大部分はそのままでは消化管から吸収されない．とくに高分子のタンパク質やつぎに述べるでんぷんなどの多糖類あるいは脂肪の一部は，低分子量の基本単位にまで加水分解（消化）される必要がある．

タンパク質は，その構成要素であるアミノ酸か，あるいはアミノ酸が2～3個結合しているだけの低分子物質になってはじめて吸収される．口腔内で機械的にかみ砕かれたタンパク質が最初に化学的に変化する場所は胃である．化学的変化を起こさせるものは酵素で，消化

酵素とよばれる．胃にあるタンパク質消化酵素はペプシンである．ペプシンによってタンパク質はペプチド結合が切断され，分子量の小さいプロテオース，さらにもっと低分子量のペプトンとよばれるポリペプチド（ポリは"多くの"という意味）にまで加水分解される．

こうして部分的に消化されてできたポリペプチドは幽門を通り，十二指腸に移動し，小腸内で膵液中に含まれる別のタンパク質消化酵素，トリプシン，キモトリプシン，エラスターゼ，カルボキシペプチダーゼなどの作用をうけることになる．

小腸粘膜から吸収されるのは必ずしも1つ1つの遊離アミノ酸である必要はなく，2～3個のアミノ酸からなるジペプチド（ジは2つ）やトリペプチド（トリは3つ）のままでも吸収されると考えられている．これらのペプチドは小腸粘膜上皮細胞の刷子縁（微絨毛膜）の細胞質中の酵素（ペプチダーゼ）でばらばらにされ遊離アミノ酸となり（これを「膜消化」とよび，消化管内腔で行われる腔内消化に連動する），粘膜下組織の毛細血管から門脈系を経て肝臓に運ばれる（図2-6, 7）．

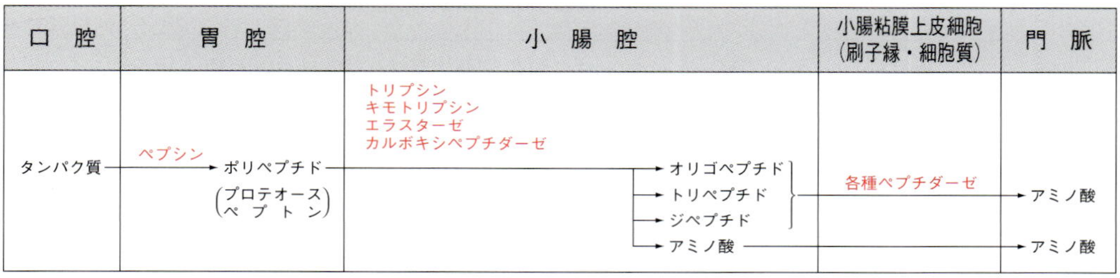

口　腔	胃　腔	小　腸　腔	小腸粘膜上皮細胞 （刷子縁・細胞質）	門　脈
タンパク質	ペプシン → ポリペプチド （プロテオース ペプトン）	トリプシン キモトリプシン エラスターゼ カルボキシペプチダーゼ → オリゴペプチド → トリペプチド → ジペプチド → アミノ酸	各種ペプチダーゼ	アミノ酸 アミノ酸

図2-6．タンパク質の消化に果たす消化酵素の役割

ペプシン（胃主細胞より），トリプシン，エラスターゼ，カルボキシペプチダーゼ（膵臓腺傍細胞より十二指腸へ）は不活性なプロ酵素（ペプシノーゲン，トリプシノーゲン，プロエラスターゼ，プロカルボキシペプチダーゼ）として分泌され，活性化される．ペプシノーゲンは酸性の胃内腔で自己触媒的およびペプシン自身で限定分解され活性のあるペプシンとなる．トリプシノーゲンは十二指腸から分泌されるエンテロペプチダーゼ（エンテロキナーゼ）によって活性化される．キモトリプシノーゲン，プロエラスターゼ，プロカルボキシペプチダーゼはトリプシンで限定分解され活性化される．カルボキシペプチダーゼの作用は，内部からペプチド結合を切るトリプシン，キモトリプシン，エラスチン（エンドペプチダーゼという）によって生じたペプチドをC末端から順次アミノ酸を切り離すことである（エキソペプチダーゼ）．

b．タンパク質の栄養価（アミノ酸価）の求め方

タンパク質の栄養学的な良否は，タンパク質を構成している全アミノ酸の中の必須アミノ酸（7章C.1.参照）の量とそのバランスによって決まる．したがって，食品タンパク質の栄養価は含まれる必須アミノ酸の構成によって決定され，これをアミノ酸価といい，評価の方法を化学的評価法という．具体的には，人体にとって理想的なアミノ酸組成をもつタンパク質に対して，食品タンパク質の各必須アミノ酸量を比較し，その割合の最も少ない必須アミノ酸（これを第一制限アミノ酸という）の数字（パーセント）をもってアミノ酸価とする．

鶏卵，肉類のタンパク質は制限アミノ酸がなく，アミノ酸価は100で良質タンパク質である．植物性タンパク質は制限アミノ酸があり，例えば大豆のアミノ酸価は86（制限アミノ酸はメチオニンとシステイン）で，精白米のアミノ酸価は74（制限アミノ酸はリジン）で

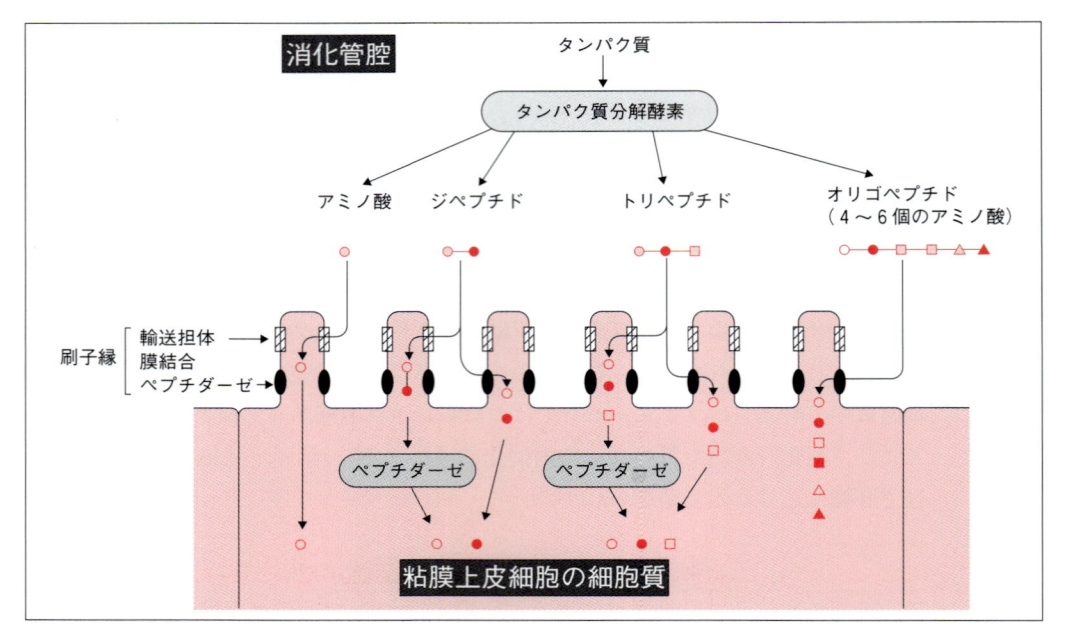

図2-7. タンパク質の消化と吸収：腔内消化と膜消化

消化管腔でペプシン，トリプシン，キモトリプシンなどのタンパク質分解酵素の作用（腔内消化）をうけたタンパク質はアミノ酸，ジペプチド，トリペプチド，オリゴペプチドまで分解される．ジおよびトリペプチドは刷子縁膜結合ペプチダーゼ（膜消化）か，あるいは輸送担体で細胞内に運ばれてから細胞質ペプチダーゼでばらばらにされる．4～6個のアミノ酸からなるオリゴペプチドは主に膜結合ペプチダーゼで分解される．

ある．大豆タンパク質を含む納豆と精白米タンパク質を含む米飯を組合わせてとれば，互いに欠点が補われて混合タンパク質のアミノ酸価が高くなる好例である．

2．糖質の分解と吸収

a．糖質の消化

通常の食事中の糖質は植物由来のでんぷんが主体で，動物の肝臓，筋肉に含まれるグリコーゲンと共に，多糖類の代表である．いずれもグルコースの重合体であり，消化管から吸収されるためには，消化酵素によって重合が解かれなければならない．でんぷんやグリコーゲンが摂取されて最初に出合う消化酵素は唾液中に含まれる α-アミラーゼである．α-アミラーゼは漿液性唾液に含まれ，これは耳下腺（漿液腺）と顎下腺（漿液腺と粘液腺の混合腺）から分泌されるものである．また，食物塊に粘性を与えて食道から胃への通過を円滑にさせるムチン（ムコタンパク質）は舌下腺（粘液腺）と顎下腺から分泌される粘液性唾液中に存在する．唾液の分泌は咀嚼という機械的刺激あるいは視覚的，味覚的，嗅覚的刺激によって促進されるから，咀嚼の度合いや調理方法は食物の消化効率に重要な意味を持つ．

唾液 α-アミラーゼのでんぷんやグリコーゲンに対する消化作用は，食物が口腔から食道を通って胃に至り，胃酸のために pH が下がって酵素活性が失われるまで続くが，消化自体はまだ部分的である．調理済みジャガイモのでんぷんでの実験によると，その消化率は20～40％といわれている．でんぷんの未消化部分は小腸内腔において十二指腸へ流入して

きた膵液α-アミラーゼの作用をうける．

唾液および膵液中のα-アミラーゼの働きによりでんぷんやグリコーゲンは，約30％がα-限界デキストリン（α-1,6結合を含み，グルコースが4〜8個重合したもの）になり，残りがマルトース（約40％；二糖類），マルトトリオース（約25％；三糖類）および少量（約5％）のマルトオリゴ糖（α-1,4結合で，直線的にグルコースが4〜9個重合したもの）である．これらの消化産物は，小腸内でさらに単糖類であるグルコースにまで加水分解される（図2-8）．

上記の各種のオリゴ糖の分解は，小腸粘膜上皮細胞の刷子縁中に埋まっている消化酵素群（オリゴ-1,6-グルコシダーゼ*，マルターゼなど）によって行われる（膜消化）．二糖類であるスクロース（サッカロース，しょ糖），ラクトース（乳糖）がその構成単糖類に分解されるものも刷子縁中にあるスクラーゼ（サッカラーゼ），ラクターゼによる．

こうして生じた単糖類は小腸粘膜上皮細胞中より粘膜下組織に出て毛細血管に入り，門脈系を経て肝臓に運ばれる（図2-8）．

b．食物繊維の栄養学的意義

最近では食物繊維の重要性が強調され，平成6年から各種食品の成分表に食物繊維含有量を掲載するようになった．食物繊維は人体内で消化されない成分の総称であり，セルロース，

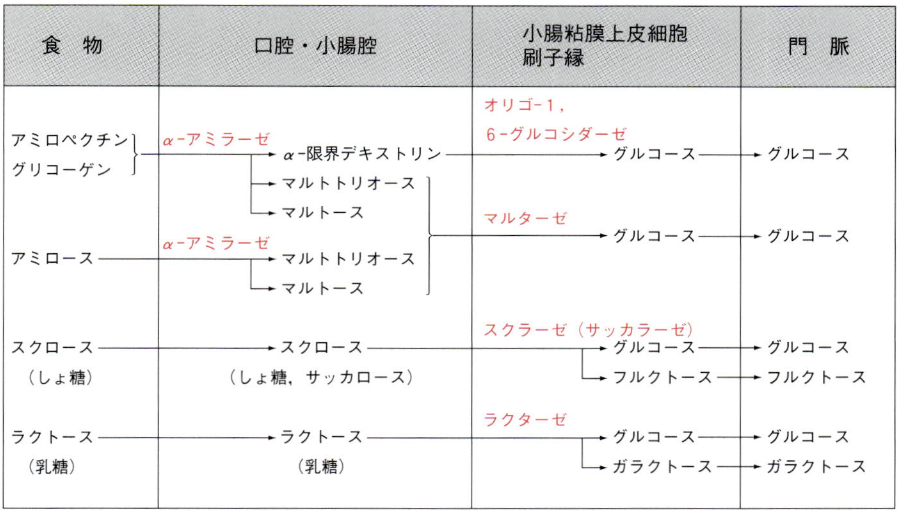

食物	口腔・小腸腔	小腸粘膜上皮細胞刷子縁	門脈
アミロペクチン グリコーゲン	α-アミラーゼ → α-限界デキストリン → マルトトリオース → マルトース	オリゴ-1,6-グルコシダーゼ → グルコース マルターゼ → グルコース	グルコース グルコース
アミロース	α-アミラーゼ → マルトトリオース → マルトース		
スクロース（しょ糖）	→ スクロース（しょ糖，サッカロース）	スクラーゼ（サッカラーゼ） → グルコース → フルクトース	グルコース フルクトース
ラクトース（乳糖）	→ ラクトース（乳糖）	ラクターゼ → グルコース → ガラクトース	グルコース ガラクトース

図2-8．糖質の消化に果たす消化酵素の役割

でんぷんにはα-1,4結合でグルコースが直線的に重合しているアミロースとα-1,6結合を含み分枝しているアミロペクチンの2種類がある．グリコーゲンは基本的にアミロペクチンと同じ構造をもっている．α-アミラーゼはでんぷん，グリコーゲン内部のα-1,4結合を無差別に切断するが，α-1,6結合の近くでは作用しにくい．消化産物はスクロース，ラクトースとともに小腸粘膜上皮細胞刷子縁に存在する一群の酵素によって単糖類にまで分解される．

---

* α-限界デキストリナーゼあるいはイソマルターゼともよばれる．また，本酵素はスクラーゼと複合体を形成して刷子縁中に存在しているので，スクラーゼ-イソマルターゼの名もある．

ペクチン，マンナン，アルギン酸，アガロース（寒天）などが挙げられる．これらの食物線維は，腸内容物の滞留時間を短くして便秘を防ぐことにより大腸癌を予防するほか，腸内容物に存在するコレステロールを吸着・排出して血中コレステロールの増加を防ぐ働きをしている．

3．脂質の分解と吸収

a．脂質の消化

通常の食物に含まれる脂質の大部分は，炭素数が12以上の**長鎖脂肪酸**とグリセロールからなるトリアシルグリセロール（トリグリセリド，脂肪）であり，これに少量のリン脂質やステロール類が加わる．

トリアシルグリセロールを加水分解し，グリセロールに結合した脂肪酸を遊離させるのは，リパーゼとよばれる加水分解酵素である．トリアシルグリセロールの消化に中心的な役割を果たすのは，膵臓から膵管を通って十二指腸に分泌される膵リパーゼである．

舌腺からの舌腺リパーゼ，胃からの胃リパーゼも知られているが，とくに舌腺リパーゼは膵リパーゼの働きが十分でない乳児において，中短鎖脂肪酸の多い乳脂肪中のトリアシルグリセロールの消化に重要な役割を果たすといわれる．

胃内から十二指腸内に移動した脂肪は胆汁と混和し，胆汁酸塩の界面活性作用で細かい脂肪滴となる．これによって水の中に脂肪滴が懸濁している，いわゆるエマルジョン化（乳化）が起こる．エマルジョンとなった脂肪滴は表面積が増し，膵リパーゼの作用をうけやすくなる．

食物由来のリン脂質の主なものはレシチンである．1日2g程度のレシチンが小腸内腔で消化される．レシチンは膵臓から分泌される**ホスホリパーゼ A_2**（図6-5参照）によって，そのグリセロール骨格の2位に結合している脂肪酸を Ca^{2+} の存在下で遊離させる作用がある．その結果，レシチンはリゾレシチンに変わる．レシチン消化は小腸上部（十二指腸，空腸）ばかりでなく，小腸下部の回腸でも行われるといわれる．小腸粘膜上皮細胞に吸収される場合は，上述のトリアシルグリセロールのリパーゼ消化産物と共に，胆汁酸塩の作用で混合ミセルの形となって吸収される．食物中のコレステロールの吸収も同様であるが，コレステロールに脂肪酸が結合しているコレステロールエステルの場合は，膵臓から分泌されるコレステロールエステラーゼという消化酵素の作用で，コレステロールと遊離脂肪酸に加水分解される必要がある．

消化吸収された脂質は2つの経路で肝臓に到達する．1つの経路は門脈を通って直接肝臓に至るもので，胆汁酸塩や乳児栄養の中心となる乳汁中の**中短鎖脂肪酸**（炭素数10以下の脂肪酸；炭素数10のカプリン酸，8のカプリル酸，6のカプロン酸など）がこの経路で運ばれる．もう1つは，コレステロールなどのステロール類，腸の粘膜上皮細胞内で1分子のモノアシルグリセロールと2分子の遊離脂肪酸から再合成されたトリアシルグリセロールおよびリゾレシチンと脂肪酸から再合成されたレシチンなどが運ばれる経路で，これらはタンパク質と一緒になってキロミクロンとよばれる大きな脂肪滴となってリンパ管に入り，胸管→左鎖骨下静脈→心臓→大循環系を経由して肝臓に到達する（図2-9）．

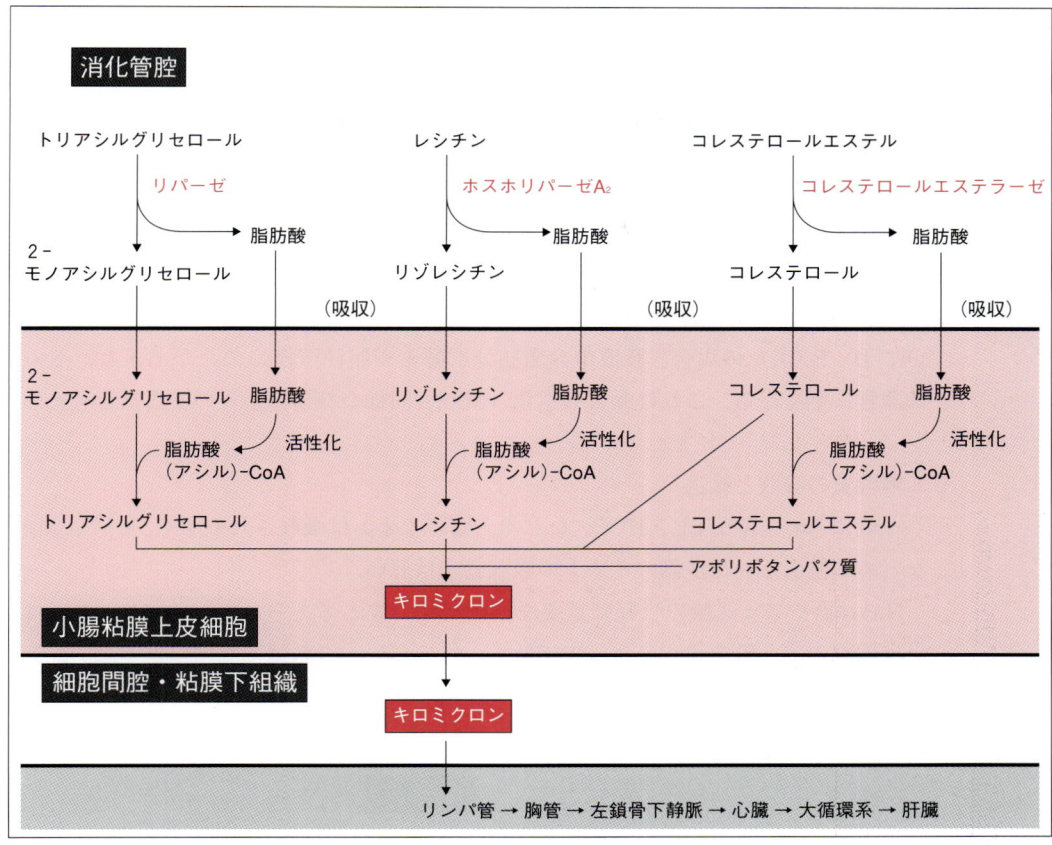

図 2-9. 脂質の消化酵素による分解と小腸粘膜上皮細胞への吸収——キロミクロンの形成

トリアシルグリセロールの腔内リパーゼ消化では主に1,3位の炭素にエステル結合している脂肪酸が切断される結果，2位の炭素にのみ脂肪酸の結合している2-モノアシルグリセロールが生成し，小腸粘膜上皮細胞に吸収されたのち，トリアシルグリセロールに再合成される．キロミクロンの構成をみると，トリアシルグリセロールが全体の約90％を占める（表6-2参照）．なお，アポリポタンパク質については表6-1参照．

b．不飽和脂肪酸の栄養学的意義

中性脂肪（トリアシルグリセロール，トリグリセリド，1章C.2.参照）の脂肪酸成分である不飽和脂肪酸のうち，リノール酸とα-リノレン酸は体内で合成することができないので必須脂肪酸（1章C.1.，本章C.4.，6章B.1.参照）とよばれる．また，魚油に含まれるエイコサペンタエン酸（EPA，イコサペンタエン酸ともよばれる）やドコサヘキサエン酸（DHA，1章C.1.参照）は，乳幼児の脳の発育や，血栓予防，動脈硬化予防，老年性認知症の改善などに効果があるといわれる．栄養学的には，動物性脂肪（飽和脂肪酸を多く含む），植物油（オレイン酸とリノール酸を多く含む），魚油（EPAとDHAを含む）を4：5：1の割合で摂取することが望ましい．

4. その他の栄養素

a. ビタミン

大部分のビタミンは小腸上部の十二指腸および空腸で吸収されやすい形にかえられる．たとえば食品中でタンパク質に結合しているビタミンAは，小腸内腔でタンパク質分解酵素の作用をうけ遊離型となってから十二指腸で吸収される．またリン酸がエステル結合しているビタミンB_1の場合は，エステラーゼで加水分解をうけたのち小腸上部から吸収される．ビタミンDやB_{12}は小腸下部の回腸において吸収される．

一般的にビタミンB群やCなどの水溶性ビタミンの吸収速度ははやい．脂溶性ビタミン（A，D，E，K）の場合，膵液中の脂肪分解酵素や胆汁酸塩の欠乏があると，その吸収効率は非常に悪くなる．これは脂質の消化，吸収と同様な機構によるので当然と考えられる．

b. 無機質の吸収と輸送

一般にNa^+，K^+，Cl^-，HCO_3^-などの一価のイオンは吸収されやすく，Ca^{2+}，Mg^{2+}，SO_4^{2-}などの二価あるいは多価のイオンの吸収効率は悪い．

Na^+は糖やアミノ酸の吸収に重要な役割を果たすと考えられている．Na^+濃度は小腸粘膜上皮細胞の内と外を比べると，内で低く，外で高い．これは細胞内に入ったNa^+を積極的に

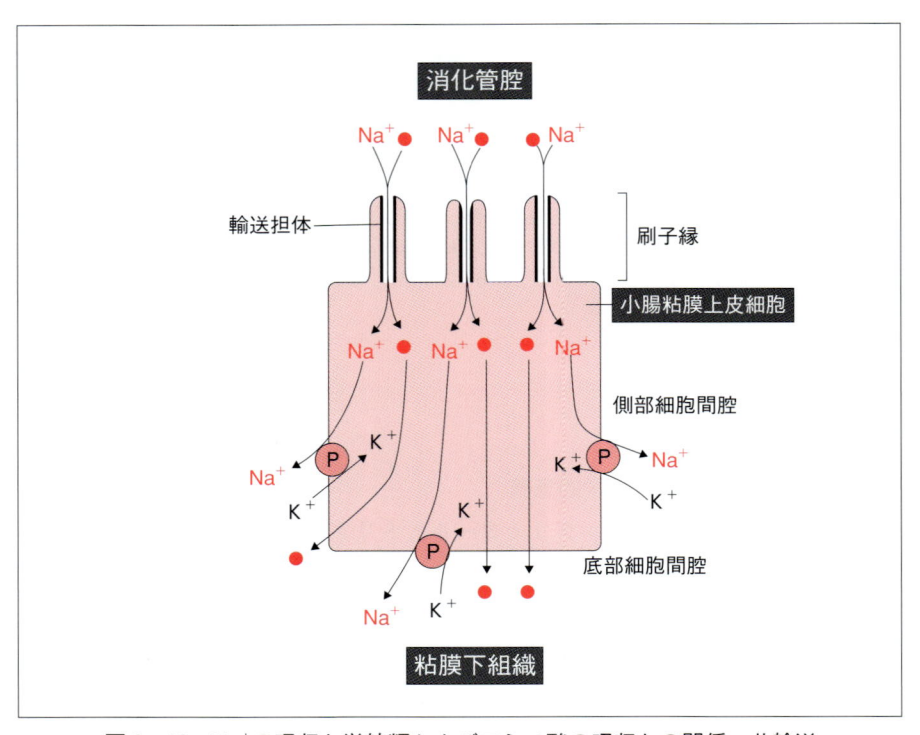

図2-10．Na^+の吸収と単糖類およびアミノ酸の吸収との関係―共輸送

●は単糖類あるいはアミノ酸を，Ⓟはナトリウムポンプ（ATPase）を示す．Na^+は小腸粘膜上皮細胞の側底部にあるナトリウムポンプで能動的に汲みだされるため，細胞内Na^+濃度が減少し，それを補うように消化管腔から刷子縁を通りNa^+が流入する．グルコースなどの単糖類やアミノ酸はそれらの輸送担体によってNa^+とともに細胞内部に輸送される（共輸送という）．

細胞外，つまり血液側に汲み出す機構（濃度に逆らって輸送されるから**能動輸送**とよぶ．ナトリウムポンプともいう）の存在による．ポンプは細胞の腸管腔側（刷子縁）にはない．したがって細胞内から汲み出されたNa^+の不足分を補う形で刷子縁から腸管内腔のNa^+が流入するが，この時一緒に糖やアミノ酸が吸収されることになる．ナトリウムポンプを動かすのは**ATP**の持つ**加水分解エネルギー**で，ポンプの実態はナトリウムを汲み出すと同時にカリウムを入れる Na^+, K^+-**ATPase** とよばれる酵素（ATPを分解する作用をもつ）である（図2-10）．

Ca^{2+}の吸収にもカルシウムポンプともよぶことのできる能動輸送の機構が働いている．

鉄は二価鉄Fe^{2+}の形で吸収される．吸収は十二指腸および空腸上部において能動輸送によって行われる．

小腸粘膜上皮細胞の刷子縁にFe^{2+}の輸送担体があると考えられている．鉄は上皮細胞中では三価鉄Fe^{3+}の形でアポフェリチンと結合し，フェリチンとして貯蔵されるが，体内の鉄要求に応じて再び遊離する．漿膜側より放出されたFe^{3+}はトランスフェリンと結合した状態で門脈系を経て肝臓に運ばれる（図2-11）．

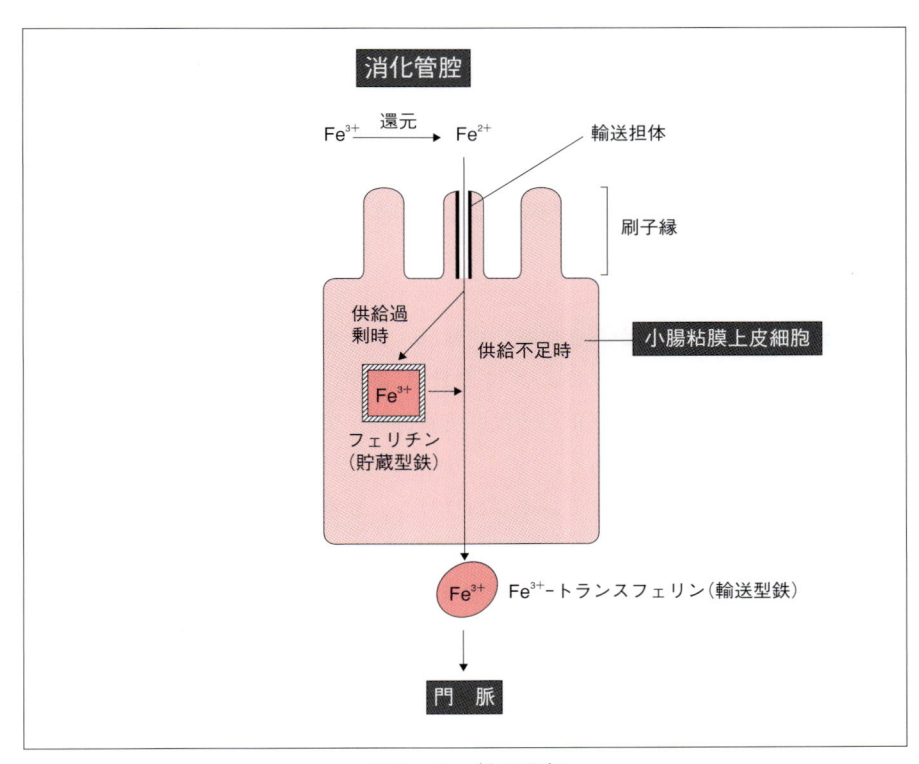

図2-11．鉄の吸収

小腸粘膜上皮細胞刷子縁から細胞内に輸送されたFe^{2+}は体内の鉄需要が十分なときにはアポフェリチンと結合しフェリチンとしてFe^{3+}の形で貯蔵されている（貯蔵鉄）．1分子のフェリチンは4,300原子の鉄を結合することができる．鉄不足時には吸収鉄あるいは貯蔵鉄が細胞外にでて，血液中をFe^{3+}-トランスフェリンとして輸送される．鉄は肝臓・脾臓・骨髄などの細網内皮系でもフェリチンとして貯蔵されている．

c．水

　　水が胃粘膜から吸収される量は少ないが，小腸，大腸粘膜における水の移動は両方向に自由である．水は浸透圧差により拡散，吸収され，Na^+の吸収に伴って起こる（ただし前述のNa^+と共に吸収される糖やアミノ酸の場合は主に小腸である）．腸管内には塩分や他の栄養素があり，これらが吸収されて腸内腔液の浸透圧が低下するために浸透圧差が生ずるのである．

　　成人の1日あたりの水の摂取量は約1.5 L であるが，消化液（唾液，胃液，胆汁，膵液，腸液）として分泌される水分量は1日4〜9 L に達する．大腸にまで送り込まれる水は0.5 L 位であるから，糞便中の水分量を1日約0.1 L とすれば，大部分の水は小腸で吸収され，大腸での吸収量は僅かである．なお代謝水とよばれる水成分がある．これは栄養素が代謝されて生ずる水のことで，1 g のタンパク質，でんぷん，脂質から各々0.4，0.6，1.1 g の水が生ずる．水の1日あたりの出納は12章A，表12−1を参照．

C　肝　臓　liver

　　肝臓は人体中最大の臓器で，正常成人では1〜1.4 kg の重さを持つ（体重60 kg の人で体重の平均2％，新生児ではその約2倍の4％）．豊富な血管網を持ち，安静時には全体の血液の25％が肝臓に存在するといわれる．人体栄養の中心的な役割を果たしている臓器で，消化管で消化吸収された栄養素は大部分門脈を経由して肝臓に運ばれ，ここでさまざまな代謝をうける．

　　肝臓は生命維持に重要な役割を担っているタンパク質，糖質，脂質代謝に深く関与している．人体栄養に果たす肝臓の主な役割をまとめるとつぎのようになる．

1．血漿タンパク質の合成，分泌

　　血漿，すなわち血液から赤血球，白血球，血小板の有形成分を除いた液性成分中には，多種類のタンパク質（図1−15および11章B.1.参照）が溶解して存在している．これらの血漿タンパク質の大部分は肝臓（正しくは肝実質細胞）でアミノ酸から合成され，細胞外，つまり血液中に分泌されたものである．

　　血漿中に存在するアルブミンやグロブリン，血液凝固に関係するプロトロンビンやフィブリノゲン（フィブリノーゲンともいう），脂質を結合し輸送するアポリポタンパク質，さらには鉄を運搬するトランスフェリン，ビタミンAやチロキシンを運ぶトランスチレチン（トランスサイレチン，プレアルブミン）などは，肝臓で合成・分泌される血漿タンパク質の代表である．

2．アミノ酸からの生理活性物質の生成

　　肝臓はフェニルアラニン，チロシン，トリプトファンのような芳香族アミノ酸の代謝にとくに重要な役割を果たしている（7章C.，D.参照）．

　　必須アミノ酸であるフェニルアラニンは肝臓だけに存在している酵素（フェニルアラニン水酸化酵素）でチロシンに転換されるので，チロシンはフェニルアラニンの必要量を節約させる効果を持つ．トリプトファンも必須アミノ酸であり，トリプトファンからビタミンB群に属

するナイアシンが形成されるが，この代謝も主に肝臓で行われる．

核酸の構成要素であるピリミジン塩基やプリン塩基を新たに作り出す（de novo の合成という）場としても，肝臓は最も重要な臓器となっている．これらの塩基の合成には，アスパラギン酸，グリシン，グルタミンなどのアミノ酸が関与している（表7-2，図7-10参照）．

3．グリコーゲンの合成，貯蔵，分解と糖新生：血糖の維持

人体に吸収された糖質の90％近くが，主に肝臓や筋肉においてグリコーゲンに変換され貯蔵されるが（4章C.参照），グリコーゲンの組織貯蔵率からみると，肝臓が最も高く，通常の摂食条件下で肝重量当り2〜8％に達する．筋肉は0.5〜1％程度であるが，全身の筋肉中での総貯蔵量は肝臓より多く，300〜400gにおよぶ．

グリコーゲンはエネルギー源であるグルコースの貯蔵型で，肝臓のグリコーゲンは必要に応じて分解されてグルコースになるが，これは血糖の維持，そして結果的には脳などの神経組織をはじめ全身の組織へのグルコース供給と解糖系によるエネルギー生産に役立つ．糖質の摂取をしない条件（絶食）下では肝臓グリコーゲンは急速に分解されてグルコースになり，アミノ酸などからも糖新生が肝臓で起こる．また逆に糖質過剰摂取（高糖質食）により，肝臓におけるグリコーゲンの合成が高まり，グリコーゲン含量は肝臓重量の10％近くに上昇する．しかしそれ以上の糖の摂取があると糖から脂肪が合成されて皮下や内臓周辺などに蓄積される．

4．脂肪酸の合成と分解，コレステロールの合成

肝臓は脂肪酸の合成や酸化，コレステロールの合成の主要な臓器である．肝臓では必須脂肪酸であるリノール酸とα-リノレン酸を除き，他の脂肪酸の合成を最も活発に行っている（6章B.参照）．そのもととなる物質はアセチル CoA（活性酢酸）で，主として解糖系（図4-1参照）から供給される．

肝臓は，また逆に脂肪酸を酸化分解（β酸化という．6章A.1.参照）してアセチル CoA を作り，これを TCA サイクル（図5-4参照）にまわしてエネルギー産生（ATP 合成）を効率よく行わせる臓器でもある．

この酸化過程では生体にとって好ましくないケトン体（アセトン体，6章A.2.参照）ができるが，肝臓はこのケトン体の主要な産生場所である．

脂肪酸の合成と同じく，コレステロール合成の出発物質はアセチル CoA である（図6-11参照）．コレステロールの合成は腸管粘膜でも行われるが，主たる臓器は肝臓である．

コレステロールとそれに脂肪酸が結合したコレステロールエステル（図1-7参照）は，細胞膜の構成成分として細胞の働きに重要な役割を担っているばかりでなく，コレステロールは胆汁酸（図1-8参照），ステロイドホルモン（副腎皮質ホルモンや性ホルモン，10章参照），ビタミンD（図3-17参照）の前駆体（材料）となるので，生命維持上不可欠な物質である．

5．代謝産物の処理と解毒

肝臓は生体で利用された，窒素を含む栄養素（タンパク質，アミノ酸）の最終産物が解毒処理される場所としても主要な役割を演じている．

アンモニアからの尿素の合成（7章B.3.c.参照），核酸のプリン塩基（アデニン，グアニン）からの尿酸の生成（図8-4参照），ヘモグロビンのヘムの分解産物ビリルビン（胆汁色素の1つ）のグルクロン酸抱合体の生成とビリルビン-グルクロン酸抱合体の胆汁中への排泄（11章B.2.参照），さらには薬物・毒物の分解・抱合体形成による解毒などは肝臓のみが有する重要な機能である．

D 脂肪組織　adipose tissue

　脂質を最も多量に含むのは脂肪組織である．脂肪組織に含まれる脂質は，グリセロールに3個の脂肪酸が結合したトリアシルグリセロール（トリグリセリド，中性脂肪）で，単に脂肪といえばこれをさす．

　人体脂肪組織で脂肪を構成している脂肪酸組成の一例を表2-1に示す．グリセロールのC^1にエステル結合している脂肪酸はパルミチン酸とオレイン酸で70％強を占めている．C^2とC^3ではオレイン酸がおのおの約50％と最も多い．

　トリアシルグリセロールは脂肪細胞の細胞質中に脂肪滴として貯蔵されるが，脂肪細胞の分布は一様でなく，皮下，腹膜（大網や腸管膜など），骨髄，性腺などに多い．脂肪組織の脂肪量は栄養状態によって容易に増減するが，これは脂肪組織中では脂肪の代謝が活発である（代謝回転が速い）ことを意味している．すなわちヒトにおいては，十分な食物摂取の場合には脂肪酸（肝臓より供給される）を血液中より盛んにとり込み，トリアシルグリセロールを合成貯蔵し，逆に不十分な食物摂取の場合には脂肪細胞中のリパーゼによってトリアシルグリセロールの加水分解が促進され，脂肪酸を循環血液中に放出するのである．栄養学的には生体内脂肪の持つエネルギー（生理的発熱量）は1gあたり9kcal強で，糖質やタンパク質の約4kcal/gと比べて高く，エネルギー源としてはすぐれている．

　新生児や動物では外界の温度変化に敏感に反応して熱を発生する褐色脂肪組織が首の周囲や左右肩甲骨間に発達しており，寒冷適応をしている．褐色脂肪細胞はミトコンドリアの含量が多いため褐色をしているが，そのミトコンドリアは電子伝達系で膜間腔に出たプロトンH^+

表2-1．人体脂肪組織の脂肪（トリアシルグリセロール）を構成している脂肪酸

グリセロール部位	脂肪酸名	％
R_1・COOH	パルミチン酸（$C_{16:0}$）	38.5
	オレイン酸（$C_{18:1}$）	32.8
	ステアリン酸（$C_{18:0}$）	10.1
	その他	18.6
R_2・COOH	オレイン酸（$C_{18:1}$）	50.4
	ミリスチン酸（$C_{14:0}$）	11.2
	パルミトオレイン酸（$C_{16:1}$）	10.6
	パルミチン酸（$C_{16:0}$）	9.5
	その他	18.3
R_3・COOH	オレイン酸（$C_{18:1}$）	50.6
	パルミチン酸（$C_{16:0}$）	24.8
	ステアリン酸（$C_{18:0}$）	8.8
	その他	15.8

$$\begin{array}{l} C^1H_2-O-CO\cdot R_1 \\ C^2H\ -O-CO\cdot R_2 \\ C^3H_2-O-CO\cdot R_3 \end{array}$$

（図5-7参照）を，ATP合成にカップル（共役）させることなく，熱のみを発生しながらマトリックス内へ戻すアンカプリングタンパク質（UCP-1, 2, 3，ヒータータンパク質）を数多く持っている．

また白色脂肪組織からは分子量16,000のレプチンとアディポネクチン，分子量11,000のレジスチンが分泌される．脳の視床下部には食欲を調節する神経細胞の集団（神経核）があり，摂食中枢（外側核）と飽食中枢（腹内側核）に分かれている．レプチンは摂食（空腹）中枢の活動を抑え，飽食（満腹）中枢を刺激して食欲を低下させる．脂肪細胞におけるレプチン遺伝子の発現は，インスリンやグルココルチコイドによって促進され，その促進作用は成長ホルモンによって競合される．逆にレプチンはGHRH（10章A.1.a.参照）の遺伝子発現を促進して，成長ホルモンの合成分泌を促進する．レプチンは食欲の抑制のほか，UCP-1の発現促進，脂肪分解促進，インスリン分泌の抑制を行う．アディポネクチンはレプチンと共に作用してインスリン感受性を高め，2型糖尿病，肥満，高血圧を防いでいる．レジスチンは脂肪細胞自身に作用してインスリンによるグルコースとり込み作用を阻害し，インスリン抵抗性と2型糖尿病の原因物質の一つになっている．

E. 脳　brain

脳における呼吸商R.Q.は約1である．この値はでんぷんとして計算された糖質のR.Q.に一致するが，事実，脳で必要とされるエネルギーは通常は血液から供給されるグルコースに依存している．

肝臓や筋肉と異なって，脳はグルコースの貯蔵型であるグリコーゲンの蓄積量に限界があり，長期の絶食でグルコースの供給が不足する時，あるいは新生児の脳では，血液中のアセト酢酸やβ-ヒドロキシ酪酸（ともにケトン体）がエネルギー源として用いられる．

$$呼吸商 = \frac{生じたCO_2量}{消費されるO_2量}$$

(1) 糖質（グルコースの例）の酸化

$$C_6H_{12}O_6 + 6\,O_2 \rightarrow 6\,CO_2 + 6\,H_2O; \qquad RQ = \frac{CO_2}{O_2} = \frac{6}{6} = 1.0$$

(2) 脂肪（トリステアリンの例）の酸化

$$2\,C_{57}H_{110}O_6 + 163\,O_2 \rightarrow 114\,CO_2 + 110\,H_2O; \qquad RQ = \frac{CO_2}{O_2} = \frac{114}{163} = 0.7$$

脳は脂質の豊富な組織として知られているが，脂肪組織と異なり，リン脂質とエステル化されていない遊離のコレステロールがとくに多く，トリアシルグリセロールはほとんど存在しない．グルコースやケトン体の代謝で生成したアセチルCoAが，リン脂質やコレステロール合成に利用される．リン脂質のうちでスフィンゴ脂質は，エタノールアミンプラズマローゲンと共に神経軸索を覆うミエリン鞘の主要な脂質として重要な意味を持つものである．

神経伝達物質と考えられているもののほとんどはアミノ酸またはその代謝産物，あるいはペプチドである．グルタミン酸，γ-アミノ酪酸，アスパラギン酸，グリシンなどのアミノ酸，

ノルアドレナリン，ドーパミン，セロトニン，ヒスタミンなどのアミノ酸由来のアミン類，サブスタンス P，エンケファリンなどのペプチドが知られている．最も古くから神経伝達物質として確立されているアセチルコリンのコリン部分も本来的にはアミノ酸であるセリンからつくられている．

F 骨　bone

骨の構造タンパク質はコラーゲンであり，その構成アミノ酸の主なものはグリシン（Gly，30％），プロリン（Pro，10％）およびヒドロキシプロリン（Hyp，10％）である．ヒドロキシプロリンは，プロリンがペプチド結合したあとに，プロリルヒドロキシラーゼによって水酸化されたものである．

コラーゲンペプチドは**左巻きにねじれた**"らせん構造"をしている．この左巻きのらせん構造をしたペプチドが3本寄り合わさって右巻きの"三重らせん（ヘリックス）"となり固い棒状分子となっている（図1-13参照）．この三重らせん構造では3分子に1分子ずつアミノ酸残基が内側に入り，そこには立体構造上グリシンしか入れない（図2-12）．これはコラーゲン原線維の基本構成単位であり，トロポコラーゲンという．トロポコラーゲンは水平方向に束となり線維状となって**コラーゲン原線維**を形成し，原線維が多く集まって**コラーゲン線維**を形成する（図1-13参照）．コラーゲン線維にリン酸カルシウムが沈着し，しだいにヒドロキシアパタイト $Ca_{10}(PO_4)_6(OH)_2$ によく似た結晶構造が作られるために硬い骨になる．

骨のカルシウムとリン酸の代謝は**活性型ビタミン D_3**（3章B.3.b.参照），カルシトニン（甲状腺C細胞から分泌されるペプチドホルモン）やパラトルモン（副甲状腺から分泌されるペプチドホルモン）によって調節されている（10章A.3., 4.および図12-1参照）．

これらのホルモンのバランスがくずれると，腸管からのカルシウムの吸収能力が低下し，骨

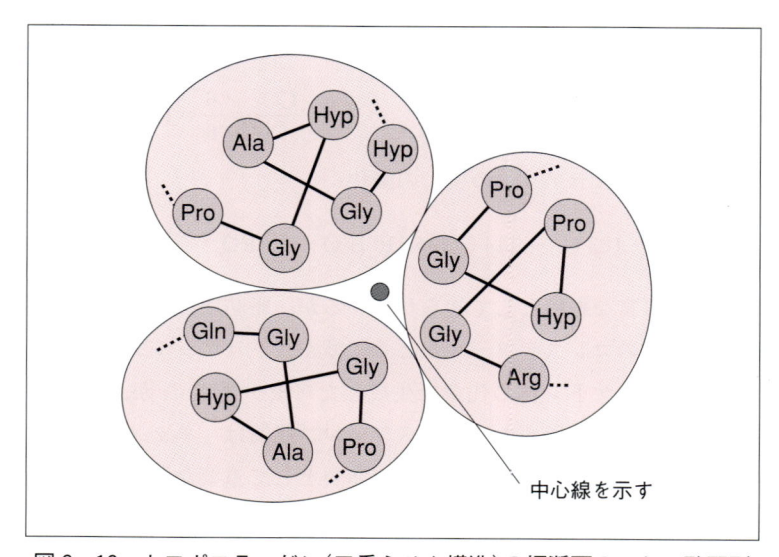

図2-12．トロポコラーゲン（三重らせん構造）の切断面のアミノ酸配列

へのカルシウムの沈着が少なくなる．この状態が続くと骨のカルシウム量（骨密度）が低下するため，骨折を起こしやすい骨粗鬆（しょう）症をまねくことになる．

G 筋　肉　muscle

　筋肉はアクチンとミオシンという構造タンパク質からできており，その筋肉の収縮はATPの加水分解で生じるエネルギーによってミオシン頭部の構造変化によって引き起こされる（図2-13）．

段階1　ADPとPiが結合したミオシン頭部がアクチンに接着する．
段階2　ミオシンがADPとPiを放出し，ミオシンの構造変化（折れ曲がる角度が小さくなる）によってアクチンが移動させられることが筋肉収縮の原動力である．
段階3　ATPがミオシン頭部に結合し，ミオシン頭部がアクチンから切り離される．
段階4　ATPが加水分解されてADPとPiとなり，ミオシン頭部がもとの位置にもどる．

　筋肉の収縮のためのエネルギーはグルコースおよび脂肪酸から得られる．たとえば大部分を占める骨格筋での糖代謝をみると，安静時にはグリコーゲンを蓄積し，運動時には貯蔵グリコーゲンをグルコースにかえて筋肉の収縮のエネルギー（ATP）を得ている．長時間の運動のすえ貯蔵グリコーゲンが減少するにしたがい，脂肪酸の酸化（6章A.1.）によるエネルギーの供給が多くなることが知られている．消化管・血管・気管・子宮などの平滑筋（内臓筋）お

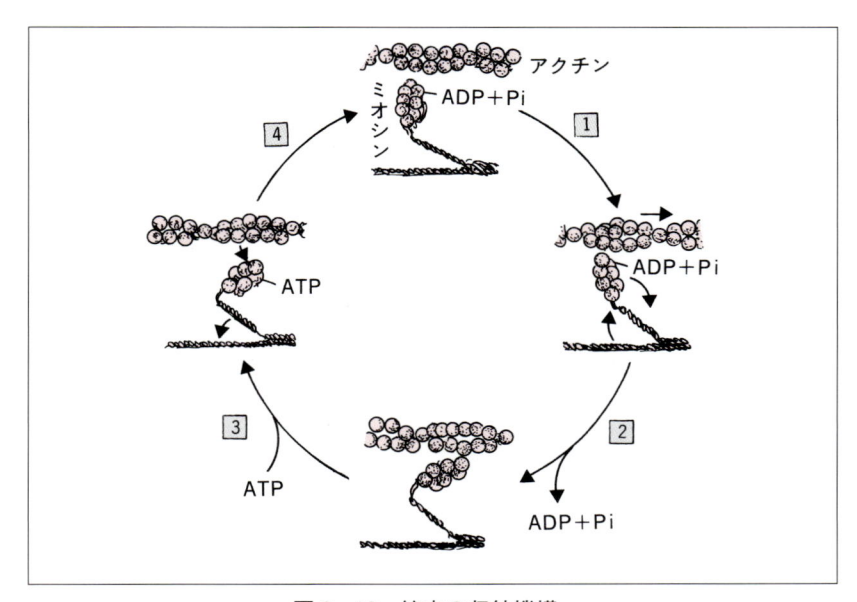

図2-13．筋肉の収縮機構
　ミオシン頭部がアクチンと接触し，ミオシンが折れ曲がる力（漕ぎの力）によってアクチンが移動する（ミオシン頭部は2つあるが，もう1つのミオシン頭部は簡略化のため省いた）．

よび心筋の基礎エネルギーは主として脂肪酸の酸化に依存している．さらに，心筋では循環血液中の乳酸を取り込み，ピルビン酸を生成しATPをつくることができる．また，肝臓でつくられたケトン体も筋肉におけるエネルギー源として利用される．絶食では肝臓および筋肉中のグリコーゲンがまず消費され，続いて脂肪が代謝され，最後にタンパク質がエネルギー源となる．この場合には筋肉線維などの人体の構成タンパク質成分が分解されるので，消耗状態（衰弱状態）になる．

▼ チャレンジ課題

1) タンパク質，糖質，脂質（3大栄養素）のそれぞれを分解する消化酵素と生成物質を消化管別に述べよ．
2) 消化されて生じた物質の吸収される経路について述べよ．
3) 肝臓で生合成される血漿タンパク質を挙げよ．
4) 肝臓および筋肉において生合成されるグリコーゲンの役割について述べよ．
5) 脂肪組織が分泌するホルモン様物質について述べよ．
6) 筋肉収縮のメカニズムについて述べよ．
7) 絶食の経過とともに体内のグリコーゲン，脂質，タンパク質がエネルギー源として利用される順序について述べよ．

3章 酵素と補酵素・ビタミン

　人間の体温はほぼ37℃に保たれ，また細胞内のpHは常に中性に維持されている．このような条件下では化学反応が起こりにくいので，生体内で種々の反応を効率よく行わせるには何らかのしくみが必要である．このために生体触媒とよばれる**酵素**が存在し，**生体内反応が高速で行われている**．「**酵素なくしては生命はありえない**」といわれるほど，酵素は生命の維持にとって重要なタンパク質である*．本章では酵素とその働きを助けている**補酵素**についての理解を深めることにする．補酵素とは基質以外で酵素反応に関与する有機化合物であり，ビタミンB群とC（水溶性ビタミン）および脂溶性のビタミンKがある．ビタミンB群は生体内で補酵素に作り変えられる．さらに，この章ではその他の脂溶性ビタミンについてもそれらの生体における重要な役割について学ぶことにする．

重要事項

- **酵素の基質特異性**：酵素の作用を受ける物質を基質とよび，酵素がある特定の基質にのみ作用することを基質特異性という．基質は酵素と結合し，酵素–基質複合体を形成した後，酵素の作用を受けて反応生成物となり酵素から離れる．
- **補酵素としてのビタミンB群（水溶性ビタミン）**：補酵素は酵素反応に関与し，酵素タンパク質と基質の結合を容易にしたり，基質と生成物との間での原子，電子，イオンなどの受け渡しに重要な役割をしている．ビタミンB群の多くは生体内で補酵素（チアミンピロリン酸，FMN，FAD，NAD^+，$NADP^+$，CoA，ピリドキサルリン酸，カルボキシビオシチン，テトラヒドロ葉酸，アデノシルコバラミン，メチルコバラミン）になり酵素反応を助ける．
- **還元力の強いビタミンC**：ビタミンCも水溶性で，強い還元力があって酸化防止作用のほか，コラーゲン合成やチロシン代謝における水酸化反応などで補酵素の作用を示す．
- **脂溶性ビタミン**：親油性のビタミンで，ビタミンA（レチノール），ビタミンD（カルシフェロール），ビタミンE（トコフェロール），ビタミンKなどがある．それぞれの欠乏症をあげると，ビタミンAでは夜盲症，Dではくる病，Eでは不妊症，Kでは血液凝固時間の延長などがある．ビタミンAとDの誘導体のレチノイン酸と活性型ビタミンD_3は，それぞれ核内受容体に結合して遺伝子を発現させ，ビタミンKは血液凝固系酵素の補酵素となる．

＊　近年，酵素作用を持つリボ核酸（RNA）が報告され（リボザイムという），酵素は本質的にすべてタンパク質であるという考えは訂正されなければならなくなった．しかし酵素としてのRNAはきわめて例外的なものであるので，本書では酵素の本体をタンパク質として扱うことにする．

A 酵 素 enzyme

1. 酵素は生体内触媒である

　酵素がある物質に作用して別の物質に転換させる時，酵素自身は変化しない．つまり反応を迅速に起こさせる**触媒**として働いている．今，酵素Eが作用する物質（基質）をSとして，Pという物質（生成物）ができるとすると，SからPへの酵素Eが触媒する反応はつぎのようなステップを経てすすむ（図3-1）．

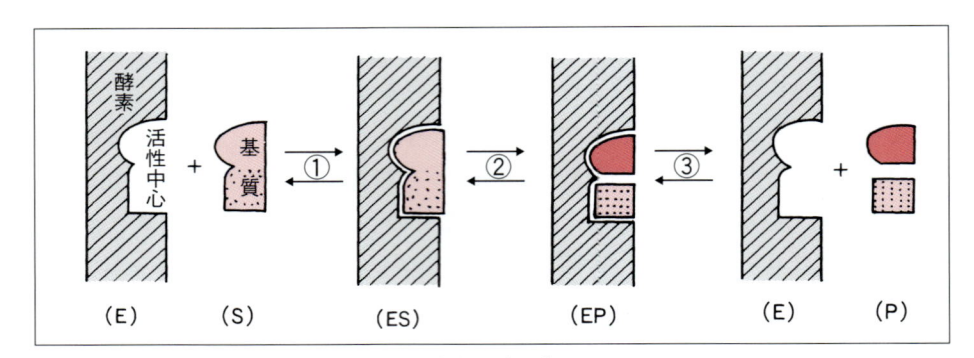

図3-1. 酵素反応の起こりかた
反応ステップ①，②，③については本文参照．

① E+S ⇄ ES
　酵素と基質が結合して酵素・基質複合体（ES）を形成する．結合した基質が反応を起こすのは酵素タンパク質の特定の場所であって，**活性中心**とよばれる．

② ES ⇄ EP
　酵素に結合した基質は活性化されて分子上の変化を起こし，酵素・生成物複合体（EP）となる．

③ EP ⇄ E+P
　酵素・生成物複合体から生成物が離れる．酵素は再び反応前の状態にもどり，ふたたび基質（S）を結合することができる．

　実際に酵素反応を基質Sの濃度を変えて一定時間に生成するPの量を測定してみると，図3-2のような放物曲線が得られる．縦軸は一定時間に生成するPの量であるから，**反応速度**（velocity，vで表す）とよんでいる．Sの濃度を次第に増加させると反応速度は一定値に近づき，もはやSの濃度に依存しなくなるが，この時の反応速度を**最大反応速度**といい，V_{max}として表示する．酵素反応ではV_{max}の半分の反応速度（$v=V_{max}/2$）を与えるSの濃度を計算し，これをK_m（**ミカエリス定数**）と名付ける．V_{max}もK_mもその酵素に特有な値であって，V_{max}は酵素の量，K_mは酵素の質を表すものと考えてよい．とくにK_mは酵素の性質を示す大切な定数で，基質に対してその酵素がどの位の**親和性**を持っているかの目安となる．K_mが小さい程，酵素の基質親和性が高いことになる．

　図3-1の矢印は両方向性である．酵素反応が原則的に**可逆反応**であることを示す．もし生成物Pが蓄積し多量になると，反応は逆の方向，つまり基質Sができる方向に進むことになる．

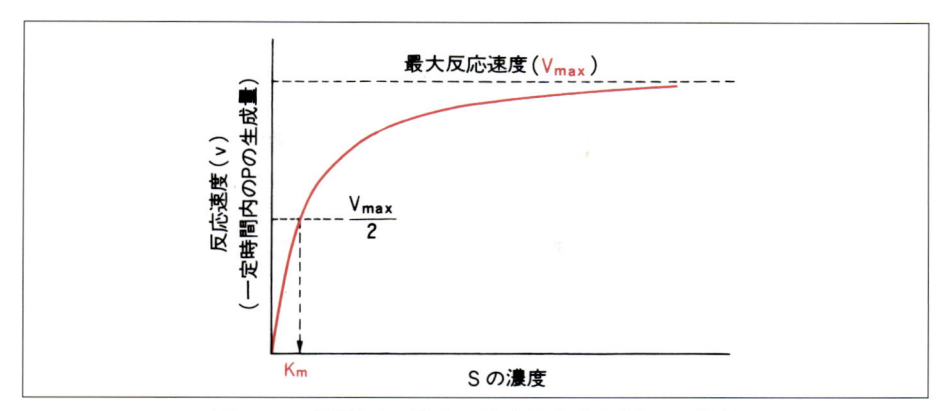

図 3-2. 基質(S)の濃度と酵素反応速度(v)との関係

v（酵素活性ともいう）は通常，至適 pH，至適温度条件下で一定時間内に生成した反応生成物（P）の量で表す．最大反応速度（V_{max}）の半分の速度を与えるSの濃度がK_mである．V_{max}，K_mとも酵素に固有な数値である．

2. 酵素は反応の速度を増加させるが平衡は変化させない

今 S ⇄ P の反応において，Pの持つ自由エネルギーがSに比べて著しく低い場合には，P→Sの反応は他からエネルギーを十分に供給しなければ，事実上起こらないことになる（**不可逆反応**）．これはS→Pの反応で自由エネルギーが熱として放出される（**発エルゴン反応**）からである．この時，P→Sの反応を起こすためには別の酵素がその役目を果たす場合が多い．また生体内でよく見られるような一連の酵素反応，

$$A_1 \xrightarrow{E_1} A_2 \xrightarrow{E_2} A_3 \cdots\cdots \xrightarrow{E_{n-1}} A_n$$

のように A_1 から A_2 が酵素 E_1 の作用で生成しても，A_2 がすぐ酵素 E_2 によって A_3 に変換してしまうと，$A_1 \to A_2$ の反応は実際には不可逆反応のようになる．しかし，いずれの場合にも反応はSとPの量が一定の割合になったところで平衡状態となり，見かけ上どちらの方向にも進まない．この関係は，

$$\frac{[P]}{[S]} = K$$

として表すことができる．[S]，[P]はおのおのS，Pの濃度を示す．Kは**平衡定数**とよばれる一定の数値である．酵素は平衡状態に到達するまでの時間を著しく短縮することができるが，平衡状態を変化させることはない．いい換えれば，酵素の働きは単位時間にSがP（あるいはPがS）に変換する量（反応速度）を増加させることである．反応速度の遅速はまた酵素活性の高低として表現することができる．

3. 酵素には基質特異性がある

酵素は基質をえり好みする特有な性質がある（図3-3）．例えば二糖類スクロース（しょ糖）はスクラーゼという加水分解酵素の作用でグルコースとフルクトースに分解される．また同じ二糖類であるマルトース（麦芽糖）はマルターゼによって2分子のグルコースに加水分解される．この時，スクラーゼがマルトースに作用することはないし，マルターゼがスクロースを分

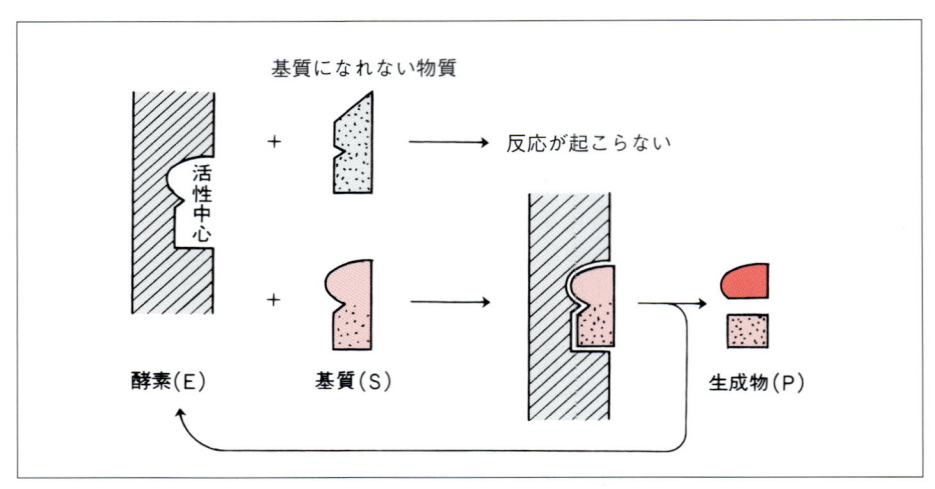

図3-3. 酵素には基質特異性がある

解することもない．このような酵素と基質の関係は「鍵と鍵穴」の関係にたとえられ，酵素の持つ**基質特異性**とよばれる．

4. 酵素には至適pH，至適温度がある

酵素作用はその酵素の働く環境のpHによって著しい影響をうける．酵素はタンパク質であるから，極端に酸性かアルカリ性の条件下では変性を起こし，酵素としての働き（**酵素活性**）は消失するが，あるpHでは酵素活性が最大となる．このpHを**至適pH**とよぶ．一般的に酵素の持つ至適pHとその酵素の存在する環境のpHは近似している（表3-1）．

表3-1. 酵素の至適pHの例

酵素名	至適pH	酵素名	至適pH
α-アミラーゼ	6.9	トリプシン	8.0
胃リパーゼ	5.0	キモトリプシン	8.0
膵リパーゼ	8.0	エラスターゼ	8.8
ペプシン	1.5〜2.0	カテプシンB（リソソーム酵素）	5〜6

酵素は一般に熱に不安定であり，大部分の酵素は50℃以上では酵素活性を失う．酵素が変性しない温度条件下では，温度が10℃上昇すると酵素反応速度は約2倍となる．反応速度あるいは酵素活性の最大となる温度をその酵素の**至適温度**とよび，多くの場合40℃前後である．

5. 酵素は活性化エネルギーを低下させる

酵素が存在しない時，S→Pの反応は進みにくい．これはSからPへ進むためには途中にエネルギー障壁があるからで，この障壁のことを**活性化エネルギー**とよんでいる（図3-4）．
山越えの時，峠まで多量の運動エネルギーを要するのに似ている．実際の反応では基質分子

がエネルギーを与えられて活性化され，分子の運動が非常に高まった状態になる必要がある．酵素表面は基質の反応にきわめて都合よくできていて，結合した基質の反応性を比較的低いエネルギーで高めることができる．

例えば過酸化水素の分解反応 $2H_2O_2 \rightarrow 2H_2O+O_2$ では，カタラーゼが存在すると活性化のエネルギーは5.5 kcal/モルにすぎないが，無触媒下では18 kcal/モルと計算されている．

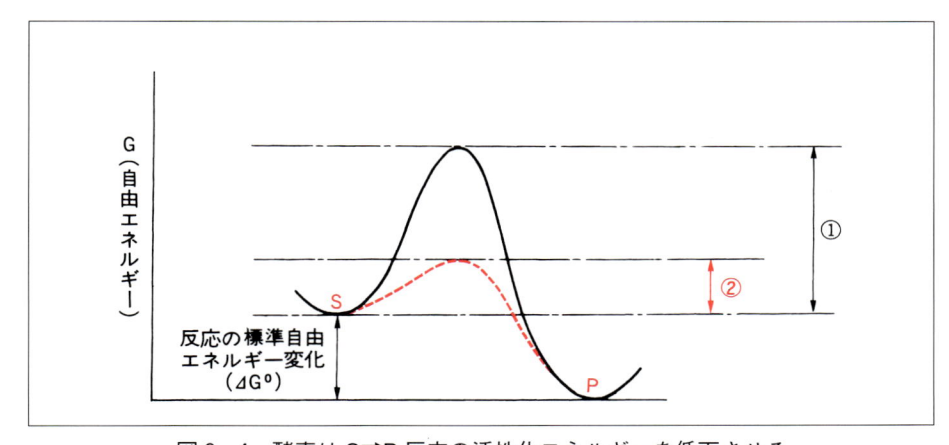

図3-4．酵素は S⇄P 反応の活性化エネルギーを低下させる
①は非酵素反応による活性化エネルギー，②は酵素反応による活性化エネルギー

6．酵素反応を低下させる阻害剤

熱やタンパク質変性剤（強酸，強アルカリ，高濃度の尿素など）は，酵素タンパク質の高次構造*を破壊するため酵素反応を失わせるが，これら以外に酵素に結合して酵素としての働きを低下させる物質があり，阻害剤として知られる．

酵素反応における阻害剤の働き方（阻害形式）は，表3-2に示すように一般に3形式に分類されている．

表3-2．阻害剤の働き方（阻害形式）

阻害形式名	阻害剤名	阻害のしかた
競合阻害 （拮抗阻害，競争阻害ともいう）	競合阻害剤	・阻害剤分子が酵素の基質結合部位に競合的に結合することによって生じる阻害（通常，阻害剤と基質とは構造上類似している）． ・多くの場合その酵素の特異的阻害剤となる．
非競合阻害 （非拮抗阻害，非競争阻害ともいう）	非競合阻害剤	・阻害剤分子が酵素の基質結合部位と異なる部位に結合することによって生じる阻害． ・阻害剤分子は遊離の酵素および酵素・基質複合体の両方に結合する．
不競合阻害 （不拮抗阻害，反競合阻害，反拮抗阻害ともいう）	不競合阻害剤	・阻害剤分子が酵素・基質複合体に結合することによって生じる阻害． ・阻害剤分子は遊離の酵素とは結合しない．

---

* タンパク質はシステイン同士の結合であるS-S結合あるいはアミノ酸間の水素結合によって高次構造（二次，三次，四次構造）をとり，安定化する（1章D.2.a.参照）．

7. アイソザイム　isozyme

　酵素の中には，同じ反応を触媒するのにも拘らず，分子量や等電点（1章D.2.b.①参照）などの物理化学的性質が異なるものがある．アイソザイムまたはアイソエンザイムとよばれるが，これらは遺伝子が異なり，酵素タンパク質を構成するアミノ酸の配列が一部異なっているためである．

　よく知られているものに乳酸デヒドロゲナーゼ（LDH）のM型，H型があり，心臓や肝臓などの疾患の診断に広く応用されている．

　LDHのアイソザイムは電気泳動上 $LDH_{1\sim5}$ の5型が区別され（図3-5），百分率でみると正常では LDH_2 が最も多いが，心筋梗塞では LDH_1 が，肝炎では LDH_5 が相対的に血液中に増加するパターンとなる．血清アルカリホスファターゼ（ALP）にも6〜7のアイソザイムが知られ，肝・胆道疾患や骨疾患などの診断に利用されている．

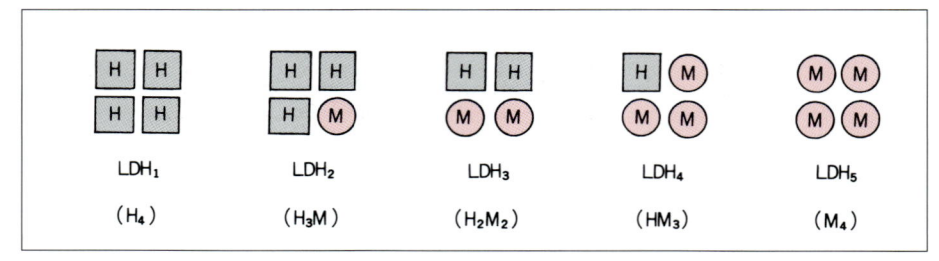

図3-5．乳酸デヒドロゲナーゼ（LDH）のアイソザイム

　LDHは4個のポリペプチド（サブユニットとよばれる）から構成されている．サブユニットはH型（心臓型）とM型（骨格筋型）の2種類である．LDH_1（H_4）は心臓，腎臓，膵臓，赤血球に，LDH_5（M_4）は骨格筋，肝臓，脾臓，腸に多く分布する．肺には LDH_3（H_2M_2）が多い．

8. 血清中の酵素活性と各種疾患

　アイソザイムのところでも述べたように，臓器や組織が傷害されると細胞が破壊された結果，そこに含まれる酵素が血液中に流れ出る．その酵素の活性を測定することが傷害の程度や進行の度合いを診断するのに役立つわけであるが，血液中に出現した酵素が傷害をうけた臓器や組織に特有なものであればあるほど，診断はより確実となる．臨床検査に利用されている酵素のうち，主なものが表11-10にまとめてあるので参照．

B　補酵素　coenzyme

　タンパク質にはタンパク質以外の成分が結合することによって，はじめてその働きを現すものがある．そのような成分はほとんどが低分子量の物質で，補欠分子族（または補欠族）とよばれている．例えば赤血球中のヘモグロビンはグロビン（単純タンパク質）とヘム（Fe^{2+}を含む補欠分子族）からなる複合タンパク質であるが，グロビンにヘムが結合することによって酸素運搬体として機能することができる．酵素の中にもその酵素反応に不可欠な補欠分子族を

持つものがある．酵素の場合はその補欠分子族をとくに**補酵素**とよんでいる．図7-3中のAST（GOT）やALT（GPT）はビタミンB_6の活性型であるピリドキサルリン酸を補酵素とし，ASTまたはALTタンパク質（アポ酵素という）だけでは酵素としての働きがない．このようにアポ酵素に補酵素が結合した，働きのある完全な酵素を**ホロ酵素**とよぶ．

補酵素は，実際の酵素反応に深く関与し，酵素タンパク質と基質の結合を容易にしたり，基質と生成物間での原子や原子団，電子，イオンなどの受け渡しに重要な役目を担っている．ビタミンの多くは補欠分子族あるいは補酵素として機能しているので，それらの栄養学上の意義は，代謝学的な研究の進歩に伴って次第に明らかになってきた．

1．補酵素としてのビタミンB群（水溶性ビタミン）

a．ビタミンB_1（チアミン）

補酵素として働くのはチアミンの活性型であるチアミンピロリン酸（TPP）である（図3-6）．

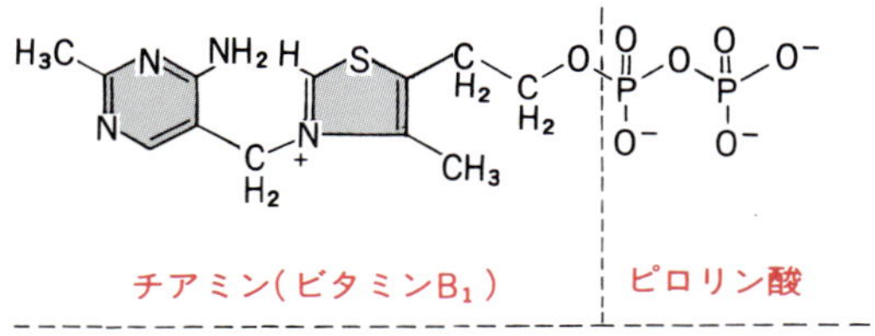

図3-6．ビタミンB_1の活性型TPP（チアミンピロリン酸）の構造

チアミンピロリン酸を補酵素とする代表的な酵素はピルビン酸デヒドロゲナーゼ複合体と2-オキソグルタル酸デヒドロゲナーゼ複合体で，ともに脱炭酸反応を触媒するグルコースの代謝（好気的解糖）系の重要な酵素として知られている（図3-7）．

ビタミンB_1の欠乏によって脚気症状（腱反射消失，疲労感，心臓肥大，遅脈，口唇や脚の知覚麻痺）を招く．ピルビン酸からの代謝が障害されると，ピルビン酸は乳酸に変換され，アシドーシスが生じる．

b．ビタミンB_2（リボフラビン）

補酵素として働くリボフラビンの活性型には2種類ある．1つはフラビンアデニンジヌクレオチド（FAD）であり，他はフラビンモノヌクレオチド（FMN）である（図3-8）．

FADはピルビン酸デヒドロゲナーゼ複合体やTCAサイクル中の2-オキソグルタル酸デヒドロゲナーゼ複合体（図3-7），コハク酸デヒドロゲナーゼ（図3-7, 8）などの補酵素であり，またFMNはNADHデヒドロゲナーゼ（図5-7参照）などの補酵素となっている．FADやFMNは直接酵素反応に関与して水素の授受に関係する．

ビタミンB_2の不足によって口角炎，口内炎，舌炎，脂漏性皮膚炎（皮膚粘膜移行部），シビガッチャキ病などがみられる．

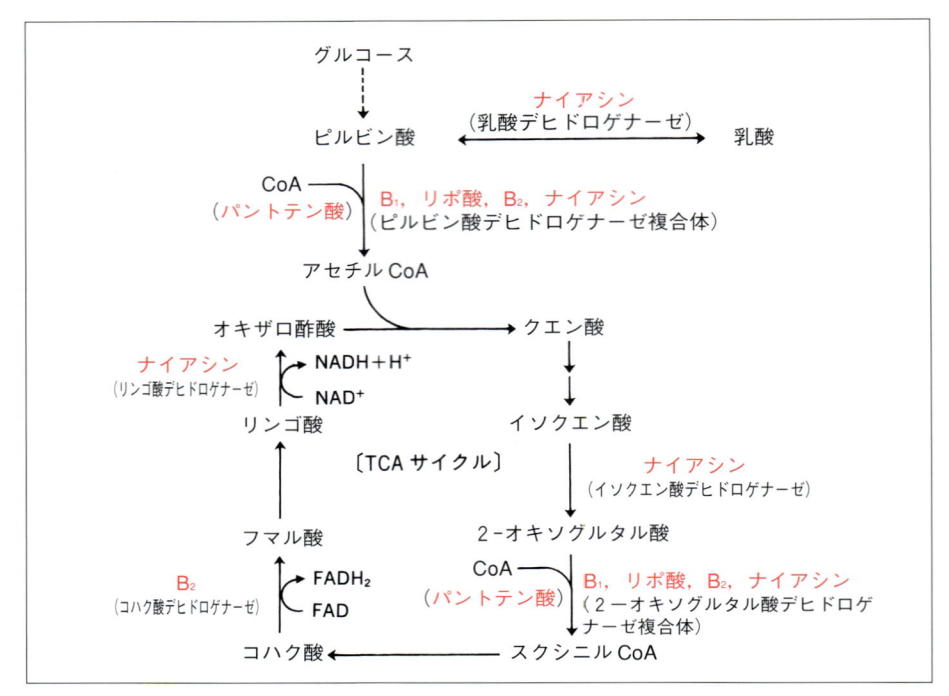

図3-7. ピルビン酸代謝における各種ビタミンの役割

ピルビン酸代謝経路にはビタミンB_1（TPP；チアミンピロリン酸），ビタミンB_2（FAD；フラビンアデニンジヌクレオチド），ナイアシン（NAD^+；ニコチンアミドアデニンジヌクレオチド），リポ酸，パントテン酸（コエンザイムA）が大切な働きをしている（詳しくは図4-1，図5-2〜4参照）．

c．ビタミンB_6（ピリドキサル，ピリドキシン，ピリドキサミン）

天然には動物由来のピリドキサル，ピリドキサミン，植物由来のピリドキシンなど7〜8種類の同族体が知られているが，補酵素として働くものはピリドキサルリン酸である（図3-9）．

ピリドキサルリン酸を補酵素とする酵素の代表はアミノトランスフェラーゼ（トランスアミナーゼ）で，α-アミノ酸と2-オキソ酸間でのアミノ基（$-NH_2$）転移反応を触媒する酵素群である．よく知られた例としてはアスパラギン酸アミノトランスフェラーゼ（AST，グルタミン酸オキザロ酢酸トランスアミナーゼ，GOT）やアラニンアミノトランスフェラーゼ（ALT，グルタミン酸ピルビン酸トランスアミナーゼ，GPT）がある（図7-3参照）．

ビタミンB_6の欠乏症としてはヘモグロビン減少による貧血，小赤血球性貧血などがあるが，通常成人ではビタミンB_6不足に陥ることは稀である．乳児ではビタミンB_6欠乏により痙れんを起こすことがある．

d．ナイアシン（ニコチン酸，ニコチン酸アミド）

ナイアシンはニコチン酸とそのアミド型であるニコチン酸アミドの総称である（図3-10）．ニコチン酸アミドは多くのデヒドロゲナーゼの補酵素となっているニコチン酸アミドアデニンジヌクレオチド（NAD^+）やニコチン酸アミドアデニンジヌクレオチドリン酸（$NADP^+$）

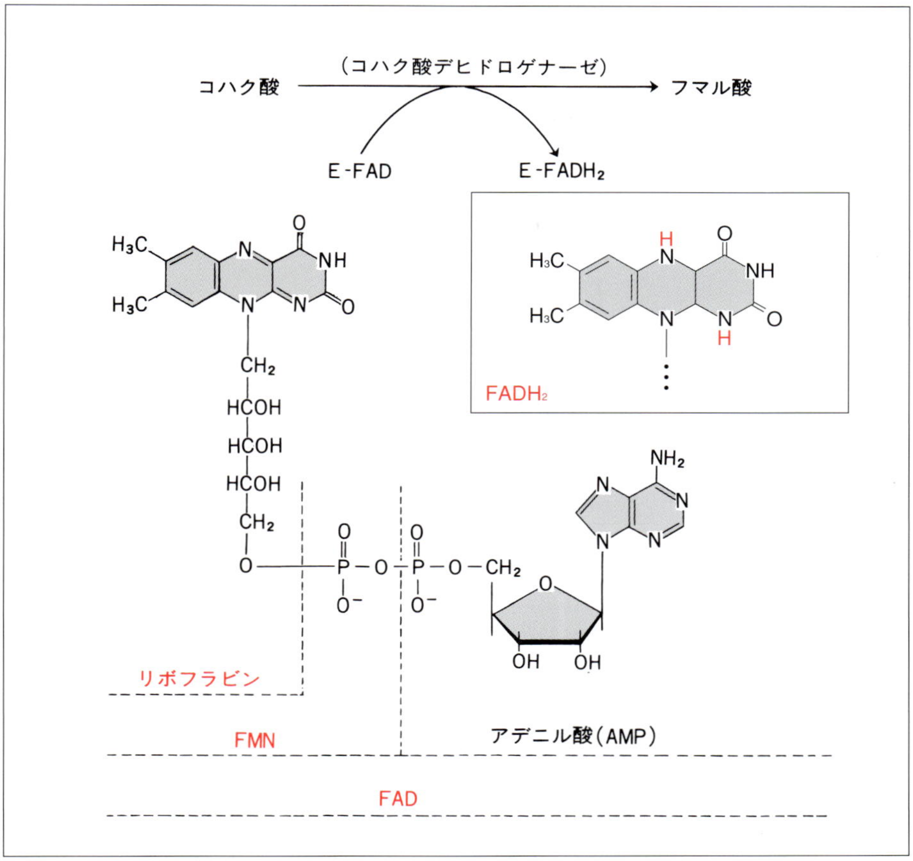

図3-8. ビタミンB_2（リボフラビン）の活性型はFADとFMN

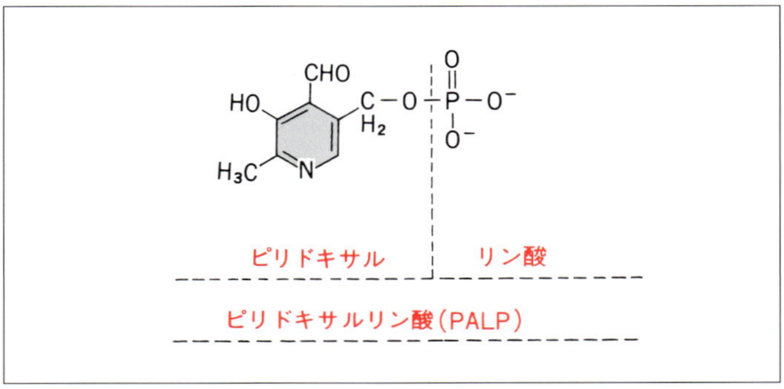

図3-9. ビタミンB_6の活性型はピリドキサルリン酸

の構成成分である（図3-10）．ともにビタミンB_2の活性型FADと同様，生体内での酸化還元，酵素反応に直接かかわり，水素の授受を行う．

例えば，TCAサイクルの中のリンゴ酸デヒドロゲナーゼ（図3-7, 10）はリンゴ酸をオキザロ酢酸に酸化するが，このとき酵素（E）に結合したNAD^+は$NADH+H^+$に還元される．

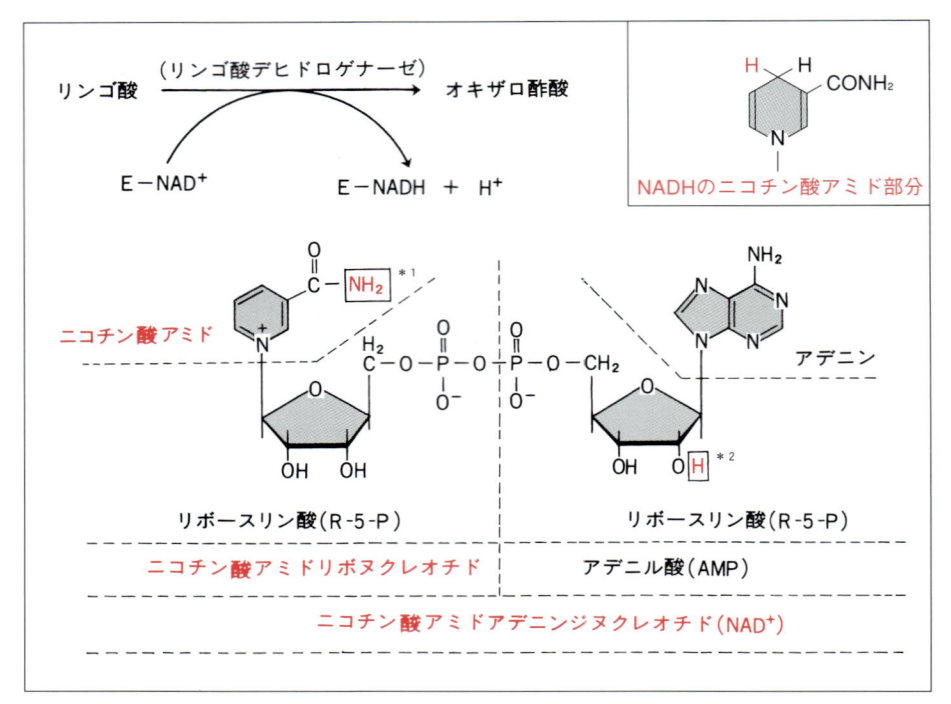

図3-10. ナイアシンはNAD⁺の成分

*1 $-NH_2$が$-OH$に置きかわったものがニコチン酸である．肝臓などでニコチン酸アデニンジヌクレオチド（デアミドNAD⁺）が合成されてから，ニコチン酸部分がアミド化されてNAD⁺となる．

*2 Hの代わりにリン酸（$-PO_3^{2-}$）が結合するとニコチン酸アミドアデニンジヌクレオチドリン酸（NADP⁺）ができる．

ナイアシン欠乏症はペラグラとして知られる．日光に曝露した皮膚の発赤・水疱形成・色素沈着がみられ，舌炎・口内炎・低酸性胃炎などの消化器症状，頭痛・めまい・知覚異常などの神経症状を訴え，高度になると幻覚・錯乱に陥ることもある．ナイアシン欠乏はトウモロコシ常食地方にみられる．トウモロコシのタンパク質（ゼイン）にはトリプトファンが欠けているため，体内でのニコチン酸合成量の低下によるものである（生体内では60 mgのトリプトファンより約1 mgのナイアシンが合成される，図7-14参照）．ナイアシンが**PP**（pellagra preventive）**因子**とよばれるのは上述の理由による．

e．パントテン酸

アセチルCoA，スクシニルCoA（図3-7）などの**CoA**（コエンザイムA：補酵素Aの意味である）の構成成分である（図3-11）．

ヒトでの欠乏症は知られていない．ただし皮膚過敏症（肢端紅痛症など）にパントテン酸の投与は有効といわれる．ラットでの実験的欠乏症では発育不良，繁殖力低下をきたす．

f．ビオチン

ビタミンH，補酵素Rともいわれる．酵素タンパク質中のリジン残基に結合した形（ビオ

チニルリジン：ビオシチンとよぶ）で存在し，カルボキシル化反応（炭酸固定反応）を触媒するカルボキシラーゼの補酵素として働く（図3-12）．図中(B)に示すのは糖新生系（4章B. 参照）の最初の段階を触媒するピルビン酸カルボキシラーゼによる反応である．この酵素はATPのエネルギーを使ってピルビン酸に－COOHを付加してオキザロ酢酸を生成させるが，このとき酵素に結合したビオチンが－COOHの運搬役となっている．

ビオチン欠乏症としては生卵白の多量摂取による卵白病（皮膚の剥離性炎症，成人の脱毛

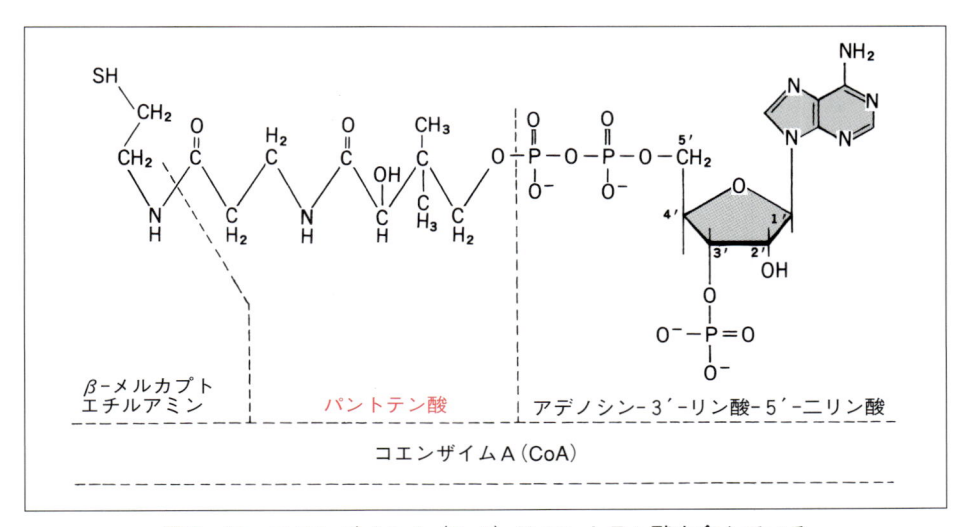

図3-11. コエンザイムA（CoA）はパントテン酸を含んでいる

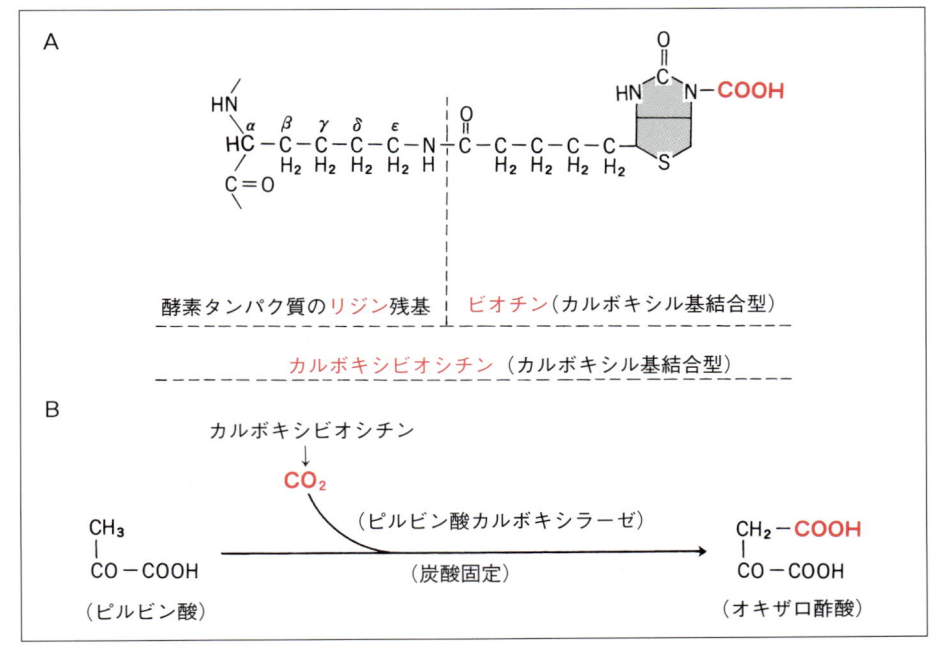

図3-12. 酵素タンパク質に結合したビオチンはカルボキシル基（－COOH）の運搬役
　　ビオチンは酵素タンパク質中のリジン残基の側鎖末端にあるε-アミノ基に共有結合し，ビオシチンとなっている．図はカルボキシル基結合型で，カルボキシビオシチンとよばれる．

症，小児の脂漏性皮膚炎）が知られる．これは生卵白中に強いビオチン結合性タンパク質，アビジンが存在し，ビオチンの腸管からの吸収が妨げられることによる．

g．葉　酸

補酵素として働く葉酸はテトラヒドロ葉酸（FH_4）とよばれる（図3-13）．この補酵素は，ビオチンがその酵素反応中で$-COOH$の運搬系であるのに似て，$-CH_3$（メチル基），$-CH_2-$（メチレン基），$-CHO$（ホルミル基）のような1炭素単位の移動の担い手である．

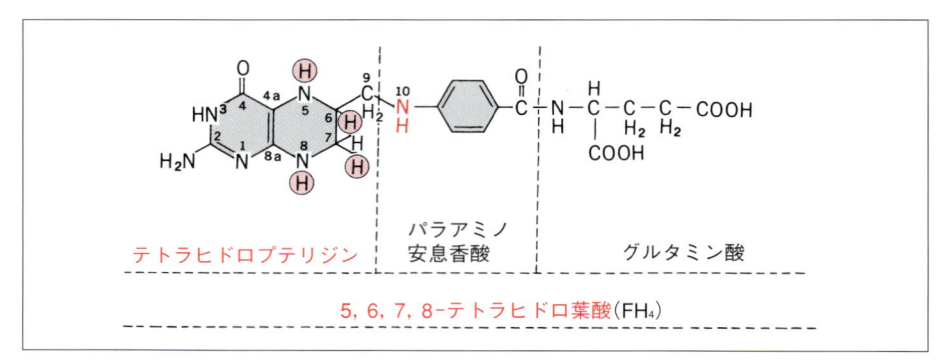

図3-13. テトラヒドロ葉酸(5,6,7,8-テトラヒドロ葉酸；FH_4)

メチル基はN^5-CH_3，メチレン基は$N^5-CH_2-N^{10}$，ホルミル基は$N^{10}-CHO$のように結合する．例えば，セリン⇄グリシンの反応を触媒するセリンヒドロキシメチルトランスフェラーゼの補酵素FH_4はメチレン基の移動を司っている．

テトラヒドロ葉酸が補酵素として関与する酵素反応は主にアミノ酸や核酸の代謝経路に存在するが，1つの例として，セリンとグリシン間の可逆的反応を触媒するセリンヒドロキシメチルトランスフェラーゼがあげられる（次頁上段の反応式および図7-8参照）．欠乏症として大赤芽球性悪性貧血，妊娠時貧血，二分脊椎症の発生率が高まるなどが知られる．

h．ビタミンB_{12}（シアノコバラミン）

補酵素としてのビタミンB_{12}活性型には2種類が知られている（図3-14）．

① アデノシルコバラミン（Ado-B_{12}）

メチルマロニルCoAムターゼの補酵素で，隣接した炭素原子間で一方の炭素に結合したHと他方の炭素に結合した$-CO-CoA$を分子内転移させる．

（メチルマロニルCoA） →[メチルマロニルCoAムターゼ (Ado-B_{12})]→ （スクニシルCoA）

② メチルコバラミン（CH_3-B_{12}）

ホモシステインにメチル葉酸（$N^5-CH_3-FH_4$）の$-CH_3$基を転移してメチオニンを合成す

B. 補酵素

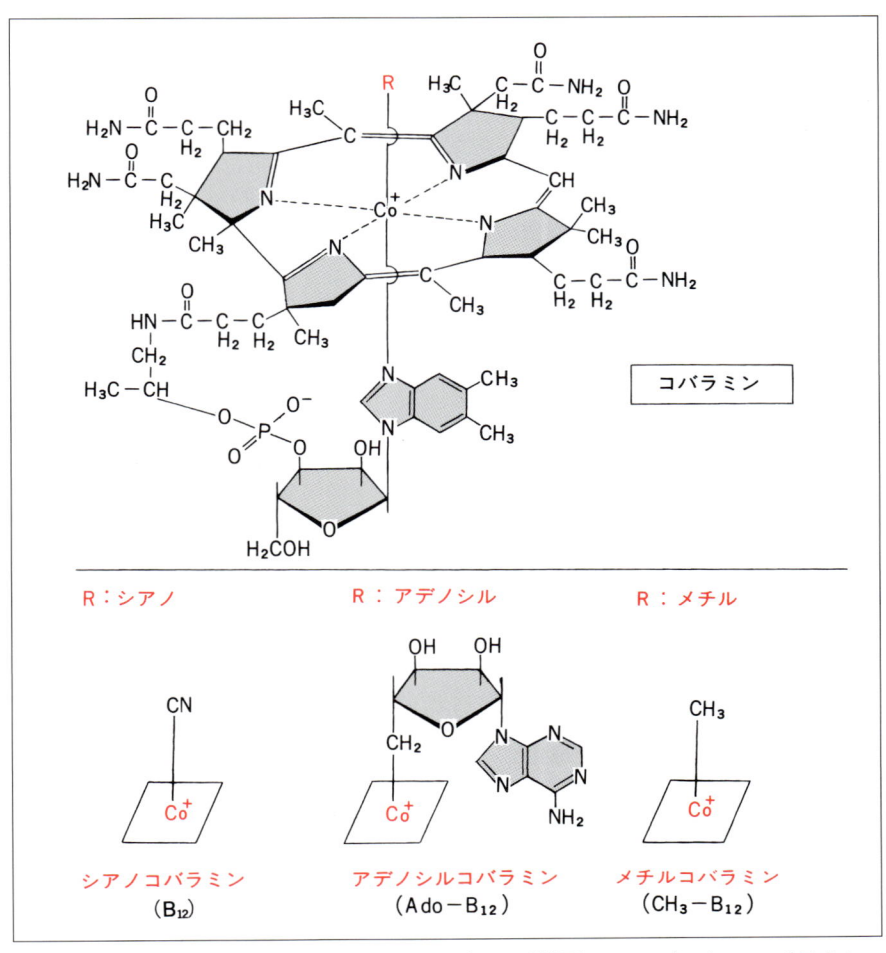

図3-14. シアノコバラミン（ビタミンB_{12}）の活性型にはアデノシルコバラミン（Ado－B_{12}）とメチルコバラミン（CH_3－B_{12}）の2種類がある

る酵素（5-メチルテトラヒドロ葉酸-ホモシステインメチルトランスフェラーゼ，別名メチオニンシンターゼ）の補酵素である．

$$HS-CH_2-CH_2-CH(NH_2)-COOH \xrightarrow[(メチオニンシンターゼ)]{N^5-CH_3-FH_4} CH_3-S-CH_2-CH_2-CH(NH_2)-COOH$$

ホモシステイン　　　　　　　　　　　　　　　　　　　　　　　　メチオニン

ビタミンB_{12}の欠乏症は**大赤芽球性悪性貧血**である．ヒトでは胃粘膜から分泌されるキャッスル内因子（ビタミンB_{12}の吸収に必要な糖タンパク質）の欠乏で悪性貧血の起こることが知られている．

2．ビタミンC（アスコルビン酸：水溶性ビタミン）

ビタミンC（アスコルビン酸）は強い還元力を持つため，生体内では抗酸化剤として作用する．プロリルヒドロキシラーゼ（2章F.参照），ドーパミンヒドロキシラーゼ（図7-13参照），ホモゲンチジン酸オキシゲナーゼなどの補酵素である．これらの反応の際，他の物質を還元して自らは酸化型のデヒドロアスコルビン酸（図3-15）となる．また，抗壊血病作用やコラーゲン合成における水酸化反応への関与はよく知られている．壊血病の原因は，ビタミンC不足のためプロリルヒドロキシラーゼなどの酵素活性が低下し，コラーゲン分子が完成しなくなることである（コラーゲンの構造については1章D.2.a.②および2章F.参照）．また強い還元作用を持つため，過酸化脂質の生成を抑制する．副腎皮質におけるコレステロールから副腎皮質ホルモン（グルココルチコイド，ミネラルコルチコイドなど）の生成や，副腎髄質におけるチロシンから副腎髄質ホルモン（カテコールアミン）の生成の際の酸化還元反応にもビタミンCが補酵素として関与しており，ストレス反応の強化に役立っている．

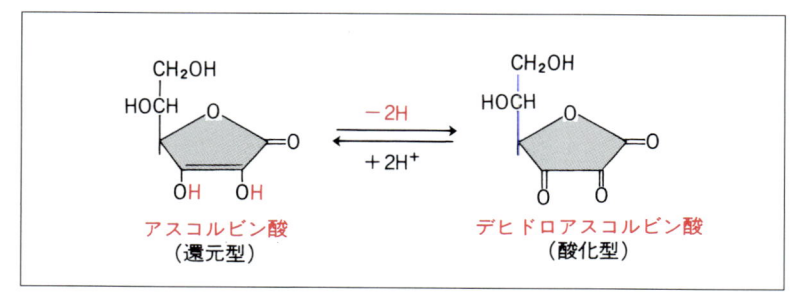

図3-15．アスコルビン酸（還元型ビタミンC）とデヒドロアスコルビン酸（酸化型）の相互転換

3．脂溶性ビタミン

a．ビタミンA（レチノール）

視覚に関与し，明暗を感ずる網膜の視細胞（杆状体）ではレチノールから生成したビタミンAアルデヒド（レチナール，図3-16）がタンパク質である杆体オプシン（スコトプシ

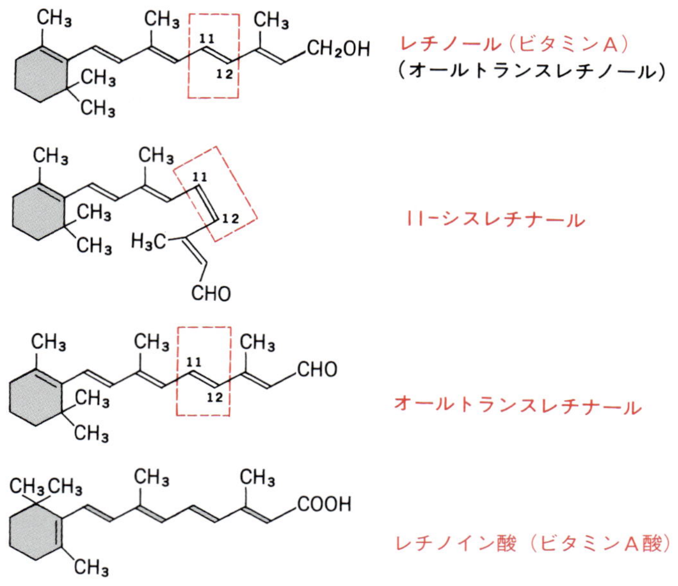

図3-16. ビタミンA（レチノール）からできるビタミンAアルデヒド（レチナール）はロドプシンの補欠分子族

プロビタミンAであるβ-カロチンは小腸粘膜や肝臓でレチノール（オールトランスレチノール）になり、血漿中をレチノール結合タンパク質によって運ばれる．杆状体で酸化され、オールトランスレチナールになってから11-シスレチナールに変換される．オプシンと結合してロドプシンをつくるのは、この11-シスレチナールである．

ン）に結合し、ロドプシンとなる．色覚を担当する網膜視細胞（錐状体）では、錐体オプシン（ホトプシン）と結合し、ヨードプシンを形成する．

レチナールには11-シスレチナールとオールトランスレチナールの2種類があり、オプシンに結合しているのは前者である．ロドプシンは光によって分解するが、この時、シス型はオールトランス型に変わる．こうした光による変化は視細胞に対する刺激となり、明るさを感知することになる．オールトランスレチナールが11-シスレチナールに戻るのは酵素反応で、再びロドプシンの生成に役立つ．レチノールはまた、紫外線による皮膚障害を予防する．誘導体のレチノイン酸や他のいろいろなレチノイドは、**核内受容体に結合して遺伝子を発現させる**（10章C.1.b.参照）．

ビタミンAの欠乏によって夜盲症、角膜乾燥（高度になると失明）、皮膚乾燥症をきたす．なお、ビタミンAの過剰摂取（5万IU/日）は有害で、皮下腫脹、脳圧亢進症状（頭痛）、食欲不振の原因となる．

b．ビタミンD（カルシフェロール）

ビタミンD_3（コレカルシフェロール）は、皮膚に存在する7-デヒドロコレステロール（プロビタミンD_3）から光（紫外線）の作用によって生成する．肝臓、ついで腎臓で1,25-ジヒドロキシコレカルシフェロールに変換されて活性を現す（活性型ビタミンD_3、図3-17）．

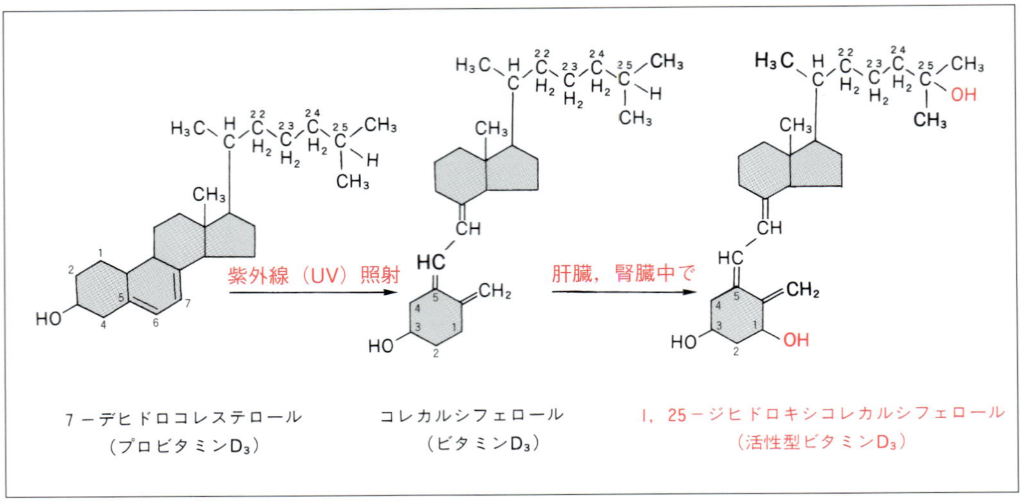

図 3-17. ビタミン D の活性化機構

プロビタミン D_3 は紫外線照射によりビタミン D_3（コレカルシフェロール）となり，肝臓（25-ヒドロキシラーゼ）および腎臓（1α-ヒドロキシラーゼ）で水酸化されて活性型ビタミン D_3 となる．体内カルシウム濃度の恒常性維持に役立っている．なおビタミン D_2（エルゴカルシフェロール）はエルゴステロール（植物に多い）から生成され，D_3 同様活性型となる．

活性型ビタミン D_3 は小腸粘膜でのカルシウムの吸収に必要なタンパク質（カルシウム結合タンパク質）の合成，骨からのカルシウムの動員，類骨組織の石灰化（カルシウムの沈着），腎尿細管でのカルシウムの再吸収などを促進する作用を持つ（図12-1参照）．また，核内受容体に結合して遺伝子の発現を促す（10章C.1.b.参照）．ビタミンDはビタミンというよりはむしろ体内カルシウム（およびリン酸）の代謝調節に関与するホルモンと考えるほうがよく，パラトルモン（副甲状腺ホルモン）およびカルシトニン〔甲状腺傍濾胞細胞（C細胞）で合成分泌されるホルモン〕との密接な関係を持って体内カルシウム濃度の恒常性維持に役立っている（図12-1参照）．

ビタミンDの欠乏は，くる病（小児），骨軟化症（成人）の原因となる．逆に過剰摂取は骨からのカルシウムの遊離を盛んにし，軟部組織へのカルシウム沈着を起こす．

c．ビタミン E（トコフェロール）

トコフェロールには，α，β，γ の 3 種類が知られているが，β と γ 型は α 型に比べてビタミン E としての活性は弱い．

α-トコフェロール（図3-18）は生体内では抗酸化剤として，活性酸素（スーパーオキシド，O_2^-）による不飽和脂肪酸の過酸化を防止し，細胞膜など生体膜の安定化や LDL の酸化防止に役立っていると考えられる．また，精子の発育に関与するといわれる．

ヒトにおける欠乏症は明らかでないが，赤血球の不安定化から溶血が起こりやすいといわれる．ラットでの欠乏症では不妊症や筋肉萎縮などが知られている．

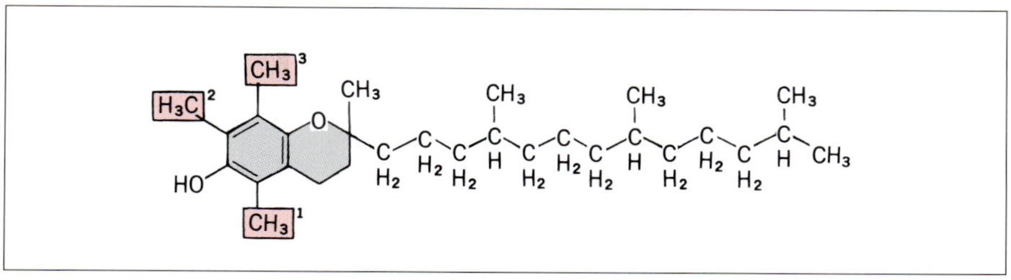

図 3-18. ビタミン E（トコフェロール）のなかでは α 型の活性が最も強い
図は α-トコフェロールを示す．CH_3^2 が H の場合は β-トコフェロール，CH_3^1 が H の場合は γ-トコフェロールとよぶ．

d．ビタミン K

ビタミン K には K_1（フィロキノン；植物由来），K_2（メナキノン；微生物由来，人体では腸内細菌により合成される），K_3（メナジオン）の 3 種が知られる．K_3 は合成品である（図 3-19）．ビタミン K は骨形成促進作用のほか，**抗出血性活性**を持つ．血液凝固因子（表 11-7 参照）のうちプロトロンビン（II 因子），安定因子（プロコンベルチン，VII 因子），クリスマス因子（IX 因子），スチュアート因子（X 因子）の肝臓での合成に必須である．

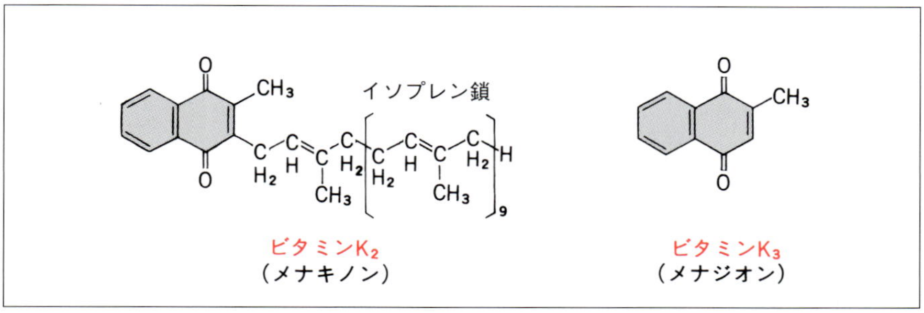

図 3-19. ビタミン K には植物由来の K_1（フィロキノン），微生物由来の K_2（メナキノン），合成品の K_3（メナジオン）がある
メナキノンのうちではイソプレン鎖が 9 個連なったメナキノン-9 が最も活性が強い．

プロトロンビン前駆体の N 末端に近い所にあるグルタミン酸残基はカルボキシラーゼ（エポオキシダーゼともよばれる）の作用で γ-カルボキシグルタミン酸（Gla）となってプロトロンビンとなるが（下記反応図参照），この酵素反応にはビタミン K が必要である（補酵素として働くと考えてよい）．γ-カルボキシグルタミン酸は 2 つのカルボキシル間で Ca^{2+} を結合することができる．

VII, IX, X 因子合成の場合にも同様にビタミン K 依存性に Gla が形成される．

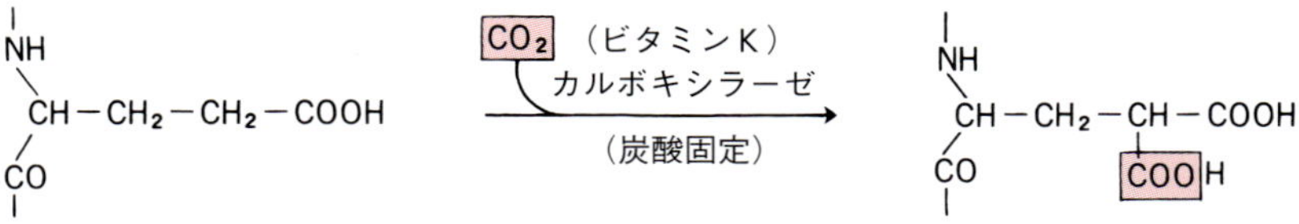

（プロトロンビン前駆体のグルタミン酸残基） → CO_2（ビタミン K）カルボキシラーゼ（炭酸固定） → （プロトロンビン）

ビタミンK欠乏症としてプロトロンビン減少による出血傾向，血液凝固時間延長がみられる．とくに新生児では出血性疾患（新生児メレナ，頭蓋内出血）を起こしやすい．

4．補酵素的作用をもつその他のビタミン様物質

a．リポ酸

以前はチオクト酸ともよばれたリポ酸（図3-20）はピルビン酸デヒドロゲナーゼ複合体や2-オキソグルタル酸デヒドロゲナーゼ複合体の補酵素の1つとして働いている（図3-7）．ヒトでは，腸内細菌により合成されるため通常欠乏することはない．

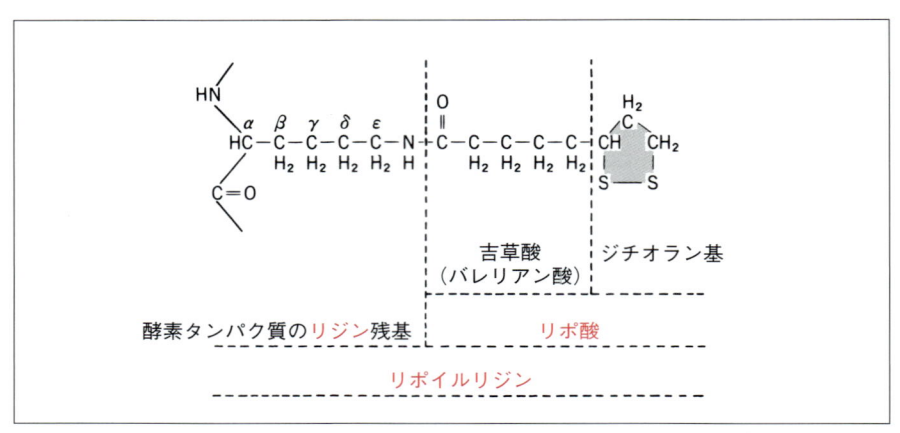

図3-20．リポ酸は酵素タンパク質中でリジンと結合した形（リポイルリジン）で存在する

b．イノシトール

イノシトールには9種類の立体異性体が存在するが，広く生物界に分布し，生理活性をもつものとして知られているのはミオイノシトール（図3-21 A）である．ミオイノシトールはメソイノシトールあるいは単にイノシトールともよばれ，細胞内ではグルコース6-リン酸からイノシトール一リン酸を経て合成される．イノシトールはグリセロリン脂質の構成成

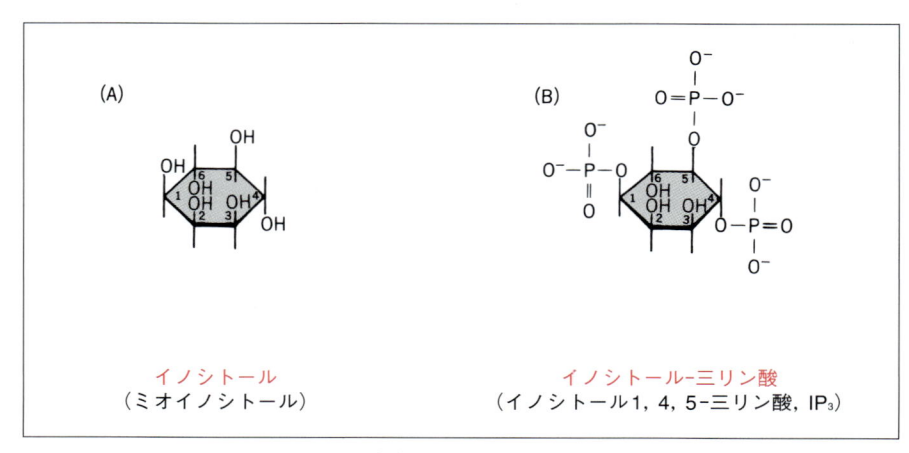

図3-21．イノシトール（A）とイノシトール-三リン酸（B）の構造

分の1つであり（図6-5参照），またイノシトール-三リン酸（図3-21B）は細胞内情報伝達機構のなかで重要な役割を果たし，小胞体からCa^{2+}を放出させる働きをもつ（10章C.4.および図10-19参照）．イノシトール欠乏症として，発育不良，脱毛（ラット），脂肪肝（ラット）がみられる．

c．ユビキノン

ユビキノンは微生物から高等動植物にいたるまで広く存在する脂溶性のベンゾキノン誘導体で補酵素Qともよばれ，CoQ（コエンザイムQ），Qn，UQnなどと略記される．ユビキノンは図3-22のように酸化還元系を形成し，ミトコンドリアにおける電子伝達系（呼吸鎖）の重要な一成分となっている（図5-5, 6, 7参照）．UQ_nのnは構造式（図3-22）のなかのイソプレン鎖（イソプレン単位）の数を表している．$n=10$のUQ_{10}はヒトやウシに存在し，量的には心臓などの呼吸活性の高い組織，肝臓，腎臓，副腎，卵巣などに多い．ユビキノンは電子伝達系を構成する他の成分に比べて高濃度に存在して心筋機能の強化に貢献するといわれるが，生体内での顕著な欠乏症は知られていない．

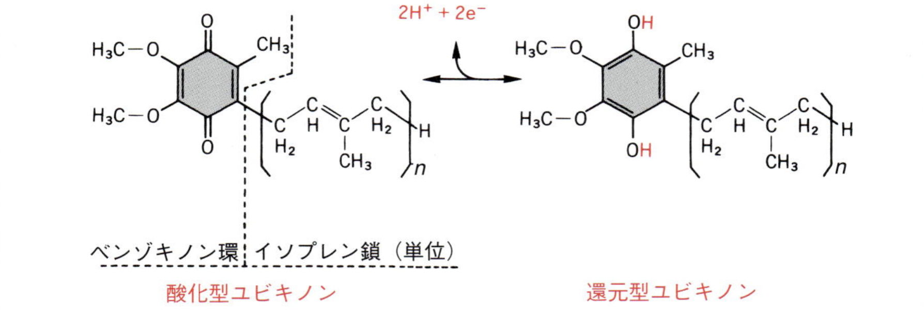

図3-22．酸化還元系をつくっているユビキノン（補酵素Q）
ユビキノンは生物界に広く存在するが，生物種によってイソプレン鎖（イソプレン単位）の数（n）が異なっている．ヒトやウシに見られるユビキノンは$n=10$でUQ_{10}と略記される．

▼ チャレンジ課題

1) 酵素の基質特異性について述べよ．
2) 酵素による反応の速度に影響する因子を挙げよ．
3) 至適（最適）pHが1.5〜2.0で最大活性を示す酵素は何か．
4) 血清中の乳酸デヒドロゲナーゼ（LDH）のアイソザイムの型について説明し，それらと疾患との関連について述べよ．
5) 各種ビタミンの作用と欠乏症について述べよ．
6) ビタミンあるいはビタミンの誘導体が補酵素として働くものを，ビタミン名と補酵素名を対比させながらすべて挙げよ．

4章 糖質の代謝

　三大栄養素の1つである糖質は，ヒトが摂取するエネルギー源の約50％を占めている．でんぷんやグリコーゲンに由来するグルコース（ブドウ糖）がそのほとんどであるので，糖質代謝はグルコースに関する分解と合成反応が中心となっている．グルコース以外の糖類も，それぞれグルコースの代謝経路に合流して代謝される．糖質代謝の最大の役割は，生体エネルギーであるアデノシン 5′-三リン酸（**ATP**）を合成するためのエネルギー源を供給することである．糖質代謝の酵素系と代謝物質 metabolites は，ほとんどが細胞の細胞質 cytoplasm に存在する．
　本章では，グルコースを中心とする代謝経路とその調節の機構を把握する．

重要事項

- **解糖と糖新生**：グルコースからピルビン酸までの分解経路を（嫌気的）解糖（系）といい（この間 ATP が 2 分子産生する），逆にピルビン酸，2-オキソ酸，アミノ酸などからグルコースを合成する経路を糖新生（系）という．解糖ではグルコースはまずリン酸化されてグルコース 6-リン酸となるが，グルコース 6-リン酸は解糖，グリコーゲン代謝，ペントースリン酸回路の分岐点となる化合物である．これらの糖質の代謝は細胞質にて行われる．
- **グリコーゲンは貯蔵エネルギー**：ヒトは必要カロリーの約50％を食物中のでんぷんなどの糖質から得ており，余剰グルコースは肝臓および筋肉においてグルコース 6-リン酸を経てグリコーゲンとして貯蔵される．空腹時にはグリコーゲンはグルコースに転換されて血糖として血中に放出され，エネルギー源となる．
- **ペントースリン酸回路**：グルコース 6-リン酸から分岐するペントースリン酸回路（五炭糖リン酸回路）では，核酸の材料である五炭糖と，脂肪酸合成・ステロイド合成に必要な $NADPH + H^+$ を産生する．

A 解糖系　glycolysis

　解糖系の経路は，Embden-Meyerhof 経路ともよばれるグルコース（ブドウ糖）からピルビン酸または乳酸に至る分解経路であり，10〜11 段階の酵素反応を経る（図 4-1）．
　血液中から全身の細胞に取り込まれたグルコースは，リン酸化されてグルコース 6-リン酸（G6P）となってはじめて代謝される．1分子のグルコースは途中2分子の三炭糖となる．解糖系の経路の前半で2分子のアデノシン 5′-三リン酸（ATP）を消費するが，後半で $2 \times 2 = 4$

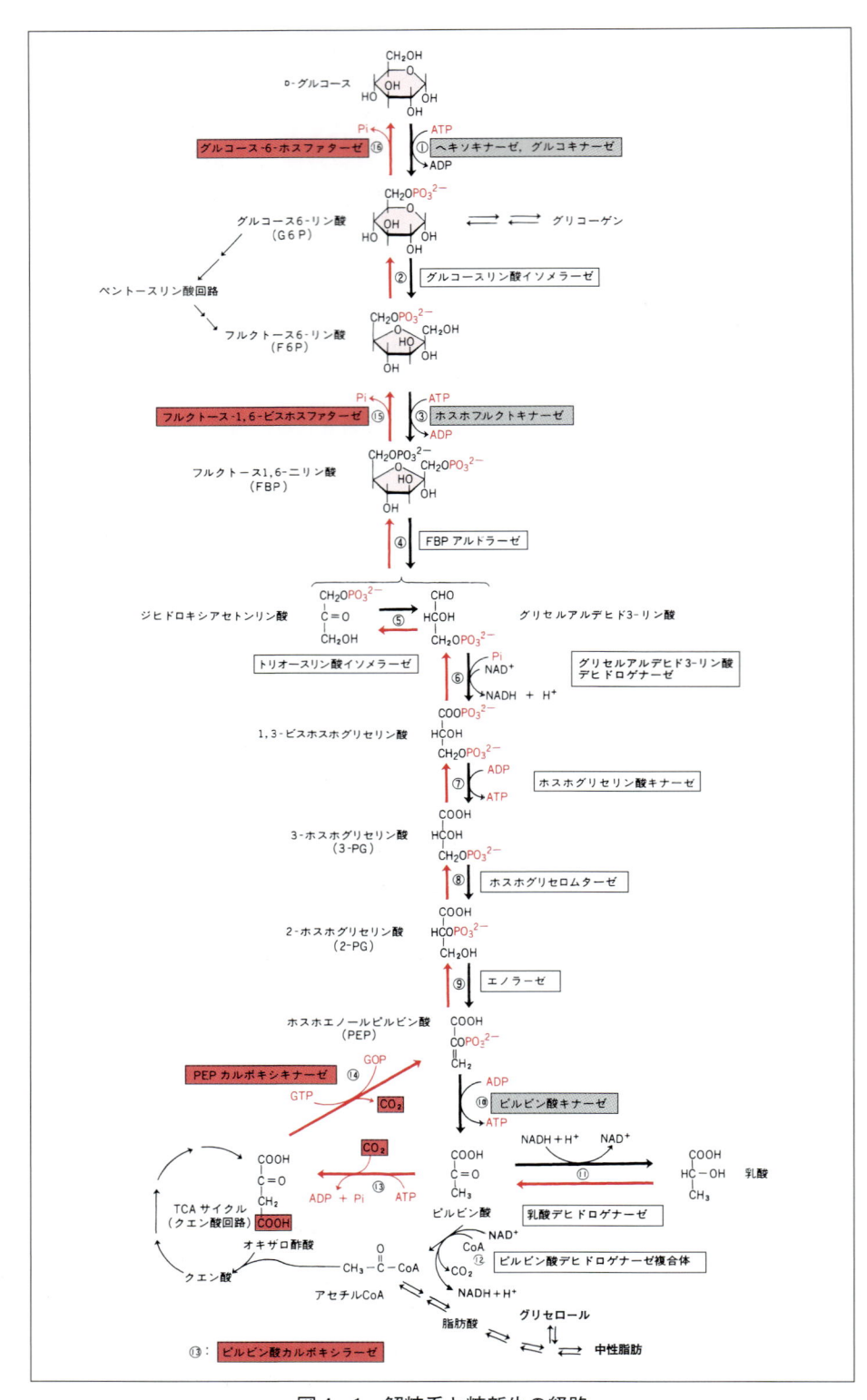

図 4-1. 解糖系と糖新生の経路

解糖系の経路は ➡，糖新生系の経路は ➡ で示す．▭で示した酵素名は解糖系の律速段階を，▬ は糖新生系の律速段階を示す．TCA サイクルについては，図 5-4 参照．

分子のATPを発生してグルコース1分子あたり差し引き2分子のATPを産生する．ここまでの経路は，酸素を必要としないため嫌気的解糖経路ともよばれる．図4-1に示された解糖経路のうち，

1) 図中①のグルコースからグルコース6-リン酸（G6P）への最初の段階（ヘキソキナーゼまたはグルコキナーゼによる）
2) 図中③のフルクトース6-リン酸（F6P）からフルクトース1,6-二リン酸（FBP）への段階（ホスホフルクトキナーゼによる）
3) 図中⑩のホスホエノールピルビン酸（PEP）からピルビン酸（焦性ブドウ酸）へ転換されるピルビン酸キナーゼによる段階

の3つの段階は，解糖経路の流れを調節する律速段階である．律速段階の酵素は，一般に代謝産物などによって活性調節をうけるアロステリック*酵素が多い（図4-2）．

ヘキソキナーゼは，反応生成物であるG6PとADPによって生成物阻害がかかり，反応の行き過ぎが防がれている．

ホスホフルクトキナーゼは，ATPを基質として要求するが，これが細胞内で高濃度になると（ATPは嫌気的および好気的解糖経路の最終産物であって，したがってこれらの経路が流れ過ぎると）アロステリックに阻害をうける．このATPによる阻害は，TCAサイクルの産物であるクエン酸によって増強される．こういった下流の生成物による阻害をフィードバック阻害とよぶ．一方，ホスホフルクトキナーゼはフルクトース2,6-二リン酸（$F2,6P_2$）によって活性化される．本酵素はまたリン酸化-脱リン酸化反応によっても活性調節をうける．すなわち，サイクリックAMP依存性プロテインキナーゼ（Aキナーゼ）によってリン酸化をうけた酵素は不活性型であり，プロテインホスファターゼによって脱リン酸化をうけたものは活性型となる．このAキナーゼ自身は，ホルモンのグルカゴンやアドレナリン（エピネフリンともいう）によって活性化をうける（図4-4および図10-17，18参照）．

ピルビン酸キナーゼもやはり生成物であるATPによって阻害をうける．またピルビン酸からトランスアミラーゼ反応によって生成するアミノ酸のアラニンによっても阻害される．逆に本酵素は，上流の基質であるフルクトース1,6-二リン酸（FBP）によって活性化される．ピルビン酸キナーゼも，Aキナーゼによってリン酸化をうけると不活性型となる．

解糖系の経路は，タンパク質合成や細胞分裂，あるいは筋肉の運動などあらゆる生体の活動に必要なエネルギーであるATPを供給すると共に（嫌気的解糖のみの場合は，血中に乳酸が放出される），途中のG6Pからはグリコーゲン代謝とペントースリン酸回路へそれぞれ分岐し，ピルビン酸からはクエン酸回路（TCAサイクル）や脂肪酸への経路に連結している．TCAサイクルでは，5章で述べられるように酸素による酸化的リン酸化反応と共役してATPが大量に産生される．細胞質における解糖からミトコンドリアで行われるTCAサイクル，酸化的リン酸化反応に至るまでを好気的解糖経路ともいう．

---

* アロステリックとは，種々の生理的な物質が酵素の活性中心以外の部位に結合することにより酵素タンパク質のコンホメーション（形）が変化し，酵素活性が変化することをいう．

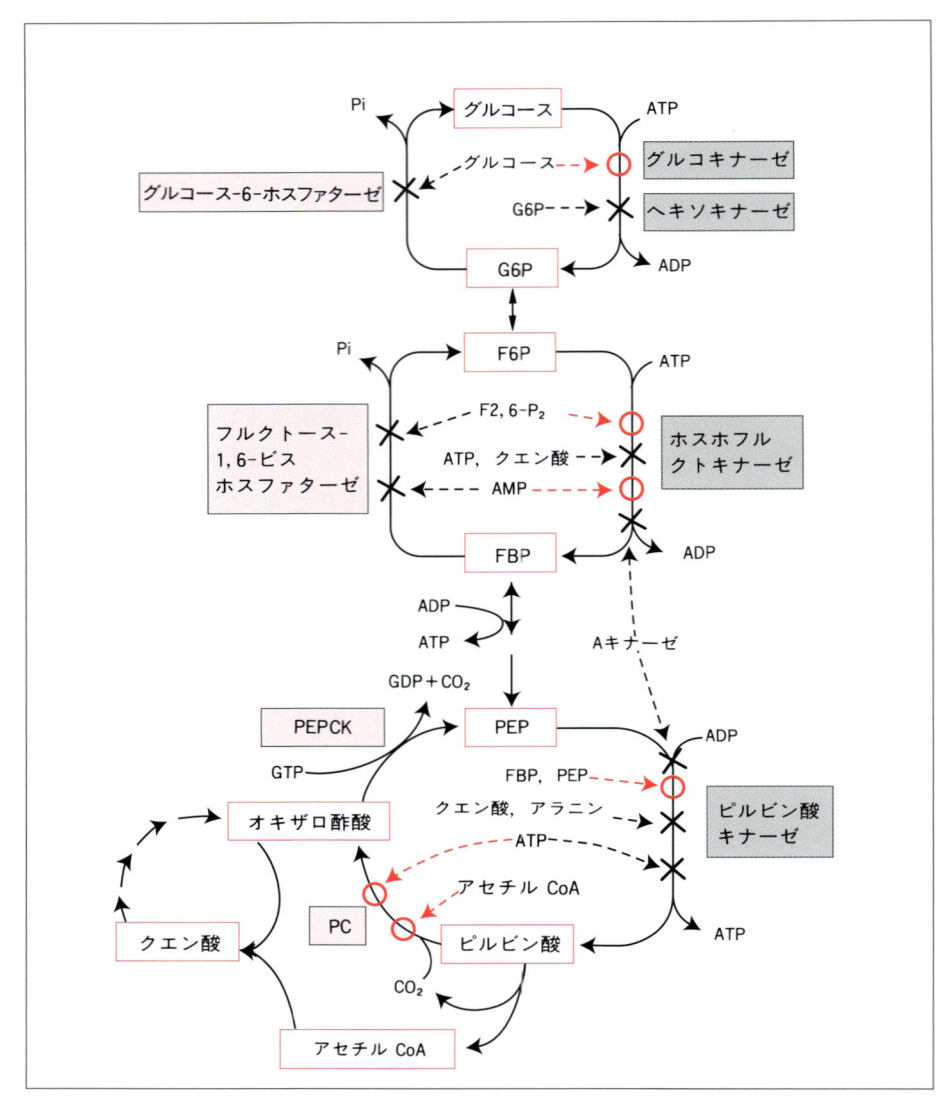

図 4-2. 解糖と糖新生の律速酵素の活性調節
○は活性化を，✗は不活性化を示す．A キナーゼ（サイクリック AMP 依存性プロテインキナーゼ）による不活性化反応は，酵素ホスホフルクトキナーゼおよびピルビン酸キナーゼをそれぞれリン酸化することによる．

B 糖新生　gluconeogenesis

　糖新生とは，生体内で乳酸，ピルビン酸，オキザロ酢酸などからグルコースを合成することで，その経路は解糖系経路のほぼ逆向きである（図 4-1）．アミノ酸などが上記出発物質の原料となる．

　糖新生経路の大部分の段階は解糖系の酵素がそのまま逆反応を触媒するが，次の 4 段階は解糖系酵素とは別の酵素が反応を行う（図 4-1）．

　図中，⑬のピルビン酸からオキザロ酢酸への段階は，ピルビン酸カルボキシラーゼ（PC）

が触媒する．

　図中，⑭のオキザロ酢酸からホスホエノールピルビン酸（PEP）へは，PEP カルボキシキナーゼ（PEPCK）が行う．

　図中，⑮のフルクトース 1,6－二リン酸（FBP）からフルクトース 6－リン酸（F 6 P）への段階は，フルクトース－1,6－ビスホスファターゼ（FBPase）が行う．

　図中，⑯のグルコース 6－リン酸（G 6 P）からグルコースへの段階は，グルコース－6－ホスファターゼ（G 6 Pase）が触媒する．

　以上の 4 つの酵素反応段階は，糖新生系における律速段階でもある．これらの酵素の活性調節機構を図 4－2 に示した．

　糖新生経路の役割は，空腹時や絶食時にも血中グルコース値（血糖値）を維持することである．糖新生経路の最後の段階を触媒する酵素のグルコース－6－ホスファターゼ（G 6 Pase）は，肝臓（90 %）と腎臓（10 %）に存在する．すなわち他臓器の栄養のため血中にグルコースを放出しているのは，主として肝臓である．糖新生はグルカゴンやアドレナリンによって促進される．空腹時にはまず肝臓や筋肉のグリコーゲンが消費され，ついで脂肪酸がエネルギー源となるが，糖新生の原料には多くのアミノ酸がなり，筋肉・脳などの肝臓以外の組織のアミノ酸は，グルタミン酸を経由して 80 % 以上はアラニンになってから血中に放出される．このアラニンは肝臓に到達した後，ピルビン酸を経てグルコースに新生される．これをグルコース－アラニンサイクルという（図 7－6，7，および 7 章 B．4．参照）．

C　グリコーゲン代謝　glycogen metabolism

　グリコーゲン（糖原）は，グルコースが α-1,4-グリコシド結合で重合して α-1,6-グリコシド結合によって枝分かれしたもので（図 1－5 参照），グルコースの貯蔵形態である．グリコーゲンは，肝臓と筋肉に多い．

　肝臓内グリコーゲンは分解されてグルコースになり，主として空腹時に血糖値を維持するための原料である．糖新生系が働くよりも早期に利用され，血中にグルコースとして放出される．

　筋肉内グリコーゲンは，極端な例はマラソンなど，継続する筋肉運動のためのエネルギー源であり，筋肉内で分解され解糖系を経て筋収縮に必要な ATP を産生する．筋肉グリコーゲンはグルコース－6－ホスファターゼのない筋肉内で乳酸にまで分解されるので，グルコースの形で血液中には入らない．したがって筋肉グリコーゲンは血糖を直接調節することはないが，分解産物の乳酸が血中へ出て肝臓に達し，そこで糖新生系によりグルコースに変えられて血中へ放出される（これを乳酸サイクルという）．

1．グリコーゲンの合成

　グリコーゲン合成の原料は，食後などに十分存在する血中のグルコース（血糖）である．図 4－3 に示されるように，グルコースは解糖系と同様にグルコース 6－リン酸（G 6 P）にリン酸化されてからグリコーゲンへ代謝される．

　その場合，食物中のでんぷんその他の糖質に由来するグルコースは門脈を経て肝臓に至り，

肝臓だけに存在するK_m*の大きい（約 10 mM）グルコキナーゼの作用によって大量にＧ６Ｐへと転換される．筋肉を含めた他の臓器では，血中から取り込まれたグルコースはK_mの小さい（約 0.01 mM）ヘキソキナーゼの作用によって必要な量だけＧ６Ｐにリン酸化される．ヘキソキナーゼは，解糖の項で述べたように生成物のＧ６Ｐの濃度が上昇すると強力に阻害をうけるが，グルコキナーゼはＧ６Ｐによる阻害をうけない．

　Ｇ６Ｐから，通常は解糖経路へ流れるが，細胞内にＡＴＰやクエン酸が飽和してくるに従ってホスホフルクトキナーゼおよびピルビン酸キナーゼが阻害をうけ，解糖は停止する．余ったＧ６Ｐは，ホスホグルコムターゼの作用をうけてグルコース１-リン酸（Ｇ１Ｐ）に転換される．その時反応中間代謝産物として，グルコース 1,6-二リン酸（$G 1,6 P_2$）を経由する．

　Ｇ１Ｐは，ウリジン 5′-三リン酸（ＵＴＰ）と共に UDP-グルコースピロホスホリラーゼの作用をうけて，ウリジン-二リン酸グルコース（UDPG）を形成する（図 4-3）．

　ついで UDPG はグリコーゲンシンターゼ（グリコーゲン合成酵素）の基質となり，核となる既存のグリコーゲン分子（プライマーグリコーゲンという）の 4-OH 基末端（非還元末端）にそのグルコース分子が１つずつ α-1,4-グリコシド結合で重合されていく．

　ある程度の長さになったグリコーゲン分子は，分枝酵素によって一部が α-1,4-グリコシド結合を切られ，約 10 グルコース分子離れた部位のグルコースの 6-OH 基に α-1,6-グリコシド結合でつなぎ直される．グリコーゲン分子はこのように枝分かれをしつつ，分子量数百万の巨大分子（図 1-5 参照）になっていく．

　グリコーゲン合成経路では，グリコーゲンシンターゼの段階が律速段階である．本酵素はグルカゴンやアドレナリンによって活性化されたＡキナーゼでリン酸化されると不活性型（Ｇ６Ｐ依存型，Ｄ型）となり（図 4-4），大量のＧ６Ｐが存在する場合にのみ活性を示す．逆にプロテインホスファターゼで脱リン酸化されると，Ｇ６Ｐが低濃度でも活性のある活性型（Ｇ６Ｐ非依存型，Ｉ型）となる．

2．グリコーゲンの分解

　グリコーゲンの分解は，グリコーゲンホスホリラーゼの作用により，グリコーゲンの非還元末端（4-OH 基側）から α-1,4-グリコシド結合を１つずつ切断し，その際グルコースに無機リンを添加してグルコース１-リン酸として遊離することによる（図 4-3）．α-1,6-結合している分枝部の切断は，脱分枝酵素の作用による．α-1,6-結合の切断時には，グルコース１-リン酸ではなく α-グルコースが遊離する．

　ホスホリラーゼによって切り出されるグルコース１-リン酸は，ホスホグルコムターゼによってグルコース６-リン酸へと転換される．このグルコース６-リン酸は，肝では主としてグルコース-6-ホスファターゼ（G 6 Pase）によってグルコースに変えられ，血中に放出される（すなわち血糖となる）．筋肉細胞では，酵素のＧ６Pase が存在しないため血中にグルコースとして放出されることはなく，細胞内で解糖経路をたどって分解され，エネルギー源として使用された後，乳酸として血中に放出される．

　＊　K_m（ミカエリス定数）については，3 章Ａ.1.および図 3-2 参照

C. グリコーゲン代謝　75

グリコーゲン分解経路の律速段階は，グリコーゲンホスホリラーゼの段階である．

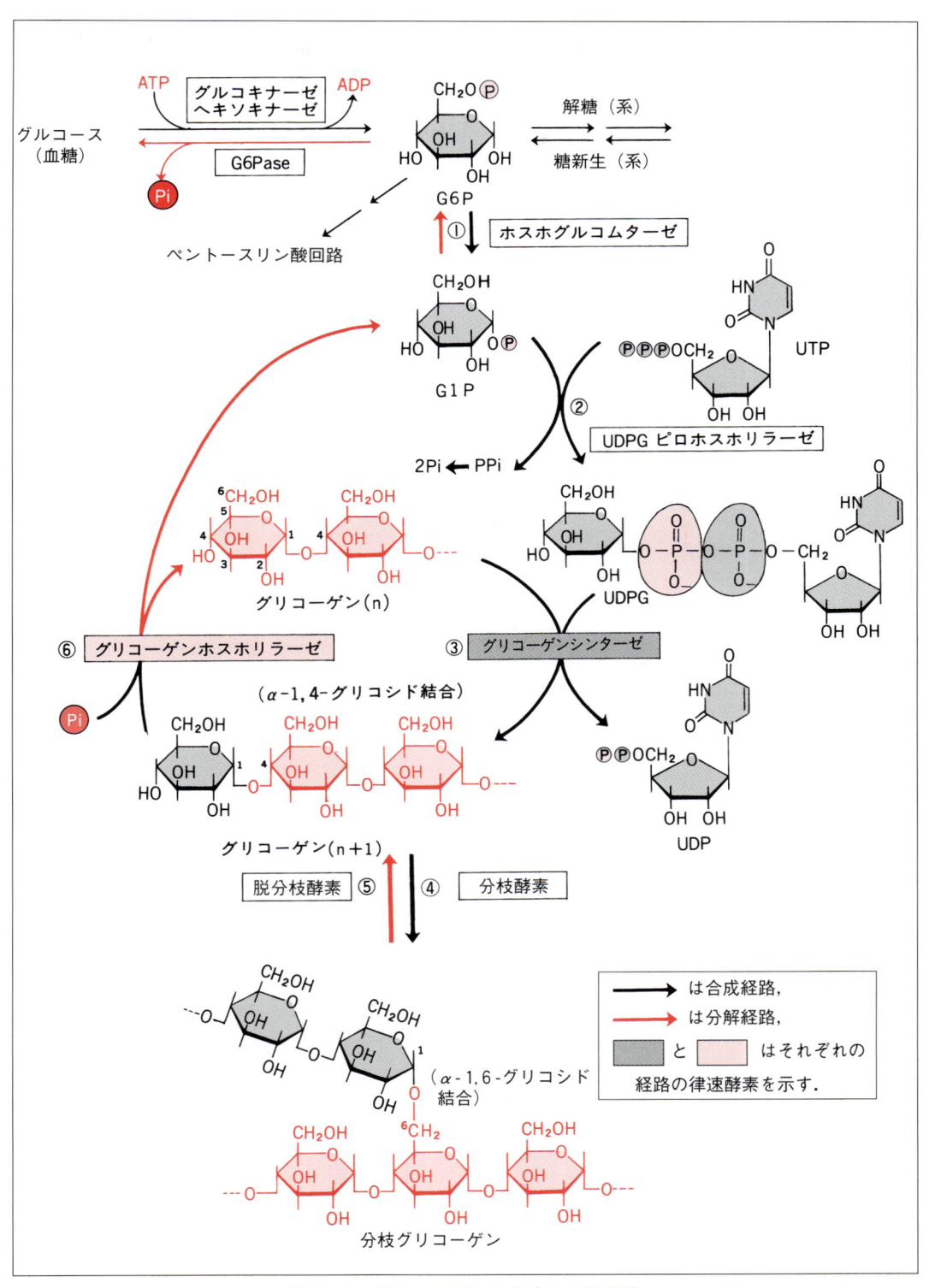

図4-3．グリコーゲンの合成と分解経路

3. グリコーゲン代謝の調節

　　グリコーゲンの分解と合成の反応において，それぞれ律速段階であるグリコーゲンホスホリラーゼとグリコーゲンシンターゼの活性は，ホルモン類による調節をうけている（図4-4，10章C.2.も参照）．

　　空腹時，低血糖時，運動時などにグルカゴンやアドレナリンが血中に分泌され，これらホルモンが肝臓や筋肉の細胞膜のグルカゴン受容体およびアドレナリンβ受容体に結合すると，そこに共存するアデニル酸シクラーゼが活性化をうけて3′,5′-サイクリックAMP（cAMP）を細胞内に産生する（図4-4）．cAMPはサイクリックAMP依存型プロテインキナーゼ（プ

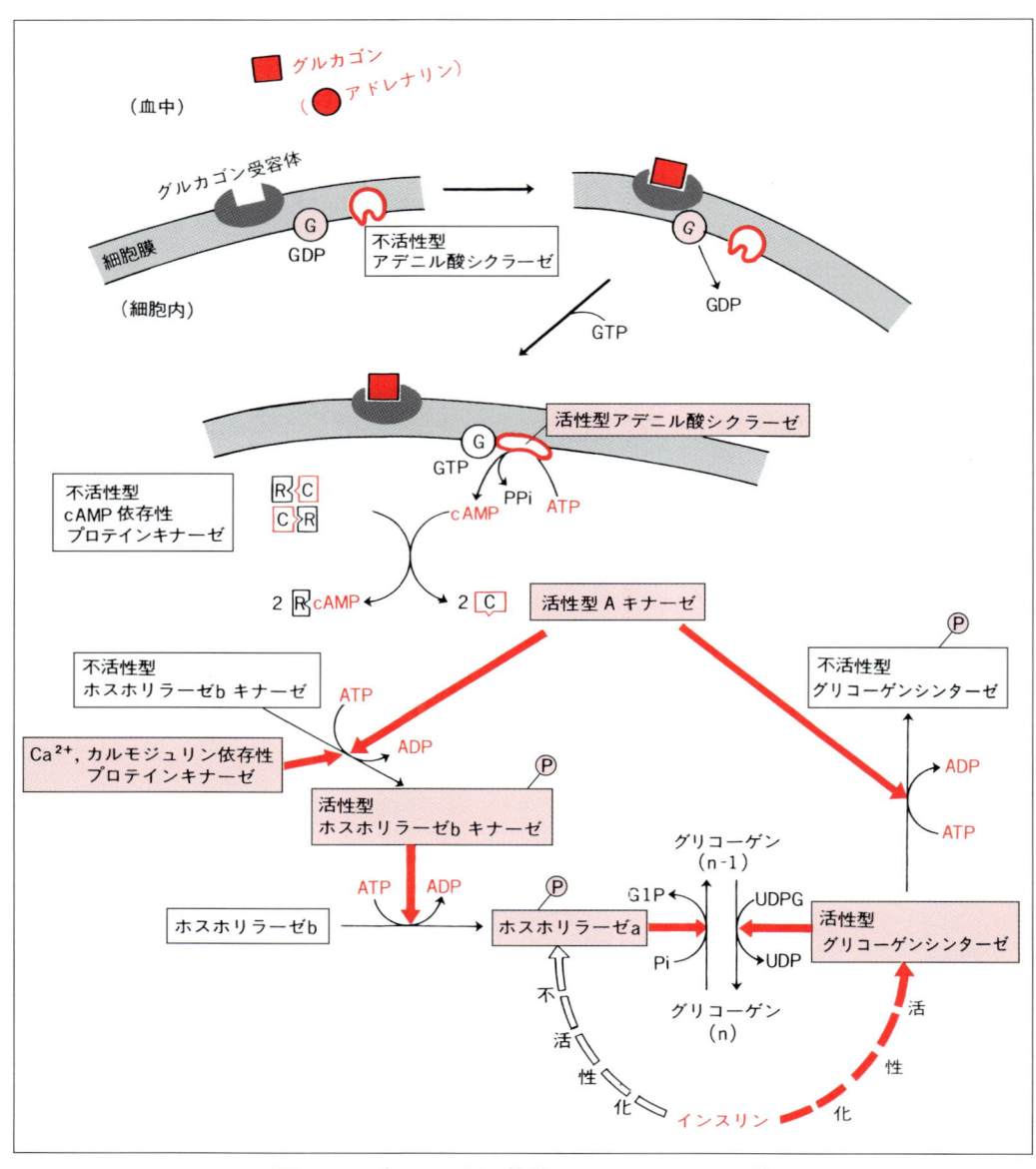

図4-4．グリコーゲン代謝のホルモンによる調節

ロテインキナーゼA，Aキナーゼ）を活性化して，ホスホリラーゼbキナーゼをリン酸化させる．リン酸化をうけたホスホリラーゼbキナーゼは活性型となり，ホスホリラーゼb（不活性型，5′-AMP依存型）をリン酸化してホスホリラーゼa（活性型，5′-AMP非依存型）とする．このようにa型ホスホリラーゼとなってはじめて，グリコーゲンは分解されていく．

　他方，グルカゴンやアドレナリンによって活性化されたAキナーゼは，グリコーゲンシンターゼをリン酸化して不活性化する．また，アドレナリンのα受容体を通じて活性化されるプロテインキナーゼC（Cキナーゼ）およびCa^{2+}-カルモデュリン依存性プロテインキナーゼもグリコーゲンシンターゼをリン酸化して不活性化する（10章C.4.参照）．

　またインスリンは細胞内へのグルコースの取り込みや解糖系を促進して糖新生を抑制するが，それと共にプロテインホスファターゼの活性化を介してグリコーゲンシンターゼを活性化し，ホスホリラーゼを不活性化する（図4-4）．一方，インスリンや血小板由来成長因子（PDGF）などは，それぞれの受容体型チロシンキナーゼを介してPI3キナーゼの活性化さらにはBキナーゼの活性化を起こし（10章C.および図10-20参照），これがグリコーゲンシンターゼキナーゼ3（GSK3）をリン酸化して不活性化することによりグリコーゲンシンターゼ活性を維持し，グリコーゲン合成を促進する．

D　ペントースリン酸回路　pentose phosphate cycle

　ペントースリン酸回路（五炭糖リン酸回路）は，ヘキソース（六炭糖）のグルコース6-リン酸（G6P）から，枝分かれして，ペントースを経て再びヘキソースにもどる回路である．途中，ヌクレオチドおよび核酸に必要なリボース5-リン酸（R5P）や，脂肪酸およびステロイドの合成に必要なNADPH+H$^+$を産生することを特徴とする．

　図4-5にその経路と酵素名を挙げるが，7種類の酵素がペントースリン酸回路に特有な反応を行い（ただしトランスケトラーゼは2つの段階を触媒），後半の4段階は糖新生系（解糖系）の酵素が反応を行って反応回路を1回転させる．

　図中，①のグルコース6-リン酸（G6P）から，6-ホスホグルコノδ-ラクトンへの酸化反応は，グルコース6-リン酸デヒドロゲナーゼの作用による．その場合にニコチン酸アミドアデニンジヌクレオチドリン酸（NADP$^+$）（3章B.1.d.参照）が1分子還元されてNADPHとH$^+$になる．

　図中，③の段階の，6-ホスホグルコン酸（6PG）からリブロース5-リン酸への酸化的脱炭酸反応には6-ホスホグルコン酸デヒドロゲナーゼが関与し，この時にもNADPH+H$^+$が1セット生成する．

　図中，①の段階と③の段階の酵素は，生成物のNADPHが少しでも蓄積すると強力に生成物阻害をうける．すなわちペントースリン酸回路はこの2つの段階が律速段階で，これによって反応回路の回転のし過ぎを防いでいる．

　また②の段階の開環反応と，③の段階の脱炭酸反応の標準自由エネルギー変化$\Delta G^{0\prime}$は，それぞれ約-5kcalであるので反応回路の回転は矢印の方向へほぼ一方通行となっており，この2つの段階が回転の方向を決定している．

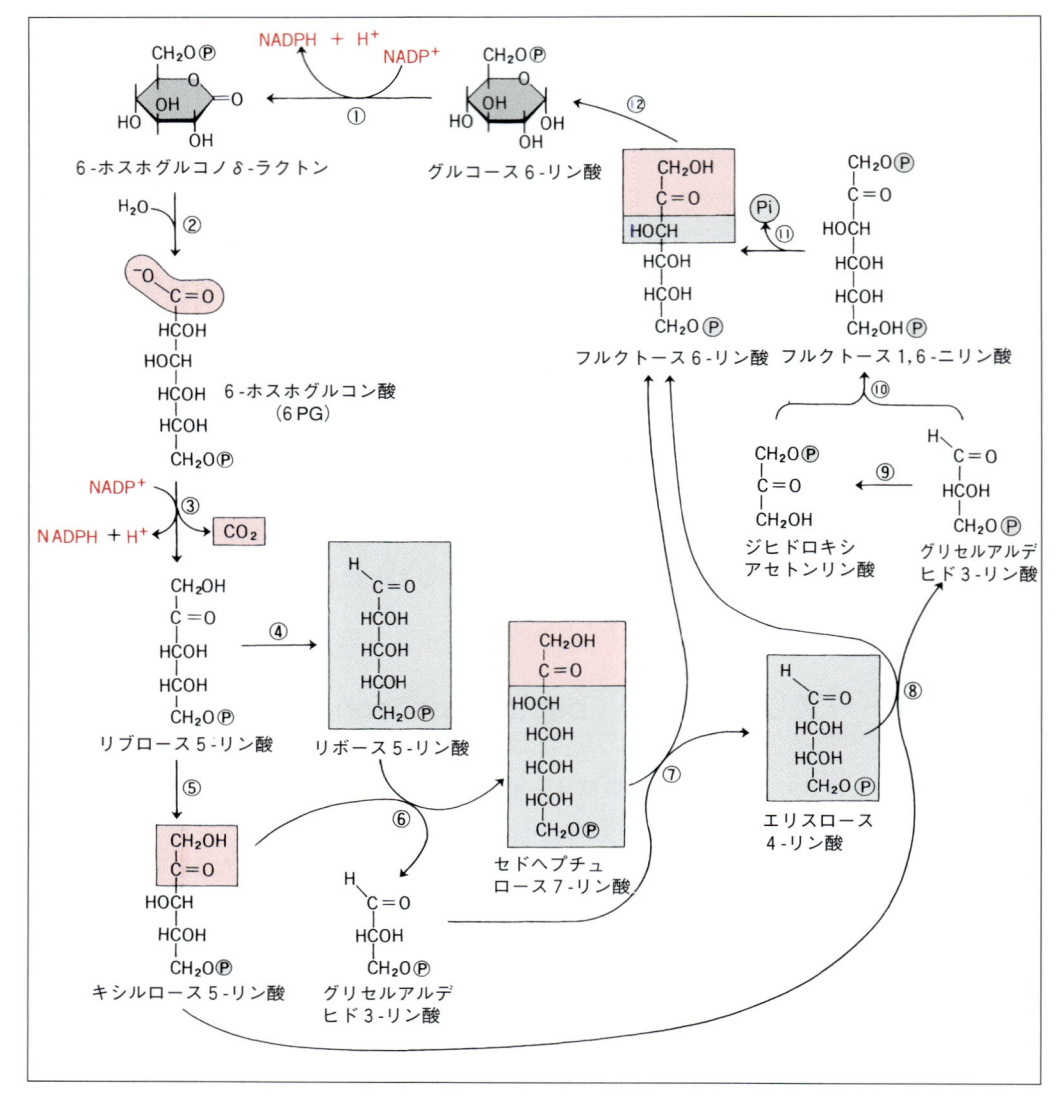

図4-5. ペントースリン酸回路（五炭糖リン酸回路）

① グルコース6-リン酸デヒドロゲナーゼ
② 6-ホスホグルコノラクトナーゼ
③ 6-ホスホグルコン酸デヒドロゲナーゼ
④ リボースリン酸イソメラーゼ
⑤ リボースリン酸エピメラーゼ
⑥ トランスケトラーゼ（第1の反応）
⑦ トランスアルドラーゼ
⑧ トランスケトラーゼ（第2の反応）
⑨ トリオースリン酸イソメラーゼ
⑩ FBPアルドラーゼ
⑪ フルクトース-1,6-ビスホスファターゼ
⑫ グルコースリン酸イソメラーゼ

⑩⑪（糖新生系）

E その他の糖の代謝経路

1. フルクトース　fructose

果物あるいは砂糖に含まれるフルクトース（果糖）は，全身の細胞にあるヘキソキナーゼにによりグルコースと同様なリン酸化反応をうけてフルクトース6-リン酸（F6P）となって解糖

系（図4-1）に入るほか，大部分は肝臓にある特異的な酵素のフルクトキナーゼによりリン酸化をうけてフルクトース1-リン酸（F1P）に転換される．F1Pは，やはり肝臓に特異的な酵素であるF1Pアルドラーゼによってジヒドロキシアセトンリン酸（DHAP）とグリセルアルデヒドに分解された後，解糖系に入って代謝される．このF1Pアルドラーゼを先天的に欠損すると，代謝異常症の遺伝性フルクトース不耐性を起こす．

2．ガラクトース　galactose

ミルク中の乳糖の成分であるガラクトースは，肝臓にある特異的な酵素のガラクトキナーゼによってリン酸化され，ガラクトース1-リン酸となる．ガラクトース1-リン酸はさらにガラクトース1-リン酸ウリジルトランスフェラーゼの作用をうけて，ウリジン二リン酸（UDP）-ガラクトースに転換される．UDP-ガラクトースは，UDP-グルコース4-エピメラーゼによってUDP-グルコース（UDPG）に転換された後，グリコーゲン合成経路に入る（本章C．参照）．先天的にガラクトース1-リン酸ウリジルトランスフェラーゼ，ガラクトキナーゼ，UDP-グルコース4-エピメラーゼの欠損がある場合，それぞれガラクトース血症Ⅰ，Ⅱ，Ⅲ型（表13-1参照）となる．

3．マンノース　mannose，リボース　ribose

コンニャク芋などに多いマンノースは，ヘキソキナーゼによりマンノース6-リン酸に転換され，さらにホスホマンノイソメラーゼによってF6Pに変えられてから解糖系に入る．また，核酸の成分であるリボースはリボキナーゼによってリボース5-リン酸（R5P）にリン酸化された後，ペントースリン酸回路あるいは核酸合成経路へ入って代謝される．

▼ チャレンジ課題

1) 解糖系およびグリコーゲン代謝系の経路を構造式で書け．
2) 1分子のグルコースが解糖によってピルビン酸に分解されるまでに生成するATPとNADH+H^+の数を計算せよ．
3) 解糖，糖新生，グリコーゲン合成，グリコーゲン分解，ペントースリン酸回路の各経路における律速段階を説明せよ．
4) 糖尿病患者の血糖値を下げるためにインスリンを投与するが，その作用機構と内服ではなく注射で投与する理由を述べよ．
5) ペントースリン酸回路でNADPHとリボース5-リン酸が生成する機構と，それらの生理的役割を説明せよ．

5章

TCAサイクルと生体エネルギーATPの産生

　人体をはじめとする生体のあらゆる活動には，化学エネルギーであるアデノシン5′-三リン酸（ATP）の分解エネルギーが主として使われている．ATPは，糖質，脂質，タンパク質（アミノ酸）を原料として，すべて生体内で合成される．ATPの一部は糖質の分解経路である嫌気的解糖によって産生するが，大部分はそれに引き続いてミトコンドリア内で行われる**TCAサイクル**と電子伝達系（呼吸鎖）による酸化的リン酸化によって産生する．TCAサイクルでは，糖質のほかに脂質やアミノ酸も原料として利用される．本章では，生体内の**酸化還元系**とミトコンドリアにおける**ATPの合成機構**について学ぶ．

　ATPは高エネルギーリン酸化合物の1つであって，図5-1に示されるように2つのリン酸結合がそれぞれ高エネルギー結合である．これらのリン酸結合は，加水分解される時にその自由エネルギーを放出する．ATPがアデノシン5′-二リン酸（ADP）に分解される場合と，アデノシン5′-リン酸（AMP）に分解される場合があるが，共に1モル当り約7.3 kcalのエネルギーが放出される．

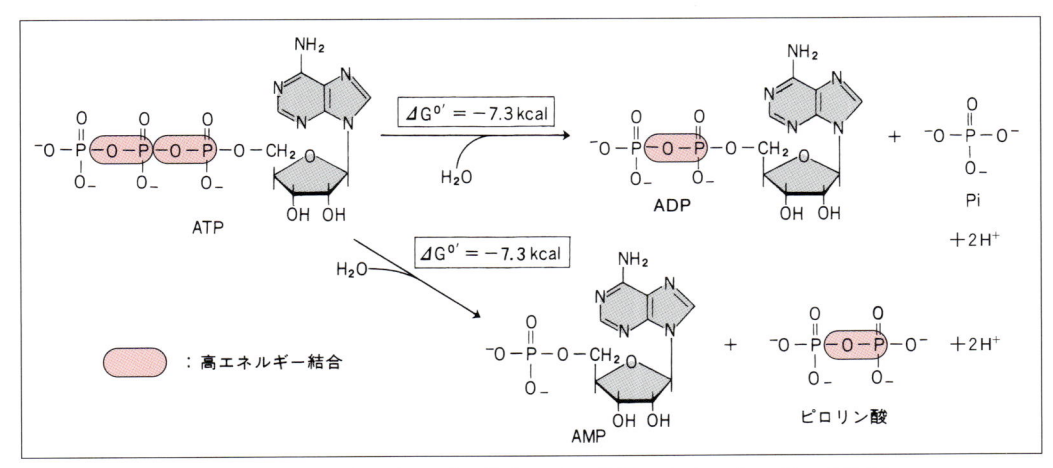

図5-1．ATPの高エネルギー結合とその分解によるエネルギーの放出

重要事項

- **ATPは生体エネルギー**：アデノシン5′-三リン酸（ATP）は生体内で最も重要なエネルギー物質であり，リン酸ジエステル結合の加水分解によって7.3 kcalのエネルギーを放出する．このエネルギーは，生体のすべての活動に利用されている．

- **TCA サイクルと還元当量の産生**：解糖の最終産物であるピルビン酸はミトコンドリアに入り，アセチル CoA，クエン酸を経て TCA サイクル（クエン酸回路）を回り，還元当量として NADH + H$^+$ 3 セットおよび FADH$_2$ 1 分子を産生し，GTP を 1 分子産生する．
- **酸化的リン酸化による ATP の大量生産**：上記の還元当量はミトコンドリア内膜の電子伝達系において酸素によって酸化されて水となり，同時に NADH + H$^+$ 1 セットから ATP が 2.5 分子，FADH$_2$ 1 分子から ATP が 1.5 分子合成される．この過程を酸化的リン酸化という．ピルビン酸 1 分子が酸化的リン酸化を経て水にまで酸化される過程で，ATP を 12.5 分子産生する．

A　ピルビン酸からアセチル CoA へ

　エネルギー源の約 50％を占めるグルコースの代謝生成物が，ミトコンドリア内で TCA サイクルと電子伝達系に入って ATP を高率に産生する．そのためには，まず解糖系の終産物ピルビン酸がミトコンドリアにおいてアセチル CoA に転換される必要がある．

1．ピルビン酸デヒドロゲナーゼ複合体

　ピルビン酸はミトコンドリアのマトリックスに存在するピルビン酸デヒドロゲナーゼ複合体によってアセチル CoA に転換される．その場合，他の基質として**補酵素 A**（CoA，パントテン酸誘導体）を必要とし，また補酵素（補欠族）として NAD$^+$（ナイアシン誘導体），TPP（チアミンピロリン酸），リポ酸，FAD（3 章 B．参照）の 4 つを必要とする．NAD$^+$ は，反応に伴い NADH と H$^+$ に還元される（図 5–2）．

$$CH_3-\overset{O}{\underset{\|}{C}}-COOH + CoA\text{-}SH \xrightarrow[\substack{\text{TPP}\\ \text{リポ酸}\\ \text{FAD}}]{\text{NAD}^+ \quad \text{NADH} + \text{H}^+} CH_3-\overset{O}{\underset{\|}{C}}-S-CoA + CO_2$$

ピルビン酸　　　　　　　　　　　　　　　　　　　　　アセチル CoA

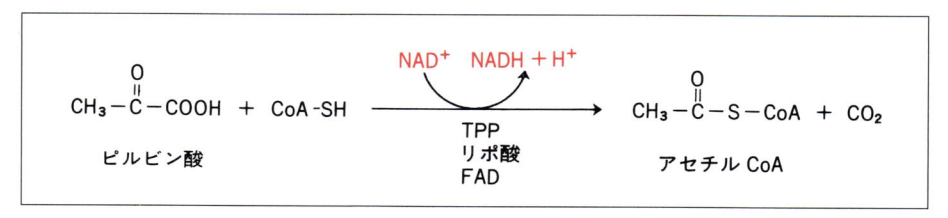

図 5–2．ピルビン酸デヒドロゲナーゼ複合体による反応

　ピルビン酸デヒドロゲナーゼ複合体は，実は次項の 3 つの酵素成分が集合して分子量が約 730 万にもなった巨大分子であり，上記の反応も個々の酵素反応を集計したものである．

2．複合体を形成する酵素成分と反応

〔1〕ピルビン酸デカルボキシラーゼ〔結合補酵素：チアミンピロリン酸（TPP，ビタミン B$_1$ 誘導体）〕

〔2〕ジヒドロリポ酸トランスアセチラーゼ〔結合補酵素：リポ酸〕

〔3〕ジヒドロリポ酸デヒドロゲナーゼ〔結合補酵素：フラビンアデニンジヌクレオチド

（FAD，ビタミンB_2誘導体）]

　これらの酵素成分の各反応は図5-3に示すように，合計5つに分けることができる．それぞれの反応は，すべてビタミンB群であるビタミンB_1，リポ酸，パントテン酸，ビタミンB_2およびナイアシンの誘導体が補酵素として関与している．このピルビン酸からアセチルCoAへの転換のように，1段階の代謝ステップに5種類ものビタミン類が要求されるのは驚くべきことであり，次項のTCAサイクル中の2-オキソグルタル酸デヒドロゲナーゼ複合体，さらには7章D.10.で述べる2-オキソ酪酸デヒドロゲナーゼ複合体およびメープルシロップ尿症の原因酵素である分枝2-オキソ酸デヒドロゲナーゼ複合体の反応も同様である．このように，糖質から生体エネルギーであるATPを効率よく産生するためには，ビタミンB群も十分に摂取する必要がある．特にビタミンB_1欠乏により，脚気やウェルニッケ脳症を引き起こす．

　一方，アセチルCoAは，脂肪酸の分解によっても大量に産生される（6章参照）．その場合，

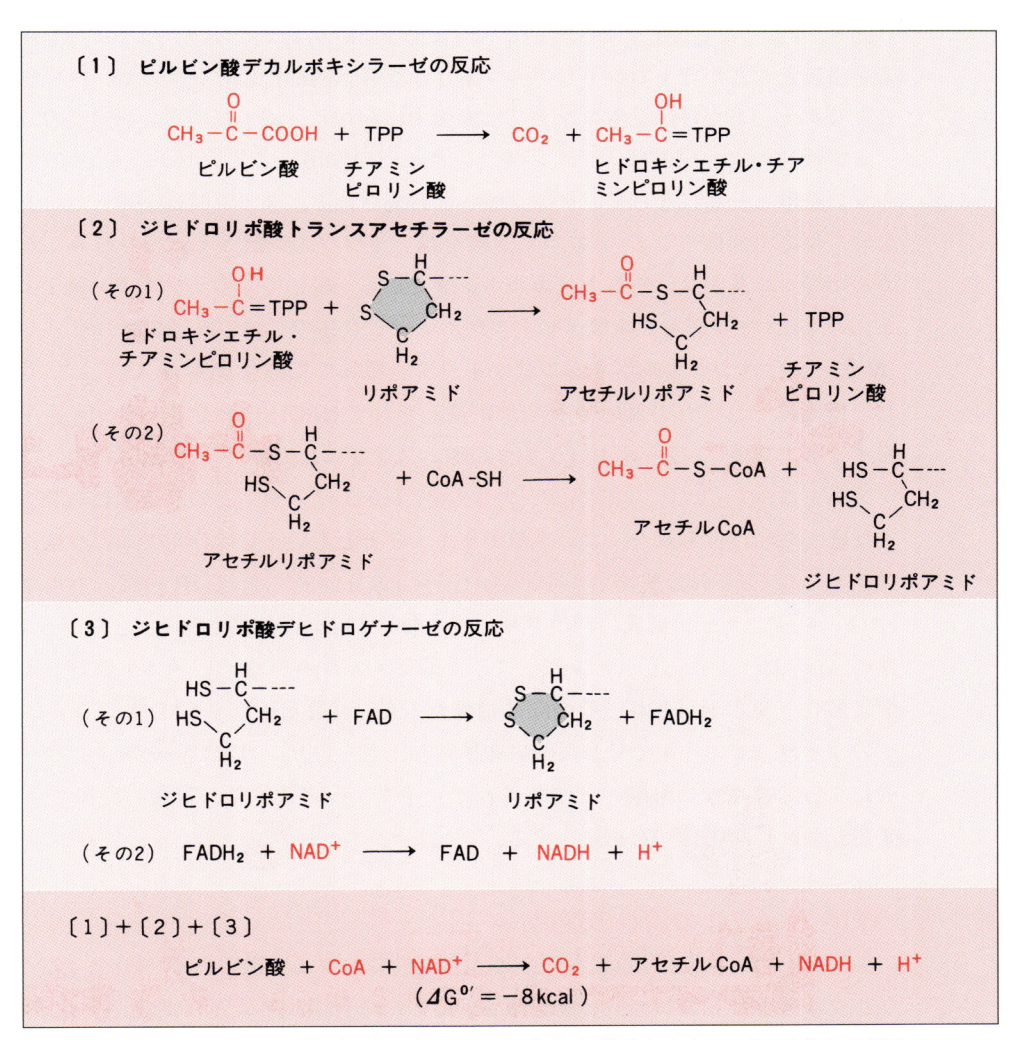

図5-3．ピルビン酸デヒドロゲナーゼ複合体を構成する3つの酵素成分の反応

脂肪酸の酸化（分解）酵素もミトコンドリア内に存在しているので都合がよい．

さて，このように多量に産生されるアセチル CoA は，これもやはりミトコンドリア内に存在する TCA サイクルへと入っていく．

B TCA サイクル

TCA サイクル（クエン酸回路ともいう）はミトコンドリア内において営まれる代謝系で，以下に述べる 8 つの反応によってアセチル CoA がクエン酸などのトリカルボン酸を経由して回路を 1 回転する間に 2 分子の二酸化炭素に酸化される．それに伴って，還元型の NADH＋H^+ を 3 セット，$FADH_2$ を 1 分子産生し，また GTP（ATP と同等の高エネルギー物質）も 1 分子産生する．

1. TCA サイクルの酵素系

図 5-4 に TCA サイクルの経路と 8 つの酵素の反応様式を示す．これら TCA サイクルの酵素系はほとんどがミトコンドリアのマトリックス（内部）に存在するが，図中⑥のコハク酸デヒドロゲナーゼだけはミトコンドリア内膜中に存在し，電子伝達系の一員ともなっている．

まず最初の①の段階は，クエン酸シンターゼの作用によりアセチル CoA のアセチル基がオキザロ酢酸と一緒になって，クエン酸へと合成される．クエン酸は②のアコニターゼの作用により，反応中間体のシス-アコニット酸を経てイソクエン酸へと転換される．これらの酸は，カルボキシル基が 3 つあるトリカルボン酸である．続いて③のイソクエン酸デヒドロゲナーゼと④の 2-オキソグルタル酸デヒドロゲナーゼ複合体の 2 つの段階では，それぞれ脱水素反応（酸化）をうけつつカルボキシル基が 1 つずつ切れて二酸化炭素（CO_2）として遊離する．それと同時にそれぞれの反応で NAD^+ が還元されて NADH＋H^+ を各 1 セット産生する．この間にイソクエン酸は，2-オキソグルタル酸，スクシニル CoA へと転換される．

スクシニル CoA は，⑤のスクシニル CoA シンテターゼ（この酵素名は試験管内で観察した逆反応から名付けられた．コハク酸チオキナーゼともいう）の作用でコハク酸へと分解される．スクシニル CoA の分解エネルギー（$\Delta G^{0'} = -8.0$ kcal）は，GTP の高エネルギーリン酸結合（$\Delta G^{0'} = -7.3$ kcal）形成に利用され，残りの 0.7 kcal が放出される（したがって，この反応全体の $\Delta G^{0'}$ は -0.7 kcal）．ついで，コハク酸は⑥のコハク酸デヒドロゲナーゼによってフマル酸に酸化（脱水素）され，その際に補酵素 FAD が還元されて $FADH_2$ となる．フマル酸は，⑦のフマラーゼの作用でリンゴ酸に変換され，さらにリンゴ酸は⑧のリンゴ酸デヒドロゲナーゼによってオキザロ酢酸へと酸化されてサイクルが完成する．最後の段階でも NAD^+ が 1 分子還元され，NADH＋H^+ を産生する．

2. TCA サイクルの流れの調節

TCA サイクルの 8 つの酵素反応のうち，最初のクエン酸シンターゼと 4 番目の 2-オキソグルタル酸デヒドロゲナーゼ複合体の反応の標準自由エネルギー変化がそれぞれ -7.5 kcal，-7.2 kcal と強い発エルゴン反応であるため，図 5-4 のサイクルを矢印の方向へほぼ一方通

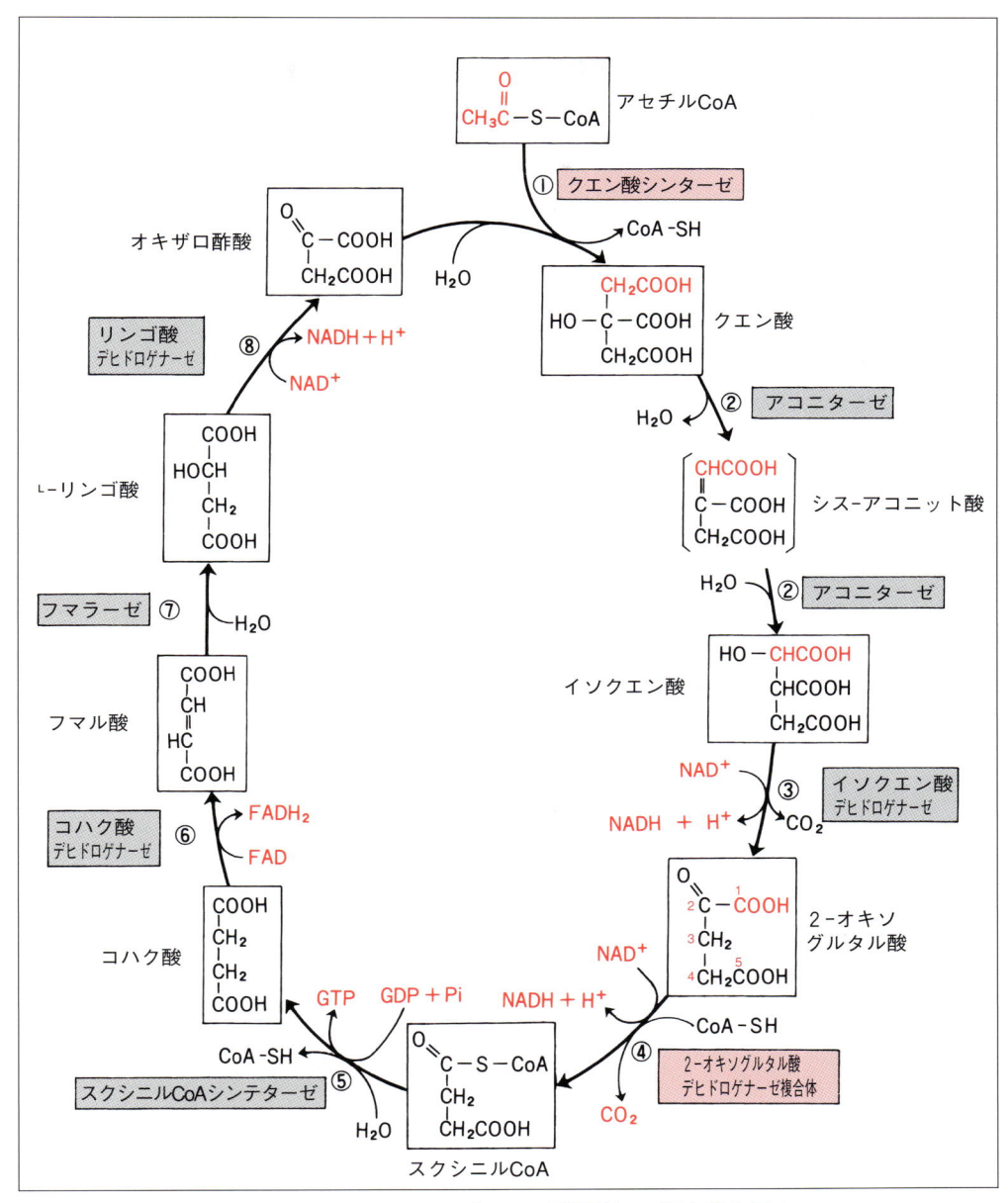

図5-4. TCAサイクル（クエン酸回路）の酵素群と反応

行に回転させている．このようにこの両段階は，サイクルの回転方向を決めているが，この2つの酵素はサイクルの流れる量を調節する律速段階でもある．すなわちクエン酸シンターゼは生成物である**クエン酸の増量により生成物阻害**をうけ，2-オキソグルタル酸デヒドロゲナーゼ複合体もその生成物のスクシニルCoAの増量によって阻害される．スクシニルCoAはまた，最初の段階のクエン酸シンターゼに対しても**フィードバック阻害**をすることでサイクルの流れを調節している．

その他の段階においても，反応はすべて平衡状態にあるため生成化合物または還元型の NADH や FADH$_2$（これらも生成物の1種であるが）が貯留してくれば，関連の各反応はそれぞれ減速されることになる．

C ATP の産生

1. 生体内の酸化還元系とエネルギー

ミトコンドリア内の TCA サイクルにより産生される還元型補酵素の NADH ＋ H$^+$ および FADH$_2$ は，2 H$^+$ ＋ 2 e$^-$ で表される 1 対のプロトンと 1 対の電子からなる還元価（還元当量）を持っている．これらの還元当量は，生体内のいろいろな酸化還元系（NAD$^+$/NADH，FAD/FADH$_2$，FMN/FMNH$_2$，CoQ/CoQH$_2$，シトクロム Fe^{3+}/Fe^{2+} など）の間を，図 5-5 に示されるように伝達されていく．

還元当量の伝達される方向は，水が高い所から低い所へ流れるように，電子に対する親和性が少しでも大きい系に流れやすい．電子に対する親和性は，その物質の持つ（酸化）還元電位の大きさに比例する．pH 7.0 における電位を**標準（酸化）還元電位**（E_0'）というが，生体内の代表的な標準還元電位を表 5-1 に示す．したがって電子対と 2 H$^+$ は，表中の上段の物質から下段の物質へと流れ，自由エネルギーを発生するのである．

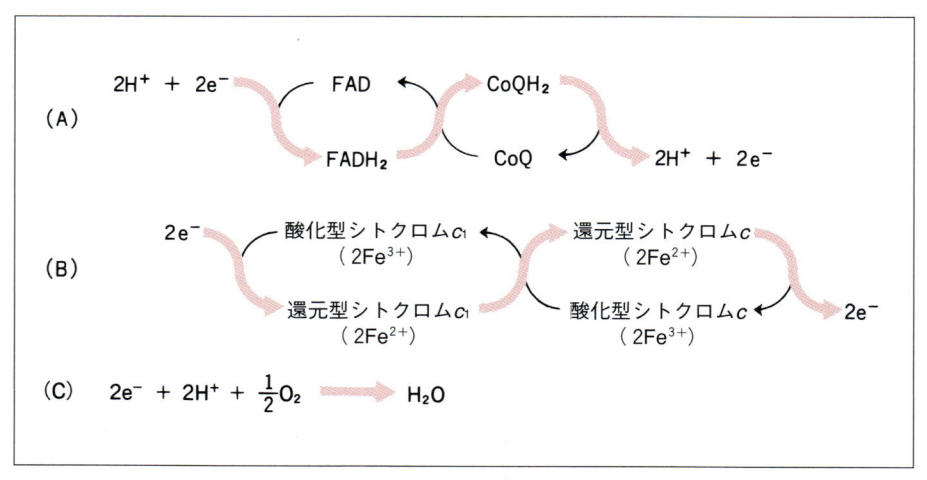

図 5-5. 還元当量［電子（e$^-$）およびそれに伴うプロトン（H$^+$）］の伝達

表 5-1. 主たる物質の標準（酸化）還元電位

酸化還元系	E_0'
NAD$^+$/NADH	－0.32 volt
C$_o$Q/C$_o$QH$_2$	＋0.04
シトクロムb　Fe^{3+}/Fe^{2+}	＋0.08
シトクロムa　Fe^{3+}/Fe^{2+}	＋0.29
$\frac{1}{2}$O$_2$/H$_2$O	＋0.82

2. 電子伝達系（呼吸鎖）

　私たちが息をしている呼吸の本体は，ミトコンドリア内に産生された電子対とプロトンからなる還元当量を肺から取り入れた酸素 O_2 によって酸化し，その際発生する上記の自由エネルギーを利用して ATP を合成することである．

　$NADH+H^+$ または $FADH_2$ から O_2 へ電子対を伝達する経路を，**電子伝達系または呼吸鎖**という．これはミトコンドリア内膜の中で図5-6のような順序で並んでいる．この伝達系の中で電子対が FMN/CoQ 間，シトクロム b/シトクロム c_1 間，シトクロム a/シトクロム a_3 間の3カ所を流れると，ATP合成用のエネルギーが産生される（次項参照）．実測値では $NADH+H^+$ からは2.5分子，$FADH_2$ からは1.5分子のATPが合成される．

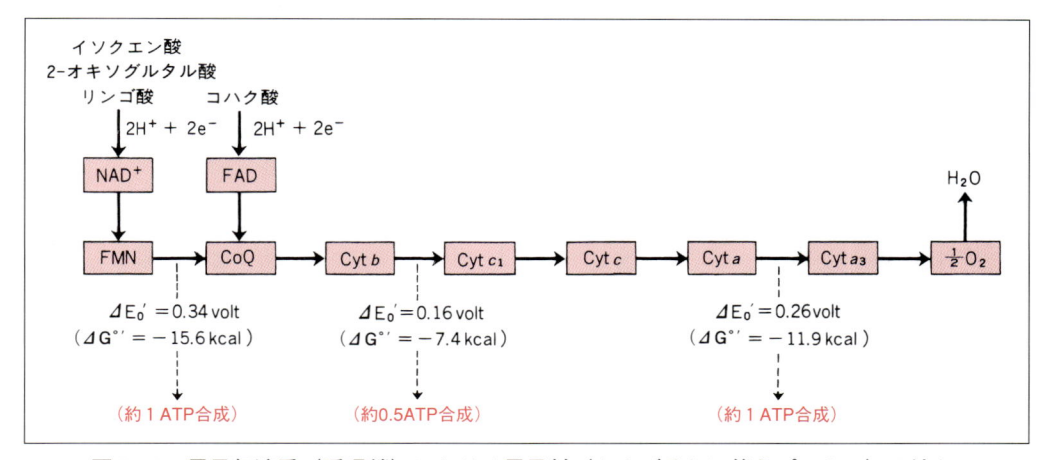

図5-6．電子伝達系（呼吸鎖）における電子対（およびそれに伴うプロトン）の流れ
電位差を解消するときに生ずる自由エネルギーは，ATPシンターゼでのATP合成に使われる．

3. ATP合成と化学浸透圧説

　電子伝達系は，実際には図5-7に示されたようにミトコンドリア内膜中でⅠ～Ⅳの複合体を形成して存在する．ユビキノン（CoQ，3章B.4.c.参照）は内膜中を，シトクロム c は水溶性で膜間腔を浮遊していると考えられている．電子対がこのような電子伝達系を伝達されるのに伴って ATP が産生する機構を，P.ミッチェルは以下の**化学浸透圧説**で解明した．

　TCAサイクルで発生した $NADH+H^+$ の還元当量は，複合体Ⅰの NADH デヒドロゲナーゼによって $FMNH_2$ に伝達され，以後複合体Ⅱ，Ⅲ，Ⅳへと流れ，最後にシトクロム c オキシダーゼによって分子状酸素 O_2 へうけ渡されて H_2O を生成する．その間に合計10個のプロトン（H^+）が3カ所のプロトンポンプから発熱反応で内膜と外膜の間の膜間腔へ放出される（図5-7）．このためミトコンドリア内膜の内と外でプロトンの**濃度勾配**が発生し，電気化学的な浸透圧を形成する．すると外側の H^+ は内に戻ろうとするプロトン移動力を示し，これが内膜の**ATPシンターゼ**（ATP合成酵素）の F_0（エフオー）サブユニットから入り，F_1 サブユニットを通る（図5-7）．その場合の H^+ 3個のエネルギーを利用して F_1 サブユニットでは，吸熱反応により図5-8に示す機構で ADP と Pi から ATP を1分子合成する．なお，無機リン（Pi）1個

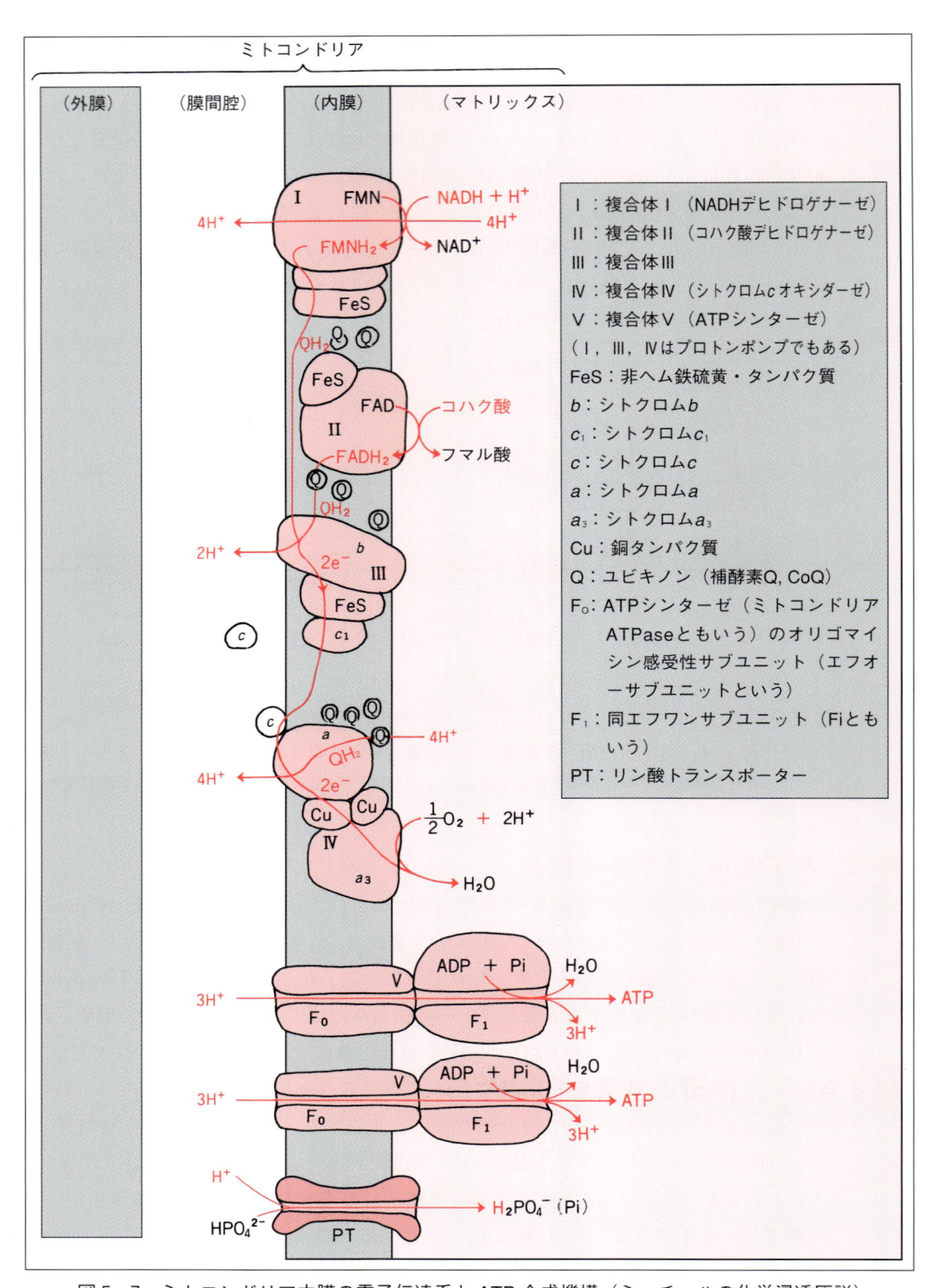

図5-7. ミトコンドリア内膜の電子伝達系とATP合成機構（ミッチェルの化学浸透圧説）

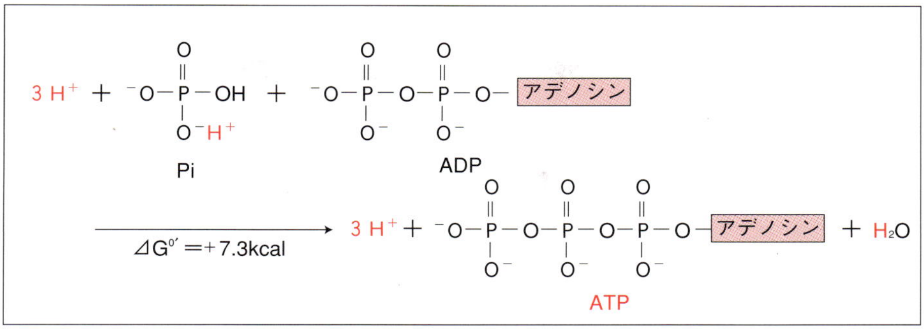

図5-8. ATPシンターゼによるATPの合成機構

のマトリックス（正確にはF_1）への輸送と中和にもH^+ 1個を必要とする．すなわち，ATP 1個を合成するのにH^+計4個を要する．NADH+H^+ 1セットからはH^+が10個出入りするため，ATPを2.5分子合成する．またFADH$_2$の還元当量は，途中の複合体IIから入るので，外に出されるプロトンは6個となる（図5-7）．したがってFADH$_2$からはATPが1.5分子生産される．

このように，還元当量が電子伝達系で酸化されるのに伴いATPを生成する機構を**酸化的リン酸化**という．ミトコンドリア内で生成されたATPは，ミトコンドリア内膜に存在するトランスロカーゼ（またはアデニンヌクレオチドトランスロケーター，**ANT**）によってミトコンドリアの外へ運び出される．そしてその時に，同量のADPがミトコンドリアの中へ取り込まれる（図5-9参照）．

ミトコンドリアの電子伝達系における還元当量の酸化とATPの生成を阻害する多くの呼吸毒があり，バルビタール剤は呼吸鎖のうち複合体Iを，マロン酸は複合体IIを，アンチマイシンは複合体IIIを阻害する．またシアン化物，一酸化炭素，硫化水素は，複合体IVのシトクロム c オキシダーゼを強力に阻害し，オリゴマイシンは複合体VのF_0サブユニットを阻害する．

ここで1分子のグルコースが，嫌気的解糖とTCAサイクルおよび酸化的リン酸化を経由して，二酸化炭素と水にまで分解される場合のATP産生量を計算すると，図5-9のように30から32分子にも上ることがわかる．

D ATPを必要とする生体内反応

1. リン酸化反応

糖質，ヌクレオチド，脂質などの代謝途上でのリン酸化反応や高エネルギー付加のためのリン酸化反応が多く存在する．またタンパク質（特に酵素類や細胞内因子，膜タンパク質）のリン酸化反応にも使われ，代謝や生体機能を調節している．

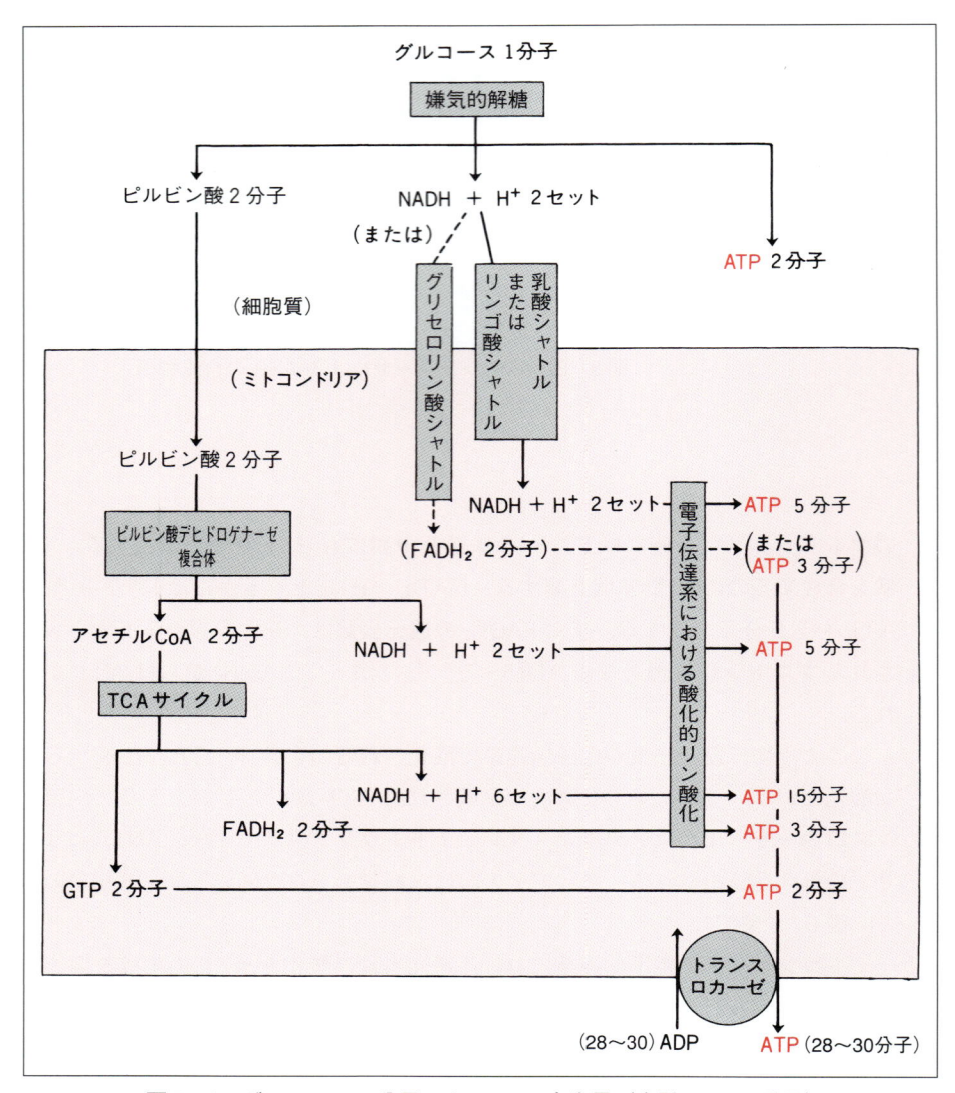

図5-9. グルコース1分子からのATP産生量（合計30～32分子）

2. 合成反応

　　ピルビン酸からホスホエノールピルビン酸やオキザロ酢酸への合成反応，プリンやピリミジンヌクレオチドの合成経路の多くの反応，グルタミン酸，アスパラギン酸からグルタミン，アスパラギンの合成，アミノアシルtRNA合成反応，さらにはペプチド鎖の延長反応，DNA鎖やRNA鎖合成反応など，実に数多くの反応においてATPの加水分解エネルギーが使用されている．人体を構築するすべての物質の合成に，ATPのエネルギーが使われるといっても過言ではない．

3．その他の反応

ATPのエネルギーは，その他 Na^+ などのイオンや物質の能動輸送，生体内分子や構造物の構造変化，筋肉の収縮，体温の維持など多くの反応で使われている．

▼ チャレンジ課題

1) ミトコンドリア内で行われる代謝経路・反応系にはどのようなものがあるか，すべて挙げよ．
2) TCAサイクル1回転で何がどれだけ生成するかを述べると共に，反応回路の回転方向と流れる量がどのように調節されているか説明せよ．
3) TCAサイクルから電子伝達系(呼吸鎖)を経てATPが生じるが，そのしくみについて述べよ．
4) 1分子のグルコースが CO_2 と H_2O に分解されるまでに生成するATPの数を数えながら，説明せよ．
5) ATPを必要とする生体内反応について述べよ．
6) 呼吸毒について説明せよ．

6章 脂質の代謝

2章で学んだように，消化管で消化・吸収された脂質の大部分はキロミクロンとなって，リンパ管→胸管→左鎖骨下静脈を通り，心臓を経る大循環系から肝臓に運ばれる．肝臓の実質細胞において**脂質代謝**，複合脂質の合成，血漿リポタンパク質の生成などが行われる．本章では肝臓における脂質代謝を中心に学ぶ．

重要事項

- **脂肪酸のβ-酸化**：脂肪（トリアシルグリセロール）にリパーゼが作用してグリセロールと脂肪酸が生成する．この脂肪酸にCoAが結合してアシルCoAとなり，ミトコンドリア内へ輸送されてβ-酸化をうける．β-酸化とはアシルCoAのβ位の炭素からCoA結合側の炭素2個分を離して，アセチルCoAと炭素数が2個少ないアシルCoAになる反応であり，この反応が繰り返される．動物体内の脂肪酸はほとんどが偶数炭素脂肪酸であり，最終的にはすべての炭素鎖がアセチルCoAになる．
- **ケトン体**：アセト酢酸，β-ヒドロキシ酪酸およびアセトンの総称名である．ケトン体は主に肝臓で生成されるが，飢餓や糖尿病では肝臓での糖代謝が低下するため，脂肪組織などの脂肪酸から多量のアセチルCoAが生成し，さらにケトン体に変えられ，血液中のケトン体の濃度が増す．
- **脂肪酸の合成**：肝臓および脂肪組織の細胞において脂肪酸シンターゼによってアセチルCoAを出発物質として脂肪酸が合成される．通常，合成される脂肪酸は炭素数16個のパルミチン酸であり，パルミチン酸より炭素数の多い脂肪酸はミクロソームの酵素によって鎖長延長がなされ，また，不飽和化酵素によって二重結合のある不飽和脂肪酸が合成される．
- **トリアシルグリセロール（脂肪）の合成**：肝臓をはじめとするほとんどの組織で合成され，グリセロール-3-リン酸に3分子のアシルCoAが結合しトリアシルグリセロールになる．グリセロール-3-リン酸の供給源は解糖系で生じたジヒドロキシアセトンリン酸およびグリセロールである．
- **コレステロールとそのエステルの合成**：生体膜および血漿リポタンパク質の成分であり，また，ステロイドホルモンおよび胆汁酸の合成の出発物質である．コレステロールは主に肝臓でアセチルCoAを出発物質として合成される．その合成の律速酵素であるHMG-CoAレダクターゼはコレステロールによってフィードバック抑制をうける．コレステロールに脂肪酸がエステル結合してコレステロールエステルが生成する．
- **アラキドン酸カスケード**：生体内の各種細胞において脂肪酸のアラキドン酸（$C_{20:4}$）から，局所ホルモンのプロスタグランジン類，トロンボキサン類，ロイコトリエン類およびリポキシン類が階段状に次々と合成される．

A 脂質の分解

1. 脂肪の分解と脂肪酸の酸化

　栄養学上よく知られているように，脂肪のエネルギー産生量は 9 kcal/g で，糖質やタンパク質の 4 kcal/g に比べると 2 倍以上である．これは脂肪の主要な構成成分である脂肪酸が生体のエネルギー需要を満たすのに最も効率のよい物質だからである．例えば 1 分子のパルミチン酸が完全に酸化されると，130 分子の ATP を生成することができる．グルコース 1 分子の完全酸化で生成する ATP が 30 から 32 分子（5 章 C.3. 参照）であるのと比較すれば，その化学エネルギー産生量の大きさは明らかである．

　脳以外の生体内のほとんどの臓器組織では，その安静時のエネルギー（基礎代謝エネルギー）需要の 50% 以上が脂肪酸の酸化によってまかなわれているといわれる．絶食時では脂肪酸酸化への依存度はさらに高まる．

　肝臓は血漿中の遊離脂肪酸を消費する最大の臓器であり，血糖調節におけるのと同じように遊離脂肪酸の血中濃度の調節に果たす肝臓の役割は重要である．肝臓中の遊離脂肪酸は以下の 4 つに由来する．

1）　脂肪組織からリパーゼ（図 6-1）によって分解放出された遊離脂肪酸は血漿アルブミンに結合して循環血液中を運ばれて肝臓に取り込まれる．リパーゼにはいくつかの種類が知られている．膵リパーゼは膵臓から腸管内消化液中に分泌され，胆汁酸塩で脂肪の乳化が促進されると活性化される．リポタンパク質リパーゼは毛細血管内皮細胞表面に広く分布し，キロミクロンや血漿リポタンパク質に含まれるトリアシルグリセロールに作用する．ホルモン感受性リパーゼは細胞内のサイクリック AMP（cAMP）を増加させるホルモン（カテコールアミン，グルカゴン，バソプレッシン，ACTH など）によって活性化され，インスリンで不活性化される．脂肪組織のリパーゼがこれにあたる．肝リパーゼ（肝性トリグリセリドリパーゼ）は肝臓で合成されたのち分泌され，肝臓の血管内皮細胞表面に分布する．リパーゼ活性のみならずホスホリパーゼ活性も有し，キロミクロンレムナント（キロミクロンのトリアシルグリセロールがリポタンパク質リパーゼによって加水分解をうけ

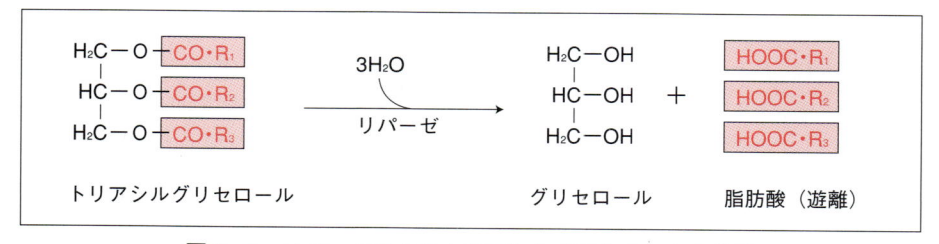

図 6-1．リパーゼによるトリアシルグリセロールの分解

　トリアシルグリセロールやグリセロリン脂質（図 6-5）の分解によって生成するグリセロールは，肝臓や腎臓においてグリセロールキナーゼの作用でリン酸化されグリセロール 3-リン酸となってのち（図 6-9），ジヒドロキシアセトンリン酸，グリセルアルデヒド 3-リン酸を経て解糖系（図 4-1 参照）で代謝される．

た残余の小粒子）や HDL（表6-2参照）のもつトリアシルグリセロール，リン脂質を加水分解する．
2) キロミクロンとして大循環系に入った脂肪は血液中のリポタンパク質リパーゼで加水分解され，生成した遊離脂肪酸が肝臓に取り込まれる．
3) 肝臓で合成された脂肪自体が肝リパーゼの作用で加水分解され，遊離脂肪酸を生ずる．
4) 門脈経由で吸収された食物由来の中短鎖脂肪酸がそのまま肝臓に取り込まれる．

遊離脂肪酸の酸化は主にミトコンドリア（2章A.2.c.参照）で行われる．この酸化過程は β-酸化とよばれる．脂肪酸が β-酸化をうけるためには予め2つの過程を経なければならない．それは脂肪酸の活性化と活性化された脂肪酸のミトコンドリア内への輸送である．これにはコエンザイム A（補酵素 A, CoA）が関与する．

a. 脂肪酸の活性化

脂肪酸が ATP のエネルギーを使ってアシル CoA シンテターゼの働きで CoA が結合することによって活性化され，アシル CoA となる（一般に脂肪酸 RCOOH の RCO をアシル基という）．

b. 活性化脂肪酸（アシル CoA）のミトコンドリア内への輸送（図6-2）

活性化された脂肪酸，アシル CoA はそのままではミトコンドリア内膜を通過することは

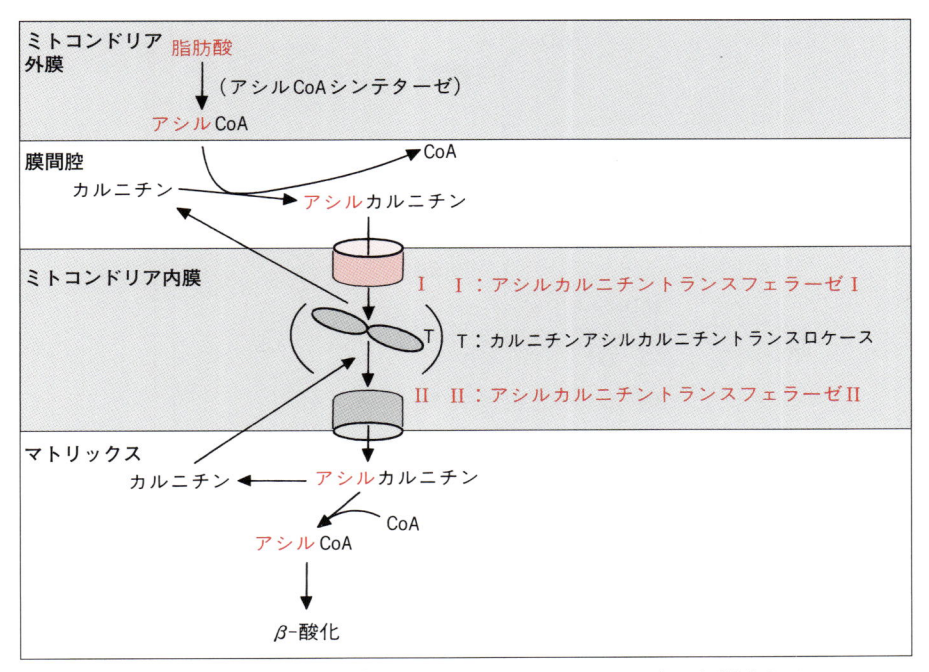

図6-2．脂肪酸は活性化されてからミトコンドリア内へ転送される
活性化脂肪酸（アシル CoA）はそのままではミトコンドリア内膜を通過することはできず，アシルカルニチンとなってミトコンドリア内膜を通過する．このときカルニチンがアシル基の運搬役となる．

できない．内膜を通るときにはまず CoA がはずれて，カルニチン（脂肪酸の担体）と結合したアシルカルニチンができ，ミトコンドリア内膜を通過後再び CoA が結合し，アシル CoA になるという経過をたどる．このアシル CoA が β-酸化をうけることになる．

c. ミトコンドリア内でのアシル CoA の β-酸化

β-酸化とはミトコンドリア内に転送されたアシル CoA が β 位の炭素から CoA 結合側の炭素2個分を離して，炭素数の2個少ないアシル CoA になる反応である（図6-3）．

段階1 アシル CoA デヒドロゲナーゼによる脱水素反応で，α-炭素と β-炭素の間に二重結合をつくる．この反応で離れた水素は，FAD に結合し $FADH_2$ が生成する．

段階2 エノイル CoA ヒドラターゼによる反応で，二重結合に水（H・OH）が加わり，β-炭素上に OH（ヒドロキシル）基ができる．

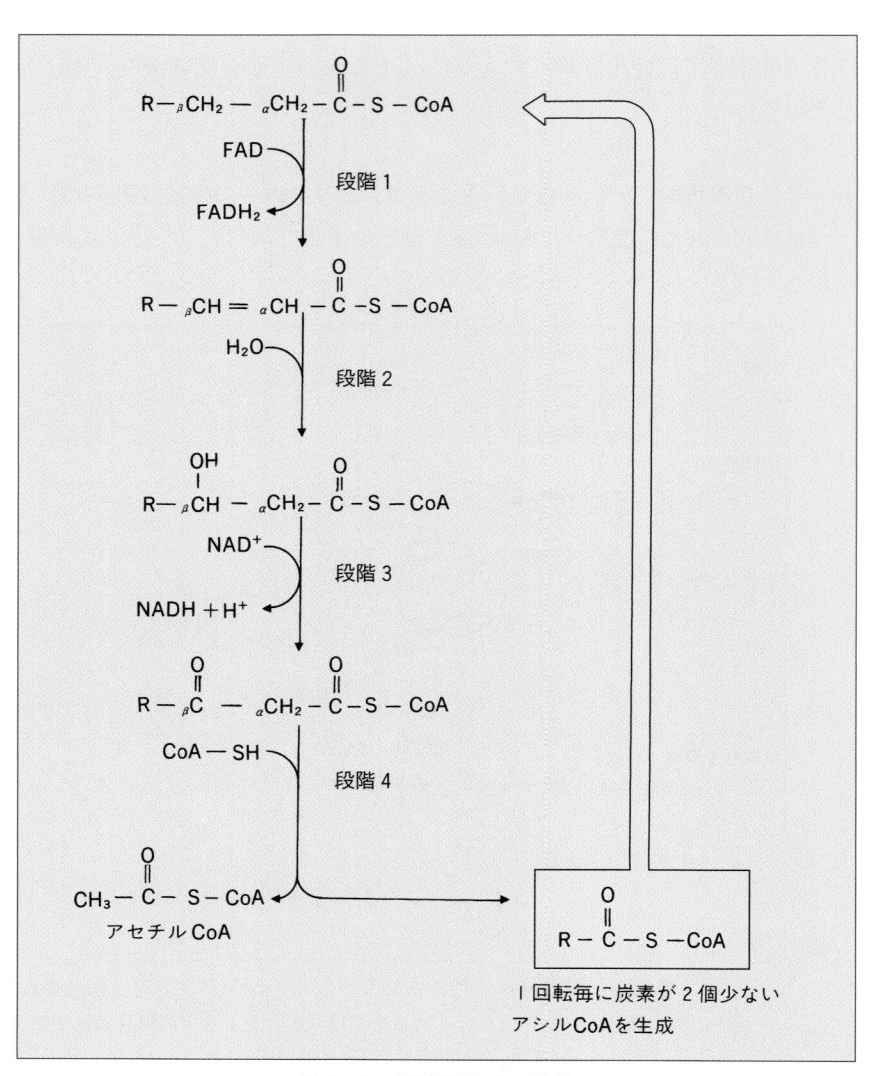

図6-3．脂肪酸の β-酸化

段階3　3-ヒドロキシアシル CoA デヒドロゲナーゼによる反応で，β-炭素上の OH 基が酸化され（β-酸化という名称はこのことに由来する）NADH と H^+ が生じる．

段階4　3-ケトアシル CoA チオラーゼによる反応で，α-炭素と β-炭素の間の結合を切断する．これによって1個のアセチル CoA と炭素数が2個少ないアシル CoA が生じる．このアシル CoA は再び段階1の反応に入る．

　生体内の脂肪酸は，ほとんどが炭素数が偶数個の脂肪酸であるので，β-酸化により完全に酸化される．少量ある奇数炭素脂肪酸は，β-酸化でプロピオニル CoA が残るが，これはスクシニル CoA に転換されて TCA サイクルに入る（図7-17参照）．

2．ケトン体 ketone body の形成と代謝

　ケトン体（アセトン体ともいう）はアセト酢酸（$CH_3-CO-CH_2-COOH$），β-ヒドロキシ酪酸（$CH_3-CH(OH)-CH_2-COOH$），アセトン（$CH_3-CO-CH_3$）の総称である．ケトン体の主要な生成臓器は肝臓で，通常条件下でもかなりの量がつくられている．ケトン体の合成はミトコンドリアの中でつぎのように進む．

　まず2分子のアセチル CoA はアセチル CoA チオラーゼによってアセトアセチル CoA に縮合され，ついで CoA を失ってアセト酢酸になる．アセト酢酸はさらに代謝されて，β-ヒドロキシ酪酸（デヒドロゲナーゼ反応による）やアセトン（脱炭酸反応による）に変わる（図6-4）．肝臓は脳，骨格筋，心筋などの組織と違って，アセト酢酸をアセチル CoA に再転換する機構を持たない．いい換えると，肝臓以外の組織では安静時でもエネルギーの相当な部分をケトン体の代謝（アセト酢酸→アセチル CoA→TCA サイクル）から得ているのである（図6-4）．

　肝臓でケトン体形成が増えるのは，脂肪酸の β-酸化の促進によって必要以上にアセチル CoA 濃度が高くなったり，ピルビン酸から炭酸固定反応（ピルビン酸カルボキシラーゼによる）で生ずるオキザロ酢酸の生成が減少したりする時である．肝臓から血液中に放出されたケトン体が他の組織での利用を上回ってしまうと当然血液中に増量することになるが，この時血液の pH は酸性に傾き（代謝性アシドーシス），ケトン体が尿中に排泄されたり（ケトン尿），高度になると揮発性のアセトンが呼気中に出現することになる．飢餓や糖尿病では肝臓での糖代謝の低下があり，脂肪組織などからの脂肪酸が多量に動員されてケトン体が産生されるため，ケトン体の血液中濃度上昇をきたす．過剰の脂肪摂取もその一因になる．

　ケトン体を形成するものを総称してケト原性物質という．タンパク質を構成する20種類のアミノ酸のうちロイシン，リジン，イソロイシン，フェニルアラニン，チロシンおよびトリプトファンはケト原性物質であり，それらはケト原性アミノ酸とよばれる（詳細は7章B.4.参照）．

3．複合脂質の分解

a．リン脂質

　リン脂質にはグリセロール骨格をもつレシチン，セファリンなどのグリセロリン脂質とスフィンゴミエリンのようなスフィンゴ脂質がある（1章C.4.参照）．これらのリン脂質はそ

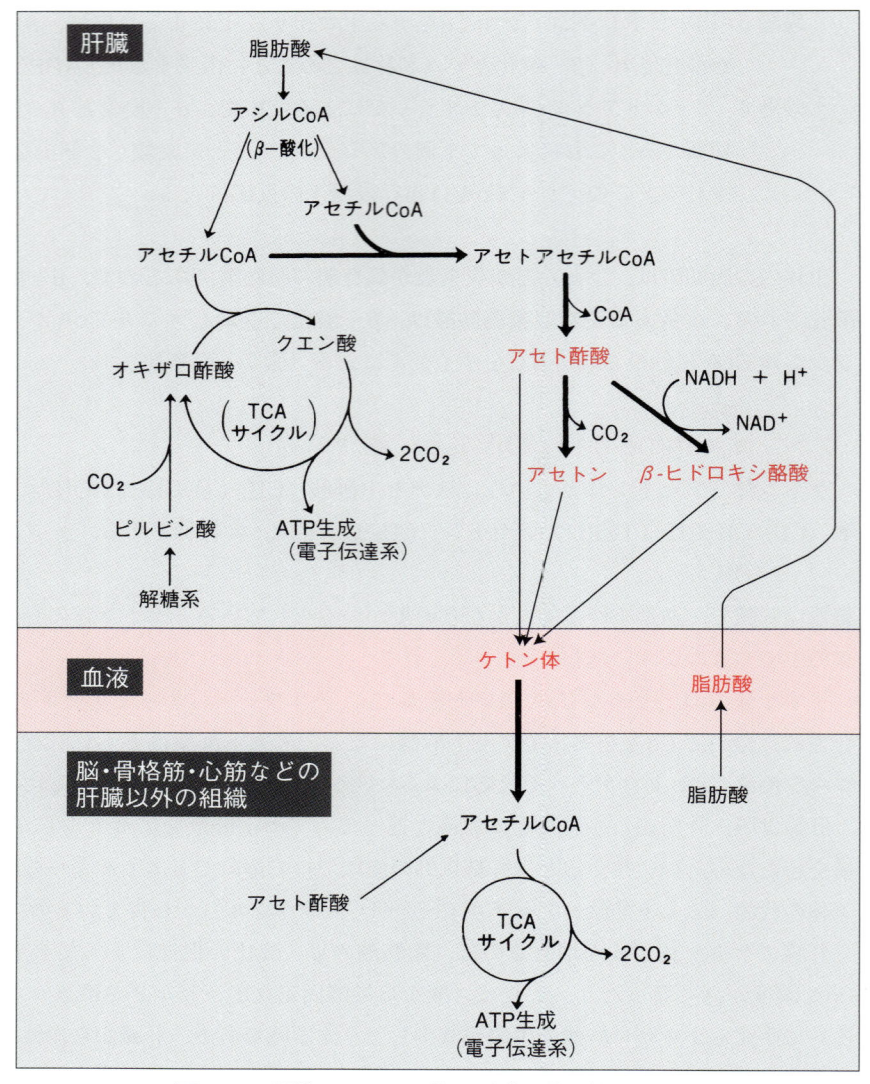

図6-4. 肝臓でのケトン体の形成と他組織での利用

れぞれ特有の酵素によって加水分解される．

グリセロリン脂質に作用する酵素は4種類あって，ホスホリパーゼ A_1，A_2，C，Dとよばれる（図6-5）．

b．スフィンゴ脂質

これにはリン酸を含むものと糖を含むものがある．リン酸を持つスフィンゴ脂質にはスフィンゴミエリンがある．スフィンゴミエリンはスフィンゴミエリナーゼで加水分解されてセラミドとホスホリルコリンとなるが，セラミドはさらにセラミダーゼによってスフィンゴシンと脂肪酸に分解される（図6-6）．

糖を持つスフィンゴ脂質はスフィンゴ糖脂質とよばれる．これはスフィンゴミエリンのホ

スホリルコリンの代わりにグルコース（グルコセレブロシド）やガラクトース（ガラクトセレブロシド），シアル酸を持つ糖鎖（ガングリオシド）などが結合したものである．

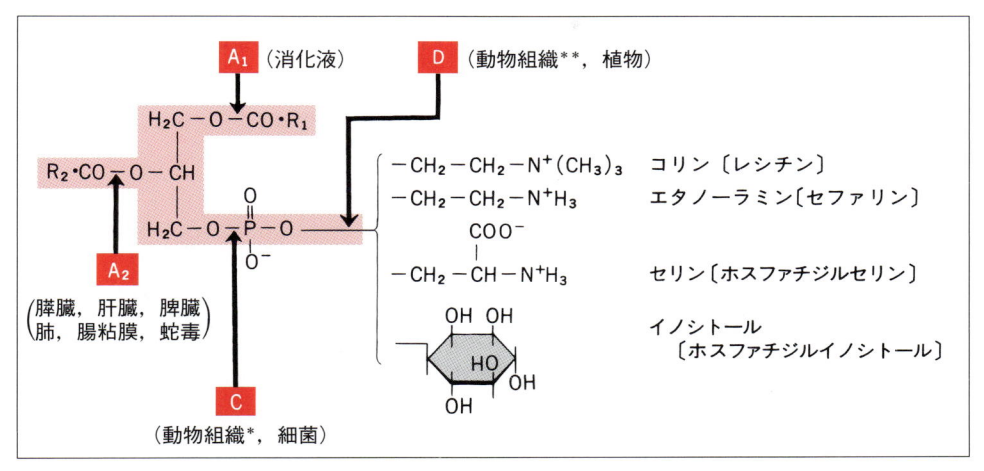

図6-5．グリセロリン脂質とホスホリパーゼ A_1，A_2，C，Dの作用部位

*動物組織に存在するホスホリパーゼCはホスファチジルイノシトールとそのリン酸化されたものにのみ作用する．細胞内情報伝達機構の1つとして，細胞膜に存在するイノシトールリン脂質の代謝に関与している．

**脳，肺，肝臓，腎臓，腸管，好中球などに存在し，主としてホスファチジルコリン（PC）を基質としてホスファチジン酸（PA）を生じ，PAはホスホリパーゼCによってジアシルグリセロール（DG）に，またホスホリパーゼ A_2 によってリゾホスファチジン酸（LPA）になる．PA，LPA，DGはそれぞれセカンドメッセンジャーとして細胞内情報伝達に関与する（図10-19参照）．

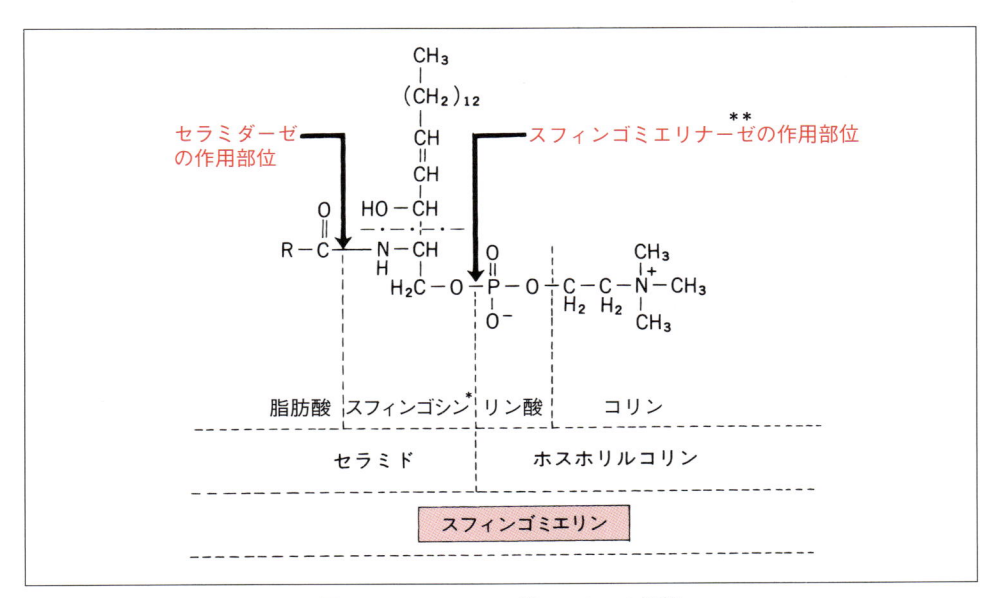

図6-6．スフィンゴミエリンの構造

*スフィンゴシン部分は—・—・—より上部のパルミチン酸と下部のセリンに由来する．
**スフィンゴミエリナーゼの遺伝的欠損はニーマン・ピック病として知られている（表13-1参照）．

B 脂質の合成

1. 脂肪酸の合成

脂肪酸合成の出発物質はミトコンドリア内のアセチル CoA である．このアセチル CoA がミトコンドリアの外にでて，サイトゾル（細胞質：2 章 A.2.h.②参照）の酵素，アセチル CoA カルボキシラーゼによって ATP の存在下に炭酸が固定され，マロニル CoA になるのが脂肪酸合成の始まりである．

$$\text{CH}_3\text{–CO–S–CoA} + \text{CO}_2 \xrightarrow{\text{アセチル CoA カルボキシラーゼ}} \text{HOOC–CH}_2\text{–CO–S–CoA}$$
（アセチル CoA）　　　　　　　　　　　　　　　　　　　　　（マロニル CoA）

この酵素はビオチン（図 3-12A 参照）を補酵素とし，カルボキシル基の運搬役となっている．しかしこのカルボキシル基は引き続く脂肪酸合成反応（図 6-7）の途中で失われることになる．脂肪酸の合成は肝臓細胞や脂肪細胞のサイトゾルにある**脂肪酸シンターゼ**によって行われるが，この酵素は 6 つの反応（図 6-7 中の①〜⑥）を触媒する酵素複合体で，通常合成される脂肪酸は炭素数 16 のパルミチン酸である．その全体の反応はつぎのようになっている．

アセチル CoA + 7 マロニル CoA + 14 NADPH + 14 H$^+$ ⟶
　　　　　　　パルミチン酸 + 7 CO$_2$ + 8 CoA + 14 NADP$^+$ + 6 H$_2$O

パルミチン酸以上の長鎖脂肪酸の合成（鎖長延長）にはミクロソーム（小胞体：2 章 A.2.b.参照）やミトコンドリアの酵素が，また不飽和脂肪酸の合成には肝臓ミクロソームにある不飽和化酵素が関与する．ヒトを含め高等動物では，不飽和脂肪酸のうちリノール酸（C$_{18:2}$）と α-リノレン酸（C$_{18:3}$）は生体内では合成できない（必須脂肪酸：1 章 C.1.参照）．もうひとつのリノレン酸である γ-リノレン酸と，さらにアラキドン酸はリノール酸から合成される．

アラキドン酸（表 1-3）などの高度不飽和脂肪酸からは多様なホルモン様作用をもつ生理活性物質がつくられる（図 6-8）．プロスタグランジン（PGA$_2$, PGB$_2$, PGC$_2$, PGD$_2$, PGE$_2$, PGE$_3$, PGF$_1\alpha$, PGF$_2\alpha$, PGF$_3\alpha$, PGG$_1$, PGG$_2$, PGH$_1$, PGH$_2$, PGH$_3$, PGI$_2$, PGI$_3$, PGJ$_2$ の 17 種類），トロンボキサン（TXA$_2$ と TXB$_2$ の 2 種類），ロイコトリエン（LTA$_4$〜LTF$_4$ の 6 種類）およびリポキシン（LXA$_4$ と LXB$_4$ の 2 種類）であり，このうち PGI$_2$ は特にプロスタサイクリンともよばれる．その合成経路は，まずグリセロリン脂質からホスホリパーゼ A$_2$ の作用によってアラキドン酸が遊離し（図 6-8），これに脂肪酸シクロオキシゲナーゼが作用するとプロスタグランジン G$_2$ が生成し，5-リポオキシゲナーゼが作用すると 5-ヒドロペルオキシエイコサテトラエン酸（5-HPETE）ができる（図 6-8）．抗炎症剤として使用されるグルココルチコイドはリポコルチン（タンパク質）を産生してホスホリパーゼ A$_2$ を強く阻害し，アスピリン，インドメタシンは脂肪酸シクロオキシゲナーゼの，ベンゾキノン化合物は 5-リポオキシゲナーゼの強力な阻害剤として作用し，それぞれ抗炎症作用を表す（図 6-8）．これらの生理活性物質は血圧上昇あるいは降下作用，血小板の凝集促進あるいは阻害，胃腸管の運動亢進，気管支や子宮筋の収縮，血管透過性の亢進，白血球の遊走や凝集の促進など多彩な作用を持ち，パラクリン様式（図 10-15 参照）の局所ホルモンとして生体内組織の機能を調節している．

アラキドン酸よりも不飽和結合が 1 個多いエイコサペンタエン酸（EPA）からはプロスタグラ

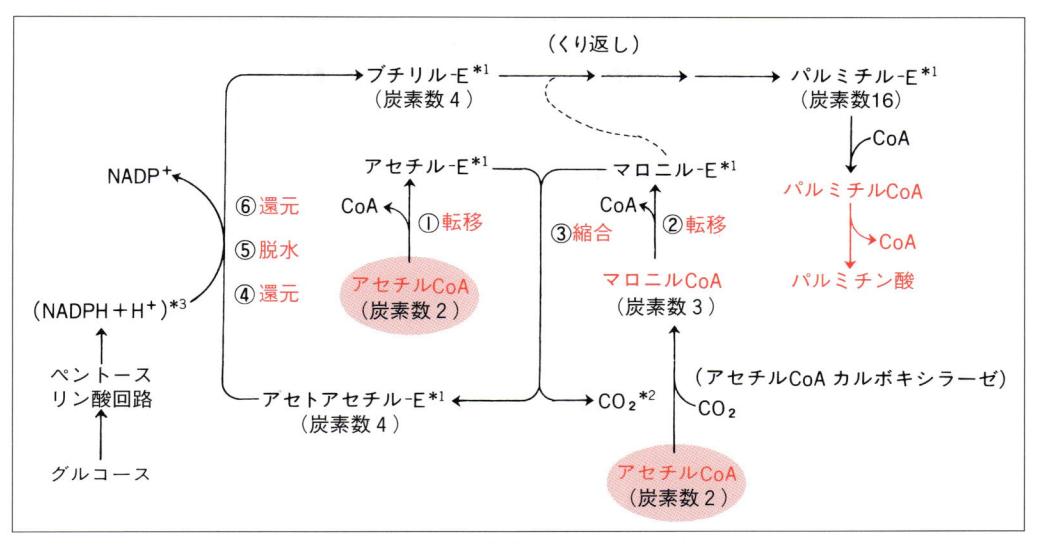

図6-7. 脂肪酸合成サイクル

パルミチン酸の合成は6つの酵素からなる脂肪酸シンターゼ（酵素複合体）によって触媒され，サイクルが一回転するごとに2つずつ伸びていく．逆方向に進むβ酸化に似ている． ● 出発物質

*1 脂肪酸シンターゼ（アシル基はシステイン残基に共有結合している）
*2 マロニルCoA合成の時に固定した炭酸基が失われる．
*3 NADPH＋H$^+$の主な供給源はペントースリン酸回路（4章D．参照）である．

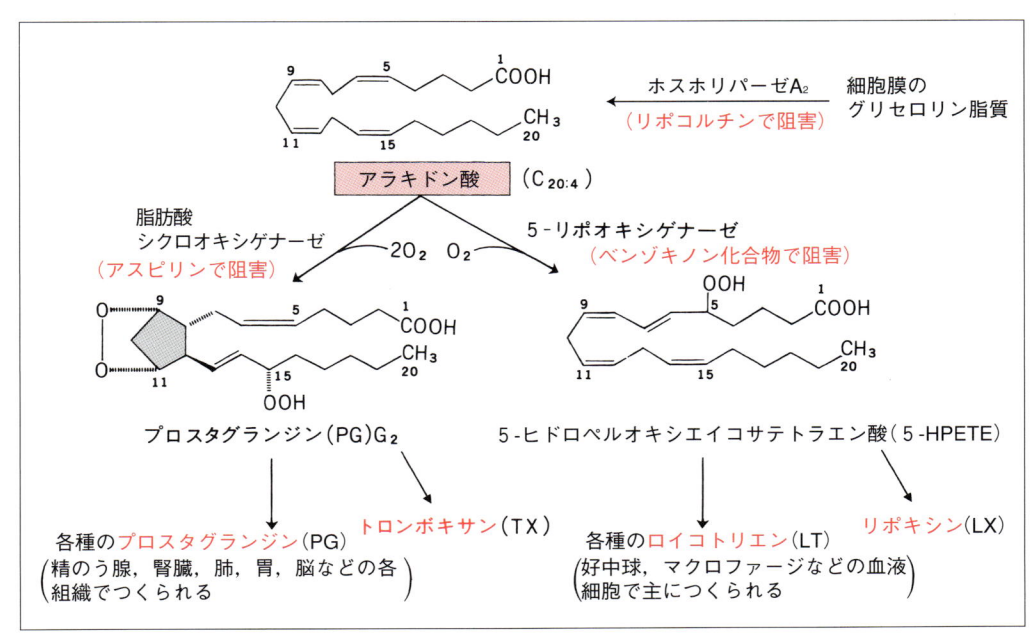

図6-8. アラキドン酸からプロスタグランジン，トロンボキサン，ロイコトリエン，リポキシンの合成（アラキドン酸カスケード）と抗炎症剤による阻害部位

脂肪酸シクロオキシゲナーゼにはCOX-1とCOX-2があり，COX-1は血小板や胃粘膜などに発現して生体防御に関与し，COX-2は関節滑膜などに発現して炎症反応に関与する．

ンジン H_3（PGH_3）を中間体として合成されるトロンボキサン A_3（TXA_3）は血小板凝集能を欠いている．また，プロスタグランジン H_3（PGH_3）よりつくられるプロスタグランジン I_3（PGI_3）は血小板凝集を阻害する働きをもつ．エイコサペンタエン酸は魚油に多く，魚を主食とするイヌイットに心筋梗塞が少ない理由のひとつとされる．

2．トリアシルグリセロール（中性脂肪）の合成

　トリアシルグリセロール（トリグリセリド，脂肪）は肝臓をはじめほとんどの組織で合成される．その合成経路は図6-9に示すように，グリセロール3-リン酸に2分子のアシル CoA（活性化脂肪酸）が結合，生成したホスファチジン酸からジアシルグリセロールができ，さらにもう1分子のアシル CoA が入ってトリアシルグリセロールとなる．グリセロール3-リン酸の供給源は解糖系で生じたジヒドロキシアセトンリン酸（図4-1参照）および遊離のグリセロールである．

　ただし脂肪組織では遊離のグリセロールを利用できない．これはグリセロールをリン酸化する酵素（グリセロールキナーゼ）を欠くからである（この酵素は新生児に多い褐色脂肪組織には存在する）．合成された貯蔵脂肪としてのトリアシルグリセロールの生物学的半減期は2～3日で，常に合成と分解が繰り返されている．貯蔵脂肪は主として皮下，筋肉間結合組織，腸間膜に蓄積される．

3．複合脂質（リン酸，糖を含む）の合成

　複合脂質には，グリセロリン脂質，スフィンゴ脂質，スフィンゴ糖脂質などがある．グリセ

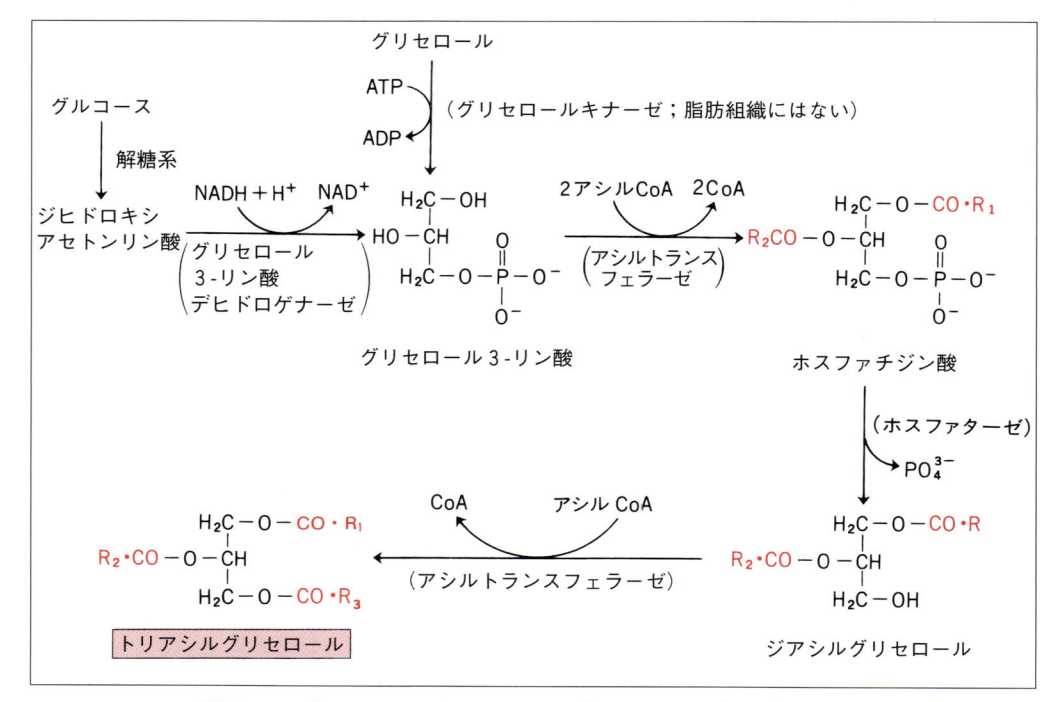

図6-9．グルコースからトリアシルグリセロール（脂肪）の合成

ロリン脂質の合成のもととなるのはホスファチジン酸である（図6-9）．

レシチンやセファリンはジアシルグリセロール経由で，ホスファチジルセリンやホスファチジルイノシトールはCDP（シチジン二リン酸；表1-8参照）の結合した形のCDP-ジアシルグリセロール経由で合成される（図6-10 A）．

スフィンゴ脂質の場合，スフィンゴシンに脂肪酸が加わってできたセラミドに糖やシアル酸が付加されるとスフィンゴ糖脂質になり，また，ホスホリルコリンが付加されるとスフィンゴミエリンができる（図6-10 B）．

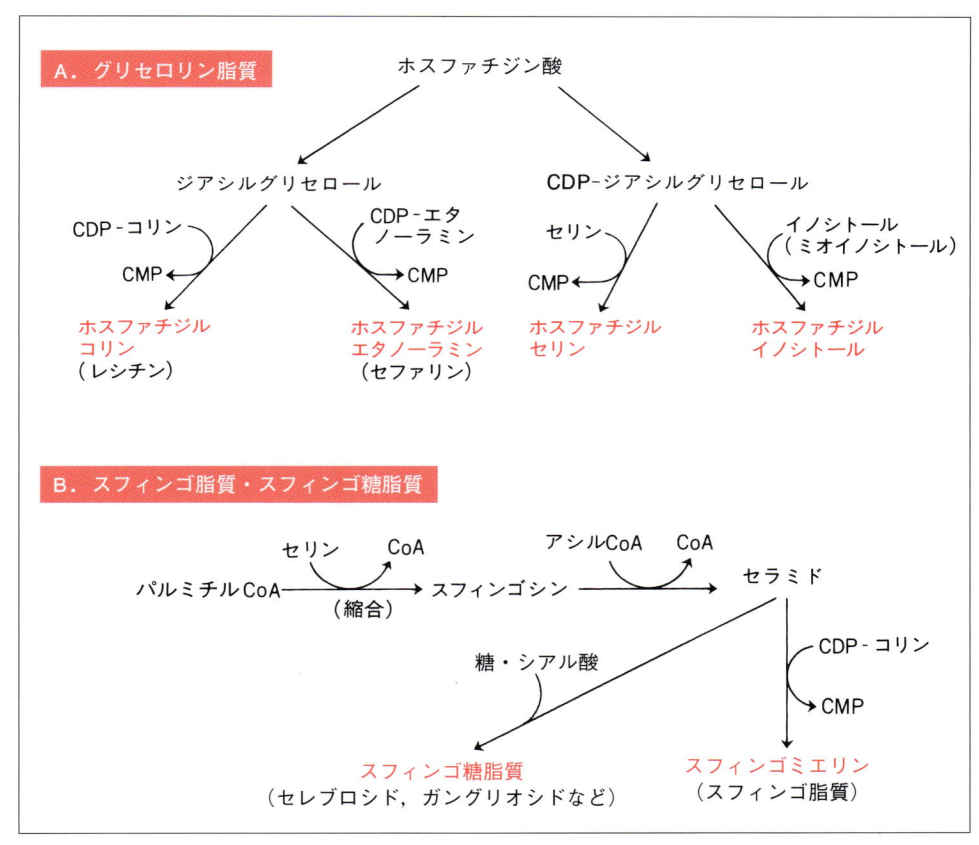

図6-10．複合脂質の合成—グリセロリン脂質（A）とスフィンゴ脂質（B）
CDPはシチジン二リン酸，CMPはシチジン一リン酸を示す（表1-8参照）．

4．コレステロールとコレステロールエステルの合成

動物の細胞膜をはじめとする生体膜の重要な成分であるコレステロール（図1-7参照）は，主に肝臓でアセチルCoAを出発物質として合成される．コレステロールの合成経路は複雑で，主要合成経路とされている一連の反応にあずかる酵素だけでも約20種類を数えるが，100種以上の酵素が関与するともいわれる．炭素数2のアセチルCoAから炭素数27のコレステロールが合成されるまでの炭素数の変遷をみると，図6-11 Aのようになる．コレステロール合成はケトン体形成の場合と同じように，まず2分子のアセチルCoAがアセチルCoAチオラーゼ

によってアセトアセチル CoA に縮合されることから開始される（図 6-11 B）．このアセトアセチル CoA にはさらにもう 1 分子のアセチル CoA が縮合し，HMG-CoA（3-ヒドロキシ-3-メチルグリタリル CoA）が生成するが，この反応を触媒する酵素は **HMG-CoA シンターゼ**[*1]とよばれる．

HMG-CoA は **HMG-CoA レダクターゼ**[*2]により還元されてメバロン酸になる．この酵素はコレステロール合成の律速酵素でコレステロールによってフィードバック抑制をうける（図 6-11 B）．すなわち食物由来あるいは合成されたコレステロールの肝臓中の濃度が高くなると，HMG-CoA レダクターゼの不活性化および酵素タンパク質の合成抑制が起こり，結果的にコレステロールの合成が減少する．

コレステロールの 3 位の炭素（C^3）についている水酸基（-OH）には脂肪酸がエステル結合する．これをコレステロールエステル（図 1-7 参照）とよぶ．コレステロールエステルは中性脂肪の一種である．

コレステロールエステルを合成する酵素には 2 種類ある．1 つは小腸，肝臓，および副腎皮質などのステロイドホルモン産生器官，マクロファージなどに存在するアシル CoA：コレステロールアシルトランスフェラーゼ（ACAT）であり，もう 1 つは血漿中にあるレシチン：コレステロールアシルトランスフェラーゼ（LCAT）である（図 6-12）．

ACAT の基質アシル CoA としてはオレイル（$C_{18:2}$）CoA がもっとも優れ，リノレオイル（$C_{18:3}$）CoA，パルミトイル（C_{16}）CoA がそれに次ぐといわれる．小腸粘膜上皮細胞における ACAT は吸収されたコレステロールを再エステル化する（図 2-9 参照）．この酵素反応は食事中のコレステロールおよびそのエステルが小腸で吸収される過程の律速段階と考えられている．肝臓においてはアセチル CoA から生合成されたコレステロール（図 6-11）や LDL 受容体（図 6-13）を介して取り込まれたコレステロールをエステル化し，VLDL（表 6-2）の形成にあずかる．副腎皮質などのステロイドホルモン産生器官では ACAT によってエステル化されたコレステロールが脂肪滴として蓄えられる．粥状動脈硬化発生に関与すると考えられているマクロファージ（図 11-2，図 11-11 参照）では酸化 LDL に対する受容体（スカベンジャー受容体，11 章 A.2.c.，表 11-6 参照）経路で大量に酸化 LDL（変性 LDL）が取り込まれ，ACAT によってエステル化されたコレステロールが蓄積し泡沫細胞化が見られる．

LCAT はレシチンの C^2 に結合している不飽和脂肪酸をコレステロールに移す．不飽和脂肪酸は主にリノール酸あるいはアラキドン酸である．しかし，LCAT は一部 C^1 の脂肪酸（飽和脂肪酸がほとんど）にも作用する．事実，血漿中のコレステロールエステルには少量のパルミチン酸などの飽和脂肪酸が証明されている．LCAT は血漿中の高密度リポタンパク質（HDL）と結合し，そのアポタンパク質 A-I によって活性化される（次項および表 6-1 参照）．

[*1] コレステロール合成にあずかる HMG-CoA シンターゼはサイトゾル（細胞質）中にあるが，ミトコンドリアにも同じ作用をもつ酵素がある．しかし，ミトコンドリアの酵素はコレステロール合成には関与せず，生成した HMG-CoA は酵素的に分解されて，アセト酢酸とアセチル CoA になる．アセト酢酸はケトン体の 1 つである．

[*2] 一般に HMG-CoA レダクターゼは小胞体（2 章 A.2.b.参照）に局在する酵素として知られているが，ペルオキシソーム（2 章 A.2.g.参照）にも全体の 30％ ほどの酵素活性が存在し，その反応生成物であるメバロン酸（図 6-11）からのコレステロール合成も認められている．

A. コレステロール合成までの炭素数の変遷

$C_2 \xrightarrow{C_2} C_4 \xrightarrow{C_2} C_6 \xrightarrow{C_1(CO_2発生)} C_5$

（アセチルCoA）（アセトアセチルCoA）（メバロン酸）（イソペンテニルピロリン酸）

$C_{30} \xleftarrow{C_{15}} C_{15} \xleftarrow{C_5} C_{10} \xleftarrow{C_5}$

（スクワレン）　　　　（ファネシルピロリン酸）（ゲラニルピロリン酸）

↓ 3 C_1（CH_3基離脱）

C_{27}

コレステロール

B. コレステロール合成の最初の段階

アセチルCoA
アセチルCoA → CoA （アセチルCoAチオラーゼ）
アセトアセチルCoA
アセチルCoA → （HMG-CoAシンターゼ） → CoA

$H_3C-\underset{H_2C-COOH}{\overset{OH}{\underset{|}{C}}}-CH_2-CO-SCoA$

3-ヒドロキシ-3-メチルグルタリルCoA
（HMG-CoA）

NADPH + H⁺ → NADP⁺ → CoA → （HMG-CoAレダクターゼ*）

$H_3C-\underset{H_2C-COOH}{\overset{OH}{\underset{|}{C}}}-CH_2-CH_2OH$

メバロン酸

コレステロール ⇠ フィードバック抑制

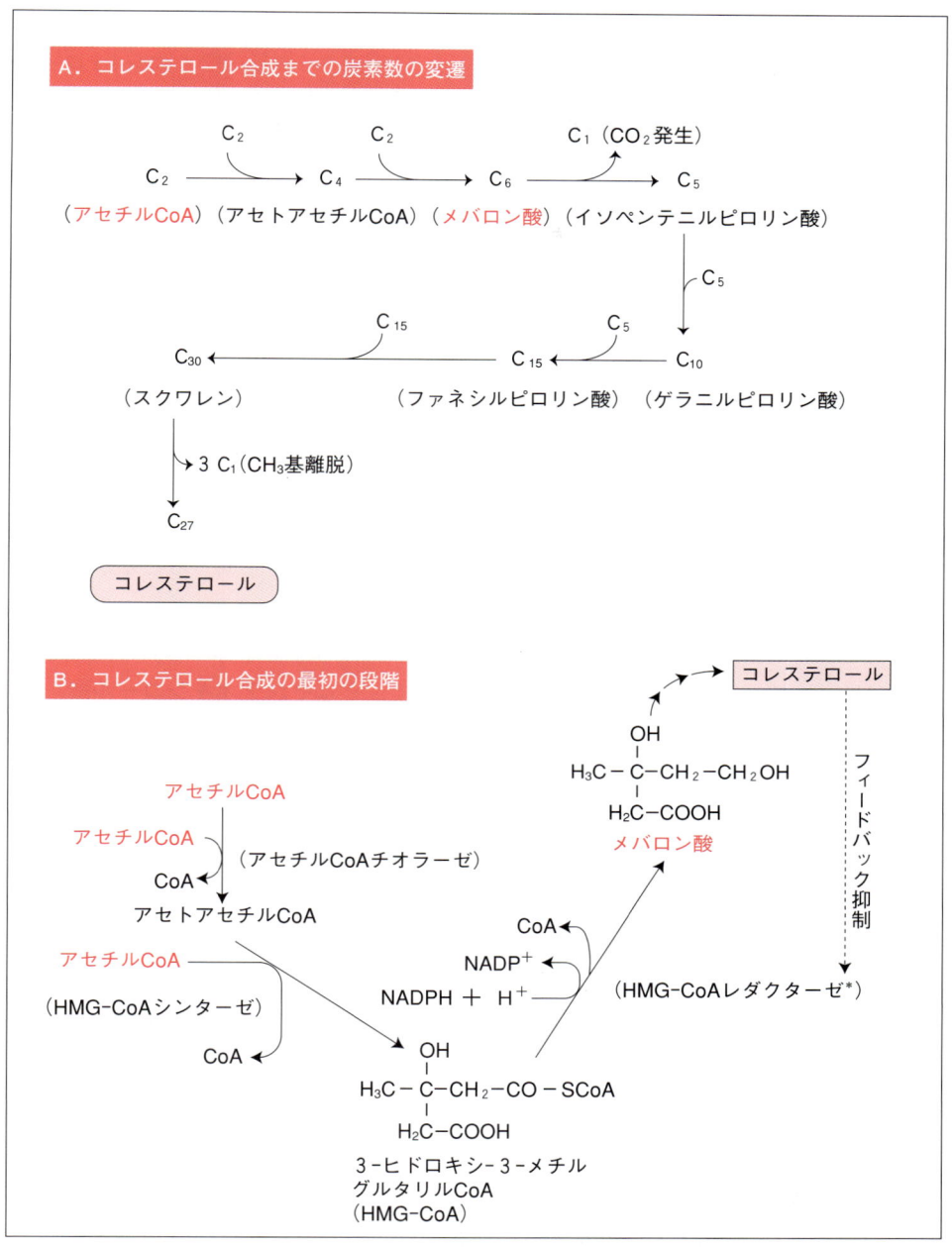

図6-11. アセチルCoAからコレステロールまでの炭素数の変遷（A）とコレステロール合成の最初の段階—メバロン酸の合成（B）

＊ コレステロール合成の律速段階であるHMG-CoA→メバロン酸の反応を触媒するHMG-CoAレダクターゼはコレステロールによって調節される．コレステロールの量が増えるとHMG-CoAレダクターゼ酵素タンパク質の合成が抑制される（フィードバック抑制）．

また，この酵素はホルモンによる調節もうける．グルカゴンは酵素タンパク質のリン酸化を促進することによって不活性化し，一方インスリンはリン酸化された酵素タンパク質の脱リン酸化を促進することによって活性化し，コレステロール合成を高めることが知られている．

```
①  コレステロール  ──アシルCoA→CoA──→  コレステロールエステル
                     ACAT(小腸，肝臓，副腎皮質，マクロファージなど)

②  コレステロール  ──レシチン→リゾレシチン──→  コレステロールエステル
                        LCAT(血漿)
```

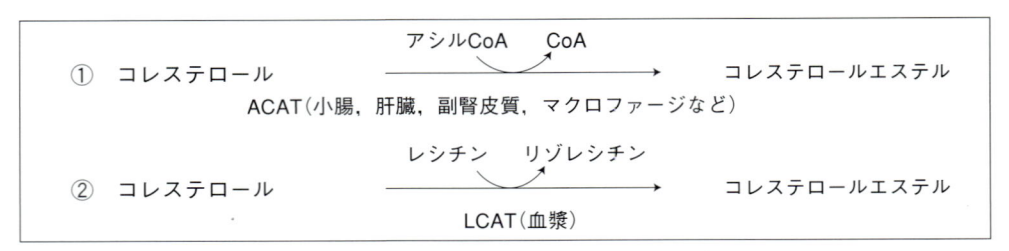

図6-12. コレステロールエステルの合成

コレステロールは肝細胞で合成される．肝硬変になると肝実質細胞が減るためコレステロールの合成量が減少し，二次的に血清コレステロール値が低下する．

コレステロールはビタミンD（3章B.3.b.参照）やステロイドホルモン（10章A.6.）の母体となるが，肝臓では胆汁酸（図1-8参照）に代謝される．胆汁酸の合成の主な経路はコレステロールのC^7がまず甲状腺ホルモンで発現誘導される7α-ヒドロキシラーゼ（CYP 7 A）の作用で水酸化されて7α-ヒドロキシコレステロールが生成することから始まる．肝臓で合成される胆汁酸（一次胆汁酸という）はコール酸，ケノデオキシコール酸が主要なものであるが，胆汁中ではグリシンやタウリンの抱合体となっている．これらはさらに腸管内でバクテリアによって一部は7α-脱水酸化反応をうけて，それぞれデオキシコール酸，リトコール酸になる（二次胆汁酸という）．これらの胆汁酸の94～98パーセントは腸管から再吸収され，ふたたび肝臓から胆汁中に分泌される〔これをウロビリノゲン（12章D.3.e.参照）の場合と同様に腸肝循環という〕．

5．血漿リポタンパク質（血漿リポプロテイン）

・リポタンパク質とアポリポタンパク質

血漿リポタンパク質は脂質とタンパク質の複合体で，循環血液中の脂質輸送にあずかり，組織臓器での脂質代謝に密接に関係する．血漿リポタンパク質の量的質的な変動は病気の臨床診断に応用されている．

血清タンパク質を電気泳動すると陽極側から大別して，アルブミンとα_1，α_2，β，γ-グロブリンの5つの分画に分かれる（図1-15および11章B.1.参照）．このとき血漿を用いると，フィブリノゲンがβとγ-グロブリンの間に分離されてくる．血漿リポタンパク質はα_1，α_2，β-グロブリン分画中に含まれている．それぞれα_1-リポタンパク質（HDL；高密度リポタンパク質），α_2-リポタンパク質（VLDL；極低密度リポタンパク質），β-リポタンパク質（LDL；低密度リポタンパク質）とよばれる．リポタンパク質のタンパク質部分はアポリポタンパク質といい，いずれも肝臓で合成される．アポリポタンパク質は約11種，6つのグループに分けられるが，それぞれ脂質の運搬と代謝において重要な役割を担っている（表6-1）．

これらのアポタンパク質と脂質（トリアシルグリセロール，コレステロール，コレステロールエステル，リン脂質，遊離脂肪酸）との含有比でリポタンパク質の密度が異なる．HDLはアポタンパク質の含有率が高くVLDLは低いが，小腸で形成されるキロミクロンはさら

表6-1. 血漿リポタンパク質を構成するアポリポタンパク質の種類と性質

アポリポタンパク質	所在	性質	分子量
アポA-Ⅰ, アポA-Ⅱ, アポA-Ⅳ	ⅠとⅡ：キロミクロン, HDL Ⅳ：キロミクロンからHDLへ移行	LCAT*1の活性化, HDL受容体のリガンド*2	Ⅰ：29,000 Ⅱ：17,000 Ⅳ：46,000
アポB-48, アポB-100	48：キロミクロン, キロミクロンレムナント*3 100：LDL, IDL, VLDL	コレステロールの除去	48：241,000 100：513,000
アポC-Ⅰ, アポC-Ⅱ, アポC-Ⅲ	キロミクロン, HDL, VLDL	Ⅰ：LCAT*1の活性化 Ⅱ：LPL*4の活性化 Ⅲ：LCAT*1の活性化とLPL*4の阻害	Ⅰ：6,600 Ⅱ：8,900 Ⅲ：8,800
アポD	HDL	脂質の輸送	19,000
アポE	キロミクロン, キロミクロンレムナント*3, VLDL, IDL, HDL	コレステロールの除去, 肝のキロミクロンレムナントおよびLDL受容体のリガンド*2	34,000
アポ(a)	Lp(a) [LDL+アポ(a)]	LDL中のアポB-100とS-S結合, 動脈硬化を誘発	280,000～800,000

*1 レシチン：コレステロールアシルトランスフェラーゼ
*2 受容体に結合して作用する正規の物質
*3 キロミクロン中のトリアシルグリセロールがリポタンパク質リパーゼによって一部加水分解された中間代謝産物
*4 リポタンパク質リパーゼ

に低密度である．脂質の組成も各リポタンパク質によって異なる．表6-2にこれらを概略的に示す．

LDLはトリアシルグリセロールや特にコレステロールとそのエステルを肝臓から他組織へ運ぶのに重要な役割を果たしている．LDLは細胞表面のLDL受容体にアポB-100（表6-1）を介して結合することで細胞内に取り込まれ，細胞内成分の合成やエネルギー源に利用されるが，LDLが過剰に生産されたとき細胞膜にコレステロールの過剰沈着を起こすことになる．これが血管壁の場合には動脈硬化の原因となる*．家族性高コレステロール血症とよばれる先天性代謝異常の患者にはLDL受容体タンパク質の欠損がある（13章A.3.a.参照）．

HDLのもつアポA-Ⅰ（表6-1）は，HDLに結合したレシチン：コレステロールアシルトランスフェラーゼ（LCAT，図6-12）を活性化する．HDLはおもに血管壁の細胞膜に過剰に存在するコレステロールを捕捉し，LCATによってレシチンから脂肪酸を転移させてコレステロールエステルをつくる．コレステロールエステルは，これもHDLに結合したコレステロールエステル輸送タンパク質（CETP）によってLDLに転送され，LDL受容体を介

* 動脈硬化（粥状硬化）病変の形成にはマクロファージが重要視されている．血管壁内に侵入した単球がマクロファージに分化したのち，その細胞表面に発現したスカベンジャー受容体SR-AⅠ/AⅡ（表11-6参照）を介して酸化あるいは変性したLDLを無制限に取り込み（図6-13），コレステロールエステルを主とする脂肪滴を大量に蓄積した泡沫細胞になり，血管壁で盛り上がるので血管が狭くなり，血流が悪くなる．

表6-2. 血漿リポタンパク質

名　称 （電気泳動による泳動部位と名称）	粒子の直径 (nm)	比重（超遠心法）	トリアシルグリセロール	コレステロール 遊離	コレステロール エステル	リン脂質	（脂肪酸）	タンパク質	主要アポリポタンパク質
			\(平均含有百分率，％\)						
キロミクロン （原点*1）	80～1,000	<0.95	90	1	2	5	(0)	2	アポAⅠ，アポB48，アポCⅠ，アポCⅡ，アポCⅢ，アポE
VLDL （α₂-リポタンパク質またはプレβ-リポタンパク質）	30～80	0.95～1.006	60	6	11	15	(0)	8	アポB100，アポCⅠ，アポCⅡ，アポCⅢ，アポE
IDL*2 （VLDL レムナント*3）	25～30	1.006～1.019	40	8	24	17	(0)	11	アポB100，アポE
LDL （β-リポタンパク質）	20～25	1.019～1.063	10	10	35	20	(～1)	25	アポB100が大部分
HDL*4 （α₁-リポタンパク質）	7.5～20	1.063～1.210	5	5	15	25	(～1)	50	アポAⅠ，アポAⅡ

*1　キロミクロンは電気泳動されず，原点にとどまる．
*2　中間密度リポタンパク質 VLDL レムナントともよばれる．
*3　レムナントとは，リポタンパク質リパーゼ（本章A.1.1）参照）によってリポタンパク質中のトリグリセリドが部分的に加水分解された中間代謝産物である．キロミクロンレムナント（図6-13），VLDL レムナント（IDL）などとよばれる．
*4　HDL は，さらに HDL₂ と HDL₃ に細分されるが，HDL₃ は HDL₂ よりタンパク質含量が多い．代謝上は，血液中で HDL₃ に含まれるコレステロールがレシチン：コレステロールアシルトランスフェラーゼ（LCAT；本章B.4.参照）によってコレステロールエステルに変換され，HDL₂ になる．

して肝臓実質細胞に取り込まれる．コレステロールの末梢組織から肝臓に至る経路はコレステロール逆輸送系とよばれ，HDL→CETP→LDL 受容体を介する経路はコレステロール逆輸送系の主要経路と考えられている（図6-13）．また，肝臓などに発現するスカベンジャー受容体の SR-BⅠ（11章A.2.c.および表11-6参照）は HDL の受容体でもあり，HDL から直接肝臓などにコレステロールエステルを輸送する．これらのコレステロールエステルは肝臓で代謝され，胆汁酸になる．肝臓から胆汁中に分泌される胆汁酸の 2/3 は HDL によって運ばれてきたコレステロールエステルに由来するといわれる．HDL は血管壁の過剰なコレステロールの沈着を防止し，動脈硬化を予防する効果をもつと考えられている．

6．グルコース脂肪酸サイクル

血糖が低下すると，貯蔵脂肪がホルモン感受性リパーゼ（本章A.1.1）参照）で分解され遊離脂肪酸が動員されるとともに，肝臓における脂肪酸β-酸化とケトン体形成の促進，他組織でのケトン体の利用の増加，血糖消費の減少が起こる．逆に血糖の上昇によって，脂肪組織における脂肪分解が抑えられて脂肪酸の血漿中濃度が低下し，β-酸化の抑制，血糖消費の増加が起こる．このように消費エネルギー源の切り替えが食物摂取と絶食などの栄養条件，あるいはホルモンレベルの変動に応じて交互に生ずることをグルコース脂肪酸サイクルとよぶ．

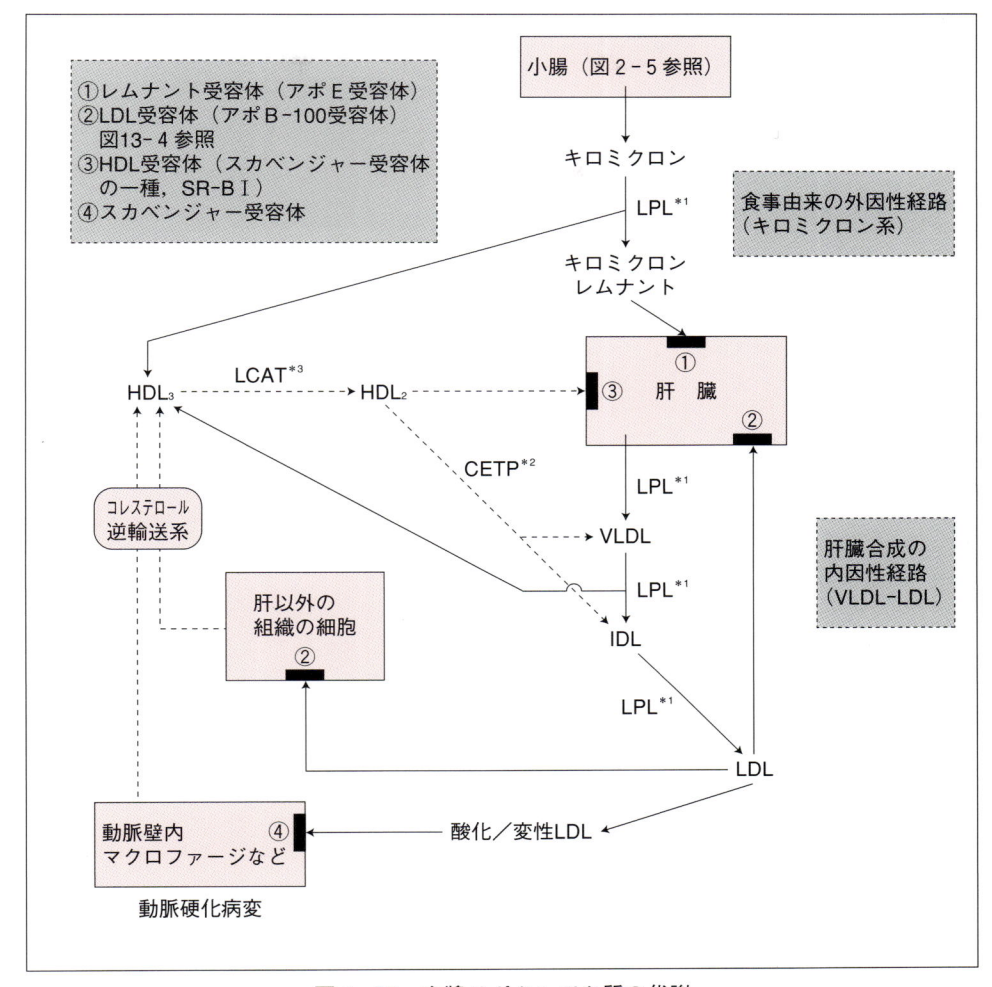

図6-13. 血漿リポタンパク質の代謝
*1 リポタンパク質リパーゼ（本章A.1.1参照）
*2 コレステロールエステル輸送タンパク質（コレステロール逆輸送系の一部を担う）
*3 レシチン：コレステロールアシルトランスフェラーゼ（本章B.4.参照）

▼ チャレンジ課題

1) 肝臓におけるケトン体の生成の概略について述べよ．
2) どのような状態の時に体内においてケトン体が増加するか説明せよ．
3) コレステロールの生体内での生合成の出発物質名とコレステロール生合成の概略について述べよ．
4) 摂取しすぎた糖質は何に変換され，体内のどの部位に蓄積されるか．
5) 肝硬変になると血清中コレステロール値が低下するが，その理由について述べよ．
6) 血漿リポタンパク質（LDL, HDLなど）の組成の特徴と動脈硬化症との関連について述べよ．
7) ホスホリパーゼの種類と作用部位を説明せよ．

7章 タンパク質の分解とアミノ酸の代謝

　タンパク質の構成成分としてのアミノ酸は20種類である．本章ではタンパク質を構成しているアミノ酸を中心として，その代謝について学ぶことにする．アミノ酸代謝を総括的にみると以下のようである（図7-1）．

① 食物中のタンパク質の消化・吸収，体内タンパク質の分解および糖質からのアミノ酸への変換などによってアミノ酸が供給される．

② アミノ酸は体内タンパク質の合成，核酸・ホルモン・神経伝達物質・ヘムなどの重要な生体成分の合成のための材料として利用される．

③ アミノ酸が分解されるとき，そのアミノ基から生じるアンモニアは肝臓における尿素サイクルで尿素に変えられて，尿中へ排泄される．残りの炭素骨格の部分は糖質，脂質，ケトン体に転換され，あるいはTCAサイクルで酸化されてCO_2とH_2Oになる．

　肝臓の実質細胞はアミノ酸代謝に関与する酵素系のすべてをもっており（主としてミトコンドリア内にある），食物由来のアミノ酸の取込みと他の組織へのアミノ酸の供給という大切な役割を担っている．本章では肝臓でのアミノ酸代謝を中心に学び，一部腎臓や脳におけるそれらの特徴についても把握する．

重要事項

- **タンパク質の分解とアミノ酸の供給**：生体内でタンパク質合成や生理活性物質生成の原料となるアミノ酸は，主として食物由来のタンパク質の消化酵素による分解と細胞内タンパク質の分解により得られる．細胞内では老廃物や貪食されたタンパク質のリソソーム酵素（カテプシン）による分解と，細胞内タンパク質のプロテアソームによるATP依存性分解が多い．

- **アミノ基転移反応**：アミノ酸が分解をうけるときにはアミノ基の離脱が起こり，ほとんどのアミノ酸のアミノ基が2-オキソグルタル酸に結合してグルタミン酸になる．一方，アミノ基が離脱した残りの部分は2-オキソ酸になる．この反応を触媒する酵素をアミノ基転移酵素（アミノトランスフェラーゼ）という．

- **アンモニアの処理**：生体内にはアミノ基由来のアンモニアが常に産生されているので，生体にはアンモニアの毒性を防ぐ機構が発達している．主要なアンモニアの処理機構として，①2-オキソグルタル酸にアンモニアが固定され，グルタミン酸になる．②グルタミン酸へさらにアンモニアが固定されグルタミンになる．③アンモニアから尿素サイクルによって尿素が生成され，尿中へ排泄されるの3種類がある．

- **必須アミノ酸**：タンパク質を構成する20種類のアミノ酸には，生体内で合成できるものと，合成できないものがある．合成できないため食物から摂取しなければならないアミノ酸を必須（不可欠）アミノ酸

とよび，バリン，ロイシン，イソロイシン，スレオニン，リジン，メチオニン，フェニルアラニン，トリプトファンの 8 種類がある．また幼少時には，これらに加えてヒスチジンとアルギニンが準必須アミノ酸として必要とされ，合計 10 種類（雨ふりひといろバス）になる．
- **アミノ酸からの生理活性物質の合成**：生体に存在している核酸のプリン塩基，ピリミジン塩基，ヘモグロビンのヘム，神経伝達物質であるアセチルコリン，セロトニン，ドーパミンや γ-アミノ酪酸（GABA），ホルモンであるチロキシン，カテコールアミン（ノルアドレナリンやアドレナリン），メラトニン，補酵素の NAD^+，$NADP^+$ などがアミノ酸から生体内で合成される．

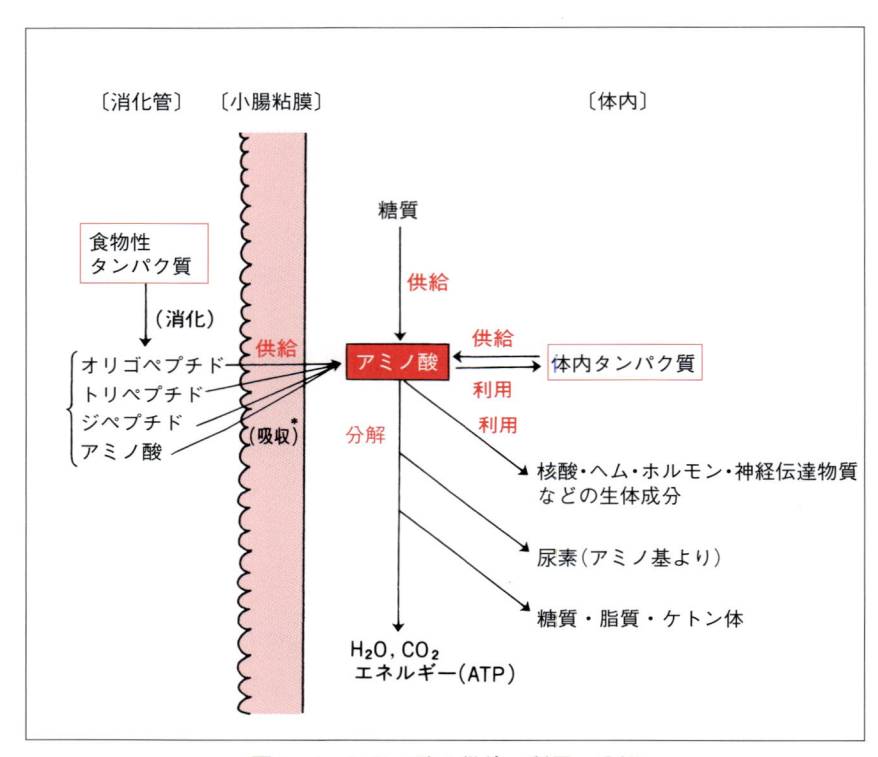

図 7-1．アミノ酸の供給・利用・分解

*食物由来のタンパク質は消化管内でタンパク質分解酵素によってオリゴペプチド，トリペプチド，ジペプチド，あるいはアミノ酸にまで消化されたのち，おのおのアミノ酸に適合した輸送機構で小腸粘膜から吸収される（図 2-7 参照）．小腸粘膜ではすべてアミノ酸になり，門脈を経て肝臓まで運ばれる．

A タンパク質の分解

1．タンパク質分解酵素の種類

　　タンパク質は 20 種類の L-アミノ酸が -CO-NH- のペプチド結合で重合したものであり（1 章 D.2. 参照），これを加水分解するのがタンパク質分解酵素である．タンパク質分解酵素は，その性質や存在部位などによって次のように分類される（表 7-1）．

表7-1. タンパク質分解酵素の分類

分類方法	種　類	性質あるいは名称
ペプチド鎖（基質）の長さから	プロテアーゼ ペプチダーゼ ジペプチダーゼ	タンパク質（1章D.2.参照）の分解 低分子量ペプチドの分解 ジペプチドを分解
作用形式から	エンドペプチダーゼ エキソペプチダーゼ ① アミノペプチダーゼ ② カルボキシペプチダーゼ	内部のペプチド結合を切断 ペプチド鎖の端からアミノ酸を1個ずつ切離す アミノ(N)末端アミノ酸を切離す カルボキシ(C)末端アミノ酸を切離す
活性中心にあるアミノ酸や金属の種類から	セリンプロテアーゼ システインプロテアーゼ アスパラギン酸プロテアーゼ メタロプロテアーゼ	活性中心にセリン残基 活性中心にシステイン残基 活性中心にアスパラギン酸残基 活性中心にCa^{2+}, Zn^{2+}, Mn^{2+}など結合
生体内での存在部位から	消化管プロテアーゼ 血漿プロテアーゼ 細胞外マトリックスプロテアーゼ 細胞内プロテアーゼ リソソームプロテアーゼ	消化酵素 補体系，凝固・線溶系，キニン・カリクレイン系，レニン・アンギオテンシン系 細胞外マトリックス（コラーゲン，ラミニンなど）を分解するマトリックスメタロプロテアーゼ[*1] プロセシング酵素[*2]，カルパイン，プロテアソーム カテプシン類，コラゲナーゼ，エラスターゼ

[*1] 活性中心にCa^{2+}, Zn^{2+}, Mn^{2+}などの金属イオンをもつものが多い．
[*2] タンパク質を部分的に切断（限定分解）して活性化あるいは不活性化する酵素．

2. プロテアソームならびにオートファジーによるタンパク質の分解

　表7-1に示したプロテアーゼ類はそれぞれ重要な役割を果たしているが，プロテアソーム以外は比較的寿命の長いタンパク質をATP非依存性にゆっくりと加水分解するものである．しかし，細胞内に異常タンパク質が発生したり，あるいは代謝上の必要からタンパク質の急速な入れ替えがある場合には，標的タンパク質はユビキチンによって標識（ユビキチン化）されたのち，ATP依存性プロテアーゼであるプロテアソームにより強力かつ急速なタンパク質分解をうける（図7-2）．例えば，細胞周期を短い時間内に制御している主要な因子群（サイクリン類，サイクリン依存性キナーゼインヒビター類，Myc，p53など）の代謝にはユビキチン依存性のタンパク質分解過程が深くかかわっている．一方，細胞内で発生した膜がタンパク質などを包みこみ，球状のオートファゴソームとなり，種々の分解酵素を含むリソソーム（2章A.2f.参照）と合体し，これらの分解酵素によりタンパク質を分解する．これをオートファジーという．タンパク質が分解され，生じたアミノ酸は新たなタンパク質の材料となる．その他，シグナル伝達，ストレス応答，受精・発生・分化，免疫応答など広範な生体調節機構に関与するとされる．

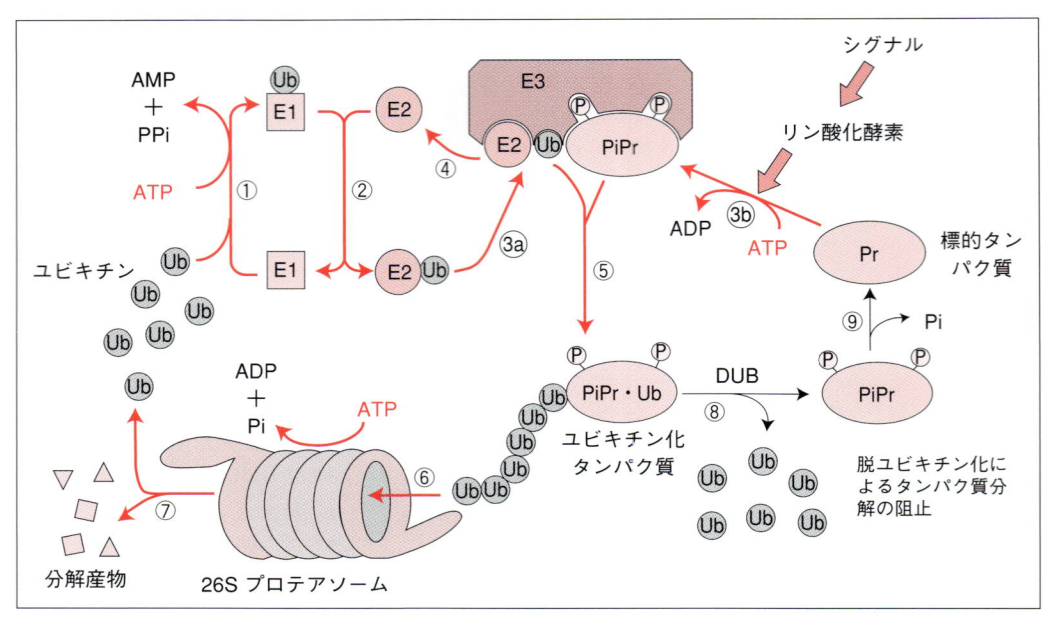

図7-2. 細胞内タンパク質のユビキチン化とプロテアソームによるATP依存性分解

① ATPの加水分解エネルギーを利用してユビキチン（Ub）[*1]がユビキチン活性化酵素（E1）によって活性化され，E1に結合する（E1・Ub）．② UbがE1からユビキチン結合酵素（E2）[*2]に転移する（E2・Ub）．③a Ubがユビキチンリガーゼ（E3）[*1]に転移し（E3・Ub），④ E2が遊離する．一方，③b リン酸化酵素によって標的タンパク質（Pr）がリン酸化され（PiPr），E3に結合する．ここにおいて，E3の作用によりPiPrにUbが結合しユビキチン化が起こる（PiPr・Ub）．⑤ E3はPiPr・UbのUb部分に次々にUbを重合させ[*3]，PiPr・(Ub)$_n$が形成される．⑥ PiPr・(Ub)$_n$は26SプロテアソームのもつUb受容体に認識され，ATPエネルギー依存性にプロテアソームに取り込まれたのち，酵素的にUbがはずされてからプロテアーゼによるタンパク質分解をうける．⑦ タンパク質分解産物とUbがプロテアソームから遊離する．⑧ PiPr・Ubが脱ユビキチン化酵素（DUB）によってUbを取り除かれた場合にはPiPrは分解を免れ，⑨ 最終的に脱リン酸されPrが再生する．

[*1] アミノ酸残基数76，分子量8,600のポリペプチド

[*2] E2とE3にはそれぞれ多種多様な分子種がある．E2のなかにはE3を必要としないでPiPrをユビキチン化する分子種もあり，またE3が識別し結合したPiPrをE2がユビキチン化する経路も知られている．

[*3] Ub分子中の48番目のリジン残基ε-アミノ基に，第2のUb分子C末端グリシン残基のカルボキシル基がアミド結合（-CO-NH-）する．この結合はイソペプチド結合とよばれ，通常のタンパク質分解酵素とは異なるイソペプチダーゼにより切断される．

B アミノ酸の分解

アミノ酸が分解をうける時には，窒素（N）を含むアミノ基（-NH$_2$）の離脱が起こるのが基本である．アミノ基離脱にはいくつかの型があるが，以下の反応が主要なものである．アミノ酸代謝は，ほとんどがミトコンドリア内で行われる．

1. アミノ基転移反応

　これはほとんどのアミノ酸（リジン，スレオニン，プロリンなどは例外となる）から2-オキソグルタル酸がアミノ基を受け取ってグルタミン酸となり，アミノ酸自身は2-オキソ酸（α-ケト酸）になる反応で，それぞれ固有のアミノトランスフェラーゼ〔ピリドキサルリン酸（3章B.1.c.参照）が補酵素〕になって触媒される（反応式①，②，図7-3，反応A）.

① アスパラギン酸アミノトランスフェラーゼ（AST；グルタミン酸オキザロ酢酸トランスアミナーゼ：GOT）の反応

$$^-OOC-CH_2-\underset{\underset{アスパラギン酸}{}}{\overset{NH_3^+}{CH}}-COO^- \;+\; ^-OOC-CH_2-CH_2-\underset{\underset{2-オキソグルタル酸}{}}{\overset{O}{C}}-COO^-$$

$$\longleftrightarrow \; ^-OOC-CH_2-\underset{\underset{オキザロ酢酸}{}}{\overset{O}{C}}-COO^- \;+\; ^-OOC-CH_2-CH_2-\underset{\underset{グルタミン酸}{}}{\overset{NH_3^+}{CH}}-COO^-$$

② アラニンアミノトランスフェラーゼ（ALT；グルタミン酸ピルビン酸トランスアミナーゼ：GPT）の反応

$$CH_3-\underset{\underset{アラニン}{}}{\overset{NH_3^+}{CH}}-COO^- \;+\; ^-OOC-CH_2-CH_2-\underset{\underset{2-オキソグルタル酸}{}}{\overset{O}{C}}-COO^-$$

$$\longleftrightarrow \; CH_3-\underset{\underset{ピルビン酸}{}}{\overset{O}{C}}-COO^- \;+\; ^-OOC-CH_2-CH_2-\underset{\underset{グルタミン酸}{}}{\overset{NH_3^+}{CH}}-COO^-$$

　この反応は両方向性である．AST（GOT）やALT（GPT）は肝臓や心臓の細胞傷害時に血中に漏出し，血清酵素活性の上昇が見られるので，臨床診断によく利用されている（表11-10参照）.

　セリン，メチオニンなどからはアミノ基がピルビン酸に転移されてアラニンとなり，自身はそれぞれの2-オキソ酸になる．

2. アンモニアの生成反応

　いくつかのアミノ酸はおのおの特異的な酵素で-NH₂（アミノ基またはアミド基）が切断されてアンモニアを生成する．例えば，グルタミン酸はミトコンドリアにあるグルタミン酸デヒドロゲナーゼの作用で2-オキソグルタル酸になると共にアンモニアを生成する（図7-3，反応B）．このアンモニアは肝臓においては尿素に転換されるが（次項参照），腎臓では直接尿中に排泄される．

　腎臓でアンモニアを生成するアミノ酸にはグルタミンとグリシンがある．グルタミンはグルタミナーゼでアミド基が切断され，グリシンはグリシン開裂酵素によって分解されて，ともにアンモニアを産生する（図7-4）．これらの酵素はとくに腎臓での活性が高く，アンモニアの尿中排泄という生理的役割をもっている．

　セリンおよびスレオニンはセリン/スレオニンデヒドラターゼ（ピリドキサルリン酸が補酵

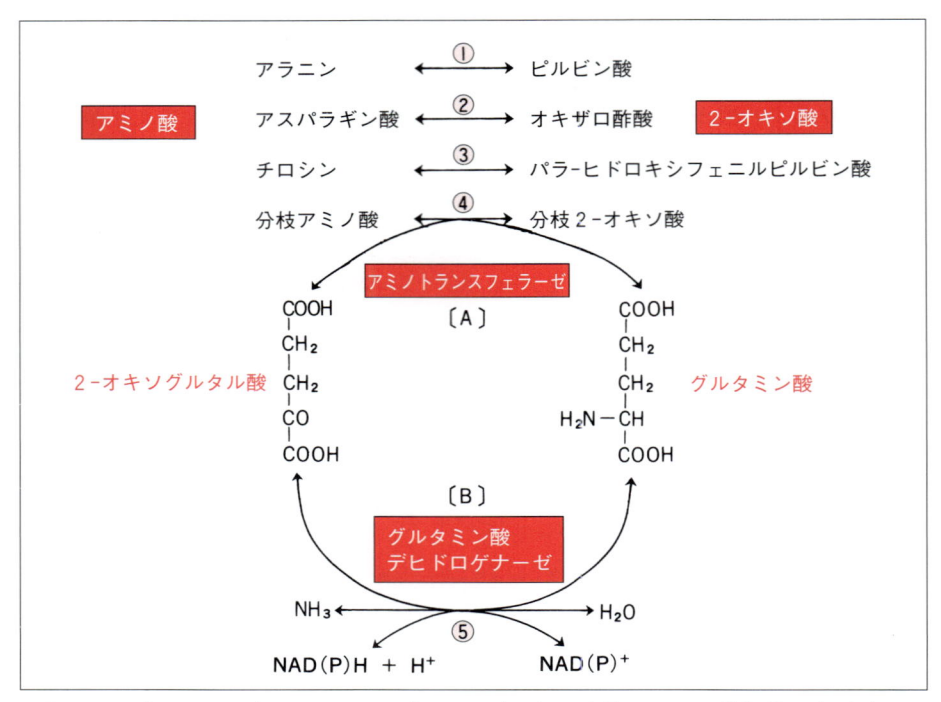

図 7-3. グルタミン酸と 2-オキソグルタル酸の相互変換—アミノ基転移反応（A）と
　　　　グルタミン酸デヒドロゲナーゼ反応（B）

①アラニンアミノトランスフェラーゼ（ALT）
②アスパラギン酸アミノトランスフェラーゼ（AST）
③チロシンアミノトランスフェラーゼ
④分枝アミノ酸アミノトランスフェラーゼ：脳，心臓，腎臓，筋肉などに存在し，肝臓にはない．
　肝臓には別のロイシンアミノトランスフェラーゼ，イソロイシンアミノトランスフェラーゼ，
　バリンアミノトランスフェラーゼがある（本章 D. 10. 参照）．
⑤グルタミン酸デヒドロゲナーゼ：肝臓，腎臓のミトコンドリアに存在するが，生理的条件下で
　は左方向に反応が進み，生成したアンモニアは肝臓においては尿素サイクル（本章 B. 3. c. 参
　照）で処理され，腎臓では直接尿中に排泄される．

素）によって脱アミノ基反応をうけ，アンモニアを遊離しつつ，それぞれピルビン酸と 2-オキソ酪酸に転換される（図 7-4）．

3．アンモニアの処理

　　アンモニアは毒性の強い物質である．肝硬変症に見られる高アンモニア血症は肝性昏睡の原因になることはよく知られている．アンモニアは細胞活動のなかで常に生産されているので，腎臓で尿中へ排泄されるだけでは十分でなく，生体にはアンモニアを化合物として固定してその毒性から免がれる機構が発達している．主要なアンモニア処理機構は次の 3 つである．

　a．2-オキソグルタル酸へのアンモニアの固定
　　　この過程はグルタミン酸デヒドロゲナーゼによるアンモニア生成反応の逆方向である（図 7-3，反応 B）．脳では，グルタミン酸デヒドロゲナーゼと次項に述べるグルタミンシンテ

B. アミノ酸の分解

A．グルタミン (glutamine)

グルタミン → (グルタミナーゼ, H_2O, NH_3) → グルタミン酸 → (グルタミン酸デヒドロゲナーゼ, $NAD(P)^+$, $NAD(P)H+H^+$, NH_3) → 2-オキソグルタル酸

B．グリシン (glycine)

グリシン → (グリシン開裂酵素*, テトラヒドロ葉酸, メチレンテトラヒドロ葉酸, NAD^+, $NADH+H^+$) → $CO_2 + NH_3$

C．セリン (serine)・スレオニン (threonine)

セリン → (セリン/スレオニンデヒドラターゼ, NH_3) → ピルビン酸

スレオニン → (セリン/スレオニンデヒドラターゼ, NH_3) → 2-オキソ酪酸

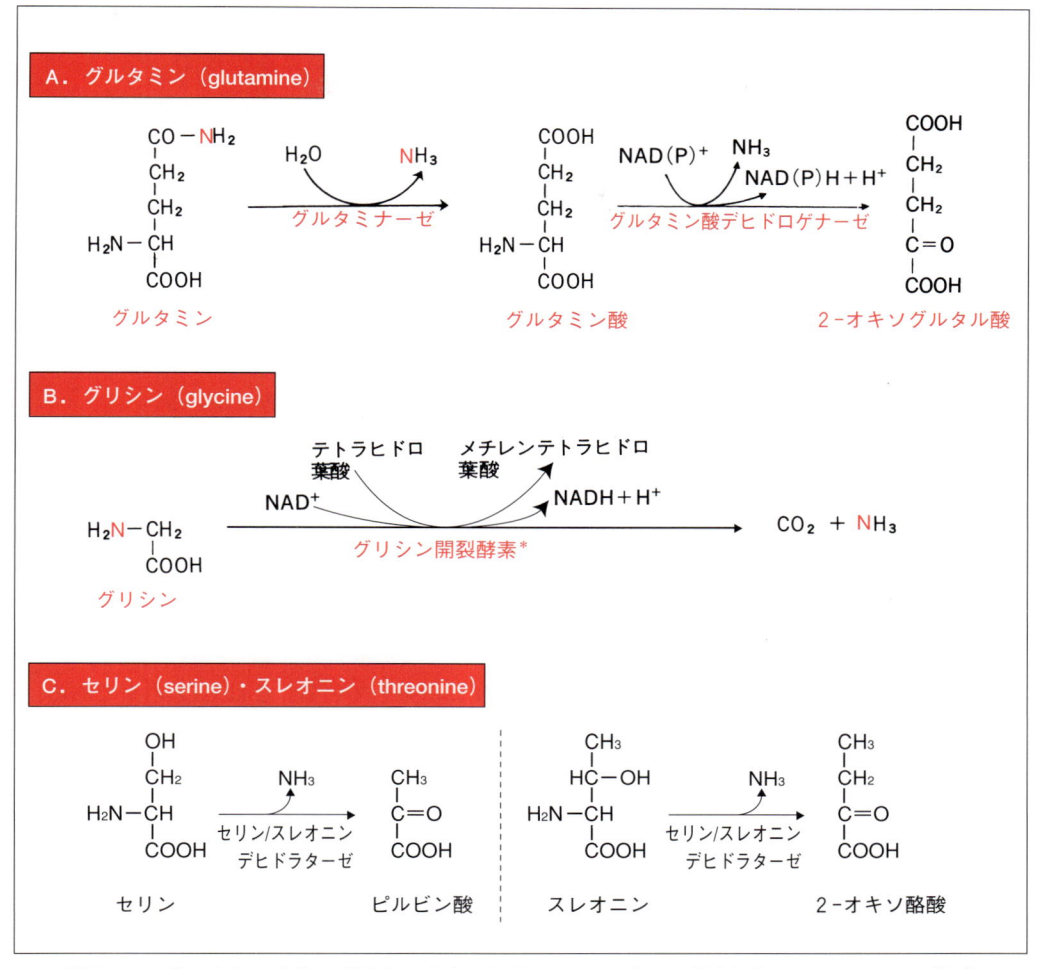

図7-4．グルタミン(A)，グリシン(B)，セリン・スレオニン(C)からのアンモニアの生成
* グリシン開裂酵素は逆反応からグリシンシンターゼともよばれるが，生体内ではおもにグリシンを分解する方向に働いている．

ターゼの活性が高く，神経細胞をアンモニア毒性から防御するのに役立っているが，アンモニアの処理機構としてはグルタミンシンテターゼ反応（次項参照）の方がより重要である．

b．グルタミン酸へのアンモニアの固定

多くの組織では過剰なアンモニアはグルタミン酸に捕捉され，毒性のないグルタミンとして固定される．この反応は形の上では図7-4Aのグルタミナーゼ反応の逆方向の過程であるが，触媒するのは全く別のグルタミンシンテターゼとよばれる酵素である．反応にはATPが必要で，グルタミン酸は中間代謝物質γ-グルタミルリン酸となってからアンモニアと反応し，グルタミンに代謝される（次頁反応式参照）．肝臓以外の組織で生成したグルタミンは血液循環を経て肝臓や腎臓に運ばれたのち，グルタミナーゼおよびグルタミン酸デヒドロゲナーゼの働きで再びアンモニアを2回放出する（図7-4A）．

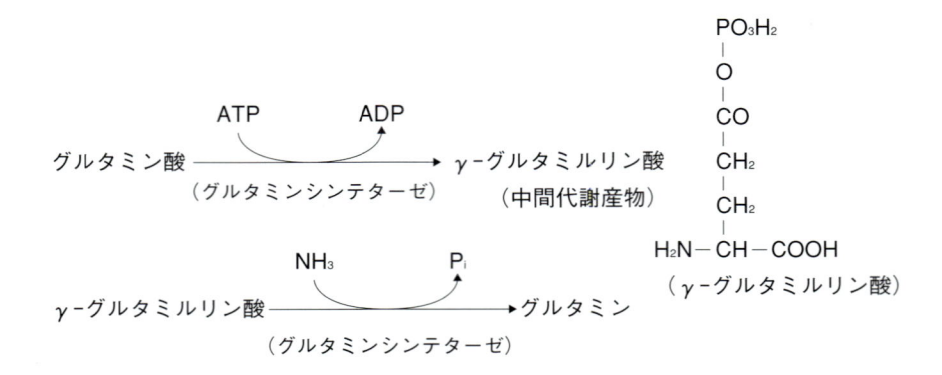

$$\text{グルタミン酸} \xrightarrow[\text{（グルタミンシンテターゼ）}]{\text{ATP} \quad \text{ADP}} \text{γ-グルタミルリン酸}$$
（中間代謝産物）

$$\text{γ-グルタミルリン酸} \xrightarrow[\text{（グルタミンシンテターゼ）}]{\text{NH}_3 \quad \text{P}_i} \text{グルタミン}$$

```
         PO₃H₂
          |
          O
          |
          CO
          |
          CH₂
          |
          CH₂
          |
 H₂N─CH─COOH
```
（γ-グルタミルリン酸）

c．アンモニアから尿素の合成—尿素サイクル（オルニチンサイクル）

尿素は肝臓だけに存在する尿素サイクル（オルニチンサイクルともいう）で生成する（図7-5）．アンモニアがこのサイクルに入るためには，まずATPの存在下にCO_2と縮合してカルバミルリン酸（$H_2N-CO-O-PO_3H_2$）が合成されることが必要である．この反応はカルバミルリン酸シンターゼⅠ（CPSⅠ）によって触媒される．この酵素は肝臓のミトコンドリア中では量的に最も多い酵素である．このカルバミルリン酸を出発点として，尿素サイクルが一巡するごとに尿素が1分子ずつ作られる．尿素のもつ2つのNのうち，1つはアンモニアのN，他の1つはアスパラギン酸のNに由来している．CはCO_2由来である．

血液中に存在する尿素窒素が全窒素（尿酸，アミノ酸，クレアチン，クレアチニンなどのもつ窒素の総和）に占める割合は正常人空腹時で約40％に達する．このことは多量の尿素がタンパク質，アミノ酸の最終代謝産物として日々生産されていることを意味している．実際の量でみると，全血で10〜15 mg/dL，平均12 mg/dL（全窒素量としては24〜35 mg/dL，平均29 mg/dL）となる．したがってアンモニアの解毒という意味から尿素の占める役割はきわめて大きい．

ここでタンパク質・アミノ酸の分解時に生成する$-NH_2$（アミノ基またはアミド基）由来のアンモニアの生体内における代謝経路（生成と処理）を概略的に示すと図7-6のようになる．

4．炭素骨格の行方

アミノ酸からアミノ基やアミド基が離脱した残りの炭素骨格の代謝はアミノ酸の種類によって異なる．前にも学んだように（6章A.2.参照），アミノ酸にはケトン体を形成するもの（ケト原性アミノ酸），糖新生経路（4章B.参照）に入ってグルコースに転換できるもの（糖原性アミノ酸），両方の性質をもつものがある．糖原性アミノ酸は抗ケト原性物質である．

糖原性アミノ酸は代謝されて，2-オキソグルタル酸，スクシニルCoA，フマル酸，オキザロ酢酸などのTCAサイクル中の物質あるいはピルビン酸になることができるもので，大部分のアミノ酸がこれにあたる．これに対して，ケト原性アミノ酸はアセチルCoA，アセトアセチルCoAになるものである（図7-7）．ケトン体のみを生ずるのはリジンとロイシンであり，グルコース・ケトン体の両方を形成することができるのはイソロイシン，フェニルアラニン，チロシン，トリプトファンの4つである．他の14種が糖原性アミノ酸である．

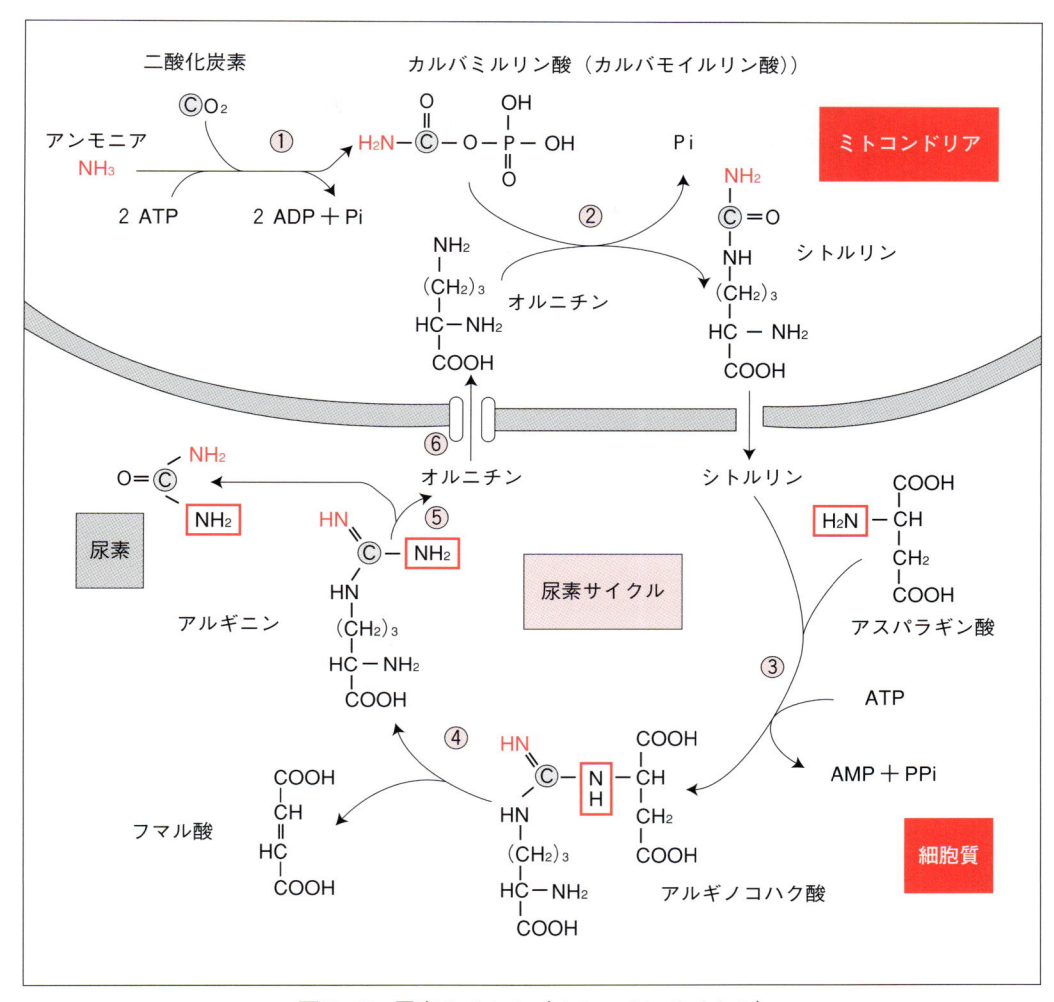

図7-5. 尿素サイクル（オルニチンサイクル）

①カルバミルリン酸シンターゼⅠ，②オルニチントランスカルバミラーゼ（オルニチンカルバミルトランスフェラーゼともいう），③アルギノコハク酸シンテターゼ，④アルギノコハク酸リアーゼ（アルギノスクシナーゼともいう），⑤アルギナーゼ，⑥オルニチントランスポーターの各反応による．①，②の反応は肝ミトコンドリアで行われ，③〜⑤の反応は肝の細胞質で行われる．①の反応を触媒するカルバミルリン酸シンターゼⅠは尿素サイクルの回転を調節する役割を担う酵素で，N-アセチルグルタミン酸によってアロステリックな活性化をうける．N-アセチルグルタミン酸は肝臓のミトコンドリアに存在するN-アセチルグルタミン酸シンターゼによりL-グルタミン酸のα-アミノ基（$-NH_2$）にアセチルCoAのアセチル基が転移されて生じるが，このN-アセチルグルタミン酸シンターゼはアルギニンによって活性化される．尿素サイクルの回転が遅くてアルギニンが蓄積するような場合，刻々と生産されるアンモニアを能率的に処理するための機構と考えられる．N-アセチルグルタミン酸シンターゼの遺伝子的欠損は，高アンモニア血症を起こす先天性代謝異常症である．カルバミルリン酸シンターゼⅠは，ピリミジンヌクレオチド合成に関与する細胞質性のカルバミルリン酸シンターゼⅡ（8章A.参照）とは異なる酵素である．尿素1分子の生成に3ATPのエネルギーを必要とする．

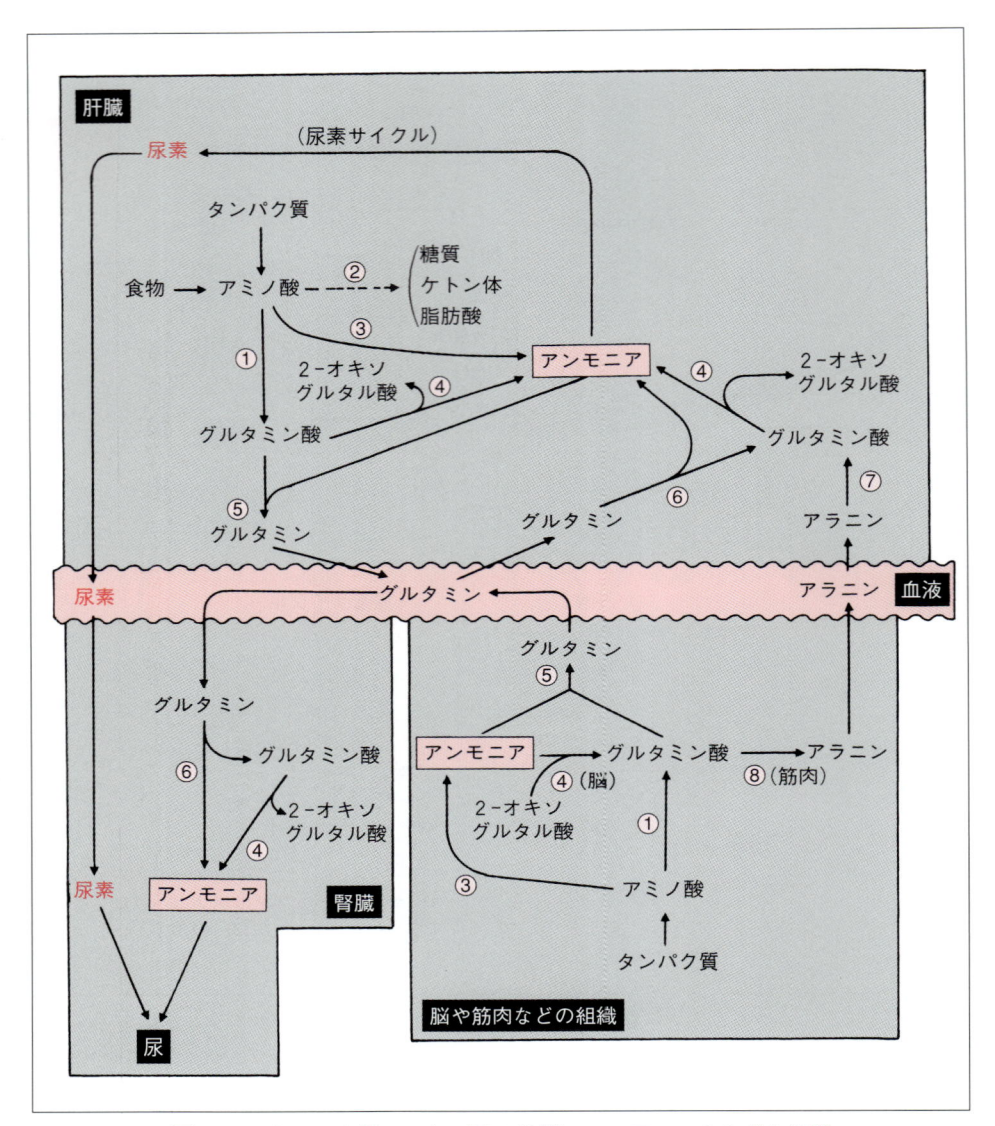

図7-6. タンパク質・アミノ酸の分解—アンモニアの生成と処理

①2-オキソグルタル酸へのアミノ基転移反応，②アミノ基離脱後の炭素骨格の代謝（本章B.4.参照），③脱アミノ反応，④グルタミン酸デヒドロゲナーゼによる反応，⑤グルタミンシンテターゼによる反応，⑥グルタミナーゼによる反応，⑦2-オキソグルタル酸へのアミノ基転移反応（アラニンアミノトランスフェラーゼによる反応），⑧ピルビン酸へのアミノ基転移反応（アラニンアミノトランスフェラーゼによる反応）．

筋肉においてグルタミン酸からピルビン酸へのアミノ基転移（⑧）によって生成したアラニンは血液中を肝臓に運ばれたのち，アミノ基転移反応（⑦）をうけ，ピルビン酸に変換されるとともに，2-オキソグルタル酸はグルタミン酸になる（以下経路④から尿素サイクルへ）．ピルビン酸は糖新生経路（4章B．，図4-1参照）に入りグルコースへ転換される．新生グルコースは筋肉に運ばれたのち，解糖系を経てピルビン酸に代謝され，再びグルタミン酸からアミノ基転移をうけてアラニンになる．この一巡する経路はグルコース-アラニン回路とよばれる．

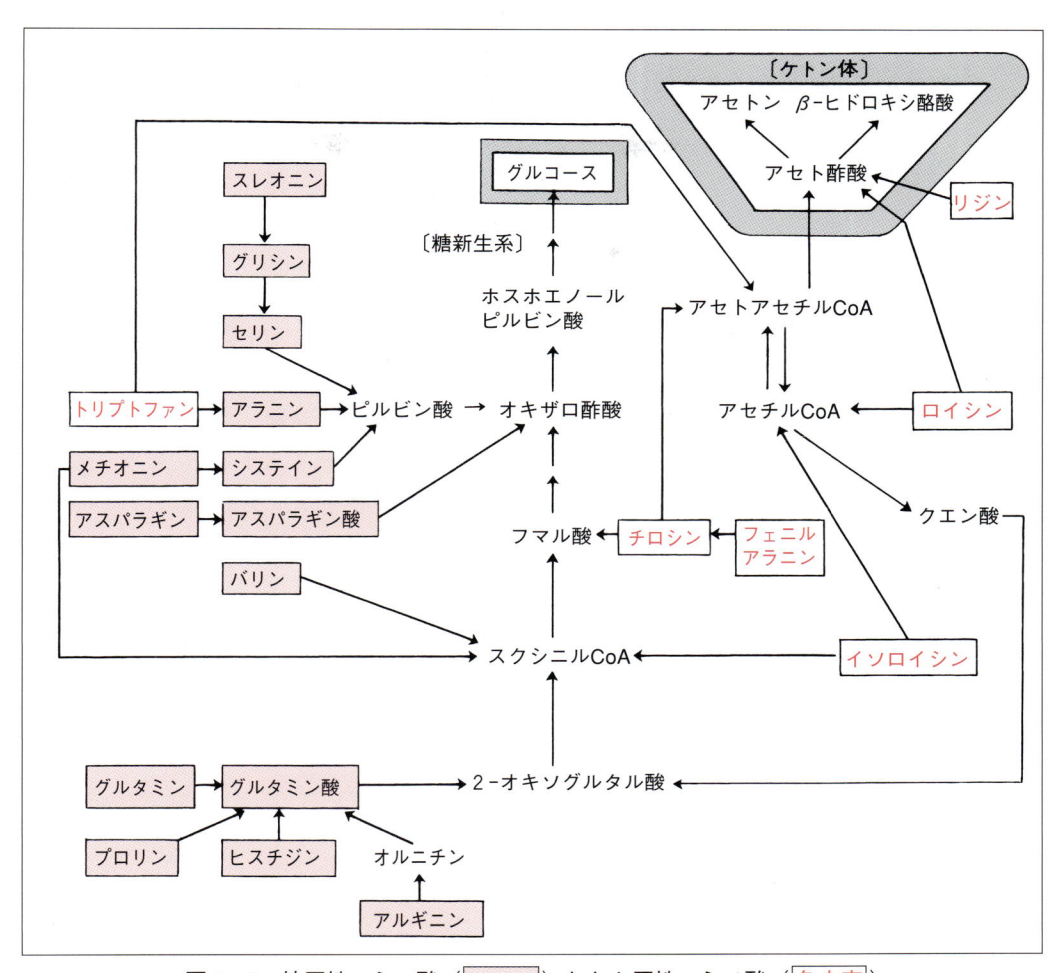

図7-7. 糖原性アミノ酸（□）とケト原性アミノ酸（色文字）
20種類のアミノ酸について，グルコースへの経路（糖新生経路）とケトン体への経路が示されている．

C アミノ酸の供給

　アミノ酸は，分解するばかりではなく，種々のタンパク質や生体成分の合成のために，20種類がバランスよく確保されなければならない．

1. 必須アミノ酸はタンパク質から

　タンパク質を構成する20種類のアミノ酸には，生体内で合成できるものとできないものがある．合成できないアミノ酸は体内タンパク質の分解から得られるほか，食物から補充されなければならない．これを栄養学上必須（不可欠）アミノ酸とよび，成長期のラットを用いた栄養実験から10種類が知られている．アルギニン，メチオニン，フェニルアラニン，リジン，ヒスチジン，トリプトファン，イソロイシン，ロイシン，バリン，スレオニン（雨ふりひといろバス）である．

ヒトの場合は，上記のうちヒスチジンとアルギニンの2つを除く8種類とされているが，アルギニンは尿素サイクルで作られても代謝がはやく，またヒスチジンは特に発育期の小児にとっては不足しがちなアミノ酸であるので，この2つのアミノ酸は準必須アミノ酸として扱うのが適当である．

2．非必須アミノ酸の合成

上述のアミノ酸以外は非必須（可欠）アミノ酸である．非必須アミノ酸はタンパク質分解から得られるほかは，主として肝臓で必須アミノ酸や2-オキソ酸などから合成される．

a．アラニン・アスパラギン酸・アスパラギン・グルタミン酸・グルタミン

アラニン，アスパラギン酸，グルタミン酸はそれぞれ相当する2-オキソ酸からアミノ基転移反応（本章B.1.参照）で作られ，アスパラギンやグルタミンはおのおのアスパラギン酸，グルタミン酸にアンモニアが固定（アミド結合）されてできる（本章B.3.参照）．

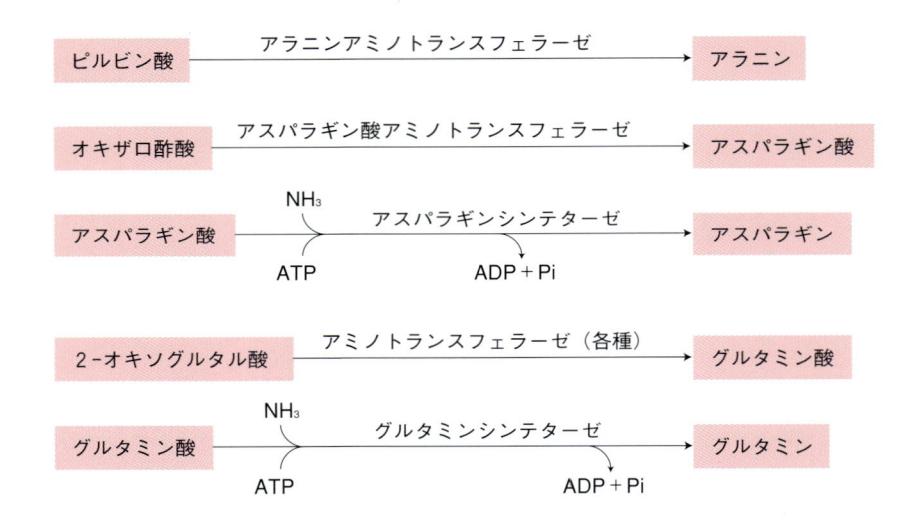

```
ピルビン酸    ──アラニンアミノトランスフェラーゼ──→  アラニン

オキザロ酢酸  ──アスパラギン酸アミノトランスフェラーゼ──→  アスパラギン酸

            NH₃
             ↘
アスパラギン酸 ──アスパラギンシンテターゼ──→  アスパラギン
             ↗          ↘
           ATP         ADP + Pi

2-オキソグルタル酸 ──アミノトランスフェラーゼ（各種）──→  グルタミン酸

            NH₃
             ↘
グルタミン酸  ──グルタミンシンテターゼ──→  グルタミン
             ↗          ↘
           ATP         ADP + Pi
```

b．セリン

セリンの合成は解糖系と深い関係がある．解糖系の中間代謝物質3-ホスホグリセリン酸が3段階の反応（脱水素，アミノ基転移，脱リン酸）を経て，セリンに転換される．セリンは容易にグリシンに変わるが，反応としてはどちらの方向にも進むことができる〔セリンヒドロキシメチルトランスフェラーゼ（グリシンヒドロキシメチルトランスフェラーゼともよばれる）によって触媒される（3章B.1.g.参照）〕．このセリン→グリシン反応は生体内でのグリシン合成上最も重要なものと考えられている．グリシンは別に必須アミノ酸のスレオニンからも作られる（図7-8）．スレオニン→グリシン反応を触媒するのはピリドキサルリン酸を補酵素とするスレオニンアルドラーゼとよばれる酵素である．

c．チロシン

チロシンは，テトラヒドロビオプテリン（BH₄）を補酵素とするフェニルアラニンヒドロ

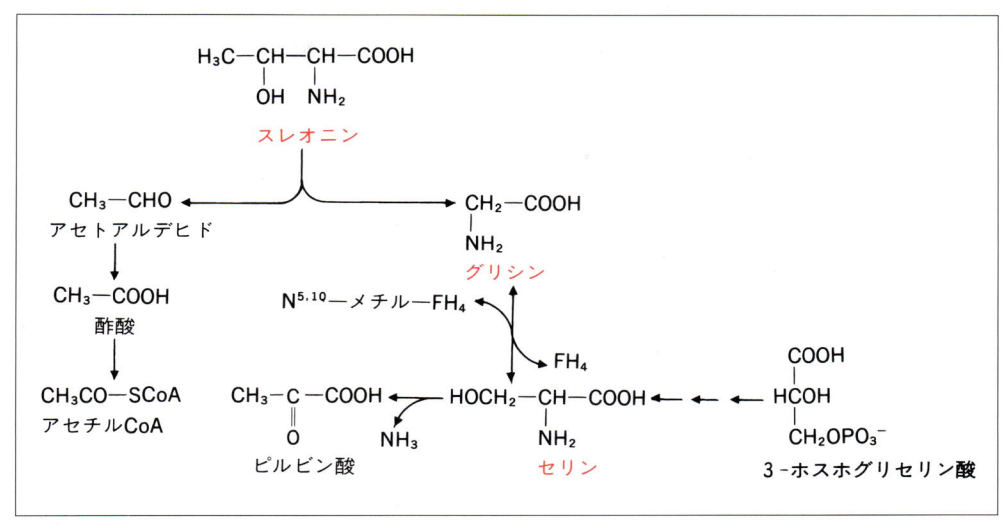

図7-8. スレオニンからのセリンおよびグリシンの生成

キシラーゼによってフェニルアラニンから合成される（下記反応式）．この酵素またはBH₄の欠損は精神遅滞を主症状とするフェニルケトン尿症（PKU）として有名である（13章A.2.および表13-1参照）．テトラヒドロビオプテリンは葉酸系列の物質で，フェニルアラニンヒドロキシラーゼのほか，チロシンヒドロキシラーゼ（本章D.4.参照）およびトリプトファンヒドロキシラーゼ（本章D.5.参照）の補酵素でもある．チロシン代謝にはその他いくつかの先天性代謝異常が知られている（図13-3参照）．

d．システイン

含硫アミノ酸システインは必須アミノ酸のメチオニンから合成される．メチオニンからシステインへは5段階の酵素反応が必要である（図7-9）．この過程で，2つの先天性代謝異常症が知られている．シスタチオニンβ-シンターゼ欠損によるホモシスチン尿症（表13-1参照）と，γ-シスタチオナーゼ欠損によるシスタチオニン尿症である．ともに精神遅滞など中枢神経障害を示す遺伝性疾患である．

e．プロリン

プロリンは，オルニチン（図7-5参照）またはグルタミン酸から形成されるグルタミン酸γ-セミアルデヒド HOOCCH(NH₂)CH₂CH₂CHO を経て合成される．コラーゲンやエラスチン中にはヒドロキシプロリン残基が存在するが，これはプロリンがタンパク質に組み込まれた後プロリルヒドロキシラーゼによって水酸化されたものである．

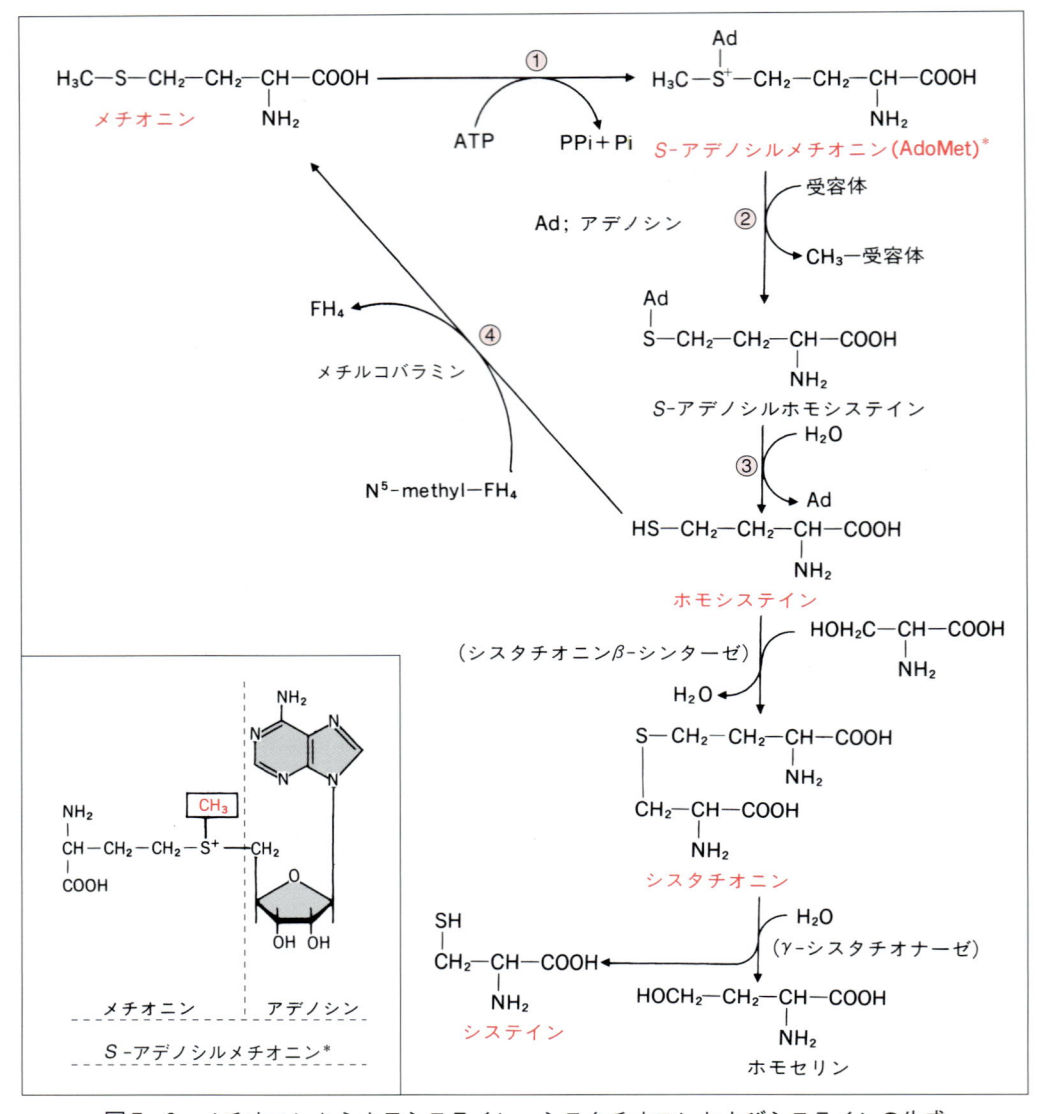

図7-9. メチオニンからホモシステイン，シスタチオニンおよびシステインの生成

*S-アデノシルメチオニンは，肝臓などに存在する①メチオニンアデノシルトランスフェラーゼ（アデノシルメチオニンシンテターゼあるいはメチオニン活性化酵素ともよばれる）の働きでメチオニンとATPから合成され（この時リンPiとピロリン酸PPiが遊離する），他の物質にメチル基—CH_3を供給する（図7-12, 13, 14, 15 A, 本章D.2.参照）．②メチルトランスフェラーゼ，③アデノシルホモシステイナーゼ，④ホモシステインメチルトランスフェラーゼ（メチオニンシンターゼ；3章B.1.h.②参照）．

D アミノ酸から生体成分の合成

　生体にはタンパク質をはじめとして，核酸・ホルモン・神経伝達物質・ヘムなど多種多様の機能を営む含窒素有機化合物が数多く存在し，これらの合成には直接間接にアミノ酸代謝が深く関係している．アミノ酸からの高分子タンパク質の合成については9章で学ぶので，ここで

は主に低分子生理活性物質の合成にどのアミノ酸が関与しているのかを眺めることにしよう．

表7-2にアミノ酸から合成される主要な生理活性物質を示す．

表7-2. アミノ酸から合成される主要な生理活性物質

アミノ酸	生理活性物質
グリシン	プリン塩基，ポルフィリン，グルタチオン，クレアチン
アスパラギン酸	プリン塩基，ピリミジン塩基
グルタミン	プリン塩基，ピリミジン塩基
セリン	コリン，アセチルコリン
メチオニン	S-アデノシルメチオニン(活性メチル基)，ポリアミン(プトレッシン，スペルミジン，スペルミン)
グルタミン酸	γ-アミノ酪酸，グルタチオン
チロシン	甲状腺ホルモン（トリヨードチロニン，チロキシン），カテコールアミン（ドーパミン，ノルアドレナリン，アドレナリン），メラニン
トリプトファン	ナイアシン（NAD^+，$NADP^+$の成分），セロトニン，メラトニン
ヒスチジン	ヒスタミン
システイン	グルタチオン，タウリン（タウロコール酸の成分，図1-8参照）
アルギニン	ポリアミン（プトレッシン，スペルミジン，スペルミン），クレアチン
リジン	カルニチン

1．グリシン・アスパラギン酸・グルタミンから

a．ヌクレオチドの合成

ヌクレオチドは，プリン塩基（アデニン，グアニン）を持つものとピリミジン塩基（ウラシル，シトシン，チミン）を持つものに大別される（1章E．1．参照）．

① プリン塩基

プリン塩基の骨格作りに関係するアミノ酸はグリシン，アスパラギン酸，グルタミンである．このうちグリシンはその2つの炭素と1つの窒素のすべてをプリン塩基に供給している．グルタミンはそのアミド基の窒素を，アスパラギン酸はアミノ基の窒素を与えている（図7-10Aおよび図1-17参照）．

プリン塩基の他の3つの炭素のうち，1つはCO_2に由来し，残りの2つは補酵素テトラヒドロ葉酸（葉酸の還元型）が運搬する炭素（1炭素単位，3章B．1．g．参照）である．

② ピリミジン塩基

ピリミジン塩基として最初に合成されるウラシルの骨格はアスパラギン酸とグルタミンのアミド基の窒素とCO_2が縮合してできたカルバミルリン酸*の2つに由来する（図8-2参照）．

ウラシルにテトラヒドロ葉酸の運ぶ炭素が移されるとチミンが，グルタミンのアミド基が導入されるとシトシンができる（図7-10B）．

---

* 尿素合成（本章B．3．c．参照）の場合のカルバミルリン酸と同じ化合物であるが，ピリミジン合成に使われているのはこの過程で作られたものである．

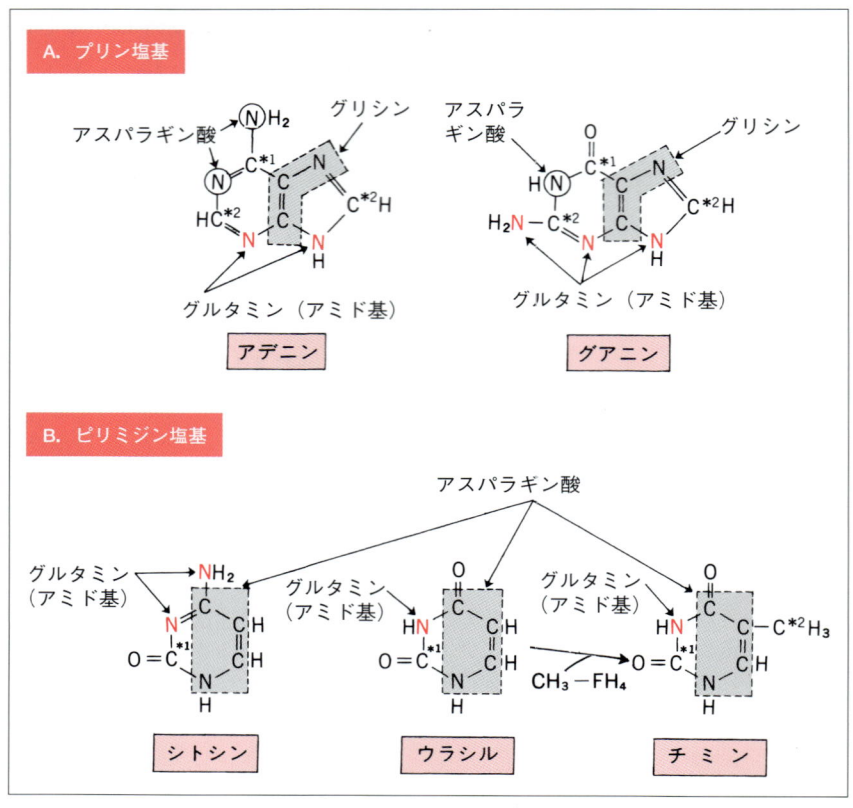

図7-10. プリン塩基(A)とピリミジン塩基(B)合成へのアミノ酸の関与
[*1] CO_2 の炭素に由来．
[*2] テトラヒドロ葉酸の運ぶ1炭素単位（CH_3-FH_4）（図3-13参照）に由来．

リボヌクレオチドの他の成分であるリボース5-リン酸はペントースリン酸回路（4章D．参照）から供給され，デオキシリボヌクレオチドのデオキシリボース5-リン酸はリボヌクレオチドのリボース5-リン酸が還元されて生成する（8章A．3．および図8-3参照）．

b．ヘムの合成

ヘムはヘモグロビン，ミオグロビンのような酸素を運搬するタンパク質の補欠分子族あるいはシトクロム類，カタラーゼ，ペルオキシダーゼ，トリプトファンピロラーゼなどの補酵素として重要な役割を担っている物質である．ヘムはポルフィリン環（4個のピロール環がメテン基-CH=で架橋されたテトラピロール）の窒素原子に鉄が配位した構造を持っているが，ポルフィリン環部（ピロール環）の側鎖の構造によっていくつかの型がある．図7-11のヘムはプロトヘム（2価鉄プロトポルフィリン）とよばれるもので，ヘモグロビン，ミオグロビン，シトクロム b のヘムに代表される．他にヘム a（シトクロム a のヘム），ヘム c（シトクロム c のヘム）などがある．

この複雑な構造をもつポルフィリン環ももとをただせば最も単純なアミノ酸グリシンとTCAサイクル中のスクシニルCoAの2種類の物質である（図7-11）．ヘムの合成はグリ

シンとスクシニルCoAが縮合してδ-アミノレブリン酸が作られるところから始まる．この反応を触媒するのがδ-アミノレブリン酸シンターゼとよばれる酵素で，ヘム合成の律速酵素となっている．この酵素はヘムによって調節（フィードバック抑制）され，ヘムの供給が過剰になると酵素タンパク質の合成が減少し，逆にヘムが不足すると酵素量が増加する．最後の反応を触媒するのはフェロケラターゼ（ヘムシンターゼ）といい，Fe^{2+}をポルフィリン環のなかに差し込む働きをしている．ヘムは主に肝臓と骨髄で合成されるが，骨髄で作られたヘムのほとんどはヘモグロビンのヘムとして使われる．

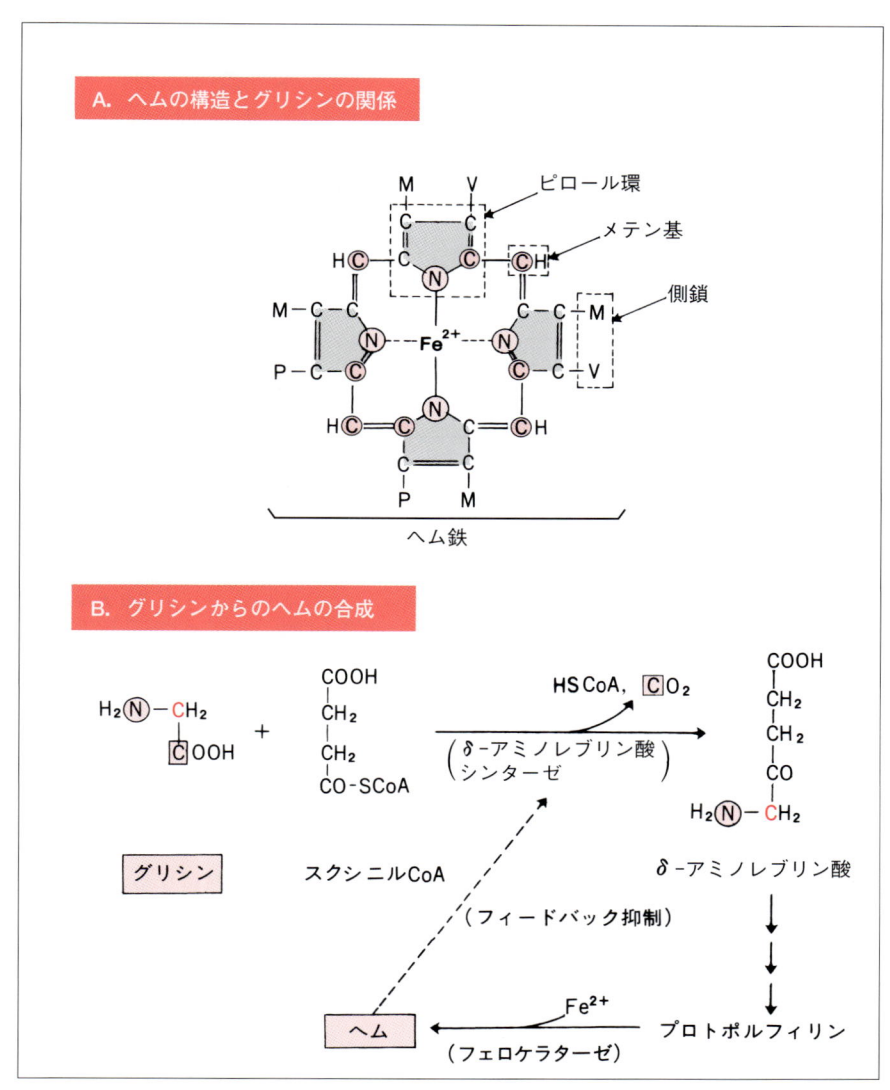

図7-11. ヘムの構造(A)とグリシンからヘムの合成(B)

ポルフィリン環（A図でFe^{2+}を除いた分；プロトポルフィリンという）は4個のピロール環がメテン基で架橋されたテトラピロール（4個のピロール環）構造となっている．A図中丸で囲んだ8個の炭素と4個の窒素はグリシンに由来し，他の炭素は側鎖もふくめてスクシニルCoAのコハク酸部分からきている．M：メチル基（$-CH_3$），V：ビニル基（$-CH=CH_2$），P：プロピオン酸基（$-CH_2-CH_2-COOH$）

2. セリン・メチオニンから

　神経伝達物質として最も古くから知られているアセチルコリンは，コリンとアセチルCoAがコリンアセチルトランスフェラーゼによって縮合したものである．コリンは肝臓でセリンから合成される（図7-12）．コリン（あるいはアセチルコリン）の窒素に結合している3個のメチル基はメチオニンが活性化されて生ずる S-アデノシルメチオニン（図7-9）に由来する．

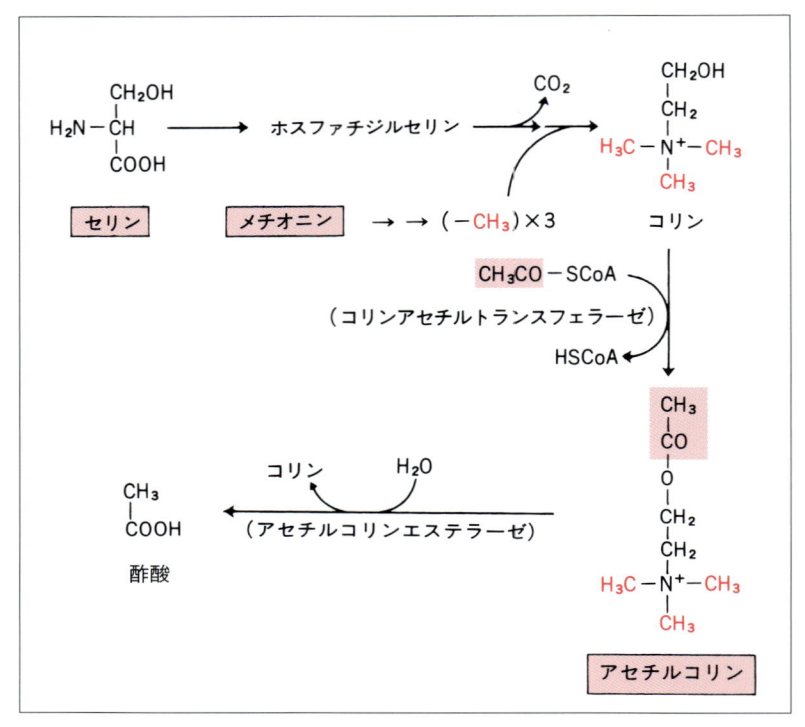

図7-12．セリンとメチオニンからのアセチルコリンの合成

　アセチルコリンはコリン作動性神経細胞内で合成，神経終末から放出される．放出されたアセチルコリンは接合（シナプス）する第2の細胞（筋肉細胞や神経細胞など）の表面にあるアセチルコリン受容体に結合し，興奮刺激を伝達するように働く．伝達後はアセチルコリンエステラーゼによってすみやかに加水分解されて，コリンと酢酸になる．

3. グルタミン酸から

　グルタミン酸はグルタミン酸デカルボキシラーゼ（ピリドキサルリン酸を補酵素とする）により脱炭酸され，γ-アミノ酪酸に代謝される．γ-アミノ酪酸は通常GABAと略称される．GABAもアセチルコリンと同じく神経伝達物質として知られている．しかし作用は逆でGABAを伝達物質とする神経細胞（GABA作動性神経細胞）はシナプスを介して第2の神経細胞の活動を抑制するように働く．
　グリシンも抑制性の神経伝達物質と考えられている．これに反して，グルタミン酸，アスパラギン酸などのジカルボン酸は興奮性の神経伝達物質として作用する．

グルタミン酸 →(グルタミン酸デカルボキシラーゼ) → γ-アミノ酪酸 + CO_2

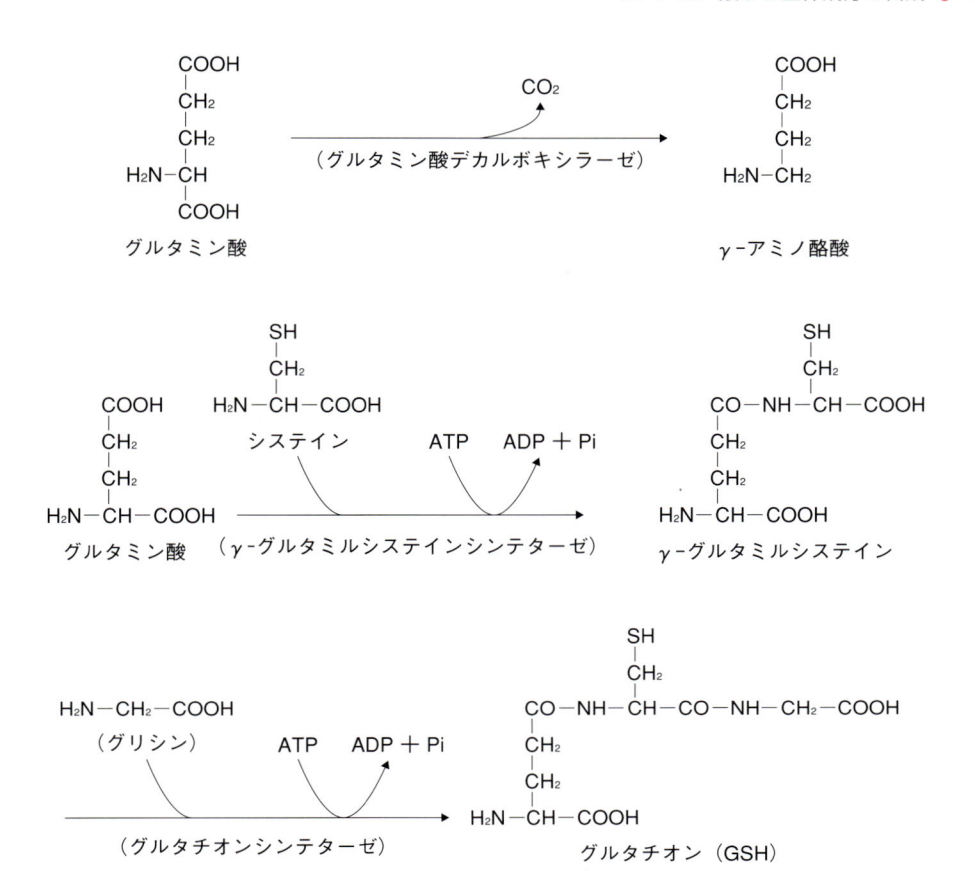

グルタミン酸 + システイン + ATP →(γ-グルタミルシステインシンテターゼ)→ γ-グルタミルシステイン + ADP + Pi

γ-グルタミルシステイン + グリシン + ATP →(グルタチオンシンテターゼ)→ グルタチオン（GSH） + ADP + Pi

　グルタミン酸はまた，システインおよびグリシンとペプチド結合でつらなり，グルタチオン（γ-グルタミル-システイニル-グリシン）を形成する．

　グルタチオンのグルタミン酸からの合成は2段階で行われる．グルタチオンは全身各臓器組織に広く分布し，生体内での重要な還元物質（その-SH基による）であり，他物質を還元し自らは酸化型グルタチオン GSSG となる（11章 A.1.c.参照）．酸化型グルタチオンは2分子の還元型グルタチオン GSH が2原子の水素を失い互いに S-S 結合したものである．また，毒物をグルタチオン抱合して解毒する作用も持つ．

4．チロシンから

　チロシンからはトリヨードチロニン（T_3）およびチロキシン（T_4）のような甲状腺ホルモン，ドーパミン，ノルアドレナリン（ノルエピネフリンともいう），アドレナリン（エピネフリンともいう）などのカテコールアミン，およびメラニン色素などが合成される（図7-13）．

　甲状腺ホルモンはチログロブリン（濾胞コロイド中の糖タンパク質）の持つチロシン残基がもとになり，ヨード化されて生成する（図7-13）．甲状腺ホルモンとしての作用は T_3 のほうが T_4 より10倍高いといわれる．甲状腺で合成されるのは主に T_4 で T_3 はむしろ少なく，全身に分布する T_3 の大部分は，合成分泌された T_4 が肝臓や腎臓など甲状腺以外の組織で脱ヨード化されて生じたものと考えられている．

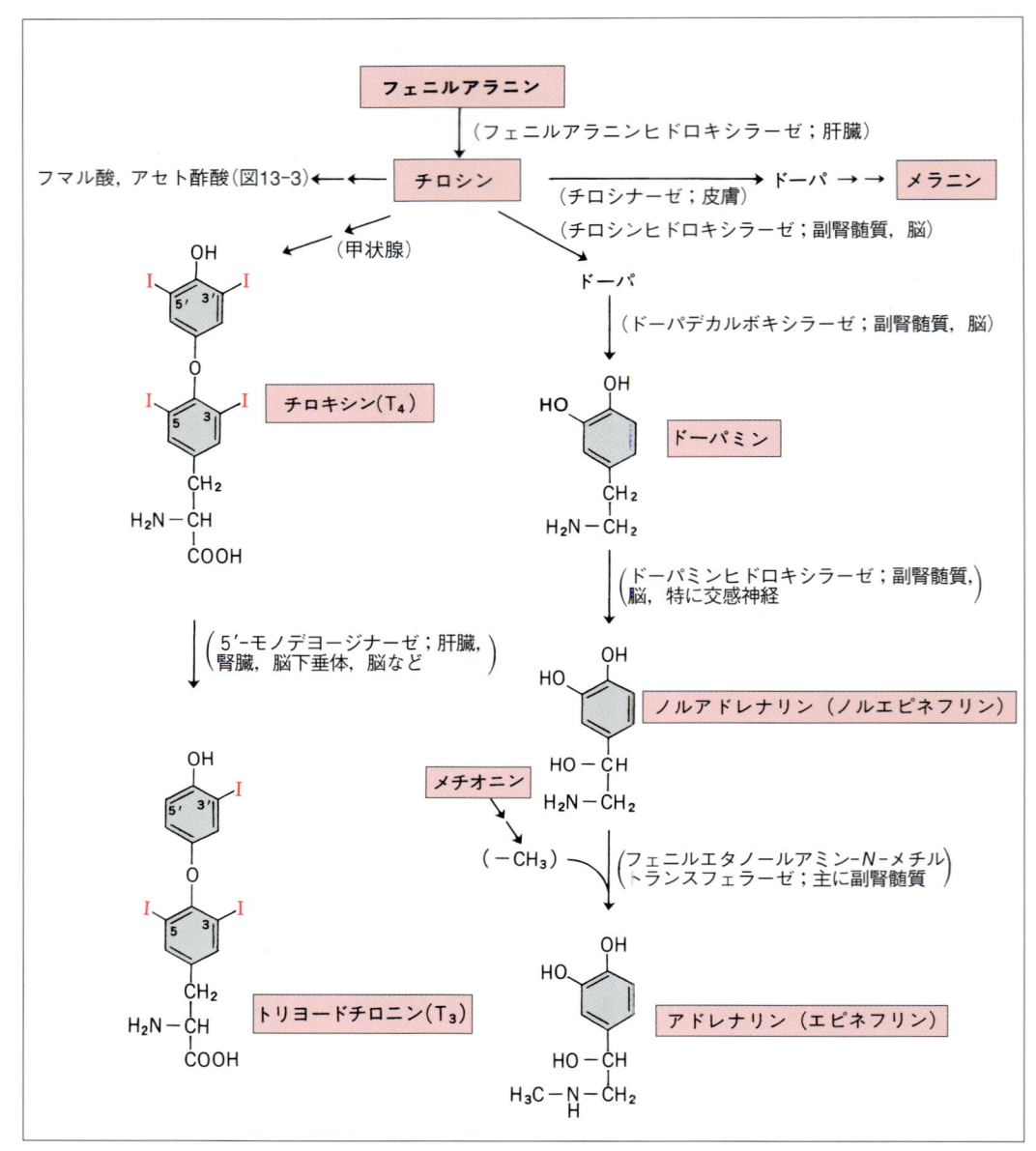

図7-13. チロシンから甲状腺ホルモン，カテコールアミン，メラニンの生成

　カテコールアミンは，カテコール（ ）という共通の構造を持つアミン類の総称である．チロシンをドーパ（正確にはL-ドーパ）に転換するチロシンヒドロキシラーゼはフェニルアラニンヒドロキシラーゼ（本章C.2.c.参照）と同じくテトラヒドロビオプテリン（BH_4）を補酵素とし，一連の反応の律速酵素となっている．チロシンからアドレナリンまで代謝できるのは主として副腎髄質の細胞（クロマフィン細胞）である（図7-13）．
　脳のある種の神経細胞では，ノルアドレナリンまでで代謝が終わり，たとえば青斑核とよばれる神経細胞集団中の神経細胞はノルアドレナリンを神経伝達物質としている（ノルアドレナリン作動性という）．またこの代謝産物は特に交感神経の働きにとって重要で，その節後線維

の終末から放出される神経伝達物質としても知られている．ドーパミンが最終産物となっている脳の特定領域の神経細胞もある．パーキンソン病では大脳の黒質とよばれる領域にかたまって存在しているドーパミン作動性神経細胞が変性に陥る（13章C.2.参照）．

メラニン色素は皮膚などにあるメラニン細胞でチロシンからドーパを経て合成される．このチロシン→ドーパ反応を触媒する酵素は銅を補酵素とするチロシナーゼで，メラニン細胞中に多量に存在する．

5．トリプトファンから

トリプトファンは，①各種デヒドロゲナーゼの補酵素として働くNAD$^+$やNADP$^+$のニコチン酸アミド部分，②神経伝達物質あるいはホルモンとしてのセロトニン，③松果体ホルモンであるメラトニン，などの合成素材である．

肝臓および各組織におけるNAD$^+$やNADP$^+$の合成素材としては食物由来のニコチン酸アミド（あるいはニコチン酸）が一般的に使われるが（3章B.1.d.参照），肝臓では直接トリプトファンからそれらを合成することができる．トリプトファンはトリプトファンピロラーゼ（トリプトファン2,3-ジオキシゲナーゼ）によってインドール核のピロール部分がまず開裂する．生じたキヌレニンが3-ヒドロキシアントラニル酸，キノリン酸を経て，最終的にトリプトファン由来のニコチン酸アミド部分をもつNAD$^+$やNADP$^+$がつくられる（図7-14，経路A）．

しかし，このニコチン酸アミド合成経路はヒトではごく細いもの（全体の1～2％）と考えられ，アラニンの形成（ピルビン酸経由で糖新生経路に入る）とアセトアセチルCoAへの分解が主になっている（図7-14，経路A）．

セロトニン（5-ヒドロキシトリプタミン）は，上述の経路とは異なった反応経路で作られる．セロトニン合成では，トリプトファンはまず水酸化をうけて5-ヒドロキシトリプトファンとなる．この反応を触媒するトリプトファンヒドロキシラーゼはフェニルアラニンやチロシンを水酸化する酵素と同様にテトラヒドロビオプテリンが補酵素である．5-ヒドロキシトリプトファンは引き続き脱炭酸され，セロトニンが生成する（図7-14，経路B）．

セロトニンの大部分（80～90％）は小腸粘膜に存在し，消化管ホルモンとして作用する（10章A.10.c.参照）．脳にあるセロトニンはとくに縫線核とよばれる領域の神経細胞（セロトニン作動性神経細胞）に多く含まれている．セロトニン作動性およびノルアドレナリン作動性の神経細胞は行動（逃避および攻撃的行動）や睡眠（徐波およびレム睡眠）に関係するといわれる．

メラトニンはセロトニンから2段階で合成される（図7-14，経路B）．アセチルCoAと反応してできたN-アセチルセロトニンはS-アデノシルメチオニン（図7-9）からメチル基（-CH$_3$）を受け取りメラトニンとなる．この反応を触媒するヒドロキシインドールメチルトランスフェラーゼはほとんどが松果体に限って存在する酵素であるので，メラトニンは松果体に特有なホルモンということができる．このホルモンは哺乳類の生殖腺機能を抑制し（10章A.10.a.参照），睡眠作用を持つ．また血漿中のメラトニン濃度にはヒトでも日周リズムがあり，日中は低く夜間高い．

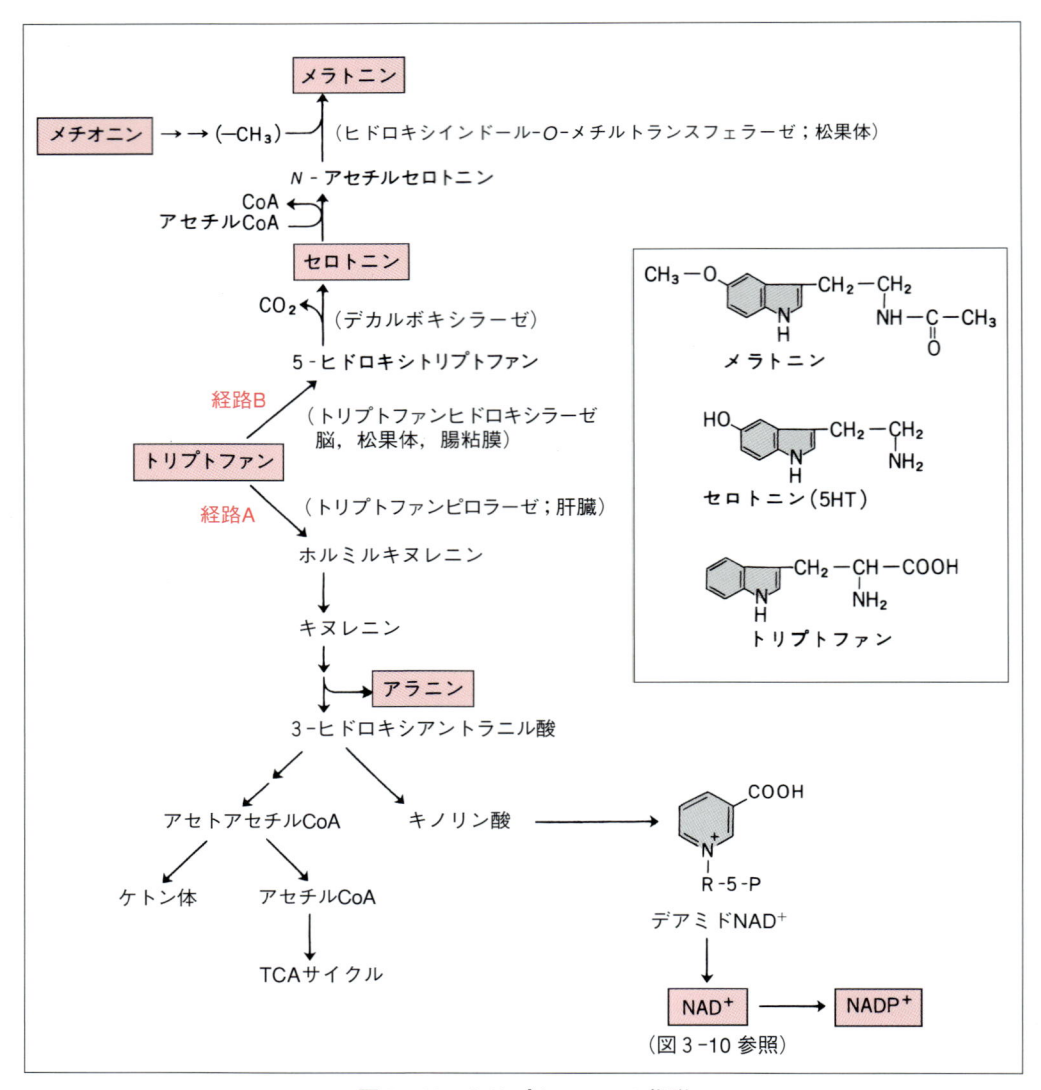

図7-14. トリプトファンの代謝
ナイアシンを成分とするNAD$^+$，NADP$^+$の合成（経路A）とセロトニン，メラトニンの生成（経路B）

● 6．ヒスチジンから

ヒスチジンは，ヒスチジンデカルボキシラーゼによって脱炭酸され，アレルギーの原因物質であるヒスタミンとなる．

この酵素の活性は全身に分布する肥満細胞や好塩基球でとくに高い．これらの細胞は即時型のアレルギー反応（気管支喘息，アレルギー性鼻炎，花粉症，枯草熱などのⅠ型）において重要な役割を演じている．肥満細胞や好塩基球の細胞表面に結合した抗体（レアギン IgE）と侵入した抗原が抗原抗体反応を起こすと，細胞内でヒスチジン→ヒスタミン反応とヒスタミンの細胞外放出が促進される．この結果，クシャミ，鼻水とともに，血管透過性は亢進し，気管支平滑筋は収縮することになる（11 章 A．2．a．参照）．

ヒスタミンが作用する標的細胞にはヒスタミンに対する受容体があることが知られている．ヒスタミンには酸性度の高い胃液の分泌促進作用があるが，これは胃液分泌細胞（壁細胞）表面にある H_2 受容体を介するものと考えられている．一方，気管支平滑筋収縮作用や細動静脈および毛細血管拡張作用に関係するものは H_1 受容体といわれる．

また最近ではヒスタミン作動性神経細胞の存在が知られるようになった．

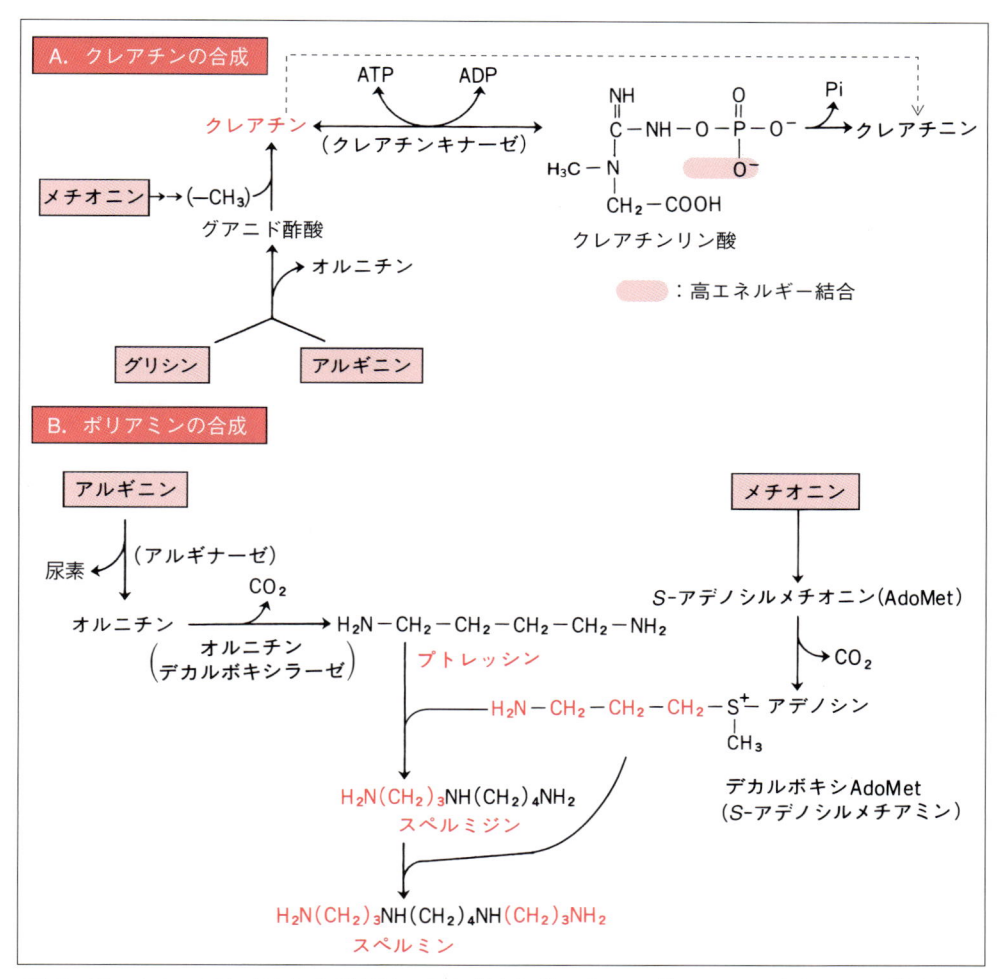

図 7–15．クレアチン（A）およびポリアミン（B）合成へのアルギニン，メチオニン，グリシンの関与

クレアチニンはクレアチンリン酸から（クレアチンからも少量）非酵素的に一定の割合で生成する．

7. アルギニン・グリシン・メチオニンから

アルギニンとグリシンおよびメチオニンを素材としてクレアチンが合成される（図7-15 A）．全体の98％が筋肉中に存在する．ほとんどがリン酸化されたクレアチンリン酸である．高エネルギー物質で，筋肉収縮のためのエネルギー貯蔵の役割をもつ．

アルギニンからはオルニチン経由でポリアミンの1つであるプトレッシンが合成される．

プトレッシンは S-アデノシルメチオニン（AdoMet）が脱炭酸されて生じた S-アデノシルメチアミン（デカルボキシ AdoMet）と反応して，他のポリアミン，スペルミジン，スペルミンが作られる（図7-15 B）．ポリアミンは細胞増殖に重要な作用を持つ物質と考えられている．

8. リジンから

リジンから合成される重要な物質としてカルニチンがある．カルニチン合成の最初は S-アデノシルメチオニン（図7-9）からリジンへのメチル基転移反応である（図7-16）．カルニ

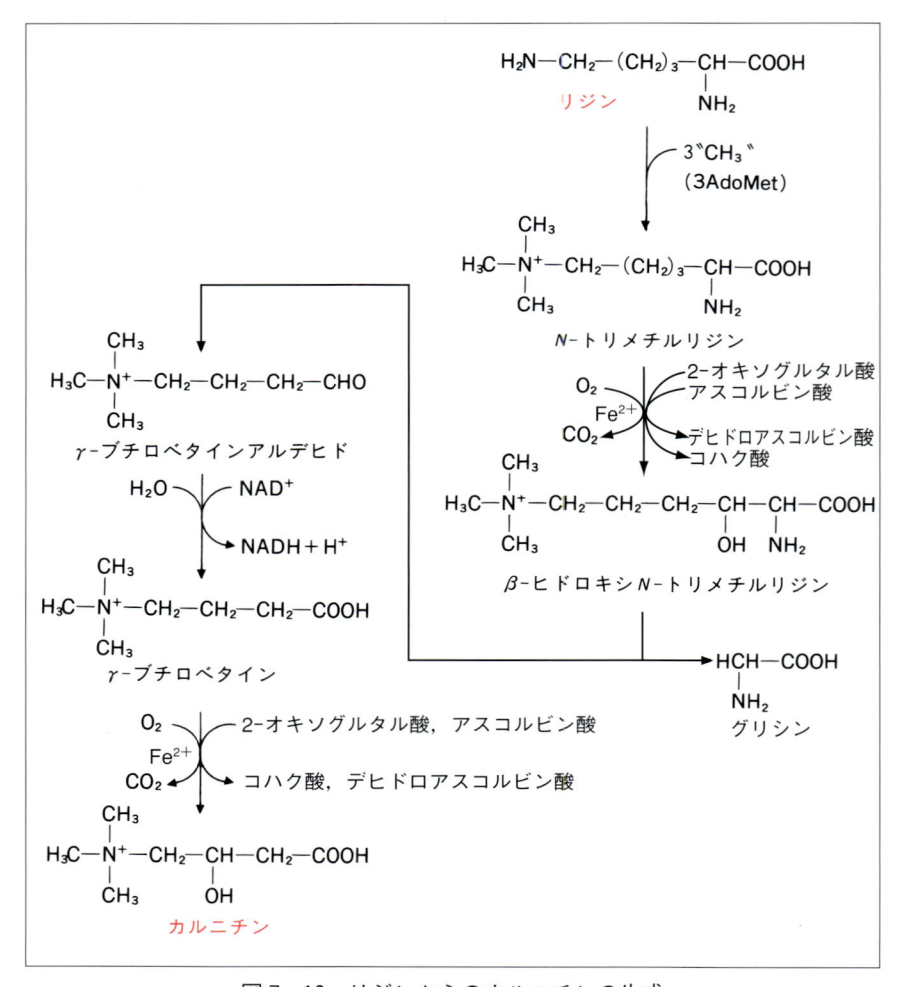

図7-16．リジンからのカルニチンの生成

チンは脂肪酸β酸化の場所であるミトコンドリア内への脂肪酸輸送に不可欠な物質である（6章A.1.b.参照）.

また，コラーゲンタンパク質中のリジン残基には，ビタミンC（アスコルビン酸）を補酵素とするリジル5-ヒドロキシラーゼの作用をうけて下記化学式に示すように5-ヒドロキシリジン残基となるものがある.

9. プロリンから

プロリンはコラーゲンに多く含まれ（1章D.2.②参照），ビタミンC（アスコルビン酸）を補酵素とするプロリルヒドロキシラーゼの作用で4-または3-ヒドロキシプロリン残基（4-または3-Hyp）となっているものが多い.

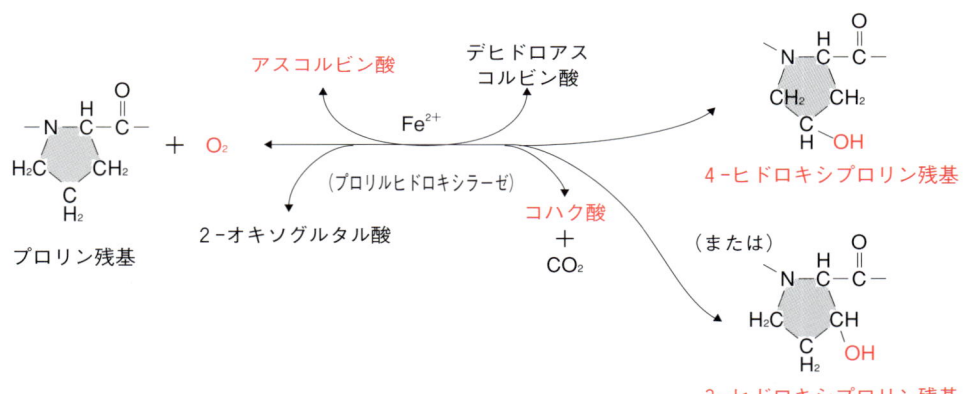

10. 分枝アミノ酸から

バリン，ロイシン，イソロイシンは分枝アミノ酸（表1-4参照）と総称されるが，それらが代謝される途中でバリンとイソロイシンはプロピオニルCoA，ロイシンは3-ヒドロキシ-3-メチルグルタリルCoA（HMG-CoA）を生成する（図7-17）. プロピオニルCoAはメチルマロン酸経路*によってスクシニルCoAとなりTCAサイクル（図5-4）に入り，最終的には

---

* メチルマロン酸経路はTCAサイクルが機能するのに必要なオキザロ酢酸を供給する役割をもつものと考えられている．この経路では，プロピオニルCoAがビオチンを補酵素とするプロピオニルCoAカルボキシラーゼ（ミトコンドリア局在）によって(S)-メチルマロン酸となり，次いでラセマーゼにより(R)-メチルマロン酸に変換されてからアデノシルコバラミン（Ado-B_{12}）を補酵素とするムターゼの作用でスクシニルCoAがつくられる（3章B.1.h.参照）. スクシニルCoAはTCAサイクルに入りコハク酸，リンゴ酸を経てオキザロ酢酸となる．第1段階の反応を触媒するプロピオニルCoAカルボキシラーゼの先天的な欠損によってプロピオン酸血症が起こる.

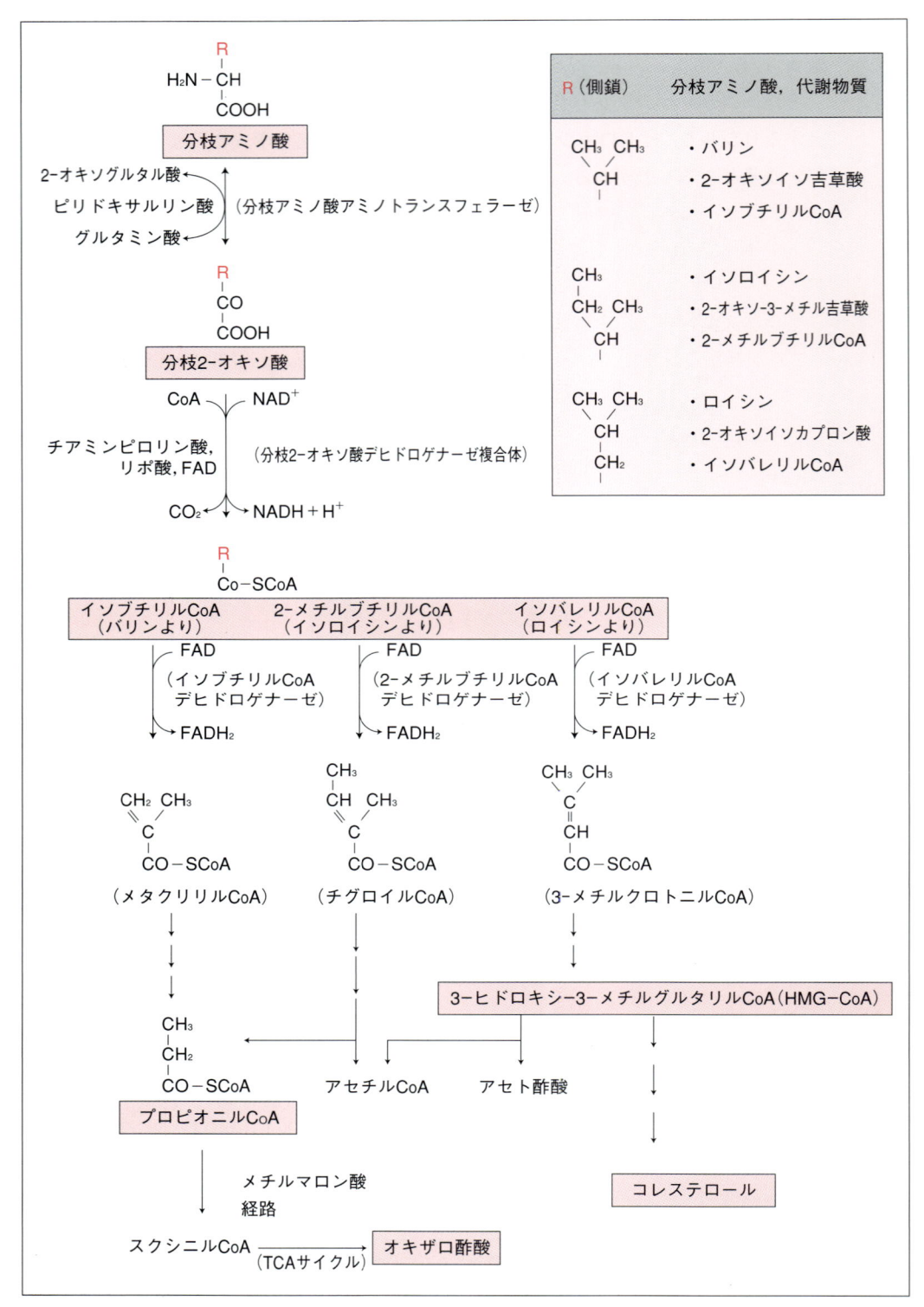

図7-17. 分枝アミノ酸の代謝−バリン，イソロイシンからプロピオニルCoAを経てオキザロ酢酸の生成とロイシンからのコレステロールの生成

オキザロ酢酸に代謝される．一方，HMG-CoA はコレステロール合成の原料であり，メバロン酸を経てコレステロールに転換される（図6-11）．

分枝アミノ酸代謝（図7-17）の第1段階はミトコンドリア内での分枝アミノ酸アミノトランスフェラーゼによるアミノ基転移反応で，分枝アミノ酸はそれぞれ対応する分枝2-オキソ酸に転換される（図7-3）．つづいて，分枝2-オキソ酸デヒドロゲナーゼ複合体によって，チアミンピロリン酸，リポ酸，CoA，FAD および NAD^+ の5つのビタミン誘導体補酵素の存在下で5段階の反応をうける（反応様式は図5-3のピルビン酸デヒドロゲナーゼ複合体の場合と同様である）．この分枝アミノ酸デヒドロゲナーゼを先天的に欠損すると，メープルシロップ様尿臭とともに重篤な脳障害を起こすメープルシロップ尿症（13章 B．2．および表13-1参照）となる．また，ロイシン代謝経路のなかでイソバレリル CoA デヒドロゲナーゼが欠損する先天性代謝異常としてはイソ吉草酸血症が知られている．

▼ チャレンジ課題

1) タンパク質分解酵素の種類を述べよ．
2) アミノ酸のアミノ基が脱離して生じるアンモニアの生体内における処理について述べよ．
3) ケト原性アミノ酸および糖原性アミノ酸について述べよ．
4) アミノ基転移反応に関与する AST（GOT），ALT（GPT）の酵素反応を構造式で書け．
5) 肝臓における尿素サイクルでの尿素の生成の概略について述べよ．
6) フェニルアラニンは必須アミノ酸であるが，チロシンがそうではない理由について述べよ．
7) ヘモグロビンの構成成分であるヘムの合成に必要なアミノ酸は何か．
8) 体内においてチロシンから合成される生理活性物質を挙げよ．
9) 体内においてトリプトファンから合成される生理活性物質を挙げよ．
10) 生体内において生合成されない8種類（ないし10種類）の必須アミノ酸を挙げよ．

8 章
ヌクレオチド代謝とDNAの合成・修復

　核酸は細胞の核の中に多い酸という意味で命名されたが，これにはデオキシリボ核酸（DNA）とリボ核酸（RNA）がある．DNAは遺伝子のことであり，RNAは鋳型鎖DNAの相補鎖として合成される一本鎖構造のもので，遺伝子の情報に従ってタンパク質が合成される場合にいろいろな働きをする．DNAもRNAも構成単位であるヌクレオチドが数多く重合したポリヌクレオチドの構造を持っている．ヌクレオチドは単独でもATPやGTP，サイクリックAMP，さらにはUDP-グルコースやNAD$^+$など重要な物質としても存在する．

　また，生体が成長・増殖する時には細胞分裂とDNA合成（複製）が必要であり，DNAに複製の誤りや損傷がある時には修復していく必要がある．さらに，直鎖状の染色体をもつ真核細胞ではDNAが複製されるたびに染色体末端のテロメア部分が短縮していく宿命にあり，これが細胞の寿命を決定している．

　本章では，ヌクレオチド代謝とDNAの合成と修復の機構，ならびにテロメアと細胞寿命の関連について学ぶことにしよう．

重要事項

- **ヌクレオチド代謝**：DNAやRNAを構成するヌクレオチドの合成と分解は重要であり，プリンヌクレオチド，ピリミジンヌクレオチド，デオキシリボヌクレオチドのそれぞれに固有の経路がある．
- **細胞周期**：細胞分裂の際には，細胞はG_0/G_1期（休止期または間期1），S期（DNA合成期），G_2期（間期2）およびM期（分裂期）の各段階からなる細胞周期を経る．細胞周期はサイクリン，サイクリン依存性プロテインキナーゼ，Rbタンパク質（RB），p53などの核内の諸因子が制御を行っている．
- **DNA合成**：S期においてDNAは2倍に複製されるが，連続的に合成されるリーディング鎖はDNAポリメラーゼδが合成し，反対側の断続的なラギング鎖はDNAポリメラーゼαが合成する．いずれの場合も鋳型となる元のDNA鎖が複製DNAの片方に残るため半保存的複製とよばれる．
- **DNAの損傷と修復**：DNAは常に熱，紫外線，放射線，化学物質などにより損傷を受けており，修復酵素系により修復されている．その際に塩基の変換，ヌクレオチドの欠損などの変異が発生することも多い．また，DNA修復系遺伝子の異常によってDNA傷害が残り，早老症や癌，皮膚疾患などが誘発される．
- **テロメアと細胞寿命**：真核細胞の直鎖状の染色体の末端には，くり返し配列に富むテロメア領域があり，細胞分裂に伴うDNA複製のたびごとにラギング鎖側（5′末端側）が短く複製される．テロメアが一定の短さにまでなると，細胞は分裂をやめ，老化してやがて死を迎える．生殖細胞などの幼若な細胞および癌細胞にはテロメアを延長する酵素であるテロメラーゼが発現している．

A ヌクレオチドの代謝

1. プリンヌクレオチドの合成経路

プリンヌクレオチドの *de novo*（新規）の合成経路は，図8-1に示すようにリボース5-リン酸から始まる．最初の段階で生成するホスホリボシルピロリン酸（PRPP）は，ピリミジンヌクレオチドの合成にも重要な働きをしている．ヌクレオチドとしてまず完成するのは，リボース5-リン酸にヒポキサンチンが結合したイノシン5′-一リン酸（IMP）である．

IMPから別々にアデノシン5′-一リン酸（AMP）とグアノシン5′-一リン酸（GMP）が形成され，それらはそれぞれADP，ATPおよびGDP，GTPに転換される．ATPとGTPは，生体内で高エネルギー物質としてさまざまに作用すると共に，RNA合成の基質となる．

2. ピリミジンヌクレオチドの合成経路

ピリミジンヌクレオチドの生合成は，細胞質でCO_2，2 ATPとグルタミンからカルバミルリン酸を生成するカルバミルリン酸シンターゼ（CPS Ⅱ）の反応から始まる（図8-2）．オロチジン5′-一リン酸からウリジン5′-一リン酸（UMP）が形成され，UMPはUDP，UTPへと転換される．

UTPからは，4の位置にアミノ基が付加されてシチジン5′-三リン酸（CTP）が形成される．UTP，CTPは細胞内の諸反応に利用されると共に，RNA合成の基質である．

3. デオキシリボヌクレオチドの合成経路

遺伝子DNAの合成に必要なデオキシリボヌクレオチドは，これまで述べたような経路で合成されるリボヌクレオシド二リン酸から変換される．図8-3のように，ADP，GDP，CDP，UDPは，リボヌクレオシド二リン酸レダクターゼの作用でそれぞれdADP，dGDP，dCDP，dUDPへと転換され，デオキシリボヌクレオチドの出発物質となる．これらのデオキシリボヌクレオチド二リン酸はさらに，それぞれdATP，dGTP，dCTP，dUTPへと転換される．このうちdATP，dGTP，dCTPの3つはDNA合成の基質となってDNAに取り込まれるが，dUTPは強力な酵素dUTPジホスホヒドロラーゼの作用によって直ちにデオキシウリジン5′-一リン酸（dUMP）へと分解されるため，DNAに取り込まれることはない．

dUMPは，チミジル酸シンターゼによってチミジン5′-一リン酸（dTMP）へと変換され，さらにdTDP，dTTPとなってDNA合成の基質となる．またヌクレオシドのチミジンからチミジンキナーゼの作用をうけてdTMPへの合成経路も存在する（図8-3）．

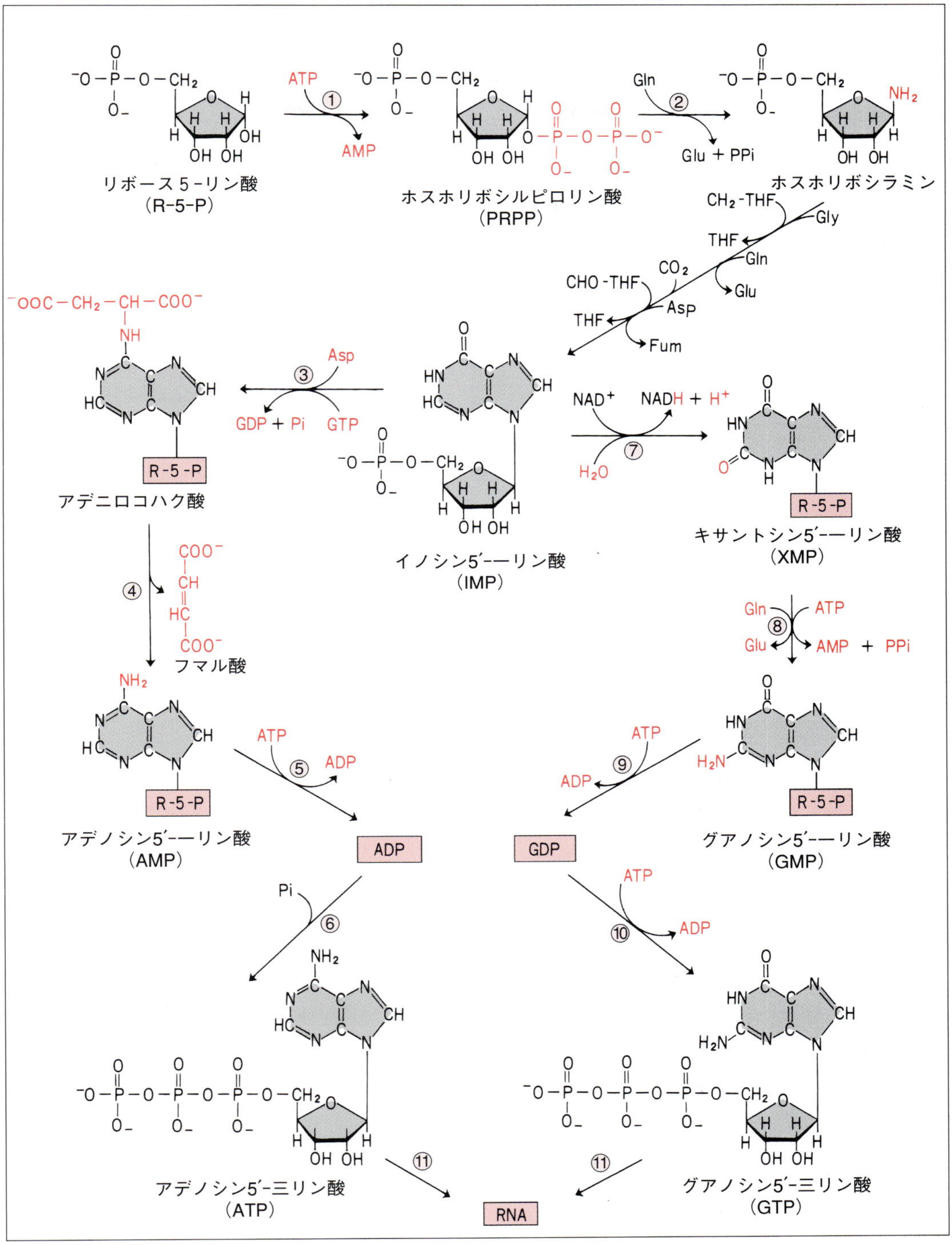

A. ヌクレオチドの代謝

図8-1. プリンヌクレオチドの合成経路

① PRPP シンテターゼ　② アミドホスホリボシルトランスフェラーゼ　③ アデニロコハク酸シンテターゼ　④ アデニロサクシナーゼ　⑤ アデニル酸キナーゼ　⑥ 電子伝達系における酸化的リン酸化　⑦ IMP デヒドロゲナーゼ　⑧ GMP シンテターゼ　⑨ グアニル酸キナーゼ　⑩ ヌクレオシド二リン酸キナーゼ　⑪ RNA ポリメラーゼ

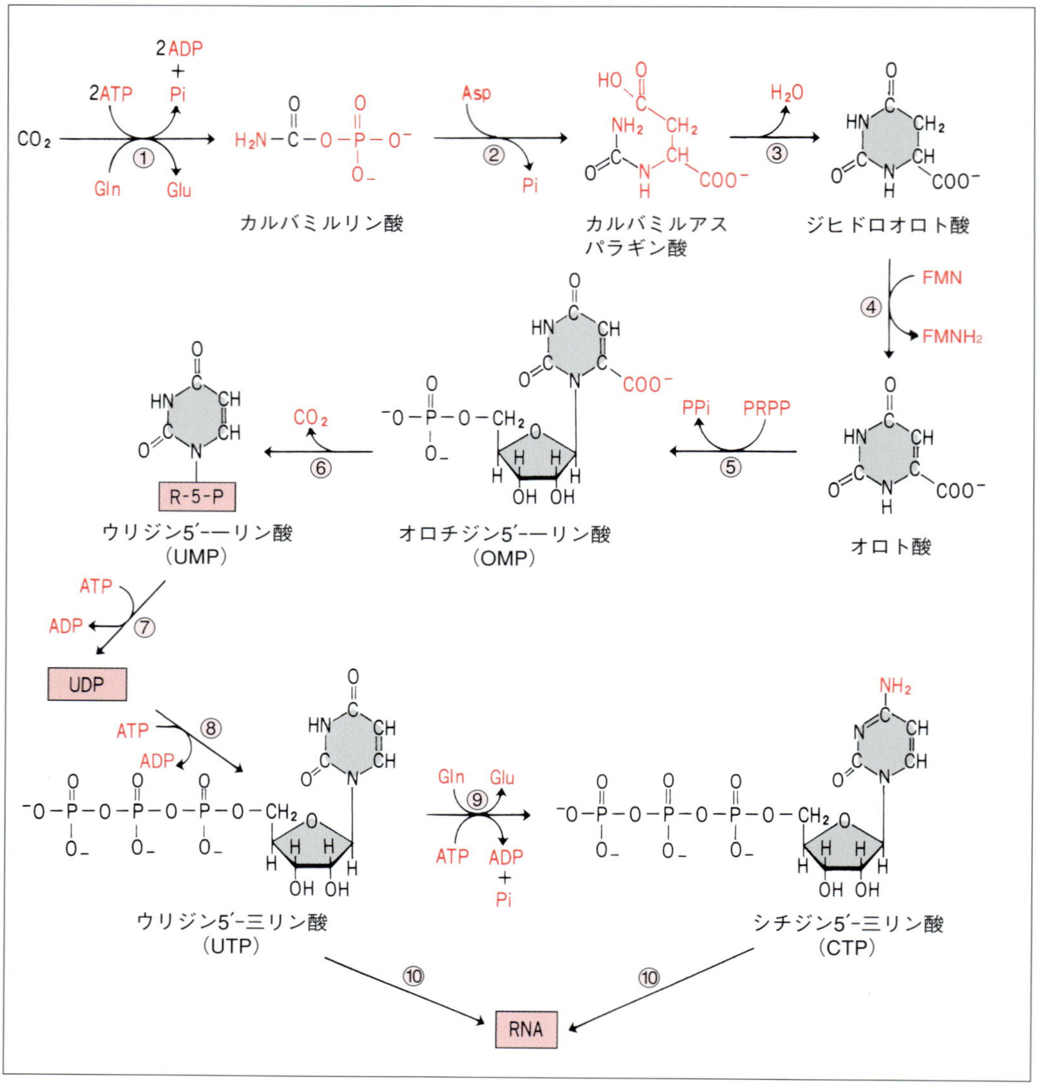

図8-2. ピリミジンヌクレオチドの合成経路

① カルバミルリン酸シンターゼ（CPS Ⅱ）　② アスパラギン酸トランスカルバミラーゼ（ATC）　③ ジヒドロオロターゼ（DHO）　④ ジヒドロオロチン酸デヒドロゲナーゼ　⑤ オロト酸ホスホリボシルトランスフェラーゼ　⑥ OMP デカルボキシラーゼ　⑦ ウリジル酸キナーゼ　⑧ ヌクレオシド二リン酸キナーゼ　⑨ CTP シンテターゼ　⑩ RNA ポリメラーゼ．なお，①，②，③の酵素活性は一本のポリペプチド鎖（分子量22万）の上にあり，おのおのの頭文字から CAD 複合体とよばれる（多機能酵素）．同様に，⑤と⑥も多機能酵素で，一本のポリペプチド鎖（分子量5万2千）が両活性をもつことから UMP シンターゼと総称される．

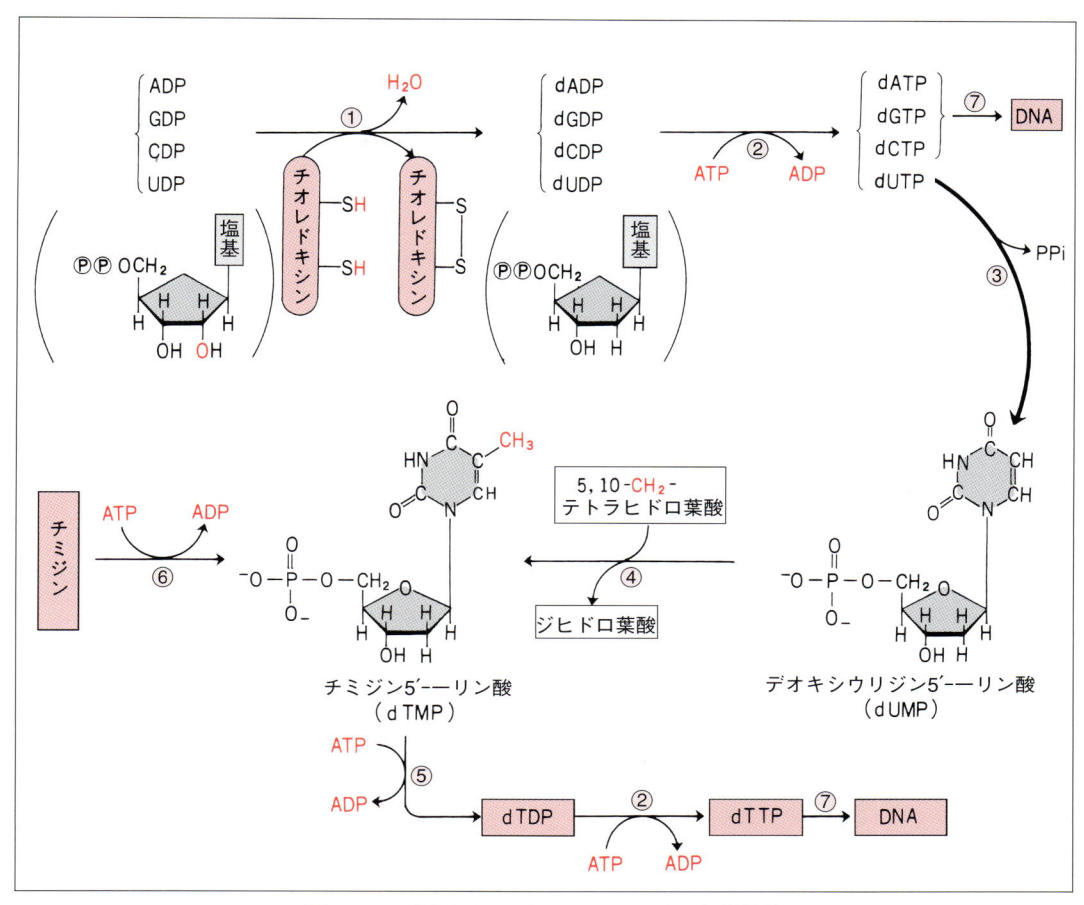

図 8-3．デオキシリボヌクレオチドの合成経路

① リボヌクレオシド二リン酸レダクターゼ　② ヌクレオシド二リン酸キナーゼ　③ dUTP ジホスホヒドロラーゼ　④ チミジル酸（dTMP）シンターゼ　⑤ チミジル酸キナーゼ　⑥ チミジンキナーゼ　⑦ DNA ポリメラーゼ

4．プリンヌクレオチドの分解経路

　食物由来の，あるいは細胞内の DNA，RNA，ヌクレオチドは，分解されるに従ってアデノシン，デオキシアデノシン，グアノシンおよびデオキシグアノシンの 3′- または 5′- 一リン酸を大量に生成する．これらのモノヌクレオチドは，一部は再び ADP，ATP，GTP，dATP，dGTP などの二リン酸や三リン酸へリン酸化されて再利用されるが，他の部分は分解される．

　図 8-4 のように，5′- AMP の一部は AMP デアミナーゼの作用によって 5′- IMP へ変えられ，他のアデニンモノヌクレオチドやグアニンモノヌクレオチドと共に脱リン酸化反応をうける．生成したヌクレオシドのうちアデノシンとデオキシアデノシンは，アデノシンデアミナーゼの作用でイノシンまたはデオキシイノシンに転換される．これらはグアノシンやデオキシグアノシンと共にプリンヌクレオシドホスホリラーゼの作用をうけて，それぞれ塩基のヒポキサンチンおよびグアニンとなる．グアニンはグアニンデアミナーゼ（グアナーゼ）の作用をうけ，ヒポキサンチンはキサンチンオキシダーゼの作用で共にキサンチンとなる．キサンチンはさら

144　8章　ヌクレオチド代謝と DNA の合成・修復

①DNase, RNase など
①AMPデアミナーゼ（5'-AMPのみに作用）
②ホスファターゼ, 5'-ヌクレオチダーゼ
③アデノシンデアミナーゼ（ADA）
④プリンヌクレオシドホスホリラーゼ
⑤グアニンデアミナーゼ
⑥キサンチンオキシダーゼ
⑦ヒポキサンチン・グアニンホスホリボシルトランスフェラーゼ（HGPRT）
⑧アデニンホスホリボシルトランスフェラーゼ（APRT）
⑨アデノシンキナーゼ（アデノシンおよびデオキシアデノシンに反応）およびデオキシシチジンキナーゼ（デオキシグアノシンおよびデオキシアデノシンに反応）（ATP→ADPの反応を伴っている）
■▶ は再利用のためのサルベージ経路を表す.

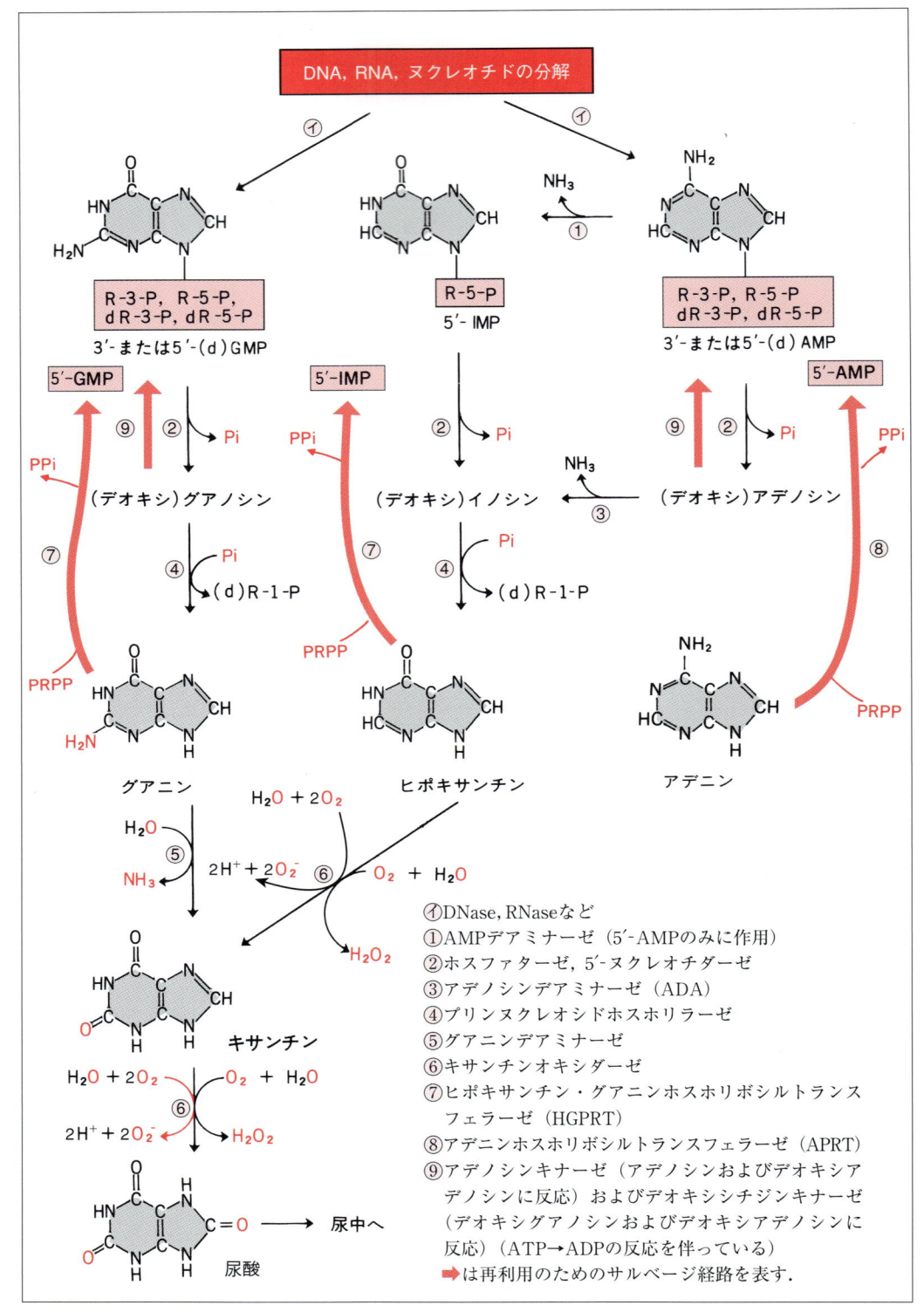

図8-4. プリンヌクレオチドの分解経路

にキサンチンオキシダーゼ反応をもう一度うけて尿酸となり，尿中に排泄される．

ヒポキサンチンとグアニンは，途中でヒポキサンチン・グアニンホスホリボシルトランスフェラーゼ（**HGPRT**）の作用によってそれぞれ再び 5′-IMP と 5′-GMP にもどって再利用される．すくい上げて利用することから，この経路をサルベージ経路という．

HGPRT（HPRT ともいう）を先天的に欠損する場合は，知能障害と自傷行為を伴うレッシュ・ナイハン症候群（表 13-1 参照）という先天性代謝異常症となる．また HGPRT の活性が部分的に低い場合は，高尿酸血症を伴う痛風となる．またアデノシンデアミナーゼが欠損していると，T および B リンパ球の形成不全を伴う重症複合免疫不全症（SCID）となって早期に死亡する（表 13-1 参照）．

5．ピリミジンヌクレオチドの分解経路

DNA の分解反応からはピリミジンヌクレオチドとして 3′- または 5′- の dCMP と dTMP が生成し，RNA の分解によっては 3′- または 5′- の **UMP** と **CMP** が生じる．二リン酸や三リン酸の各ヌクレオチドからもそれぞれ一リン酸ヌクレオチドが生成される．これらのモノヌクレオチドは，一部は三リン酸ヌクレオチドや DNA，RNA に取り込まれて利用されるが，他は脱リン酸化反応をうけて分解されていく（図 8-5）．

その結果産生されるヌクレオシドのうちシチジンおよびデオキシシチジンは，シチジンデアミナーゼによってウリジンまたはデオキシウリジンに転換される．これらはさらにウリジンホスホリラーゼの作用をうけて塩基のウラシルへと分解される．一方チミジンはチミジンホスホリラーゼによってチミンへと変換される．ウラシルとチミンはそれぞれ β-アラニンと β-アミノイソ酪酸へ分解され，尿中に排泄される．

ピリミジンヌクレオシドの分解経路においてもサルベージ経路が存在する．すなわち，ウリジンおよびシチジンは，ウリジン・シチジンキナーゼの作用をうけて再び 5′-UMP と 5′-CMP となり，チミジンはチミジンキナーゼによって 5′-dTMP へと再生される．また，ウラシルのところからもウラシルホスホリボシルトランスフェラーゼ反応によって 5′-UMP が生成し，これも再利用される．

B DNA・RNA の分解

1．DNA の分解

DNA の分解に関与する酵素は，細胞内や消化液中に存在する種々の **DNase**（DNA 分解酵素）である．何種類かあるが，大別して端からヌクレオチドを 1 つずつ切り離していくエキソヌクレアーゼと，内部を切断していくエンドヌクレアーゼの 2 型がある．また，決まった塩基配列の部位のみを切断する制限酵素が細菌類から多く分離精製されている．

DNase 類による DNA の分解産物は，3′- または 5′- にリン酸が付いたデオキシリボヌクレオチドの dAMP，dGMP，dCMP，dTMP である．

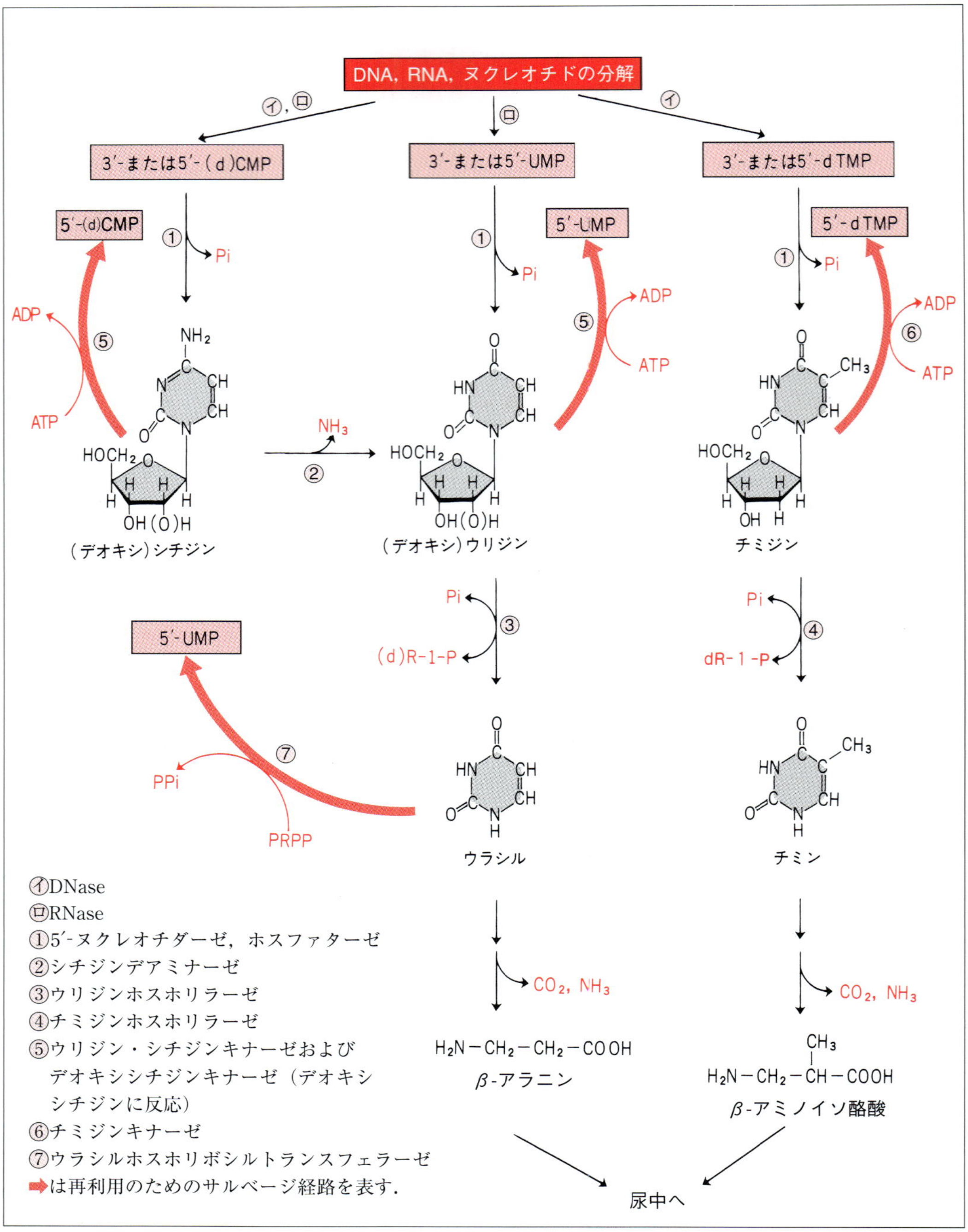

図8-5. ピリミジンヌクレオチドの分解経路

2. RNA の分解

RNA の分解反応は，種々の RNase（RNA 分解酵素）の作用による．生成産物は，リボヌクレオチドの 3′- または 5′- AMP, GMP, CMP および UMP である．分解酵素のうち RNaseA はとくに強く，人の汗にも分泌されたり，水道水の中にも含まれるなど，自然界の至る所に存在している．

C. 細胞分裂と DNA の合成（複製）

1. 細胞周期と細胞分裂

細胞が増殖したり，生体が成長・修復したりする際には，必ず細胞分裂による増殖を伴っている．細胞分裂には，図 8-6 に示す G_0/G_1 期（G は gap，間期を表す），S 期（S は synthesis, DNA 合成を表す），G_2 期および M 期（M は mitosis, 有糸分裂を表す）の細胞周期の各過程を経て行われる．

G_0 期：休止期．細胞は代謝や分化を行い生きているが，分裂は行わない
G_1 期：DNA 複製への準備期
S 期：DNA 合成期（1 回のみ複製する）
G_2 期：細胞分裂への準備期
M 期：細胞分裂期（有糸分裂）

平均して約 24 時間で細胞周期の全過程が行われる．増殖の盛んな細胞ではこの細胞周期を繰り返して増殖を続けるが，多くは休止期（G_0 期）に入って代謝，分化などを行う（図 8-6）．

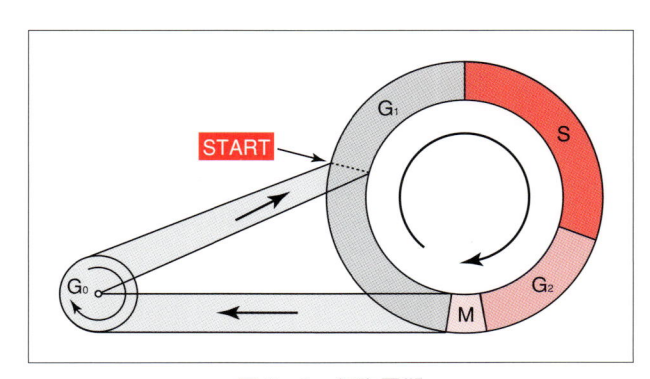

図 8-6．細胞周期

M 期以外の期をまとめて間期（または中間期）という．再び刺激をうけ，ある一定の準備段階の完了期（START）を過ぎると細胞周期が回転を始める．細胞周期の回転の制御には，核内のサイクリン A, B, C, D_1, D_2, D_3, E, H などのサイクリン類，cdk 2, cdk 4, cdk 6, cdk 7 などのサイクリン依存性プロテインキナーゼ類，p15, p16, p19, p21, p27 タンパク質などの cdk インヒビター類，Rb タンパク質（RB），p53 タンパク質，転写因子 E2F, MPF, APC といった多くの因子類が関与している（図 8-7）．

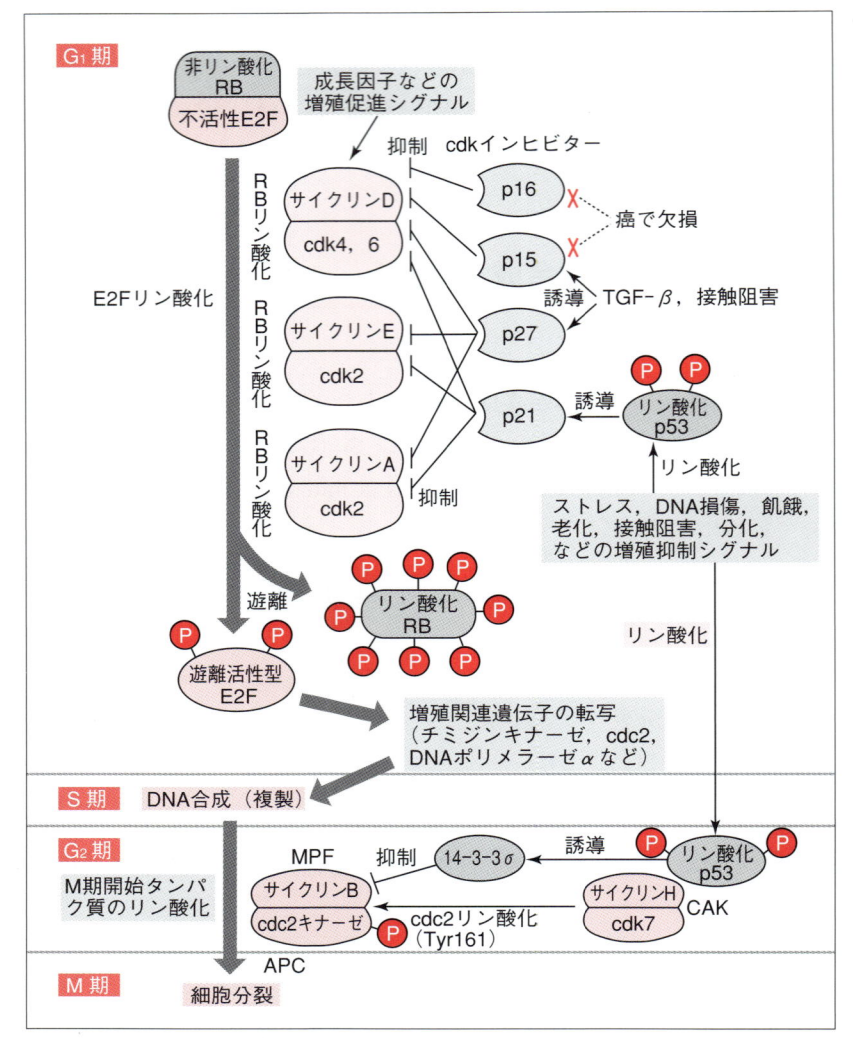

図 8-7. 細胞周期の cdk, E2F, MPF による促進と RB, p53 による抑制
MPF：卵成熟促進因子はサイクリン B と cdc 2 の複合体；CAK はサイクリン H と cdk 7 の複合体；RB と p53 は共に癌抑制遺伝子産物；APC：後期促進複合体は M 期に特異的なユビキチンリガーゼ（図 7-2 参照）.

2. DNA 鎖の半保存的複製

　　細胞分裂においては，全遺伝子の DNA（ゲノム全体）の正確な複製が必要とされる．ヒトのゲノム（$2n$）は 22 対の染色体と，女性なら 1 対の X 染色体，男性なら X と Y 各 1 つの染色体に分かれ（図 2-2 参照），合計 46 本の染色体，すなわち合計 46 本の二重鎖 DNA からなっている．この DNA 鎖は，46 本で合計約 60 億塩基対（約 1.8 m の長さ）を持っている．細胞分裂に先立って DNA 鎖が 2 倍に複製される様式を，図 8-8 に示す．

　　各 DNA 鎖には，**複製開始点**とよばれる部位が存在し，細胞が細胞周期の S 期（合成期）に入ると，多数の複製開始点から二重鎖 DNA のそれぞれの鎖について相補的な鎖の複製が始まる．新しい二重鎖 DNA を構成する一方の鎖は新規の合成によるものであるが，他方の鎖は元

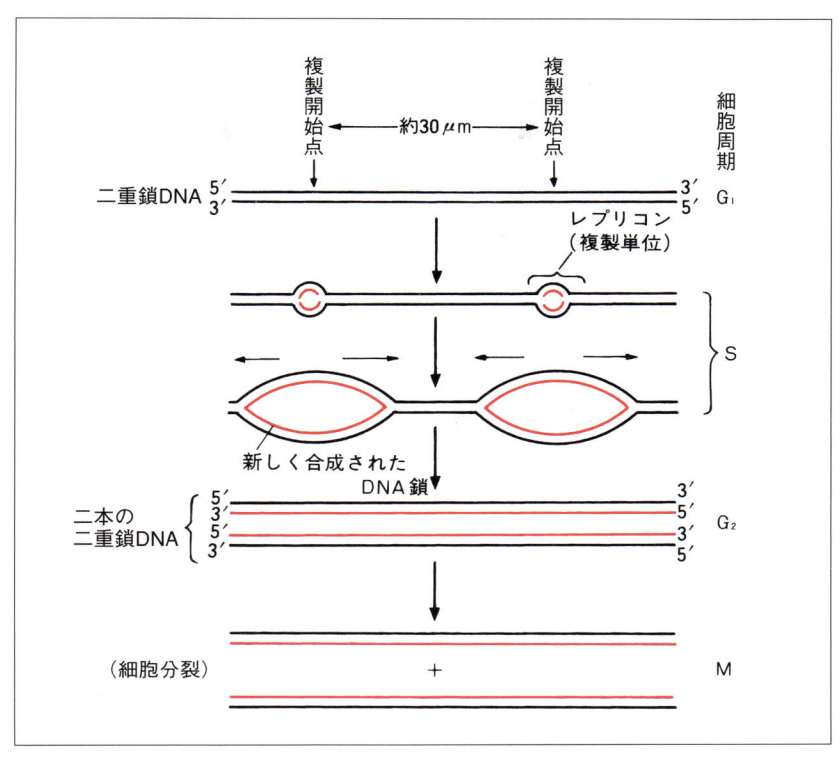

図 8-8. 細胞分裂に伴う DNA の半保存的複製

から存在していたものである．このため，こういった DNA の複製機構を半保存的複製という．

3. 鋳型鎖およびプライマー鎖と DNA ポリメラーゼ

DNA の複製（合成）は，酵素の DNA ポリメラーゼが主役となっている（図 8-9）．ヒトなど動物細胞の DNA ポリメラーゼには，表 8-1 に示す $\alpha \sim \varepsilon$（イプシロン）の 5 種類と，DNA 修復時に働く補足的な η（イータ），ζ（ジータ）その他がある．

表 8-1. DNA ポリメラーゼの種類と性質

種類	細胞内局在	作用	分子量(kDa)	アフィディコリンによる阻害	ジデオキシNTPによる阻害	N-エチルマレイミドによる阻害
DNAポリメラーゼα	核	ラギング鎖の合成（プライマーゼと結合している）	約350	(+)	(−)	(+)
DNAポリメラーゼβ	核	DNAの修復	約40	(−)	(+)	(−)
DNAポリメラーゼγ	ミトコンドリア	ミトコンドリアDNAの合成（3′→5′エクソヌクレアーゼ活性あり）	約200	(−)	(+)	(+)
DNAポリメラーゼδ	核	ラギング鎖をプライマーとしたリーディング鎖の合成とラギング鎖のギャップ埋め（3′→5′エクソヌクレアーゼ活性あり）	約170	(+)	(+)	(+)
DNAポリメラーゼε	核	DNA合成と修復（3′→5′エクソヌクレアーゼ活性あり）	約270	(+)	(+)	(+)

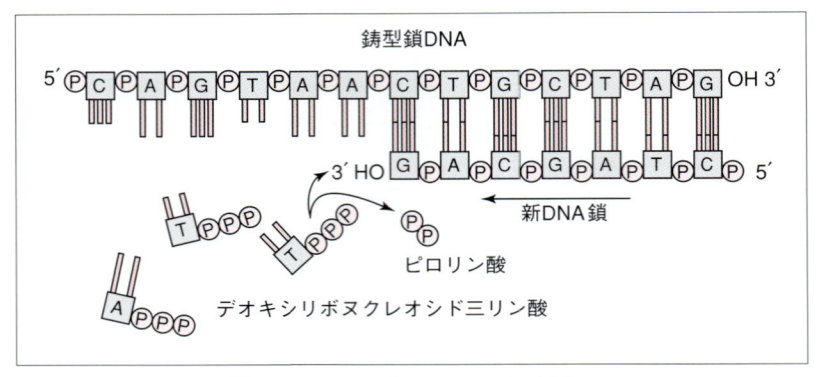

図 8-9. DNA ポリメラーゼの反応

DNA ポリメラーゼの反応は，鋳型となる DNA 鎖の 3′ 側から 5′ 側に向けて，G↔C, A↔T の塩基対を形成させながら新しい相補的な DNA 鎖を 5′→3′ の方向に伸ばしていく．基質は，デオキシリボヌクレオチドの dATP, dGTP, dCTP および dTTP の 4 種類（dNTP）である．DNA ポリメラーゼの反応が起こるためには，伸長させていく鎖の元となるプライマー鎖の DNA または RNA が必要である．

4. DNA 複製に関与する他の因子

　実際の DNA の複製反応には，DNA ポリメラーゼ以外に，因子がいくつか関与している．まずクロマチン DNA に多数存在する**複製開始点**の特定の塩基配列に対して**複製開始タンパク質**が作用する．これにより DNA 複製作業が開始され，**DNA ヘリカーゼ**が二重らせん構造を ATP 依存性に両方向へほどいて行く（図8-10）．解かれて一本鎖となった DNA には，これが再び二重らせんに戻らないように **1 本鎖 DNA 結合タンパク質**（**SSB**）が結合する．開かれた両側の一本鎖 DNA には **DNA プライマーゼ***が結合し，DNA 鎖を鋳型として 3′→5′ の方に読みながら相補的な **RNA プライマー**（平均 9 塩基の長さ）を 5′→3′ の方向に合成する．この DNA プライマーゼ反応にはプライマーを必要としない．ついで DNA ポリメラーゼ α が RNA プライマーの 3′ 側に続けて，鋳型に相補的な DNA 鎖（岡崎フラグメント）を伸長していく．リーディング鎖の方は，DNA ポリメラーゼ α に代わって DNA ポリメラーゼ δ または ε が伸長していく（図8-10）．また **PCNA**（増殖細胞核抗原）や **RF-C**（複製因子 C）が，DNA ポリメラーゼ δ および ε の活性を促進する．反対鎖の複製については，次項 5. を参照．

　クロマチン DNA には，ヒストン八量体が結合してヌクレオソーム（1 章 E.4. 参照）を形成しているが，DNA の複製中には DNA ポリメラーゼの働きによりこのヌクレオソーム構造は一時的に解離する．

5. 連続複製鎖と不連続複製鎖（岡崎フラグメント）

　DNA の複製には上述のように方向性があるため，図8-10 に示すように，DNA ヘリカーゼによって二重らせんの DNA がどんどん解かれていくと，一方の DNA 鎖の合成はヘリカーゼと同じ方向に連続的に進行するが（リーディング鎖という），他方の鎖の合成はそれとは逆

---

* DNA プライマーゼは，実際には DNA ポリメラーゼ α に結合してそのサブユニットとなっている．

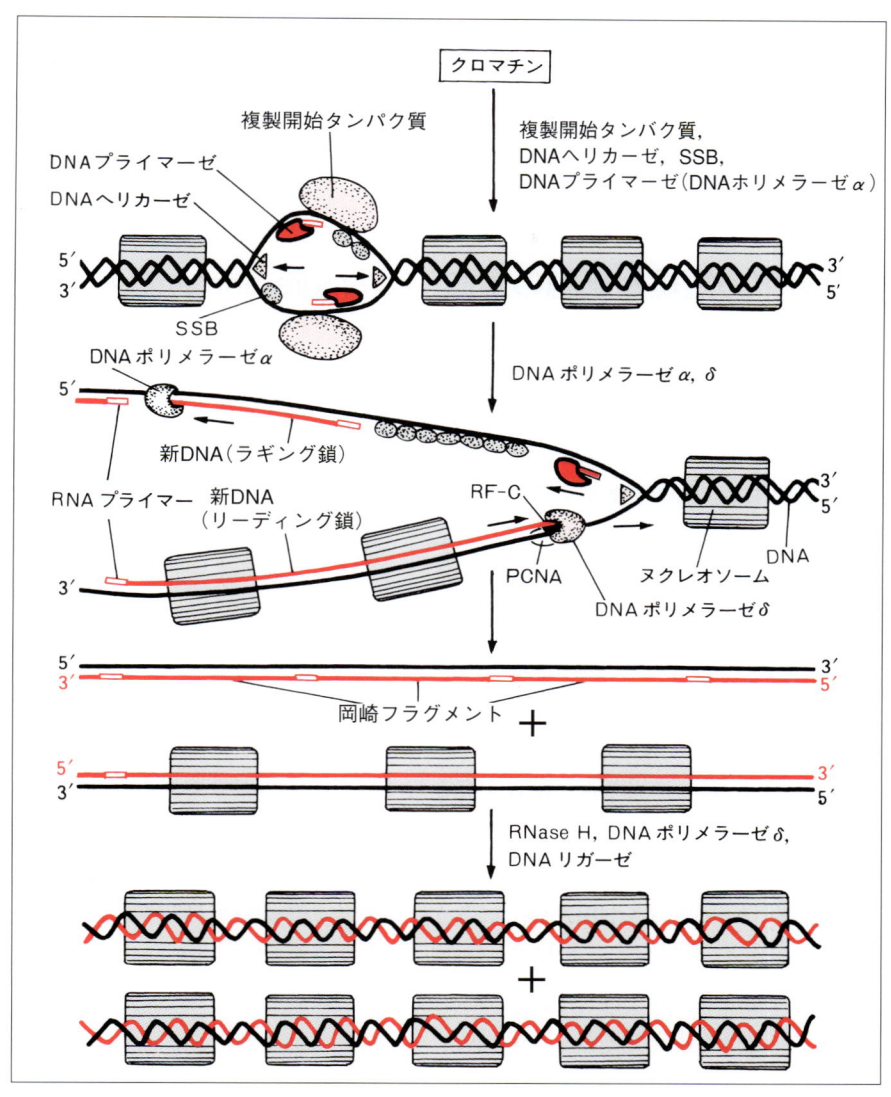

図8-10. DNAの合成機構（主に右側半分の複製フォークを示す）
DNAの複製部位の両端は二叉になっていて，複製フォークとよばれる．複製開始点を中心にして両側の複製フォークでは，リーディング鎖とラギング鎖がそれぞれ対称的な位置で合成されている．

向きに断続的に進行せざるをえない（ラギング鎖という）．このように非連続的に合成され，RNAプライマーを5′側に持ったDNA断片（平均135塩基の長さ）を岡崎フラグメントという．ラギング鎖の合成はプライマーゼをサブユニットとして持つDNAポリメラーゼαが担当し，リーディング鎖の合成は最初DNAポリメラーゼαが合成したラギング鎖様のDNA断片をプライマーとしてDNAポリメラーゼδまたはεとPCNAの結合体が行う．

RNAプライマー部分はその後RNase Hによって取り除かれ，その欠損部分をDNAポリメラーゼδがDNAに置き換える．最後にDNAリガーゼが働いて隣のDNA断片との間をリン

酸ジエステル結合でつなぎ，2本の二重鎖DNAが完成する（図8-10）．

また，複製中にできたDNA鎖のねじれやもつれを直す酵素にDNAトポイソメラーゼがある．DNAの一本鎖を一時的に切断してねじれを直してまたつなぎ合わせる酵素がDNAトポイソメラーゼⅠであり，二重鎖を切断してもつれを直した後またつなぎ合わせる酵素がDNAトポイソメラーゼⅡである．

D テロメアの短縮と細胞の寿命　telomere and aging

細菌など環状DNAを遺伝子として持つ原核細胞には寿命がないが，ヒトなどの動物の正常な体細胞は20～60回（受精卵からは100回前後）細胞分裂を繰り返したのち細胞分裂が止まり（これをヘイフリックの限界といい，この時期をM1期という），やがて細胞死を迎え，生体も老化する．この動物に見られる細胞の寿命と老化は，細胞分裂ごとに直鎖状染色体の末端にあるテロメアの部分が短縮していくことに起因する．

1．テロメアの構造

真核生物の直鎖状の染色体は，末端部は繰り返し配列に富むテロメア領域となっている（図8-11A）．テロメアは，1938年，ハンス・ミュラーがギリシャ語のテロ（終わり）とミロ（部分）を合成して命名した．最末端のテロメアのDNAには，ヒトおよび脊椎動物に共通してTTAGGGの6bpの繰り返し配列が存在している．そしてGに富む3′末端側（Gテイル）がCに富む5′末端側より，動物種により異なるが，少なくとも十数ヌクレオチド（ヒトの細胞の場合は150～300ヌクレオチド）長くなっている．ヒトのテロメアの長さは，精子などの生殖細胞では約10kbの長さが保たれているが，受精後の体細胞では分裂に伴って減少を始め，出生時には平均5kbとなり，出生後も分裂毎に減少して，0.4～1kb前後になると細胞は老化して分裂を停止する（M1期）．分裂の間期には，テロメアは図8-11Bに示すようなループ（t-ループ）をつくって安定化している．

2．細胞分裂に伴うテロメアの短縮

前項5で学んだように，二重鎖DNAの一方の鎖は連続的に複製されるが，他方はしゃくとり虫の動きのように不連続的に複製される（ラギング鎖）．その際，DNAポリメラーゼαがテロメアDNAの最も3′末端側に結合して構成成分のDNAプライマーゼが複製のためのRNAプライマーを合成し始めるとしても，プライマーは鋳型となるテロメアDNAの末端から少し内側に形成される（図8-12）．さらにこのRNAプライマーが除かれた後は，DNAポリメラーゼδが穴埋めをするためのDNAプライマーがもはや存在せず，5′末端側は短いままとなる．複製後にはエキソヌクレアーゼが働いて3′末端鎖を削り，5′末端鎖との差を最初の長さに維持する．このようにして，染色体DNAのテロメア部分は1回の複製当たり50～100ヌクレオチド短縮する．

環状DNAを遺伝子とする細菌類や一部のウイルスでは，プライマーとなるDNA部分が常に存在するため，このような遺伝子の短縮，すなわち老化（次項3.参照）は起こらない．

D. テロメアの短縮と細胞の寿命

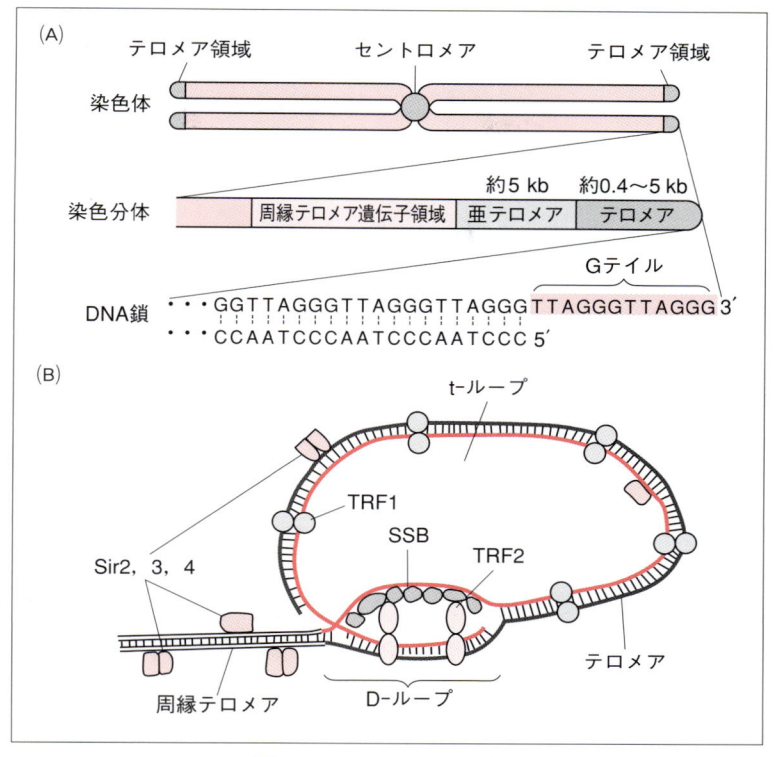

図8-11. テロメアの構造

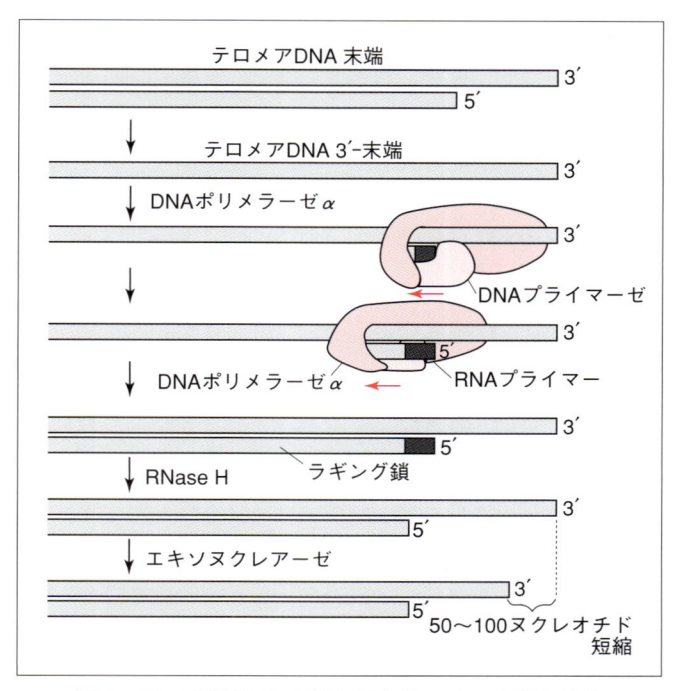

図8-12. 直鎖DNA複製に伴うテロメア末端の縮小

3. テロメアの役割とその短縮による細胞寿命と老化

ヒトの通常細胞の分裂予備能力（あと何回分裂できるか）はテロメアの長さに比例している．新生児の細胞ではテロメアは約 5 kb の長さがあるが，100 歳以上の人の細胞では約 0.4 kb である．また，生まれた時にすでに 90 歳以上の老人の様相を呈する**ハッチンソン・ギルフォード症候群**では 0.3 kb 以下である．テロメアが短くなると，テロメア領域の DNA タンパク質複合体が小さくなり，結合しきれなくなった Sir 2/Sir 3/Sir 4 複合体が核小体の rRNA の遺伝子である rDNA（これも繰り返し配列に富む）に結合して，その転写活性を抑制する．また，周縁テロメアの遺伝子に対する抑制が取れ，細胞活性・分裂に関与する各種遺伝子の発現を抑制する**転写抑制因子**を発現するようになる．これらの結果，細胞は活力や分裂能を失い，やがて細胞死（寿死）にいたる．各組織で寿命が尽きた細胞が出はじめると，生体は老化していき，老衰に至る．

4. テロメラーゼ telomerase とテロメアの延長

ヒトおよび脊椎動物の生殖細胞，卵原細胞，精原細胞では，細胞分裂に伴う DNA 複製が行われてもテロメアの短縮が起こらず，卵および精子でもテロメアは 10 kb の長さを維持している．これは，これらの**生殖系細胞**の核にはテロメアを延長する**テロメラーゼという酵素**(図 8–13)が存在（発現）しているためである．受精後の体細胞では一部の例外〔**胚性幹細胞**（ES 細胞）および血液，皮膚，脳神経，間葉系，腸管内皮系などの**幹細胞**および**癌細胞**〕以外はほとんどテロメラーゼが発現していない．テロメラーゼは一種の逆転写酵素である．

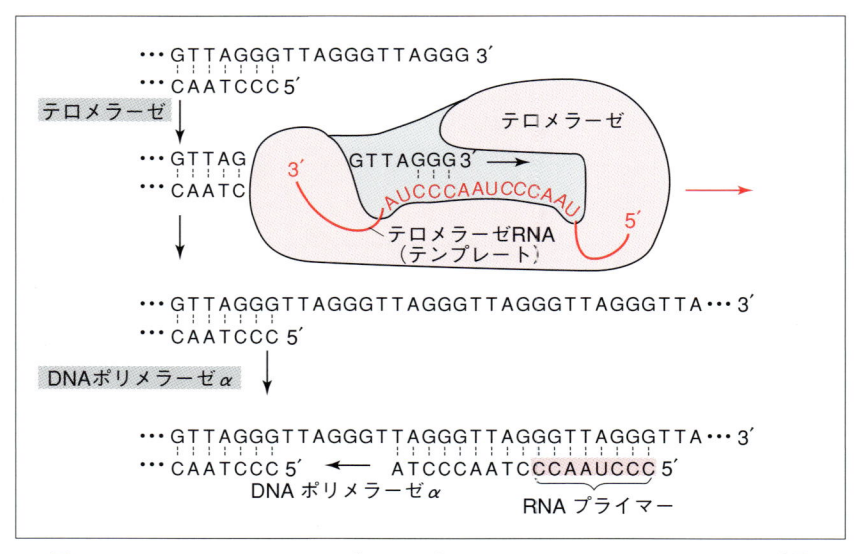

図 8–13. テロメラーゼおよび DNA ポリメラーゼ α によるテロメアの延長

E DNAの損傷と修復

1. DNAの損傷

DNA損傷の原因には，1塩基上での修飾と2塩基間の結合・架橋がある．1塩基上の修飾で最も多いのは，熱エネルギーによる脱プリン反応である．プリン塩基（アデニンとグアニン）とデオキシリボースとの *N*–グリコシド結合は熱に不安定であり，37℃でも1日に細胞当たり5千～1万個のプリン塩基が脱落する．次にシトシンの4-アミノ基やアデニンの6-アミノ基も熱エネルギーによって脱アミノ化しやすく，それぞれ1日に細胞当たり約100個のアミノ基が遊離する．脱アミノ化されたシトシンおよびアデニンは，それぞれウラシルおよびヒポキサンチンに変化する．ウラシルはグアニンよりもアデニンと塩基対を形成し，DNA複製によりG-CペアからA-Tペアへの変異（プリン同士およびピリミジン同士間の変異をトランジションという）をもたらす．また，ナイトロジェンマスタード，ジメチルサルフェート，*N*′-メチル-*N*′-ニトロ-*N*-ニトロソグアジニン（MNNG）などのアルキル化剤（変異原性・発癌性物質）によりグアニンの3位，7位およびアデニンの3位のNや，グアニンの6位のOがアルキル化（主としてメチル化）される．特にO^6-アルキルグアニンはシトシンよりもチミンと塩基対を形成するようになり，これも複製後にGからAへの変異をもたらす．

一方，細胞核内のメチル基転移酵素によってシトシンは頻繁に5-メチルシトシンに転換されるが，これが熱エネルギーによって自然脱アミノ化されるとチミンとなり，CからTへの変異が起こる．さらに放射線，活性酸素（酸素ラジカル）などによる塩基の修飾とDNA鎖の切断反応がある．例えば酸素ラジカルによってグアニンの8位の炭素Cは酸化されやすく，8-オキソグアニンとなる．この8-oxo-Gはシトシンのほかアデニンとも塩基対形成が可能であり，GからTへの変異（このようなプリンとピリミジンの間の変異をトランスバージョンという）をもたらす．

2塩基間の結合反応で最も頻度が高いのは，200 nmから300 nmのB-紫外線（UV-B）のエネルギーによって隣り合うピリミジン塩基（チミンまたはシトシン）が二量体のピリミジンダイマー（チミンダイマーが最も多い）を形成することである（図8-14）．皮膚細胞のDNAで

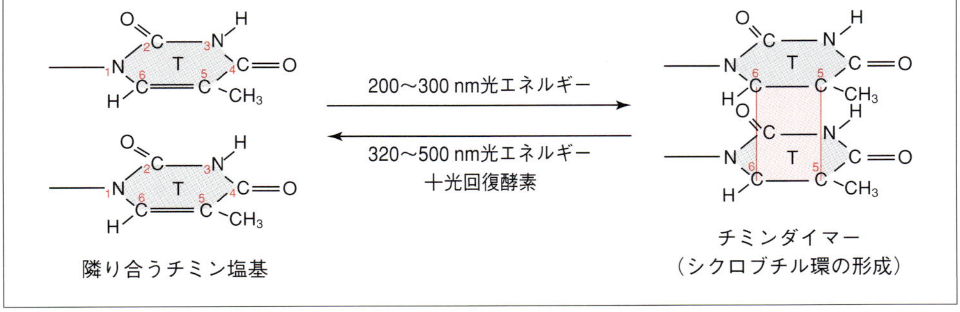

図8-14．紫外線によるチミンダイマーの形成
隣り合うチミンはシクロブチル環を形成してダイマーになりやすい．ヒトには光回復酵素がない．

は，常時太陽光線の紫外線によりピリミジンダイマーが形成され，そのままでは正確な複製が妨げられる．

2. DNA損傷の修復

DNA損傷の修復の様式は，3つの型に分けられる．修復酵素による単純な修復，塩基除去修復，およびヌクレオチド除去修復である．修復酵素による修復には，O^6-メチルグアニンDNAメチル基転移酵素により，O^6-メチルグアニンからメチル基が除去される反応がある．ただし，除去されたメチル基は酵素のシステイン残基に共有結合するため，この酵素は反応を1

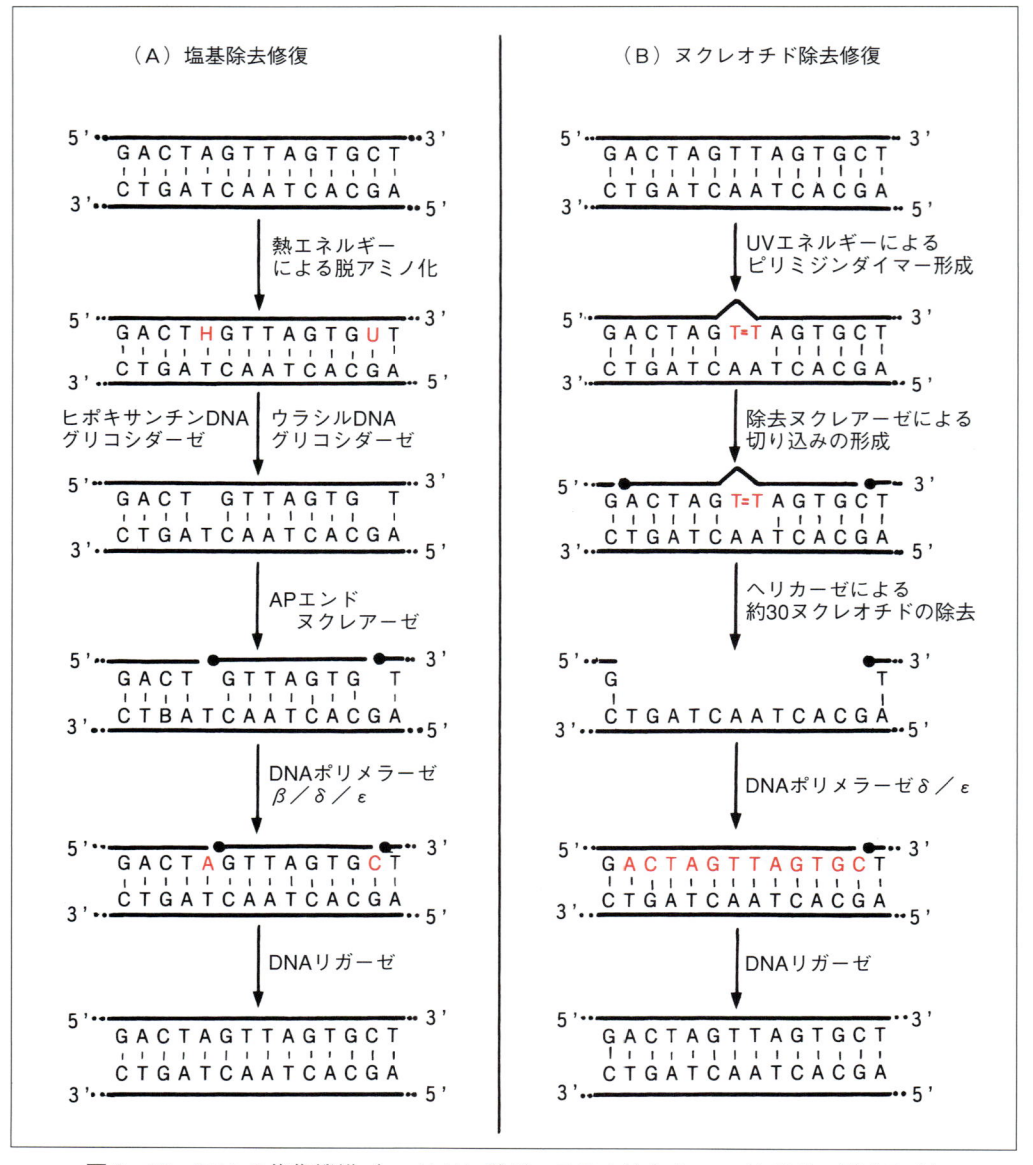

図8-15．DNAの修復機構（——はリン酸ジエステル結合を，●は5′リン酸を表す）

回しか行うことができない．また，ヒト以外ではピリミジンダイマーの光回復酵素によるシクロブチル環の共有結合鎖の切断がある（図8-14）．

　塩基除去修復およびヌクレオチド除去修復は，図8-15に示したようにいくつもの酵素が関与する機構である．脱アミノ反応によって生じるウラシルおよびヒポキサンチンは，それぞれウラシルDNAグリコシダーゼおよびヒポキサンチンDNAグリコシダーゼによって認識され，塩基部分のみが除去される．これらの無塩基の部位（apurinicまたはapyrimidic site）および熱エネルギーによって脱プリン化された部位は，ただちにAPエンドヌクレアーゼによってデオキシリボースとリン酸ジエステル結合が除去される．1ヌクレオチドが欠損したDNA鎖はDNAポリメラーゼβ，δ，εによって補填され，さらにDNAリガーゼがリン酸結合をつないで修復機構が完成する．

3．DNA修復酵素の欠損症

　傷害DNAの修復に関与する酵素の遺伝子異常による疾患に，**色素性乾皮症（XP）**，**コケイン症候群（CS）**，**ブルーム症候群（BS）**などの先天性異常がある．

▼ チャレンジ課題

1) プリンおよびピリミジン塩基分解経路におけるサルベージ経路を説明し，その役割を述べよ．
2) DNA合成の基質である4種のデオキシリボヌクレオシド三リン酸の合成経路を述べよ．
3) 細胞分裂の周期について図を描きながら説明しなさい．
4) DNA合成において，リーディング鎖とラギング鎖の合成機構をそれぞれ説明しなさい．
5) DNA損傷の修復について説明しなさい．
6) 細胞や生体に老化と寿命があることをテロメアと関連づけて説明しなさい．

9章 遺伝情報の発現とタンパク質合成

あるタンパク質をコード（指定）するような1つのまとまった遺伝情報の担体を**遺伝子**といい，ヒトの染色体1セットのようなある生物の遺伝情報担体全体を**ゲノム**という．ヒトゲノム解析が進み，ヒトのゲノム（n）は約31億6千5百万塩基対（体細胞$2n$では約63億3千万塩基対）のDNAからなり，約2万2千個の遺伝子を含んでいることが判明してきた．序章で学んだように，生体が活動し生命現象を表すためには，各遺伝情報を発現して酵素などの機能タンパク質を作る必要がある．図9-1に，生体内分子上で**遺伝情報の流れる方向**を示す．DNAに保存されている遺伝情報は細胞増殖や子孫へ伝達する場合には**複製**されるが，それ以外の場合ではまずRNAに写され（**転写**），さらにはタンパク質へと伝えられていく（**翻訳**）[*1]．本章では遺伝子の転写と翻訳の機構について学ぼう．

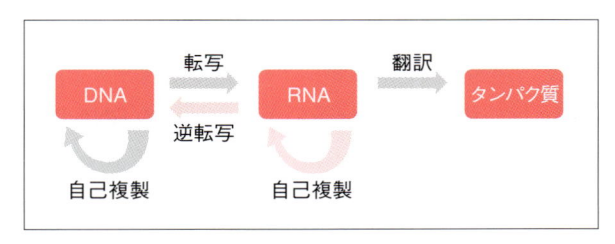

図9-1．遺伝情報の流れる方向
➡；通常の遺伝情報の流れる方向，➡；RNAウイルスが示す遺伝情報の流れ[*2]．

重要事項

- **RNA合成**：遺伝子DNAを鋳型にして核の中でRNAポリメラーゼがRNAを合成することを転写という．転写を狭義の遺伝子発現という．mRNAはDNAの遺伝情報をタンパク質に伝達し，tRNAはタンパク質合成に使われるアミノ酸をタンパク質合成工場であるリボソームまで転送し，rRNAはリボソームを形成する．

[*1] あるゲノムから転写されたRNA全体をトランスクリプトームといい，そのRNA全体から翻訳されたタンパク質全体をプロテオームという．
[*2] エイズウイルスや成人T細胞白血病ウイルスなど，逆転写酵素をもつRNAウイルスであるレトロウイルスでは，ウイルスが持っている逆転写酵素の作用によって遺伝情報が遺伝子RNAからDNAへ逆転写される．また，その他のRNAウイルスでは遺伝情報がDNAに逆流することはないが，RNAからRNAが複製されたり，RNAからタンパク質へ翻訳されるのみで，DNAとは無関係に遺伝情報を発現する．

- **シス作用エレメントとトランス作用因子**：転写される遺伝子の 5′ 末端側には RNA ポリメラーゼが結合するプロモーター部位と，その結合を促進する転写因子の結合部位であるエンハンサー部位が存在する．これらの配列をシス作用エレメントといい，結合する転写因子をトランス作用因子という．
- **スプライシング**：mRNA は核内でまず遺伝情報のない介在配列のイントロンを持った mRNA 前駆体として合成される．mRNA 前駆体は snRNA を含んだスプライソソームの作用でイントロンを切り出され，遺伝情報のあるエキソン部のみが継がれた成熟 mRNA に転換されて細胞質へ送られる．
- **コドン**：遺伝子からの遺伝情報は，mRNA の塩基 3 つ 1 組が 1 単位の暗号（コドン）となって 1 つのアミノ酸を指定する形でタンパク質に伝えられる．AUG はメチオニンを指定すると共に，タンパク質合成の開始を指示する開始コドンでもある．
- **タンパク質合成**：細胞質においてリボソームに mRNA が結合し，mRNA のコドンに相補的な塩基配列のアンチコドンを持つアミノアシル–tRNA も結合して，mRNA のコドンの配列どおりにアミノ酸が結合（ペプチド結合）してタンパク質が作られていく．mRNA に終止コドン（UAA，UAG，UGA のいずれか）が現れると対応するアミノアシル–tRNA がなく，タンパク質合成（翻訳ともいう）が終結する．

A 遺伝子の発現（転写）

1. 遺伝子の発現とは

　遺伝子の発現とは，狭義では遺伝子の情報が種々の RNA に写しとられる反応（これを転写という）を指す．DNA と異なり一本鎖として存在する RNA にはいくつかの種類があるが（表 9-1），すべてタンパク質を合成するのに必要とされる．遺伝情報をタンパク質の一次構造へ伝えるのがメッセンジャー RNA（mRNA）であるので，mRNA の合成が**遺伝子発現の主役**である．リボソーム RNA（rRNA）およびトランスファー RNA（tRNA）は，タンパク質の合成反応を補佐している．

　一般に広義で使われる「遺伝子の発現」という言葉には，遺伝情報を反映した mRNA とタンパク質が作られ，生体内で生理活性を表す段階までが含まれる．

2. RNA ポリメラーゼ

　遺伝子 DNA の情報を RNA へ転写する反応は，RNA ポリメラーゼという酵素が行っている．人体内の RNA ポリメラーゼには，核小体にある RNA ポリメラーゼⅠ，核質にある RNA ポリメラーゼⅡ，RNA ポリメラーゼⅢおよびミトコンドリア内にあるミトコンドリア RNA ポリメラーゼの 4 種類があり，それぞれが合成する RNA を表 9-2 に示す．この 4 種の RNA ポリメラーゼは，抗生物質の α-アマニチンとリファンピシンによる阻害度で分別測定することができる．その他の RNA ポリメラーゼとして，ポリ(A)ポリメラーゼ（5. 項参照）と DNA プライマーゼ（8 章 C.4. 参照）がある．

　RNA ポリメラーゼの反応には鋳型となる DNA 鎖が必要であるが，一般にプライマー鎖を必要としない．図 9-2 に RNA ポリメラーゼの反応様式を示す．二重鎖 DNA のうち一方を

A. 遺伝子の発現（転写）

表9-1. RNAの種類

RNA名	種類	長さ	特徴
メッセンジャーRNA（mRNA）	数万種類	1,000〜10,000塩基	5′末端に7-メチルグアノシンからなるキャップ構造，3′末端にポリアデニル酸の尾部があり遺伝情報をタンパク質へ伝達する
リボソームRNA（rRNA）	5S，5.8S，18S，28Sの4種類	120〜5,000塩基	5S，5.8S，28Sは60Sリボソーム顆粒を，18Sは40Sリボソーム顆粒を形成してタンパク質を合成する
トランスファーRNA（tRNA）	約60種類	70〜80塩基	クローバーの葉の形をしておりアミノ酸をペプチド鎖へ転移してタンパク質を合成する
snRNA[*1]（核内小RNA）	U1〜U6，7S，8Sなど約20種類	80〜400塩基	mRNA前駆体のスプライシングなどを行う
hnRNA[*2]（核内不均一RNA）	数万種類	数十〜数万塩基	各RNAの前駆体や切断されたRNAの総称
ミクロRNA（miRNA）	miRNA-23など多数	18〜25塩基	mRNAに相補的に結合して分解させタンパク質合成を阻害するsiRNA[*3]活性をもつ

[*1] small nuclear RNA の略.
[*2] heterogeneous nuclear RNA の略.
[*3] small interfering RNA の略.

表9-2. RNAポリメラーゼの種類と性質

種類	合成されるRNA	α-アマニチンによる阻害	リファンピシンによる阻害
RNAポリメラーゼⅠ	リボソームRNA（18S，28S，5.8S）	（−）	（−）
RNAポリメラーゼⅡ	メッセンジャーRNA，snRNA	10^{-8}Mで（＋）	（−）
RNAポリメラーゼⅢ	トランスファーRNA，5SリボソームRNA	10^{-4}Mで（＋）	（−）
ミトコンドリアRNAポリメラーゼ	ミトコンドリア内のリボソームRNA，メッセンジャーRNA，トランスファーRNA	（−）	（＋）

鋳型鎖とし，それを3′→5′の方向に読みながら，A→U，T→A，G↔Cの塩基対で符号させながら相補的なRNA鎖を5′→3′の方へ伸長させていく．反応の基質となるのは，リボヌクレオシド三リン酸のATP，GTP，UTPおよびCTPである．RNAの3′末端のOH基が，リボヌクレオシド三リン酸のα-リン酸を求核攻撃してO-P間の結合を形成し，ピロリン酸を遊離する．なお，ポリ（A）ポリメラーゼの反応には鋳型鎖を必要としない．

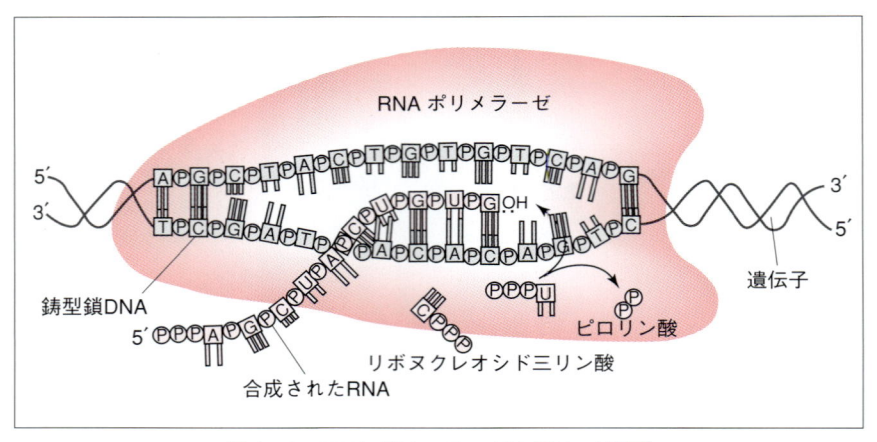

図9-2. RNA ポリメラーゼの反応（転写）

3. リボソーム RNA の合成とリボソームの形成

　　細胞の核の中には核小体とよばれる部位があるが，そこには5対10本の染色体（2章A.2.参照）からrRNAの遺伝子（rDNA）がクラスターとなって集まった部分が寄せ集められている．またここにはRNAポリメラーゼⅠやrRNA前駆体のプロセシング酵素なども存在している．すなわち，図9-3に示すように，核小体（仁）がrRNAおよびリボソームの合成場所となっている．

　　多くのコピー数が存在するrRNA遺伝子から，RNAポリメラーゼⅠの作用により最初に45S（約13 kb）の大きさのrRNA前駆体が転写される．これがRNAプロセシング酵素によって切断され，18S，28Sおよび5.8Sの3種のrRNAが完成する．一方，1番小さい5S rRNAだけは，核質内のクロマチン部分にあるrRNA遺伝子からRNAポリメラーゼⅢの作用によって転写され，核小体に運ばれる．

　　核小体において，18S rRNAは，細胞質から運ばれた約33種類のSリボソームタンパク質（S1，S2…などとよばれる）と結合して40Sリボソームサブユニットを形成する．他方，28S，5.8Sおよび5S rRNAの3種は，約49種類のLリボソームタンパク質（L1，L2…とよばれる）と結合して60Sリボソームサブユニットを形成する．40Sリボソームサブユニット（分子量140万）と60Sリボソームサブユニット（分子量280万）は，それぞれ核孔を経て細胞質に出て，mRNAと共に80Sリボソーム（80S開始複合体ともいう）を形成する（図9-3）．80Sリボソームは，タンパク質合成を行う主役である（本章B.参照）．

4. トランスファー RNA の合成

　　トランスファーRNA（tRNA）は，核質においてtRNA遺伝子から，RNAポリメラーゼⅢによって転写される．転写された産物のRNAはtRNAの前駆体であるので，核質内でPなどのプロセシング酵素の作用をうけてtRNAへと完成する（図9-4）．各アミノ酸に対して，特異的なtRNAが1〜数種類存在するので，20アミノ酸の合計では数十種類のtRNAが合成される（図9-5B）．tRNAは細胞質へ運ばれてアミノ酸と結合し，タンパク質合成に関与する．

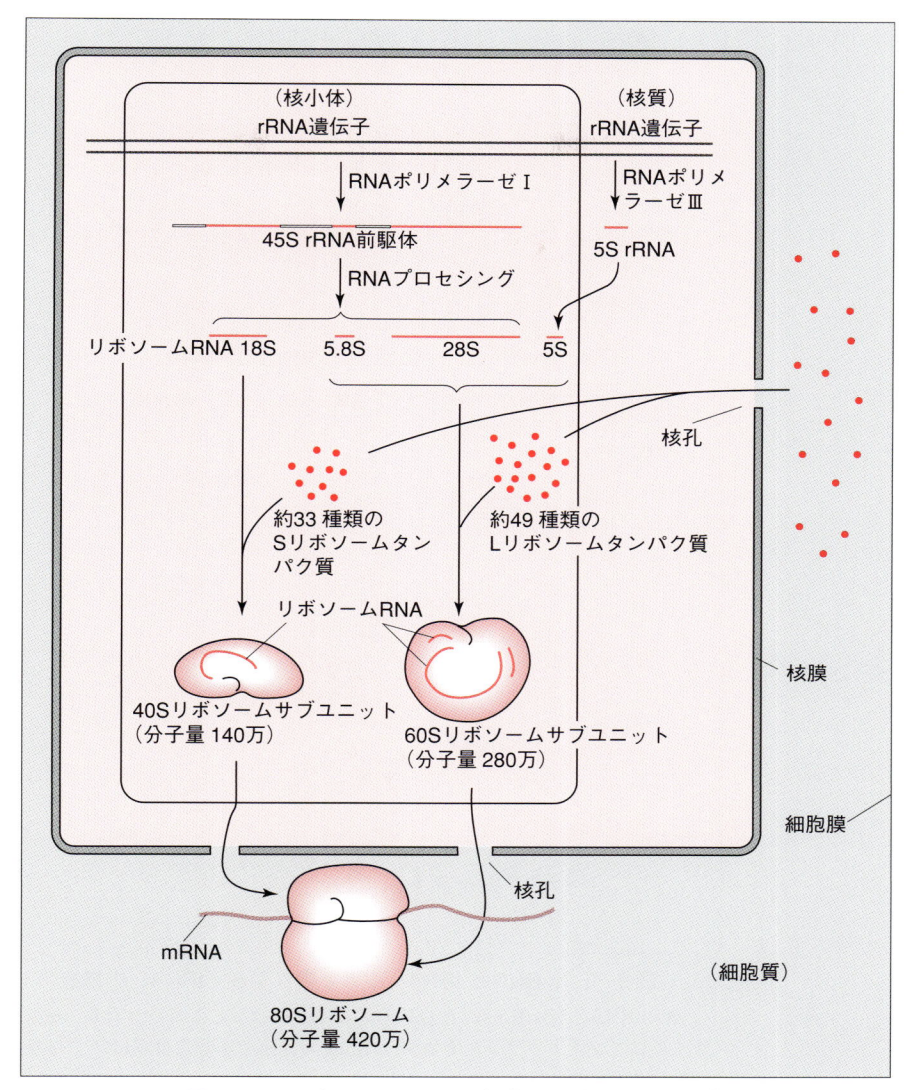

図9-3. リボソームRNAの合成とリボソームの形成

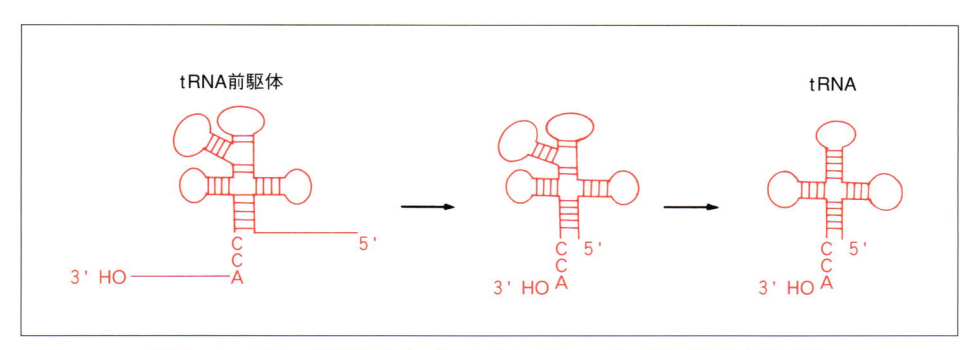

図9-4. tRNA前駆体からプロセシングによるtRNA形成の模式図

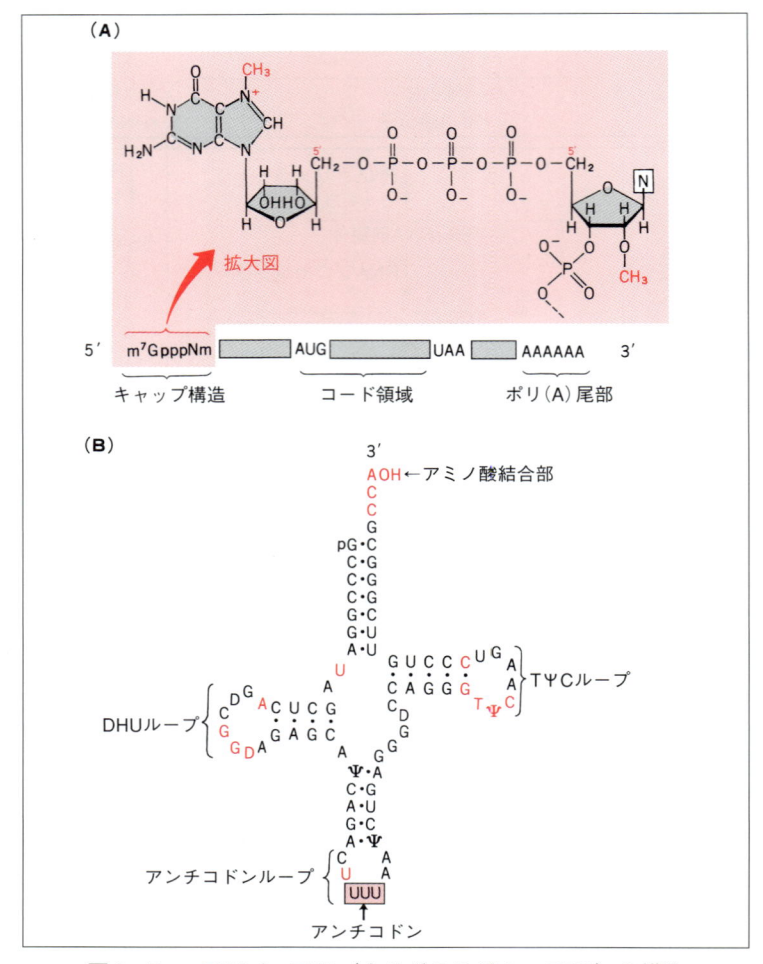

図9-5. mRNAとtRNA（ウサギのリジル-tRNA）の構造
(A)mRNA，(B)tRNA，Nは任意の塩基，Dはジヒドロウラシル，Ψ（プサイ）はプソイドウラシルを表す．tRNAの赤色で示した塩基は，すべてのtRNAに共通である．

5．メッセンジャーRNAの合成

　人体内で作られているタンパク質は非常に数が多いが，遺伝子もそれに対応して数万種類存在していると考えられる．メッセンジャーRNA（mRNA）は，このタンパク質合成用のアミノ酸配列を遺伝暗号で書いたメッセージなのである．

　一般にタンパク質合成をコード（指示）している遺伝子には，必要な部分（エキソン）のほかに必要でない介在配列（イントロン）も含んでいる（図9-6）．このような遺伝子から，核質においてRNAポリメラーゼⅡの作用をうけてまずmRNAの前駆体が転写される．この前駆体の5′末端にはキャップ付加酵素群によってm7Gのキャップ構造が付加され，3′末端にはポリ(A)ポリメラーゼによってポリ(A)尾部（図9-5A）が付加される．

　つぎに，mRNA前駆体には介在配列のイントロン部分もそっくり転写されており，そのイントロンの5′側にはGU配列が，3′側にはAG配列が必ず存在している．この両配列とイン

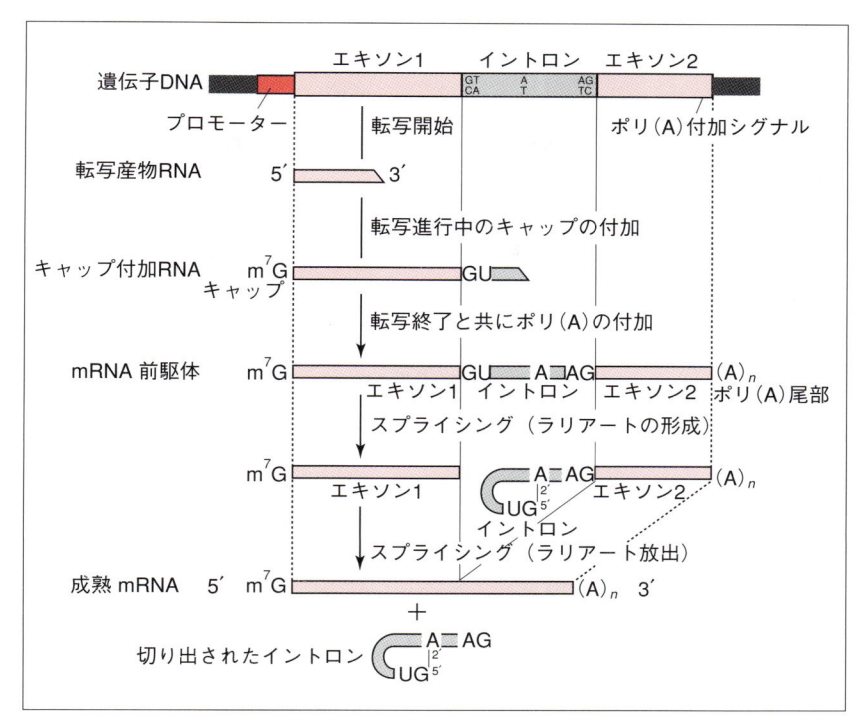

図 9-6．mRNA 前駆体の合成とスプライシングによる成熟 mRNA の形成

トロン中の A 塩基を利用して，核質中に存在するスプライソソームが働いてイントロンの切り継ぎ操作（スプライシングという）を行う．スプライソソームは，U1，U2，U4，U5 および U6 の 5 種類の snRNP からなる複合体である．スプライソソームによるスプライシングの機構を図 9-6，7 に示す．

スプライシングが起こるためには，イントロンの両端に GU と AG が必須であるので，これを **GU-AG ルール**という．上記のスプライシングによってイントロンが取り除かれ，エキソン部分のみが結合した**成熟メッセンジャー RNA** が完成する．これは直ちに細胞質に運ばれてタンパク質の合成に関与し，そのアミノ酸配列を指示する．なお，スプライシングが 2 カ所以上で行われて 2 種類以上の mRNA を産生する場合があり，これを**選択スプライシング**という．

6. 遺伝子の発現調節機構

遺伝子の発現，とくに mRNA 合成の調節に関与する方法として，トランス作用とシス作用がある．トランス作用とは，ある遺伝子に対して他の遺伝子（の産物）が及ぼす作用のことをいい，シス作用とはその遺伝子と同一分子上にある塩基配列（エレメント）が及ぼす作用をいう．

図 9-8 に示すように，ある遺伝子が発現するためには，その遺伝子の上流（5′ 側）にあるプロモーター領域の下流へ RNA ポリメラーゼが結合して転写を開始する必要がある．その効率を調節しているのが他の遺伝子の産物のトランス作用因子であり，特定の遺伝子のプロモーターやエンハンサー，あるいはサイレンサーとよばれる配列に結合して，RNA ポリメラーゼ

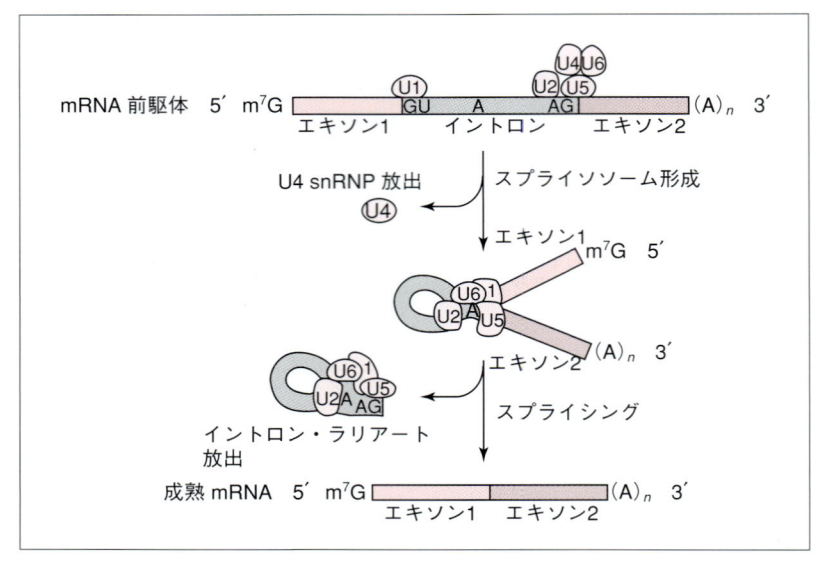

図9-7. snRNP（スプライソーム）によるスプライシングの機構

snRNP中の各snRNA（表9-1）が，それぞれmRNA前駆体などと塩基対を形成して反応を進行させている．イントロン・ラリアートは核内で分解される．

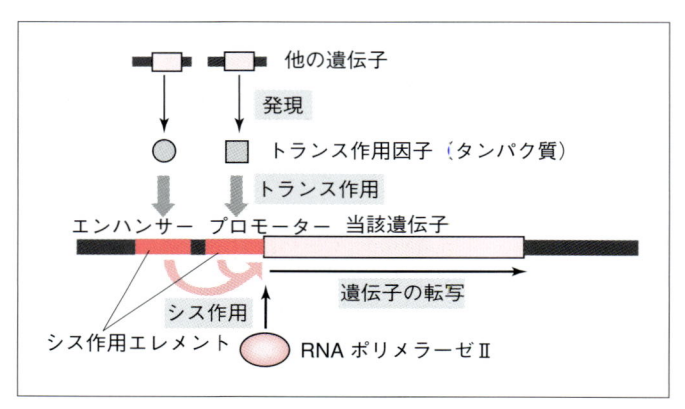

図9-8. 遺伝子の発現調節機構（トランス作用とシス作用）

による転写開始を促進または抑制する．

　一方，プロモーターはRNAポリメラーゼを最初に結合させる部位であるので転写には必須の配列である．またエンハンサーはこのRNAポリメラーゼのプロモーターへの結合を促進するのに必要な塩基配列である．このようなプロモーターやエンハンサー，サイレンサーを，シス作用エレメントとよぶ．

7. 転写開始複合体の形成

　転写が開始されるためには，図9-9に示すように転写開始複合体が形成される必要がある．まずTATAボックスなどのプロモーターにTFⅡA，B，D，Hといった基本転写因子が結合し，転写開始点へRNAポリメラーゼを結合させる．エンハンサー領域には種々の転写活性化

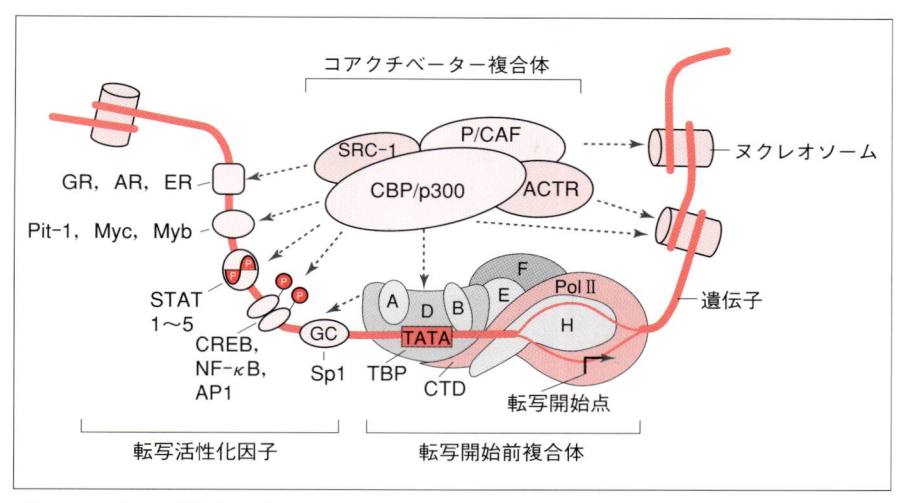

図9-9. 転写開始複合体形成におけるRNAポリメラーゼⅡ，基本転写因子，転写活性化因子，コアクチベーターの役割（点線の矢印は結合と作用を表す）

因子が結合する．さらに，これらにコアクチベーター複合体がヌクレオソームをほどきながら結合し，1つの転写開始複合体を形成して転写を開始する．

B タンパク質の合成（翻訳）

1. 遺伝暗号（コドン）

a．核−細胞質系

タンパク質は，設計図である遺伝子DNAの情報に基づいてそのアミノ酸配列が決められる．DNAからmRNAへ転写される遺伝情報（塩基配列）は，3塩基が1単位の暗号（コドン）となってそれぞれアミノ酸を指定（コード）する．

表9-3に，解明された核−細胞質系の全コドンを示す．大腸菌などの原核生物系のコドンも同じである．mRNA上の各コドンは後述のように，それぞれのアミノ酸を結合させたtRNAが持つアンチコドンとの塩基対形成によって読み取られる．

コドンのうちAUGは，メチオニンをコードすると共に，タンパク質合成の開始を指示する開始コドンでもある．またUAA，UAG，UGAの3つはタンパク質合成の終止を指示する終止コドンである．

b．ミトコンドリア系

ヒトなどのミトコンドリアには，イントロンを含まない環状二重鎖DNAからなる特有な遺伝子があり，12種類のタンパク質と14種類のtRNAおよび2種類のrRNAをコードしている．このミトコンドリアDNAは母親の側から伝達される母性遺伝をするが，不思議なことにミトコンドリア系のコドンは，核−細胞質系のコドンと一部が異なっている（表9-4）．

表9-3. 真核生物（細胞質系）の遺伝暗号（コドン）表

第1ヌクレオチド		第2ヌクレオチド				第3ヌクレオチド
		A	G	C	U	
A		AAA Lys	AGA Arg	ACA Thr	AUA Ile	A
		AAG Lys	AGG Arg	ACG Thr	AUG {開始 / Met}	G
		AAC Asn	AGC Ser	ACC Thr	AUC Ile	C
		AAU Asn	AGU Ser	ACU Thr	AUU Ile	U
G		GAA Glu	GGA Gly	GCA Ala	GUA Val	A
		GAG Glu	GGG Gly	GCG Ala	GUG Val	G
		GAC Asp	GGC Gly	GCC Ala	GUC Val	C
		GAU Asp	GGU Gly	GCU Ala	GUU Val	U
C		CAA Gln	CGA Arg	CCA Pro	CUA Leu	A
		CAG Gln	CGG Arg	CCG Pro	CUG Leu	G
		CAC His	CGC Arg	CCC Pro	CUC Leu	C
		CAU His	CGU Arg	CCU Pro	CUU Leu	U
U		UAA 終止	UGA 終止	UCA Ser	UUA Leu	A
		UAG 終止	UGG Trp	UCG Ser	UUG Leu	G
		UAC Tyr	UGC Cys	UCC Ser	UUC Phe	C
		UAU Tyr	UGU Cys	UCU Ser	UUU Phe	U

表9-4. ミトコンドリア遺伝子系で異なっているコドン

コドン	真核細胞核・細胞質／原核生物系	ミトコンドリア系
UGA	終止	トリプトファン（Trp）
AGA, AGG	アルギニン（Arg）	終止
AUA	イソロイシン（Ile）	メチオニン（Met）

2. アミノアシル−tRNA の形成

　アミノ酸が NH_2 基と COOH 基間のペプチド結合で重合するためには，まずトランスファー RNA に結合する必要がある．アミノ酸が結合した tRNA を，アミノアシル−tRNA という．この場合アミノ酸は COOH 基で，tRNA 3′末端のアデニンヌクレオチドの 3′OH 基とエステル結合をしている．

　アミノアシル−tRNA の合成は，細胞質において各アミノ酸にそれぞれ特異的に存在するアミノアシル−tRNA シンテターゼの作用による．図9-10 にその反応様式を示すが，その合成反応は2段階からなり，中間生成物としてアミノアシル−AMP を形成する．

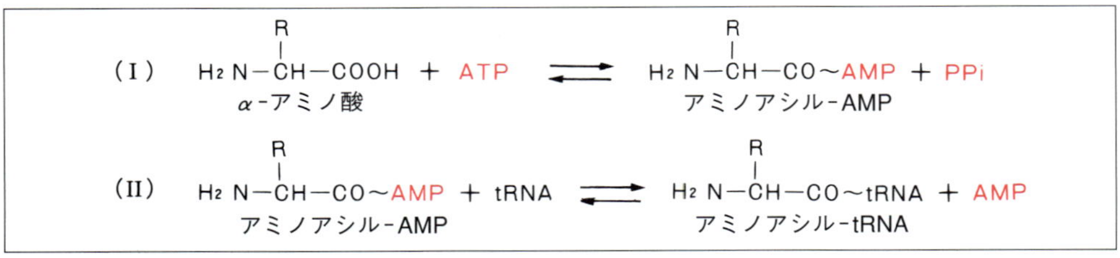

$$
\begin{aligned}
&(\text{I}) \quad \underset{\alpha\text{-アミノ酸}}{H_2N-\underset{|}{\overset{R}{C}H}-COOH} + ATP \rightleftharpoons \underset{\text{アミノアシル-AMP}}{H_2N-\underset{|}{\overset{R}{C}H}-CO\sim AMP} + PPi \\
&(\text{II}) \quad \underset{\text{アミノアシル-AMP}}{H_2N-\underset{|}{\overset{R}{C}H}-CO\sim AMP} + tRNA \rightleftharpoons \underset{\text{アミノアシル-tRNA}}{H_2N-\underset{|}{\overset{R}{C}H}-CO\sim tRNA} + AMP
\end{aligned}
$$

図9-10. アミノアシル−tRNA の合成反応（アミノ酸の活性化）は（Ⅰ）と（Ⅱ）の2段階よりなる

3. タンパク質合成開始複合体の形成

タンパク質合成が開始されるためには，メッセンジャーRNA，リボソーム，開始tRNAなどが結合した開始複合体の形成が必要である．これにはタンパク質からなる数種の開始因子(eIF)が重要な働きをしている．

図9-11に示すように，まず最初に開始tRNA（tRNAi*）にメチオニンが結合したMet-tRNAiは，eIF-2とGTPの三者で三重複合体を形成する．また40Sリボソームサブユニットは，eIF-3などと結合し，三重複合体と共にmRNAの結合していない前開始複合体を形成する．一方mRNAには，その5′末端のm^7Gキャップ近傍の5′先導領域にeIF-4Aやキャップ結合タンパク質CBPなどが結合する．eIF-4AはATP依存性RNAヘリカーゼで，mRNA 5′領域の二次構造をほどく．mRNA・タンパク質結合体は，ATPの加水分解エネルギー存在下で前開始複合体と結合して，40S開始複合体を形成する．40S開始複合体は，eIF-5の存在下で60Sリボソームサブユニットと会合し，80S開始複合体を形成する．この形成反応でGTPは加水分解をうけてエネルギーを放出し，開始因子類やCBPは遊離する．80S開始複合体においてmRNAの開始コドンAUGは，Met-tRNAi上のアンチコドン5′CAU 3′と塩基対で結合している．またmRNAの5′先導領域の一部塩基配列は，18S rRNAの3′末端側のヘアピンループ部分と塩基対（RNA-RNA相互作用という）を形成する．Met-tRNAiは，60SリボソームサブユニットのP部位に結合しているが，つぎの段階からアミノアシル-tRNAはすべてA部位に結合する．

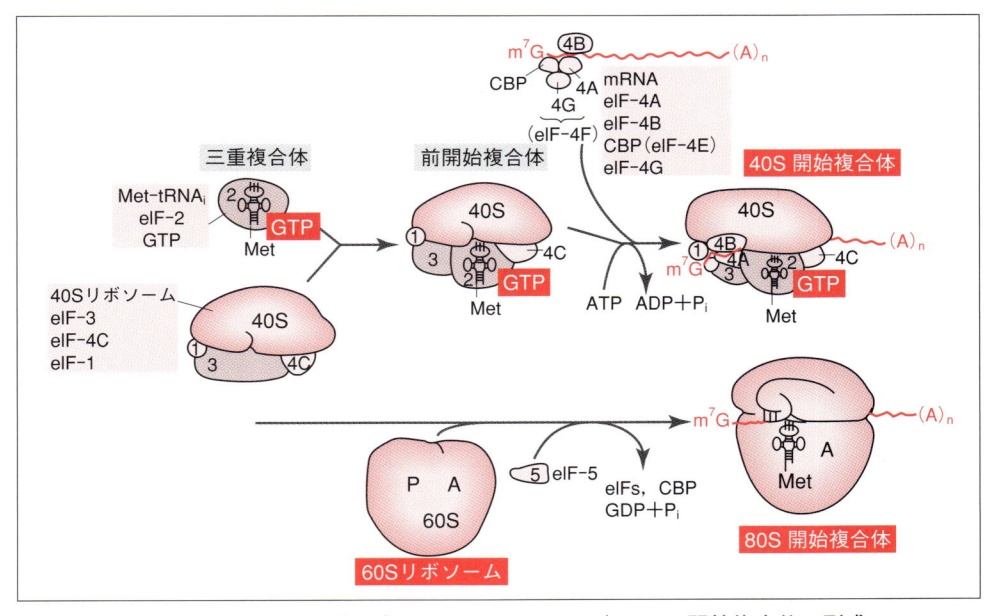

図9-11．タンパク質合成における40Sおよび80Sの開始複合体の形成

---

* tRNAiはタンパク質合成の開始時のみに使われるtRNA（iはイニシエーターの意）で，原核生物系でホルミルメチオニンを結合させるtRNAfに相当する．真核生物系ではメチオニンが結合する．

4. ペプチド鎖の延長

　mRNA上の塩基配列をそれぞれ対応するアミノ酸配列に翻訳していくしくみは，図9-12に模型で示すように，リボソーム上におけるコドン-アンチコドン間の符合による．また実際にアミノ酸が1つずつ付加されてペプチド鎖が延長していく機構には，リボソームのほかに2つのタンパク質性の延長因子（EF-1およびEF-2）が重要な働きをしている．図9-13にペプチドの延長機構を示す．80Sリボソーム（モノソームともいう）にはmRNAと共に，メチオニル-tRNA$_i$またはペプチジル-tRNAがP部位に結合している．

[第1段階]　次にコードされるアミノアシル-tRNAがアンチコドン部分でmRNAのコドンと塩基対を形成しつつ，EF-1とGTPの作用によってA部位に結合する．この時GTPは加水分解してエネルギーを放出する．

[第2段階]　P部位にあるペプチジル-tRNAのペプチド部分が，A部位のアミノアシル-tRNAのα-アミノ基へペプチド結合する．その結合様式を，図9-14に示す．ペプチド結

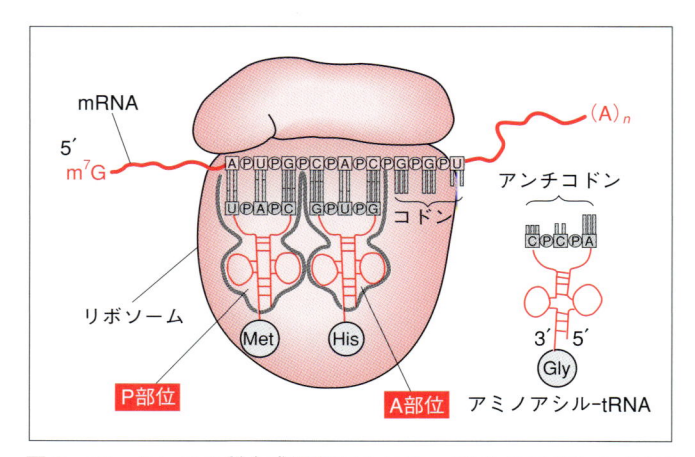

図9-12．タンパク質合成過程におけるmRNAのコドンとtRNAのアンチコドンとの符合

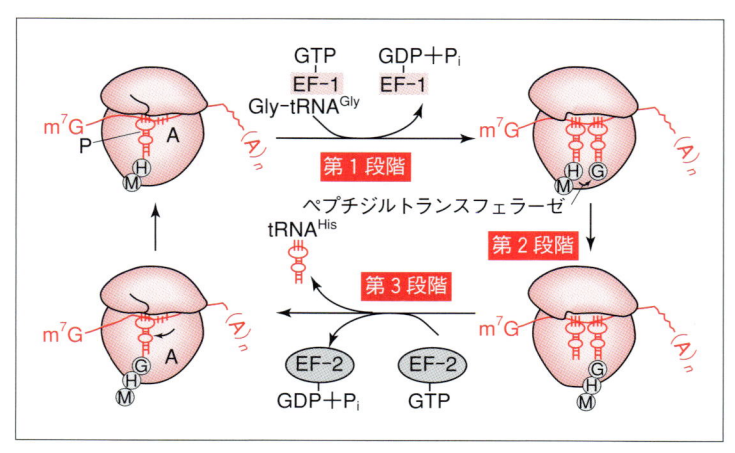

図9-13．タンパク質合成におけるペプチド鎖の延長機構

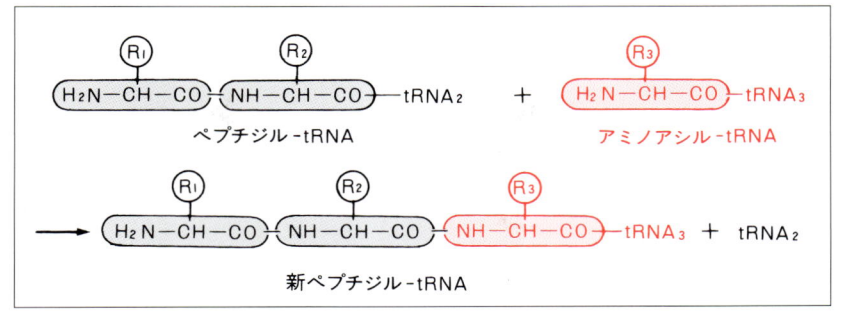

図9-14. ペプチド結合によるペプチド鎖の伸長

合の形成はタンパク質合成における中心的反応であり，ペプチジルトランスフェラーゼが触媒している*.

[第3段階] 伸長されたペプチドを持つペプチジル-tRNA が A 部位にあるが，これが EF-2 と GTP の作用で，mRNA と共に1コドン分を転移（トランスロケーション）して P 部位に移る．GTP はこの時も加水分解をうけ，エネルギーを放出する．P 部位にあった free tRNA も遊離する.

以上でペプチド鎖延長は1回転し，これをくり返してタンパク質合成が進む.

5. タンパク質合成の終止

mRNA のコドンにしたがってアミノ酸をつぎつぎに重合していくうち，UAA，UGA，UAG のいずれかの終止コドンが A 部位に現れる．すると，それに対応するアミノアシル-tRNA が存在せず，代わってタンパク質性の遊離因子（eRF 1）が3種の終止コドンを認識して，GTP と共に A 部位に結合する．eRF 1 の A 部位への結合によって，60 S リボソーム中のペプチジルトランスフェラーゼにコンホメーション変化が起こり，ペプチジルヒドロラーゼ活性を現してペプチド鎖を tRNA から切り離す（図9-15）．eRF 3 は，eRF 1 に結合して eRF 1 の作用を促進する.

以上によってタンパク質合成が完成するが，eRF 1 は GTP を加水分解しつつリボソームから遊離し，mRNA や tRNA もリボソームから離れる．リボソームをはじめ，因子類，mRNA，tRNA などは，分解されないかぎり再び利用される.

6. 分泌タンパク質・膜タンパク質・細胞小器官タンパク質の合成

外分泌腺へ分泌される消化酵素やタンパク質性因子ならびに血漿中や細胞外マトリックスへ分泌されるペプチドやタンパク質性のホルモン，因子および酵素類は分泌タンパク質とよばれ，脂質二重層の細胞膜・小胞体膜（ER 膜）・核膜などに疎水結合で係留される受容体，チャンネル，接着因子，酵素，シグナル伝達因子などは膜タンパク質とよばれる．これらのタンパク

---

* 触媒活性は 60 S リボソーム中の L タンパク質が担っていると考えられているが，大腸菌などの原核生物では 23 S リボソーム RNA 自身がリボザイムとしてこの反応を触媒している.

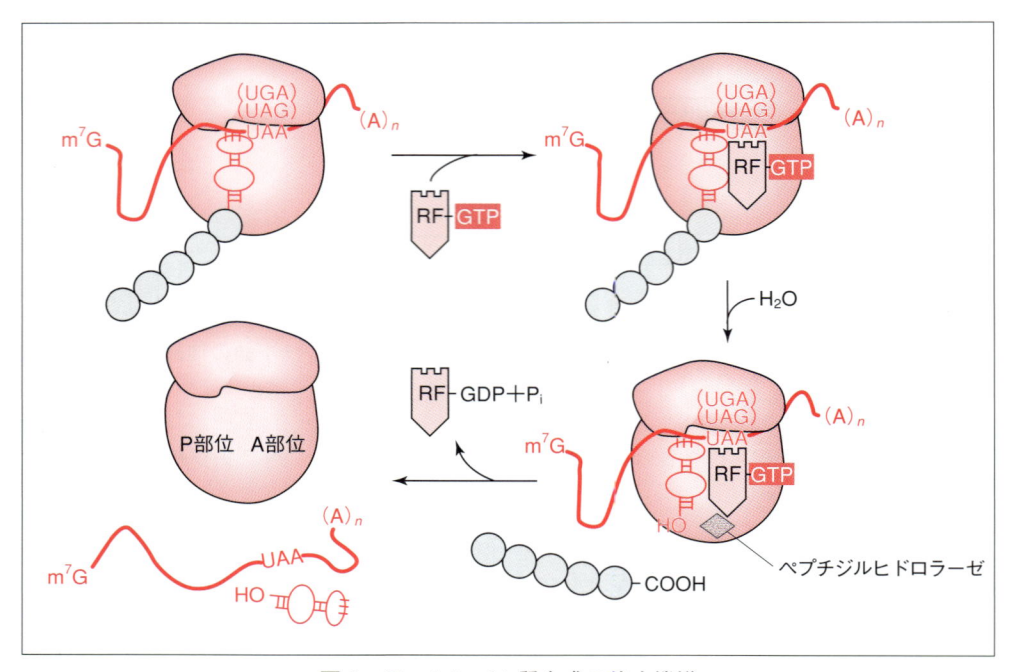

図 9-15. タンパク質合成の終止機構
RF：eRF 1 と eRF 3（e は eukaryotic の意）の複合体．

質の合成機構も基本的には今まで述べた機構と共通であるが，合成される前駆体タンパク質のアミノ末端（N 末端）に，小胞体膜を通過するためのシグナル配列（疎水性アミノ酸に富む 15～36 アミノ酸残基からなる）が存在する点が異なっている（図 9-16 A）．膜タンパク質ではさらに，成熟タンパク質内に小胞体膜に埋まるための**膜係留配列**（α-ヘリックスを形成する約 20 個の疎水性アミノ酸からなる）を 1 カ所から 7，8 カ所，多い場合は 13 カ所くらい持っていることを特徴とする．これらのタンパク質の合成は，図 9-16 B のように進行する．

細胞質において，リボソームにより合成され始めたペプチド鎖の先端のシグナル配列は直ちに**シグナル認識顆粒（SRP）**に結合され，これが小胞体膜上の **SRP 受容体**（ドッキングタンパク質ともいう）に結合する．シグナル配列は SRP から離れて，やはり膜上にある**シグナル配列受容体（SSR）**に受け渡される．そしてシグナル配列部分は ER 膜の腔内側にあるシグナルペプチダーゼによって切り離され，シグナル配列に続く成熟タンパク質部分は**転送鎖結合膜タンパク質 TRAM**（トランスロコンともいう）により ER 腔内へ送り込まれる．膜タンパク質の場合は，その途中で膜係留配列が ER 膜に埋め込まれる．ER 腔内のペプチド鎖は，腔内あるいはゴルジ装置に輸送された後に**糖鎖付加**をされたり，トリミング（剪定）されたりして修飾（プロセシング）される．分泌タンパク質は分泌顆粒に輸送された後にさらに細胞外へ分泌されるが，膜タンパク質は ER 膜や核膜，あるいは細胞膜など所定の位置に留まる（図 9-16 B）．

一方，核，ミトコンドリアおよびペルオキシソームなどの細胞小器官（2 章 A．2．参照）の中に移行するタンパク質は細胞質に遊離している**自由リボソーム**によって合成されるが，ペプチ

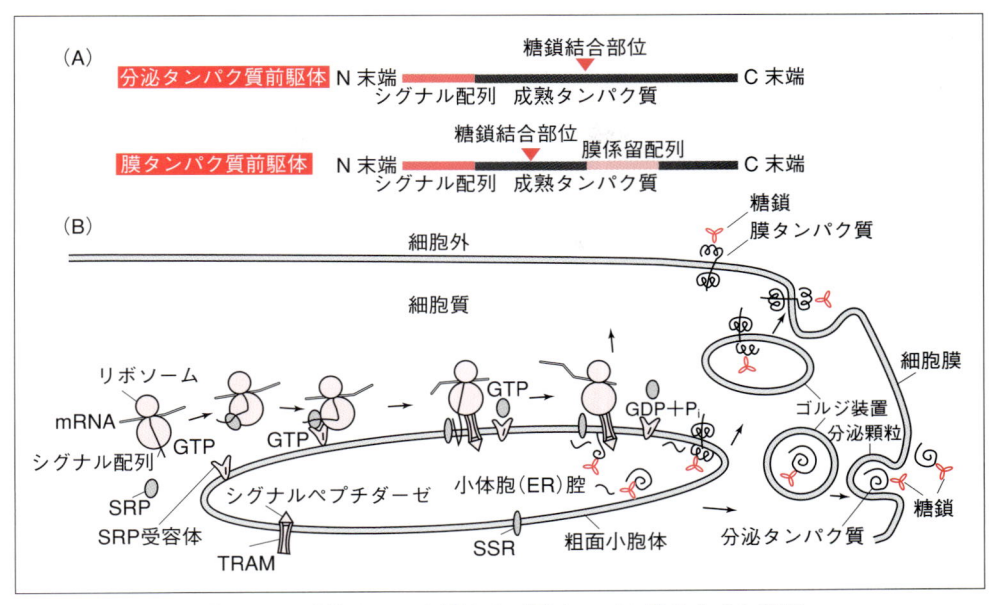

図9-16. 分泌タンパク質および膜タンパク質の合成と輸送

ド鎖に含まれる核局在シグナル，ミトコンドリア移行シグナルおよびペルオキシソーム移行シグナルによってそれぞれ所定の細胞小器官内に運ばれる．

▼ チャレンジ課題

1) RNAの種類と構造と作用について述べよ．
2) 遺伝子の発現の際のシス作用とトランス作用について解説せよ．
3) コドンとは何かを，図に書きながら構造と役割を説明せよ．
4) 遺伝子からタンパク質に至る遺伝情報の発現のしくみの中でのアミノアシル-tRNAの役割について説明せよ．
5) タンパク質の合成と分泌のしくみを，図に書きながら説明せよ．

10章
ホルモンと代謝調節

　ホルモンとは，特定の内分泌腺から産生される物質で，血流を介して標的細胞に達し，微量で代謝調節などの生理活性を現すものをいう．いったん，血中に放出されることを内分泌（エンドクリン）といい，また標的細胞とはそのホルモンに対する受容体（レセプター）を有する細胞をいう．図10-1に，人体内の主な内分泌腺とその所在を示す．多くのホルモンのほかに，最近種々の成長因子（増殖因子）やサイトカイン，ケモカイン，さらにはプロスタグランジン類その他のケミカル・メディエーター類が見いだされている．これらは多種類の細胞から産生されるうえ，作用方法としてエンドクリンのほか，血流を介しないパラクリンやオートクリンなどの方法で局所的に生理活性を現すため局所ホルモンともよばれる．

　本章では，ホルモンや局所ホルモンの性質と作用のしくみ（ホルモンと局所ホルモンは，大きく細胞膜受容体型と核内受容体型に分けられる）について理解を深める．

重要事項

- **内分泌腺とホルモン**：細胞が生理活性物質を血中に分泌することを内分泌といい，腔内へ分泌することを外分泌（汗腺，消化腺など）という．ヒトの内分泌腺には，松果体，視床下部，脳下垂体，副甲状腺，甲状腺，胸腺，膵臓（ランゲルハンス島），副腎，腎臓，消化管，卵巣（女性），精巣（男性）があり，それぞれメラトニン，GRH，成長ホルモン・ACTH，パラトルモン，甲状腺ホルモン，サイモシン，インスリン，グルココルチコイド・アドレナリン，レニン，ガストリン，エストロゲン，テストステロン，その他を分泌している．

- **成長因子，ケモカイン，ケミカル・メディエーター（局所ホルモン）**：ホルモンのように血中に分泌される（エンドクリン）ほか，組織内で同一細胞に作用したり（オートクリン）近くの他の種類の細胞に作用（パラクリン）したりして，細胞を分化・増殖させる局所ホルモンには，タンパク質性の成長因子（増殖因子ともいう）やサイトカインがあり，細胞を走化させるケモカインもある．また主としてパラクリン様式で細胞活性を調節するケミカル・メディエーターも存在する．成長因子には，上皮成長因子（EGF），インスリン様成長因子（IGF）などがあり，サイトカインにはインターロイキン（IL）などがある．またケミカル・メディエーターにはプロスタグランジン，血小板活性化因子（PAF）などがある．

- **生理活性物質の受容体**：ホルモン，成長因子，ケミカル・メディエーターなど，すべての生理活性物質が作用を現すためには，標的細胞がその物質に対する受容体（レセプター）を持つことが必要である．タンパク質性ホルモンや成長因子，プロスタグランジン，PAFなどに対する受容体は細胞膜上にあり，グルココルチコイド，エストロゲンなどのステロイドホルモンや，甲状腺ホルモンなどに対する受容体は細胞内に存在する．生理活性物質が受容体に結合してから特定タンパク質のリン酸化や特定遺伝子の発現などの作用が現れるまで，刺激が細胞内を伝わる経路を細胞内シグナル伝達経路という．

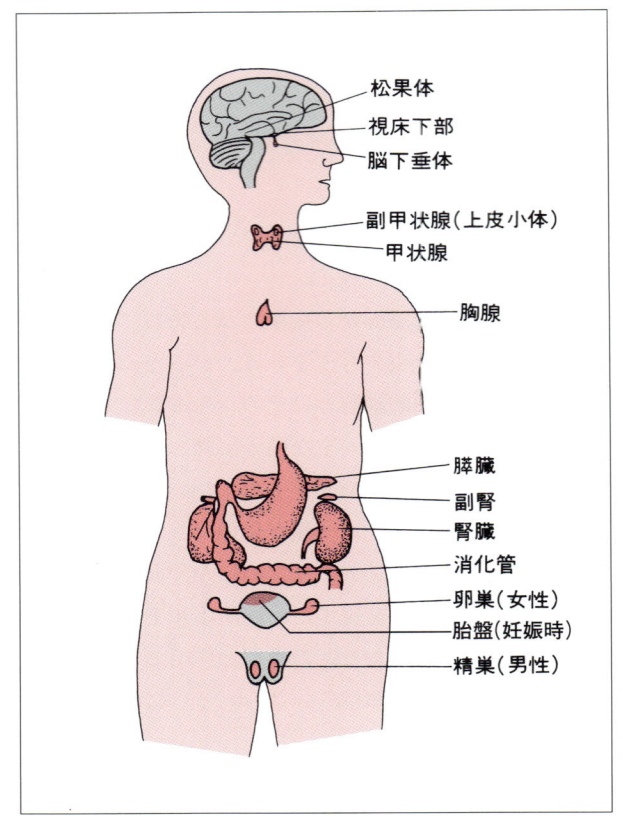

図 10-1. 人体の主な内分泌腺（ほかに大脳，心臓，脂肪組織からも分泌される）

A 内分泌腺とホルモン

1. 視床下部

視床下部からは，脳下垂体でのホルモン産生を調節する以下のホルモン類が合成分泌される．その一覧表を表 10-1 に示す．

表 10-1. 視床下部ホルモン

視床下部ホルモン	脳下垂体への作用
GHRH（GRH，GRF，成長ホルモン放出ホルモン）	GH の分泌促進
GHRIH（ソマトスタチン，成長ホルモン放出阻害ホルモン）	GH, FSH, TSH, ACTH の分泌阻害
PRH（プロラクチン放出ホルモン，PrRP20）	プロラクチンの分泌促進
PRIH（ドーパミン，プロラクチン放出阻害ホルモン）	プロラクチンの分泌阻害
GnRH（LHRH/FSHRH，ゴナドトロピン放出ホルモン）	LH, FSH の分泌促進
TRH（TRE，チロトロピン放出ホルモン）	TSH, プロラクチンの分泌促進
CRH（CRF，コルチコトロピン放出ホルモン）	ACTH, β-エンドルフィン, β-リポトロピン, β-MSH の分泌促進, ストレス耐性

a．成長ホルモン放出ホルモン

　　成長ホルモン放出ホルモン（GHRH，GRF，GRH）はアミノ酸44個からなるペプチドである．脳下垂体前葉に作用して成長ホルモン（GH）の合成・分泌を促進する．

b．成長ホルモン放出阻害ホルモン

　　成長ホルモン放出阻害ホルモン（GHRIH，GHIH，SRIH，ソマトスタチン）は図10-2に示すアミノ酸14個からなるペプチドである．脳下垂体前葉に作用してGH，FSH，TSHおよびACTHの合成・分泌を抑制する．

c．プロラクチン放出ホルモン

　　視床下部，脳，脊髄からアミノ酸20個からなるプロラクチン放出ホルモン（PRH，PrRP 20）が分泌されている．

d．プロラクチン放出阻害ホルモン

　　視床下部からは，脳下垂体前葉でのプロラクチン合成と放出を抑制するプロラクチン放出阻害ホルモン（PRIH）が検出されているが，ドーパミン（図7-13参照）と同一物質である．

e．ゴナドトロピン放出ホルモン

　　視床下部で産生され，脳下垂体からのLHやFSHの分泌を促進するゴナドトロピン放出ホルモン（GnRH，LHRH/FSHRH）は，図10-2に示されたようにアミノ酸10個からなるペプチドである．N末端のグルタミン酸は，環状構造をとってピログルタミン酸（pGlu）となっている．

f．チロトロピン放出ホルモン

　　チロトロピン放出ホルモン（TRH，TRF）は図10-2に示されたように，ピログルタミン酸，ヒスチジン，プロリンアミドのアミノ酸3個からなるトリペプチドである．脳下垂体前

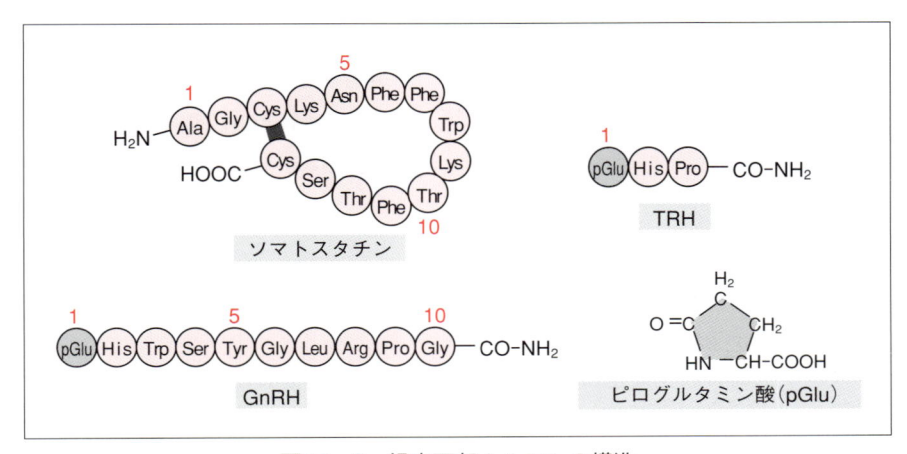

図10-2．視床下部ホルモンの構造

葉に作用して甲状腺刺激ホルモン（TSH，チロトロピン）の合成・分泌を促進する．

g．コルチコトロピン放出ホルモン

コルチコトロピン放出ホルモン（CRH，CRF）は，アミノ酸41個からなるペプチドである．視床下部から分泌され，脳下垂体前葉および中葉に作用してACTH，β-リポトロピン（LPH），α-メラニン細胞刺激ホルモン（MSH），β-エンドルフィンの合成・分泌を促進する．

h．ニューロペプチドY

そのほか視床下部の弓状核からは，食欲亢進因子であるニューロペプチドY（NPY）が産生される．NPYはアミノ酸36個からなり，膵ポリペプチド（PP）ファミリーに属する．NPYの受容体はY1からY6まであるが，食欲亢進に関与するY1受容体は，大脳皮質に多く分布している．

2．脳下垂体

脳下垂体は前葉，中葉，後葉に分かれ，それぞれ重要なホルモンを分泌している．各ホルモンとファミリー名，分泌部位および生理作用を表10-2にまとめて示す．

表10-2．脳下垂体ホルモン

分泌部位	ファミリー	ホルモン名	主要な作用
前葉	成長ホルモン／プロラクチン・ファミリー	成長ホルモン（GH）	成長促進・肝でのIGF-I合成促進・意欲の亢進・競争
		プロラクチン（PRL）	乳汁分泌・保育行動の促進・ストレス耐性
	糖タンパク質ホルモン・ファミリー	甲状腺刺激ホルモン（TSH）	甲状腺に作用しチロキシンの合成促進
		黄体化ホルモン（LH）	女性で卵巣に作用し排卵・黄体形成・プロゲステロン合成促進．男性で精巣に作用しテストステロン合成の促進
		卵胞刺激ホルモン（FSH）	女性の卵巣で卵胞発育・エストロゲン合成の促進 男性で精巣に作用し精細管成熟・精子形成の促進
中葉	プロオピオメラノコルチン・ファミリー	副腎皮質刺激ホルモン（ACTH）	副腎皮質に作用し副腎皮質ステロイドホルモンの合成促進，ストレス耐性
		メラニン色素細胞刺激ホルモン（α-MSH）	メラニン色素細胞に対し色素沈着・色素顆粒拡散促進
		β-エンドルフィン	中枢神経系に対しモルヒネの約20倍の鎮痛作用を示す
後葉	（バソプレッシン・ファミリー）	抗利尿ホルモン（バソプレッシン）	遠位尿細管でのH_2Oの再吸収・血圧上昇作用
		オキシトシン	子宮筋収縮作用・乳汁分泌開始（射乳）作用

a．前葉ホルモン

① 成長ホルモン／プロラクチン・ファミリー

ⅰ）成長ホルモン

人体の成長促進について主役を演じるのが成長ホルモン（GH，ソマトトロピン）である．ヒトGH（hGH）は，アミノ酸191個からなる単純タンパク質で，分子量22,000（22K）である（図10-3）．またヒトの脳下垂体や血中には分子量が20,000の20K-

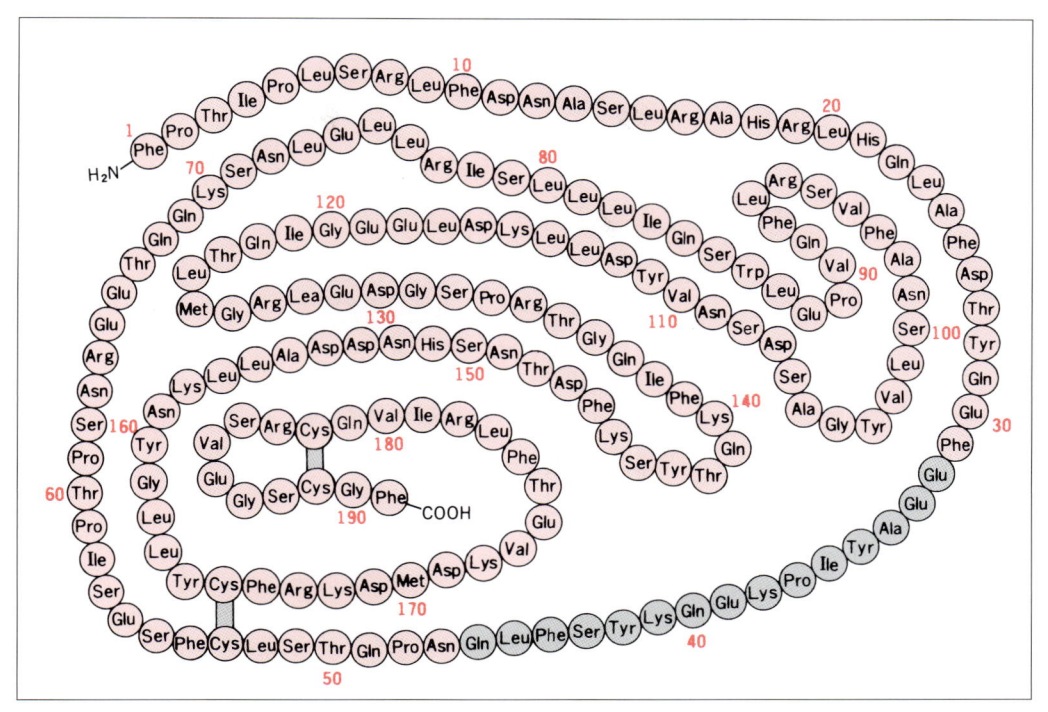

図 10-3. ヒト成長ホルモン（22 K-hGH）の一次構造
20 K-hGH では灰色のアミノ酸 15 個が欠損している．

hGH が約 7% 含まれている．これは同一の mRNA 前駆体からの選択スプライシングによって生じるもので，図 10-3 のようにアミノ酸が 15 個少なくなっている．

GH は，肝臓に対して成長因子として働くと共に IGF-I（ソマトメジン C）を産生させ，間接的に全身の組織の成長を促す（GH-IGF-I 系，図 10-4）．また GH は，直接的にも骨端部，脂肪細胞，リンパ球，さらには脳神経系などに作用し，増殖や IGF-I 産生を促進する．脳神経系に対しては，生活意欲・社会適応性を促進して QOL（quality of life）を高めると共に，競争・闘争心なども亢進させている．

GH の遺伝子発現は，GHRH，T_3，グルココルチコイド，あるいは胃細胞などから分泌されるグレリンにより促進され，ソマトスタチンによって阻害される（図 10-4）．血中に GH または IGF-I が増量すると，視床下部にフィードバックしてソマトスタチンを分泌し，脳下垂体での GH 合成を抑制する．GH 欠乏症が小人症であり，過剰症では巨人症または骨端閉鎖後は末端肥大症となる．

ⅱ）プロラクチン

プロラクチン（PRL）は乳汁分泌作用のほか妊娠時の代謝維持，保育行動，ストレス耐性，ストレス性胃潰瘍抑制などに関与しているが，男性にもかなり分泌されて作用している．PRL はアミノ酸 199 個からなるタンパク質で，GH および胎盤性ラクトゲン（PL）とファミリーを構成し，同一の祖先遺伝子から進化（分子進化）したと考えられている．

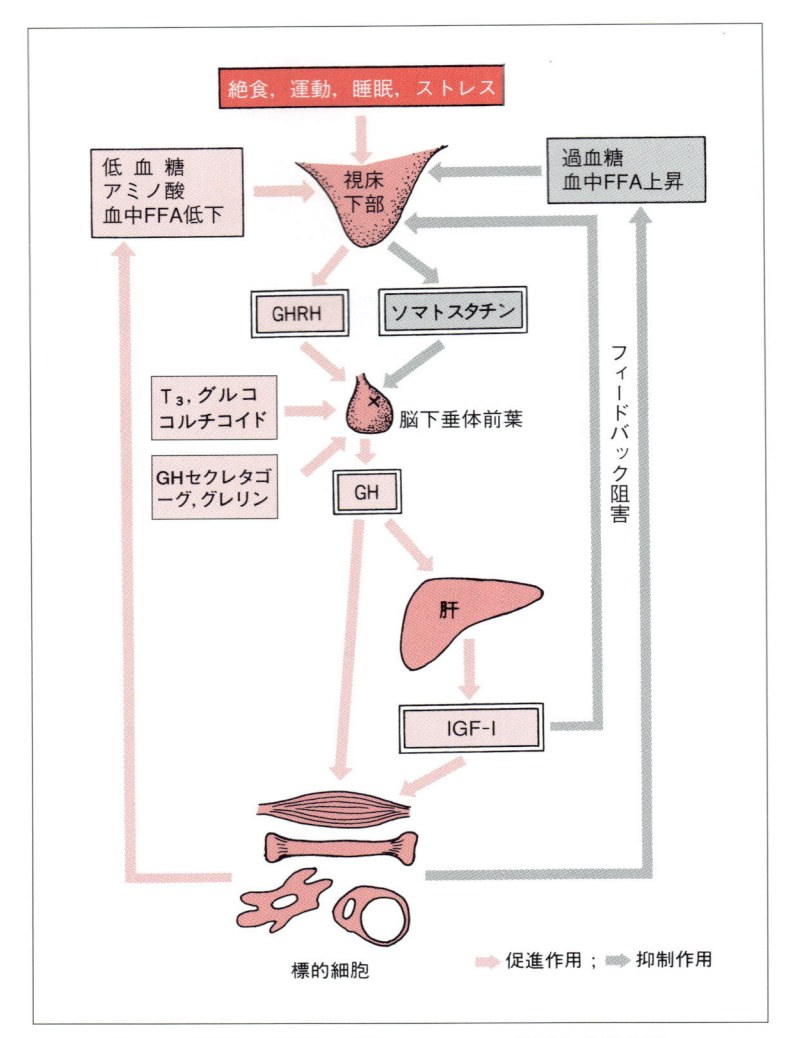

図10-4. GH-IGF-I系によるGHの作用と分泌調節

② 糖タンパク質ホルモン・ファミリー

脳下垂体前葉から下記の3種類の糖タンパク質のホルモンが分泌される．これらのホルモン類は α-サブユニットと β-サブユニットからなり，その α-サブユニットはすべて共通である．また絨毛性ゴナドトロピン（hCG）もこのファミリーである．

ⅰ）甲状腺刺激ホルモン

甲状腺刺激ホルモン（TSH，チロトロピン）は甲状腺に作用し，トリヨードチロニン（T_3）およびチロキシン（T_4）といった甲状腺ホルモンの合成・分泌を促進する．β-サブユニットに固有の生理活性がある．

ⅱ）黄体化ホルモン

黄体化ホルモン（LH）は，間質細胞刺激ホルモン（ICSH）ともいわれる．女性に対しては卵巣に作用し，排卵および黄体形成を促進し，プロゲステロン合成を促進する．男性に対しては精巣間質細胞に作用し，テストステロン合成を促進する．固有の生理活

性は，β-サブユニットによる．

ⅲ）卵胞刺激ホルモン

卵胞刺激ホルモン（FSH）は，女性に対しては卵巣に作用して卵胞の発育とエストロゲン合成を促進する．男性に対しては精巣に作用し，精細管の成熟と精子の形成を促進する．活性にはβ-サブユニットが重要である．LH と FSH の２つを合わせて性腺刺激ホルモン（ゴナドトロピン；Gn）とよぶ．

③ プロオピオメラノコルチン・ファミリー

脳下垂体前葉および中葉では，共通の前駆体（プロオピオメラノコルチンまたは ACTH-β-リポトロピン前駆体という）がゴルジ装置でのプロセシングをうけて，種々のホルモンを生成する（図10-5）．

・副腎皮質刺激ホルモン

副腎皮質刺激ホルモン（ACTH）は脳下垂体前葉から分泌されて副腎皮質に作用し，副腎皮質からのステロイドホルモンの合成，分泌を促進する．このホルモンはアミノ酸39個からなるペプチドで，ACTH-β-リポトロピン前駆体からプロセシングをうけて生成する．ACTH が切断された残りの部分がβ-リポトロピン（β-LPH）で，弱い脂肪分解作用があるが，分泌されないと思われる．

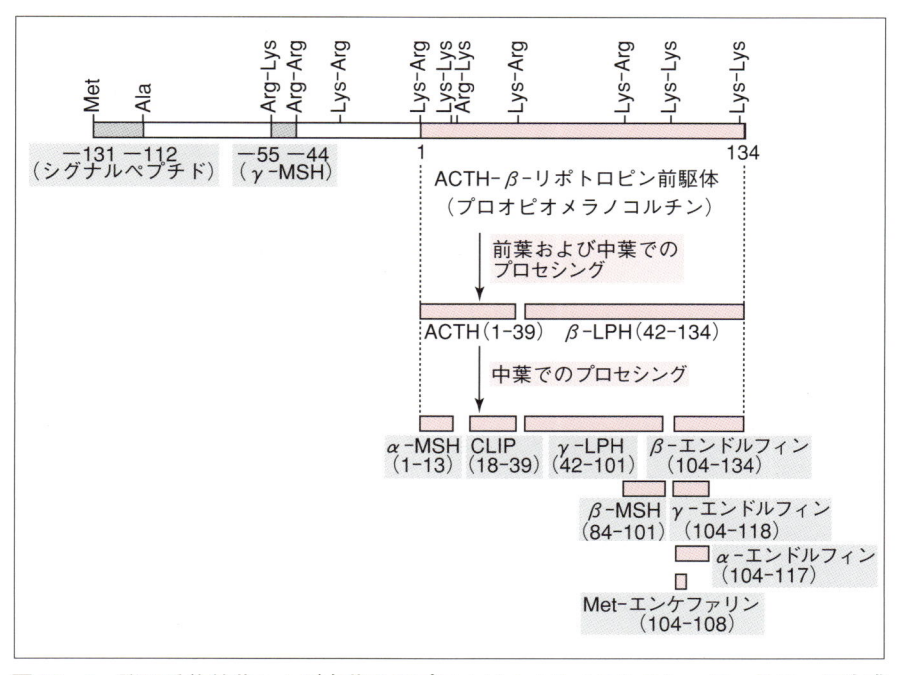

図10-5．脳下垂体前葉および中葉でのプロオピオメラノコルチン・ファミリーの生成

b．中葉ホルモン

① プロオピオメラノコルチン・ファミリー

　ⅰ）メラニン色素細胞刺激ホルモン（MSH）

　　脳下垂体中葉において，プロオピオメラノコルチンまたはACTHが切断されてメラニン色素細胞刺激ホルモン（MSH）を生じる（図10-5）．このうちα-MSHが分泌されると考えられる．

　ⅱ）β-エンドルフィン

　　プロオピオメラノコルチンまたはβ-LPHがプロセシングをうけて，中枢神経系に作用してモルヒネ様鎮痛作用を現すβ-エンドルフィンを生じる（図10-5）．

　　そのほか中葉では，メチオニン-エンケファリンなどが産生される．

c．後葉ホルモン

① 抗利尿ホルモン

　脳下垂体後葉からは抗利尿ホルモンとオキシトシンが分泌される（図10-6）．ともに視床下部で合成され，神経系で後葉に運ばれる．抗利尿ホルモン（ADH）は，バソプレッシンともよばれるが，血管収縮作用のほか遠位尿細管で水分を再吸収して尿量を適度に保っている．ADHが不足すると，大量の尿を出す尿崩症となる．

② オキシトシン

　オキシトシンは，分娩時の子宮筋収縮作用と授乳開始時の射乳作用を示す．また，プロラクチンと共に脳に働いて保育行動を促進する．ADHと同様アミノ酸9個からなるペプチドであるが，3番目と8番目のアミノ酸が異なっている（図10-6）．

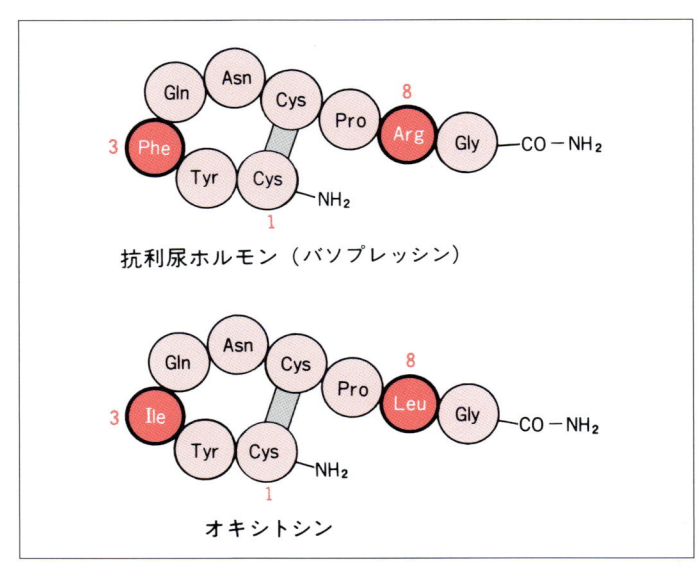

図10-6．抗利尿ホルモンとオキシトシンの構造

3. 甲状腺

a. 甲状腺ホルモン

脳下垂体前葉からのTSHの刺激によって，甲状腺において3,5,3′-トリヨードチロニン（T_3）とチロキシン（T_4）の2種類の甲状腺ホルモン（図7-13参照）が合成・分泌される．これらは血中をチロキシン結合グロブリン（TBG）またはチロキシン結合プレアルブミン（TBPA）の形で運ばれ，標的細胞の特定の遺伝子転写とタンパク質合成を促進する．ヒトの発生，分化，成長，基礎代謝の維持などに関与している．T_3はT_4に比し，約10倍活性が高い．新生児（先天性）の甲状腺機能低下症が**先天性クレチン症**，成人型甲状腺機能低下症が**粘液水腫**であり，甲状腺機能亢進症が**バセドウ病**である．

TRH-TSH-甲状腺系による甲状腺ホルモンの分泌調節機構を，図10-7に示す．血中にT_3，T_4が増量すると，視床下部および脳下垂体前葉にフィードバック阻害がかかり，これらの物質の合成が抑制される．

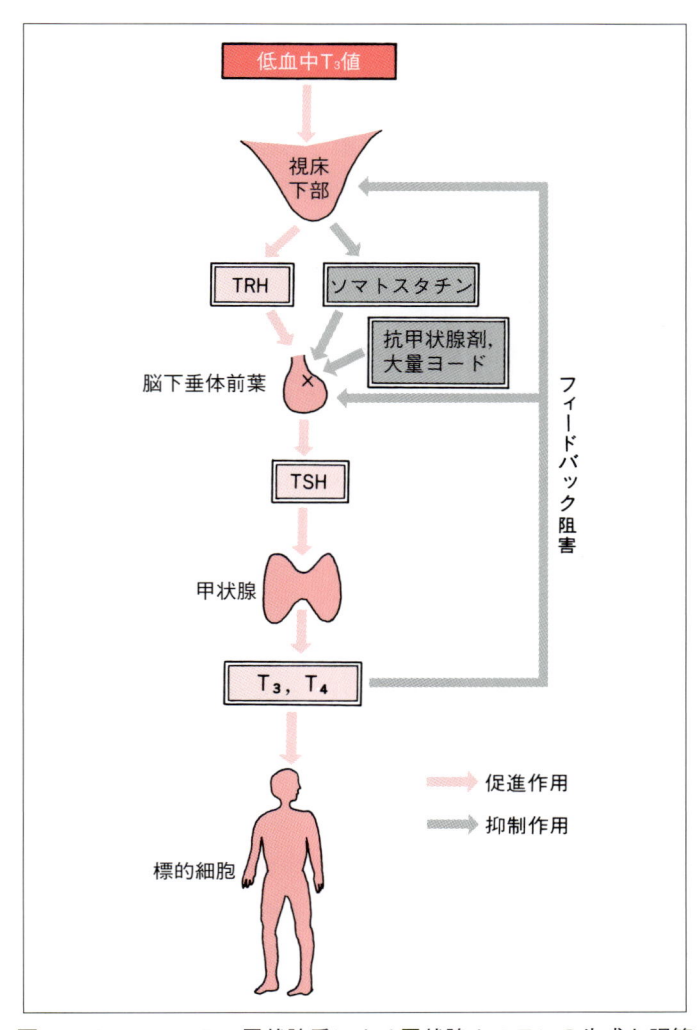

図10-7．TRH-TSH-甲状腺系による甲状腺ホルモンの生成と調節

b．カルシトニン

　　甲状腺の濾胞傍C細胞からは（時に副甲状腺または胸腺から），もう1つカルシトニン（CT）というホルモンが分泌される．カルシトニンはアミノ酸32個からなるペプチドで，骨へのリン酸とカルシウムの沈着を促進してそれらの血中レベルを低下させる（図12-1参照）．

4．副甲状腺（上皮小体）

・副甲状腺ホルモン（PTH，パラトルモン）

　　副甲状腺から分泌される副甲状腺ホルモン（PTHまたはパラトルモン）は，アミノ酸84個からなるペプチドである．その全活性はN末端側34個のアミノ酸，すなわちPTH_{1-34}が担っている．PTHは活性型ビタミンD_3（$1,25-(OH)_2D_3$）の合成を高めて腸管からのカルシウム吸収を促進し，骨に対してはカルシウムとリン酸を溶出させて血中に放出し，腎の尿細管に対してはカルシウム再吸収を促進してリン酸の再吸収を抑制する．その結果，血中のカルシウム濃度を上昇させ，リン酸濃度を低下させる（図12-1参照）．

5．膵臓

a．グルカゴン

　　膵臓のランゲルハンス島が内分泌腺であるが，そのうちのA（α）細胞からグルカゴンが分泌される．グルカゴンは，アミノ酸29個からなるペプチドである．肝臓などに作用し，グリコーゲンを分解させて血糖値を上昇させる．

b．インスリン

　　ランゲルハンス島のB（β）細胞からは，インスリンが分泌される．インスリンは図10-8に示すように，A鎖（21アミノ酸）とB鎖（30アミノ酸）とからなる．プロインスリンとして小胞体腔内へ分泌され，ゴルジ装置内でプロセシングされてC-ペプチド部分がはずされ，血中へ放出される．インスリンは細胞へのグルコースの取り込み，解糖，グリコーゲン合成，脂肪合成などを促進し，血糖値を低下させる．

c．ソマトスタチン

　　視床下部のほか，膵ランゲルハンス島のD細胞からもソマトスタチン（表10-1）が分泌される．ここからのソマトスタチンは，ランゲルハンス島内のA（α）細胞およびB（β）細胞にパラクリン様式（本章B．参照）で作用して，グルカゴンおよびインスリンの分泌を抑制する．

6．ステロイドホルモン産生臓器と合成経路

　　コレステロールから合成されるステロイドホルモンには，グルココルチコイド，ミネラルコルチコイド，女性ホルモン，男性ホルモンなど，重要なものが多い．これらのホルモンは，**副腎皮質，卵巣，精巣ならびに胎盤**において，コレステロールから生合成される．図10-9に，ステロイドホルモン類の合成経路と関与する酵素名を示す．個々のホルモンについては，次項

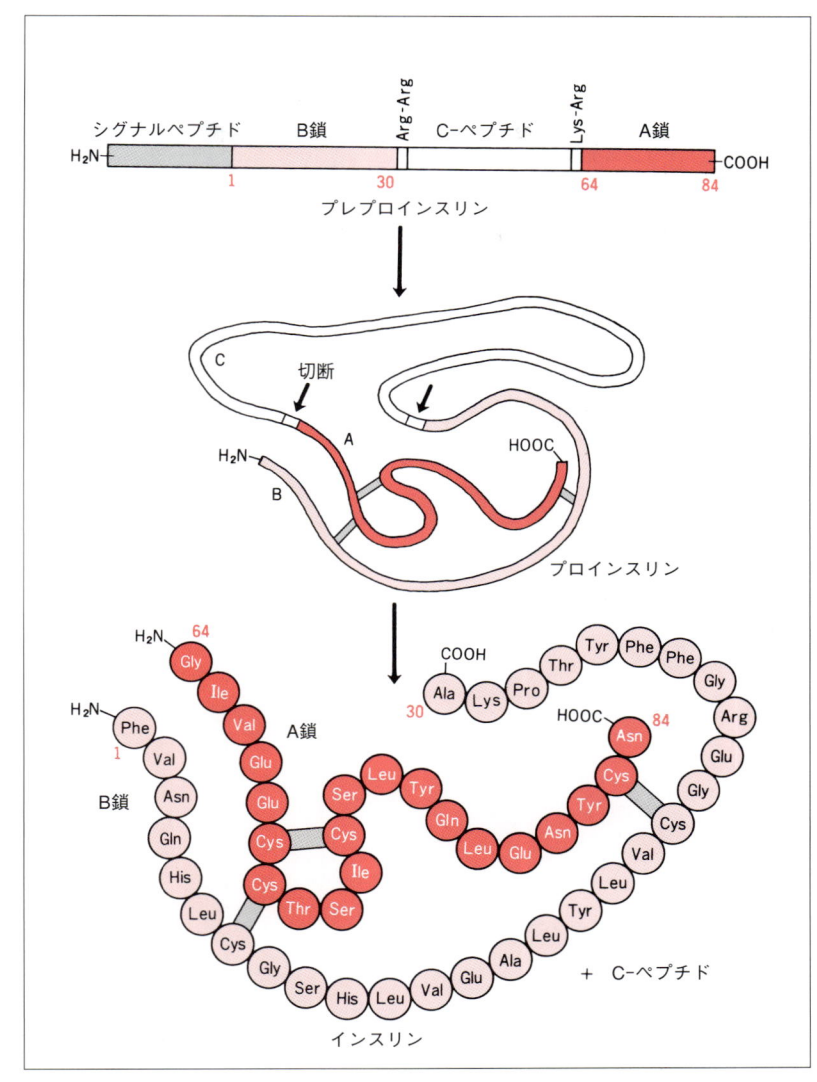

図10-8. ヒトインスリンの生成と構造

7〜9を参照.

なお，これらの経路の異常の場合には，先天性副腎過形成症（表13-1参照）など，種々の先天性異常症が惹起される.

7. 副腎

a. 副腎皮質ホルモン

副腎の皮質では，脳下垂体前葉からのACTHに反応して，ステロイド核を持ったステロイドホルモンが合成，分泌される．糖質代謝に関与するグルココルチコイド，電解質代謝に関与するミネラルコルチコイド，男性ホルモン作用を有する副腎性アンドロゲンの3種類がある（図10-9参照）.

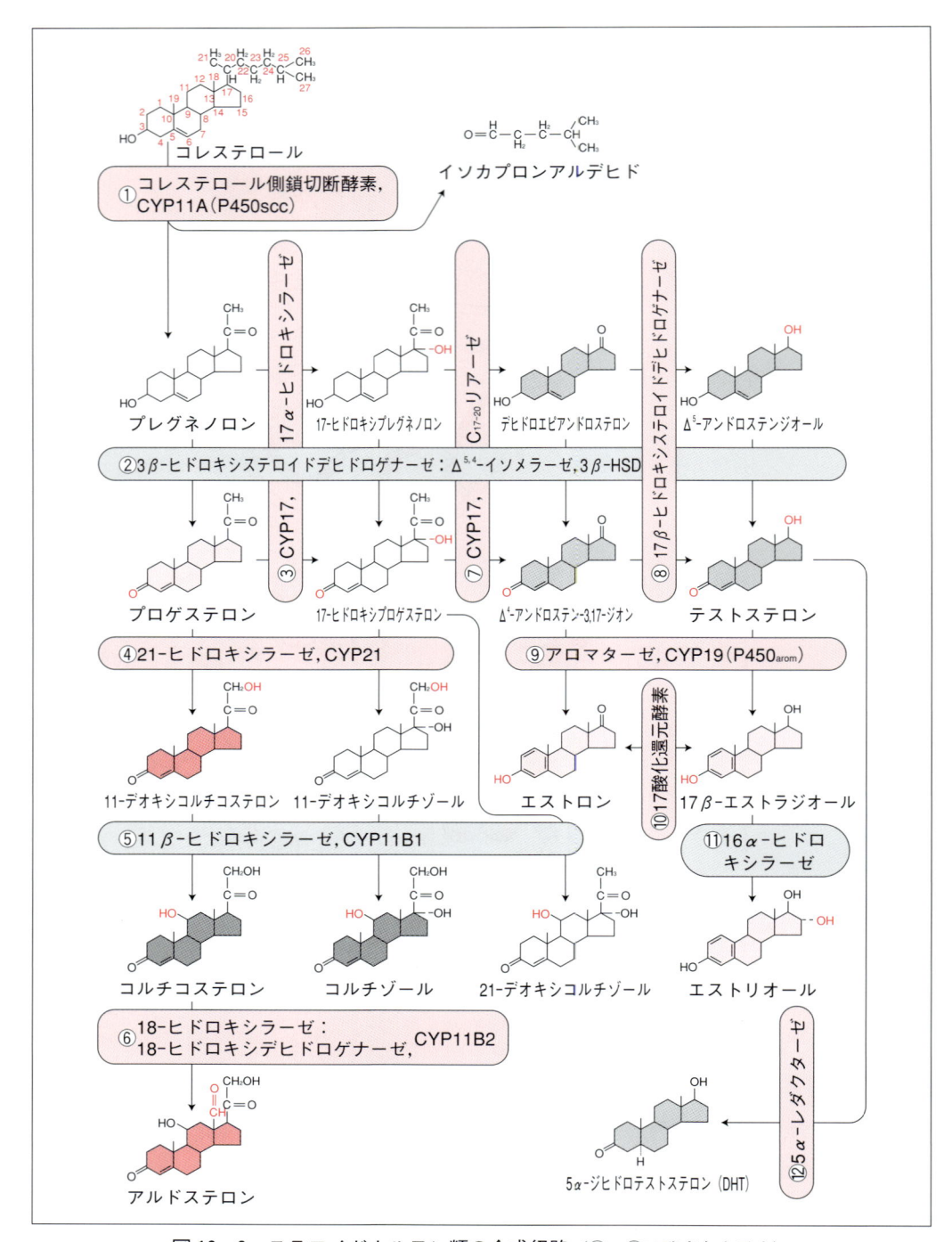

図 10-9. ステロイドホルモン類の合成経路（①～⑫は酵素名を示す）

①，②は副腎，精巣，卵巣，胎盤で，③と⑦は同一タンパク質が2つの酵素活性を示し，副腎，精巣，卵巣で，④，⑤，⑥は副腎で，⑧は精巣，副腎，卵巣，胎盤で，⑨，⑩は卵巣，胎盤で，⑪は胎盤で，⑫は末梢各組織で，主として行われる．①が律速段階であり，副腎ではACTH/cAMP系により活性化され，精巣，卵巣ではLH/cAMP系によって活性化をうける．薄い赤色は女性ホルモン活性を表すホルモン，薄い灰色は男性ホルモン活性を表すホルモン，濃い赤色はミネラルコルチコイド，濃い灰色はグルココルチコイド（各ホルモンの作用については本文参照）を示す．

① グルココルチコイド

グルココルチコイドとしては，糖新生を促進し，グリコーゲン合成を盛んにすると共に血糖値を上昇させるコルチゾール（図10-10），コルチコステロンがある．

② ミネラルコルチコイド

ミネラルコルチコイドとしては，腎臓に作用してNa^+を保持し，K^+およびH^+の排泄を促進するアルドステロン（図10-10）と11-デオキシコルチコステロン（図10-9参照）が重要な働きをしている．アルドステロンの合成と分泌（図10-9参照）は血圧上昇物質でもあるアンギオテンシンIIによっても促進される．

③ アンドロゲン

副腎性の男性ホルモン（アンドロゲン）としては，アンドロステンジオン（図10-10）などがある．アンドロステンジオンは，強力な男性ホルモンのテストステロンさらにはジヒドロテストステロン（図10-14）を生成する前駆体でもある（図10-9）．

④ 副腎皮質系ステロイドホルモン生合成の調節機構

図10-11に示すように，副腎皮質からのステロイドホルモンの合成・分泌は，視床下部-脳下垂体-副腎皮質系によって調節されている．

副腎皮質でグルココルチコイドやミネラルコルチコイドの合成に関与する21-ヒドロキシラーゼや17-ヒドロキシラーゼが先天的に欠損してこれらのステロイドホルモンが血中に枯渇すると，ACTHが大量に分泌され，先天性副腎過形成症（表13-1参照）になる．脳下垂体前葉のACTH産生細胞の腺腫または副腎皮質の腺腫により血中に副腎皮質ホルモンが過剰になる場合をクッシング症候群という．

b．副腎髄質ホルモン（カテコールアミン）

副腎の髄質部分からは，ドーパミンを経てノルアドレナリンとアドレナリン（図7-13参照）の3種のカテコールアミンが産生される．

カテコールアミンには，血圧上昇，心拍出力増大，グリコーゲン分解・糖新生の促進，血糖値上昇などの作用がある．また，神経伝達物質としても作用する．

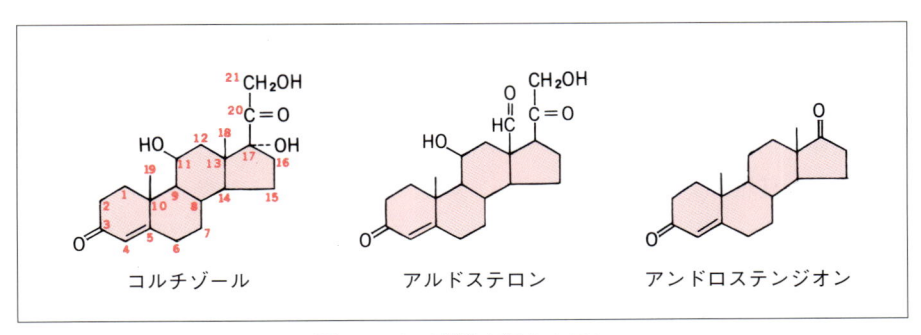

図10-10．副腎皮質ホルモン

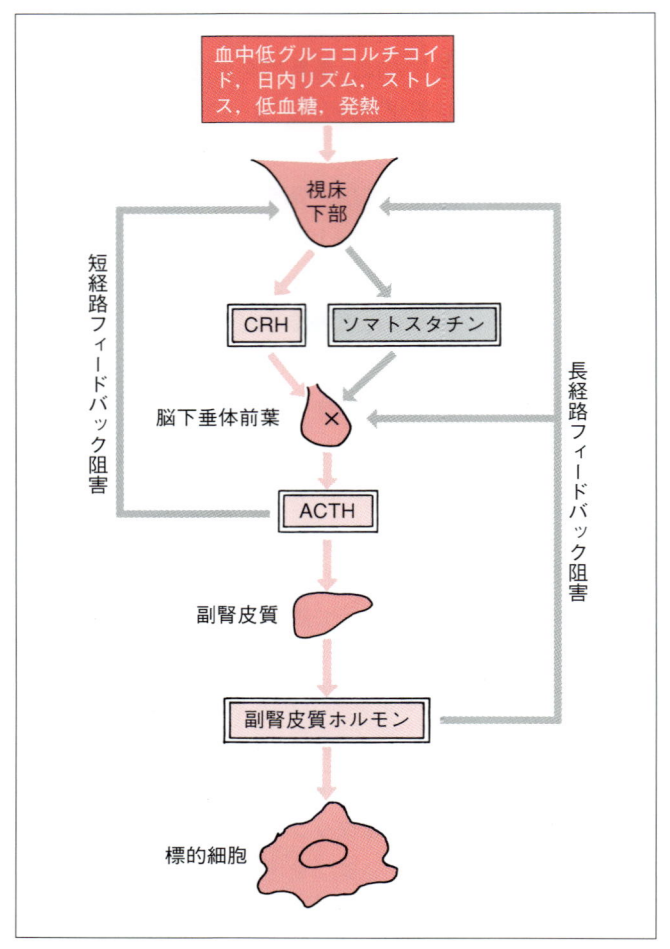

図10-11. 視床下部-脳下垂体-副腎皮質系による副腎皮質ホルモンの生成と調節（　　促進作用,　　抑制作用）

8. 卵巣・胎盤

a. エストロゲン

卵巣からはエストロゲン（女性ホルモンまたは卵胞ホルモン）として，エストロン，17β-エストラジオール，エストリオールの3種のステロイドホルモン（図10-12）が合成・分泌される．このうち17β-エストラジオールの活性が最も強く，エストロン，エストリオールの順（活性比は100：10：4）である．エストロゲンは，女性らしい体形や性徴を形成するほか，妊娠および分娩を促進する．妊娠時に形成される胎盤からもエストロゲン（とくにエストリオール）が合成・分泌される．エストロゲンは女性の骨密度をも上昇させる．

b. プロゲステロン

卵巣および胎盤からはプロゲステロン（黄体ホルモン，図10-13）も分泌される．プロゲステロンも女性に対して重要な性ステロイドホルモンの1つであり，卵巣における黄体の

図10-12. エストロゲン3種の構造

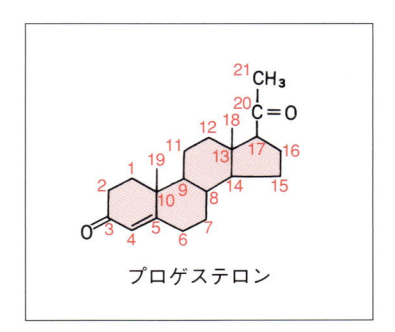

図10-13. プロゲステロン

形成や妊娠時の妊娠維持などに関与している．

c．絨毛性ゴナドトロピン

　妊娠時特有のペプチドホルモンとして，**絨毛性ゴナドトロピン**（ヒト絨毛性性腺刺激ホルモン；hCG）がある．胎盤絨毛から分泌される糖タンパク質で，アミノ酸92個からなる α-サブユニットとアミノ酸145個の β-サブユニットからなる．hCGは脳下垂体前葉由来のTSH，LH，FSHと α-サブユニットが共通であり，これら4種は糖タンパク質ホルモン・ファミリーを形成している．

　hCGは，卵巣に対しては黄体を維持してプロゲステロンを分泌させ，胎盤に対しては性ステロイドの合成・分泌を促進する．

　本ホルモンは妊娠初期に多く分泌され，β-サブユニットに対する酵素免疫法（EIA）で着床後数日目から検出されるため，**妊娠の診断に利用される**．

d．胎盤性ラクトゲン

　胎盤から成長ホルモン／プロラクチン・ファミリーに属する**胎盤性ラクトゲン**〔PL；ヒト絨毛性ソマトマンモトロピン（hCS）ともよばれる〕が妊娠後期にかけ多量に分泌される．アミノ酸191個からなり，GHとは約80％の相同性を示す．母体に対して乳腺を発育させ，また脂肪酸を遊離させる．胎児に対しては，グルコースとアミノ酸の補給を促進する．

9. 精巣

精巣は，脳下垂体前葉からのLHに刺激をうけて，ライディッヒ細胞においてテストステロン（男性ホルモン，図10-14）を合成・分泌する．テストステロンは男性の性徴・体形を作るほか，精子形成を促進する．テストステロンは，末梢組織において5α-レダクターゼの作用をうけ，さらに強力な活性を有するジヒドロテストステロン（DHT）に転換される．アンドロステンジオン，テストステロン，ジヒドロテストステロンの男性ホルモン活性は，約10：100：300である．これらの男性ホルモンを一般にアンドロゲンとよぶ．アンドロゲンの合成経路については，図10-9を参照．

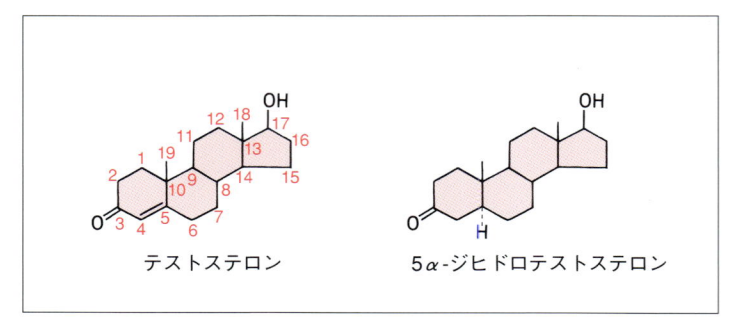

図10-14. アンドロゲン（テストステロンとジヒドロテストステロン）

10. その他の組織

a．松果体

松果体からは，メラトニンが分泌される．メラトニンは，トリプトファンからセロトニンを経て合成される（図7-14参照）．メラトニンは視床下部に作用して，GnRH（表10-1）の分泌を抑制し，結果的にLHおよびFSHの性腺刺激ホルモンの合成を抑える（抗ゴナドトロピン作用）．また日照に関連して分泌され，生体の日周変動を司ると考えられる．セロトニンは，アセチルコリン，ドーパミンなどと共に神経伝達物質として作用する．

b．胸腺

胸腺は細胞性免疫に関与しているTリンパ球の分化と増殖を行う臓器である．そのTリンパ球の分化と増殖を誘導しているのが胸腺ホルモンのサイモシンやサイモポエチンである．これらはアミノ酸28個ないし49個からなるペプチドホルモンである．

c．消化管

胃腸管からは食物の消化を助けるため，種々の消化管ホルモンが分泌される．食物（とくにグリシンやセリンなどのアミノ酸）が胃内に入ると胃幽門前庭のG細胞からアミノ酸17個のペプチドであるガストリンが分泌され，胃酸（HCl）の分泌を促進する．胃底腺のX細胞からは，レプチンおよび成長ホルモン分泌因子グレリンも合成・分泌される．
グレリンは，視床下部ホルモンのGHRHとは異なる成長ホルモン分泌促進性ホルモンで，成長ホルモン分泌促進ペプチド受容体（GHS-R）の天然型リガンドである．グレリンは脳

下垂体前葉に作用して成長ホルモン（GH）を分泌させるほか，視床下部の弓状核の NPY/AGRP ニューロンに作用して食欲亢進因子のニューロペプチド Y（NPY）およびアグーチ関連タンパク質（AGRP）の発現・分泌を促進する．NPY は大脳皮質や視床下部にある Y1 受容体に作用して食欲を亢進する．一方，脂肪組織から分泌されるレプチンは視床下部の飽食中枢に作用する飽食因子であり（2章 D. 参照），視床下部弓状核に作用して NPY と AGRP の発現・分泌を抑制するが，グレリンはこのレプチンの作用に拮抗する．グレリンはまた脳の迷走神経中枢に作用して，迷走神経を介して胃酸分泌と胃運動を亢進させる．

　胃の内容物が十二指腸へ送られると，胃酸の刺激によって十二指腸 S 細胞からセクレチン（アミノ酸 27 個からなるペプチド）が分泌される．セクレチンは，膵液の分泌を促進する．またセクレチンと同時に，十二指腸 I 細胞からは胆嚢を収縮させ，膵の消化酵素類を分泌させるコレシストキニン／パンクレオチミンというペプチドホルモン（アミノ酸 33 個よりなる）が分泌され，十二指腸 D_1 細胞からは胃酸分泌抑制ポリペプチド（GIP）というアミノ酸 43 個のペプチドホルモンが分泌される．十二指腸の内容がアルカリ性になってくると，十二指腸粘膜細胞からモチリン（アミノ酸 22 個からなるペプチド）が分泌される．モチリンは胃に作用してその運動を高め，再び食物を十二指腸へ送り込む．

　その他，腸管からはサブスタンス P，VIP，ソマトスタチン，エンケファリンなどのペプチドやセロトニンが分泌され，腸管の機能を調節している．

d．心臓

　心臓の心房からは心房性 Na 利尿ペプチド（ANP）が分泌され，利尿を促進する．α，β，γ の 3 種類があり，α が最も強い．

e．腎臓

　腎臓からはホルモン様プロテアーゼであるレニンとカリクレインが分泌され，それぞれアンギオテンシン（血圧上昇作用）とキニン（血圧降下作用）を活性化する（これをレニン-アンギオテンシン系およびカリクレイン-キニン系とよぶ）．腎臓はまた，レプチンやエリスロポエチン（11章 A.1. 参照）も分泌する．

B 局所ホルモン　local hormone

　局所ホルモンとは，血中へ分泌する内分泌（エンドクリン）の様式ばかりでなく，図 10-15 に示すように，直接近傍の細胞に作用するパラクリンや自らの細胞に作用するオートクリンの様式でも作用する局所的なホルモンのことをいう．

　局所ホルモンには，成長因子，サイトカイン，神経栄養因子，ケモカイン，プロスタグラン

ジン，さらにエンドセリンなどがある．また，血小板活性化因子やオキシエイコサノイド，NOは，特にケミカル・メディエーターともよばれる．表10-3に局所ホルモン一覧を示す．

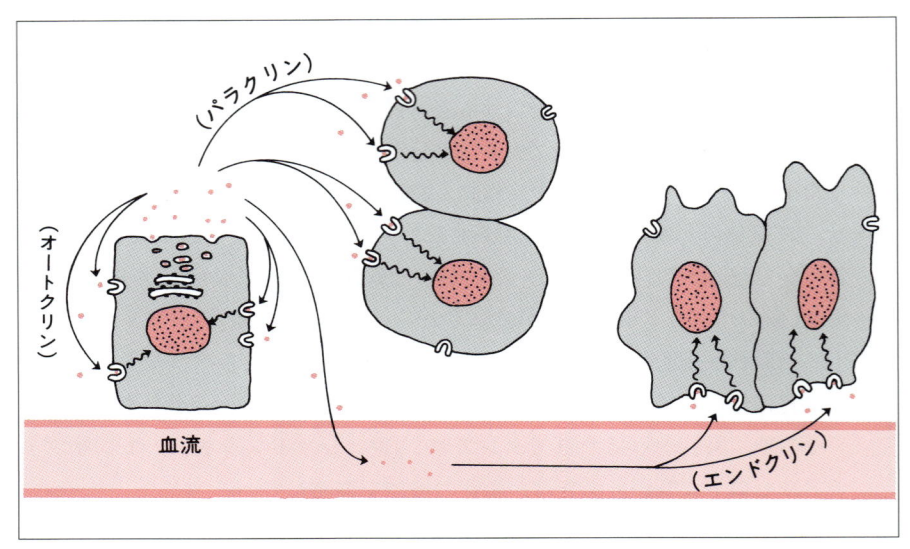

図10-15．局所ホルモンの3つの作用様式

表10-3．局所ホルモンの種類

種　類	因　子　(物　質)　名
成長因子 (増殖因子ともいう)	上皮成長因子，神経成長因子，血小板由来成長因子，線維芽細胞増殖因子1～23，インスリン様成長因子ⅠおよびⅡ，肝細胞増殖因子，血管内皮増殖因子，アンギオポエチン，トランスフォーミング成長因子α，トランスフォーミング成長因子β1～β3，アクチビン，インヒビン，骨形成因子2～9，増殖分化因子1～10，骨形成タンパク質1～3，ミュラー管抑制因子，ミッドカイン，プレイオトロフィン，エフリンA1～A5，B1～B3，内分泌腺血管内皮増殖因子
サイトカイン	インターロイキン1～7，9～21，インターフェロンα，β，γ，腫瘍壊死因子α，リンホトキシンα，β，白血病増殖阻止因子 (サイトカインのうち次のものは特に造血因子とよばれることがある) マクロファージコロニー形成刺激因子，顆粒球コロニー形成刺激因子，顆粒球/マクロファージコロニー形成刺激因子，エリスロポエチン，トロンボポエチン，幹細胞因子
神経栄養因子	(神経成長因子)，脳由来神経栄養因子，ニューロトロフィン-3～-5，グリア細胞株由来神経栄養因子，毛様体由来神経栄養因子，セマホリン3A，ネトリン-1，-2，ニューロピリン-1
ケモカイン	インターロイキン8，MIP-1α，-1β，-2，RANTES，フラクタルカイン
オキシエイコサノイド	プロスタグランジン類，トロンボキサン類，ロイコトリエン類，リポキシン類
エンドセリン	エンドセリン-1～-3
アルキルリン脂質	血小板活性化因子
酸素ラジカル	一酸化窒素，(活性酸素)

C. ホルモンによる代謝調節

1. ホルモンの作用機構

すべてのホルモンおよび局所ホルモンの作用は，標的細胞にあるそれぞれの受容体（レセプター）に結合することで始まるが，これには大別して2つの機構がある．1つはペプチドホルモン型であり，もう1つはステロイドホルモン型である（図10-16，表10-4）．

A. ペプチドホルモン型（細胞膜受容体型）

（ペプチドホルモン，アミン類ホルモン，プロスタグランジン類，その他）

細胞外／細胞膜／細胞内
ホルモン結合部位／作用発現部位／受容体

cAMP：サイクリックAMP
DG：ジアシルグリセロール
IP_3：ミオイノシトール-1,4,5-三リン酸

cAMP, DG, IP_3, Ca^{2+} などのセカンドメッセンジャー

ホルモン作用発現

B. ステロイドホルモン型（核内受容体型）

（グルココルチコイド，ミネラルコルチコイド）

（甲状腺ホルモン，性ステロイドホルモン，レチノイン酸，活性型ビタミンD_3）

細胞外／細胞膜／細胞内

細胞質内受容体
核　DNA　mRNA
核内受容体
タンパク質・酵素

ホルモン作用発現

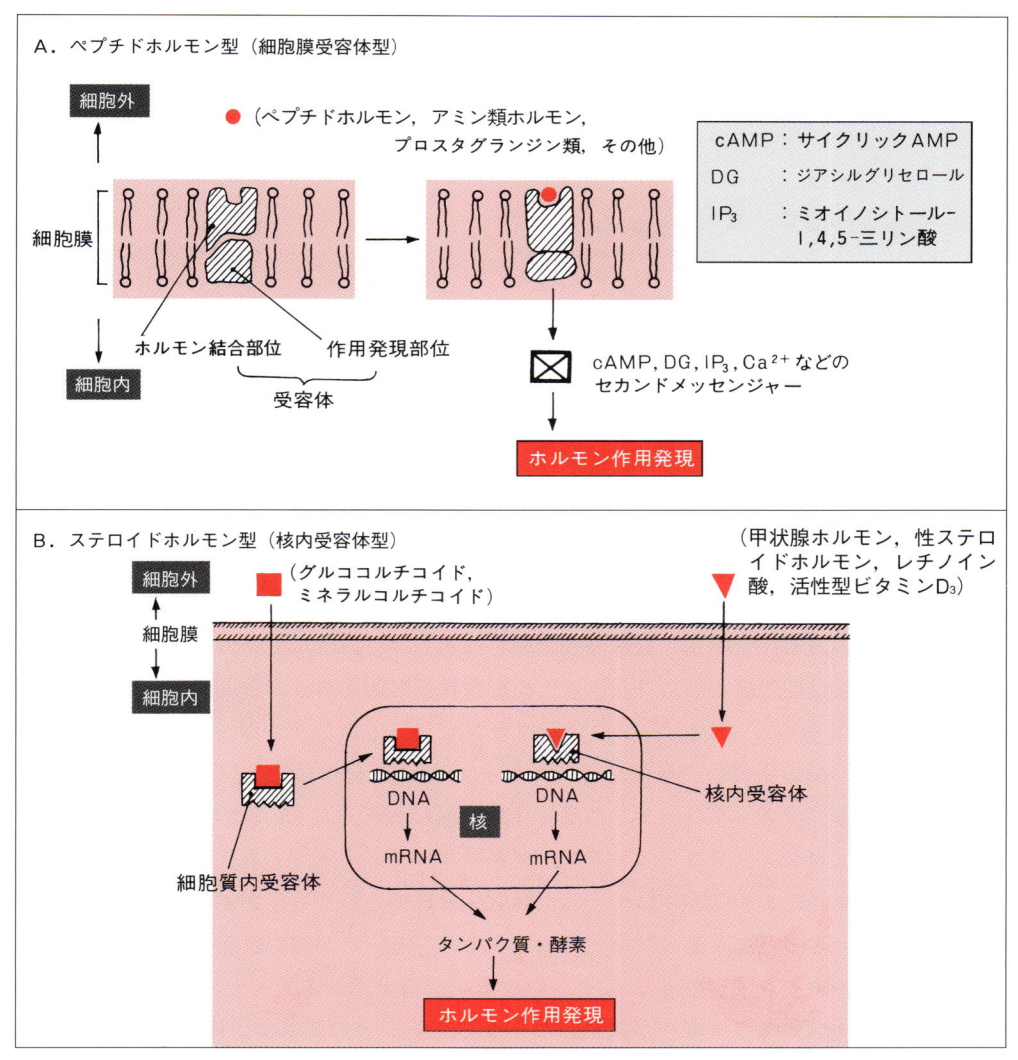

図10-16. ホルモンと受容体
ホルモン作用発現はホルモンが細胞膜・細胞質・核内に存在する受容体に結合することで始まる（表10-4参照）．

表10-4. ホルモンの作用機構の分類

分類	受容体		セカンドメッセンジャー	直接効果	ホルモン，成長因子，サイトカイン，その他
	局在	作用			
ペプチドホルモン型（細胞膜受容体型）	細胞膜	Gタンパク質，アデニル酸シクラーゼの活性化	cAMP	Aキナーゼによる細胞内タンパク質のリン酸化	グルカゴン，ACTH，PTH，β-アドレナリン作動性カテコールアミン，プロスタグランジンE_2，PAF，一部のエストロゲン，ケモカイン，LH
		Gタンパク質，ホスホリパーゼCの活性化	DG, IP_3, Ca^{2+}	CキナーゼおよびCa^{2+}／カルモデュリン・キナーゼによる細胞内タンパク質のリン酸化，Ca^{2+}による細胞機能の調節	バソプレッシン，オキシトシン，アンギオテンシンII，TRH，GnRH，アセチルコリン（ムスカリン性），α_1-アドレナリン作動性カテコールアミン，ET，一部のエストロゲンなどのステロイドホルモン，ケモカイン
		チロシン・プロテインキナーゼの活性化	（－）	チロシンキナーゼによる細胞内タンパク質のリン酸化	インスリン，IGF-I，EGF，PDGF，VEGF，IL，GH，PRL，その他
ステロイドホルモン型（核内受容体型）	細胞質	特定遺伝子DNAのホルモン受容体感受性部位への結合	（－）	遺伝子転写の促進	グルココルチコイド，ミネラルコルチコイド，アンドロゲン，ダイオキシン
	核質				エストロゲン，プロゲステロン，T_3，チロキシン，レチノイン酸，ビタミンD_3，エイコサノイド，プロスタグランジンJ_2，ロイコトリエンB_4，エポキシコレステロール

a．ペプチドホルモン型（細胞膜受容体型）

　これは多くのペプチドホルモンやタンパク質ホルモン，さらには成長因子，アドレナリンなどの親水性で脂質二重層の細胞膜を通過できないホルモン類についての機構で，それらの受容体は細胞膜表面に存在するため細胞膜受容体または細胞表面受容体とよばれる（図10-17, 18参照）．ただし，プロスタグランジン，トロンボキサン，ロイコトリエンやPAFなど，一部の脂質の受容体もこのグループに入る（プロスタグランジンJ_2，A_2，B_2，D_2など一部のプロスタグランジンの受容体は核内にもある）．また次項の核内受容体型が主であるエストロゲン，プロゲステロン，グルココルチコイド，ミネラルコルチコイドなどのステロイドホルモンの受容体は，一部が細胞膜受容体としても存在することが判明している．

　上記のホルモン類（ファーストメッセンジャー）が細胞表面の受容体タンパク質に結合すると，隣接して存在するGタンパク質やプロテインキナーゼなどが活性化されて膜内のアデニル酸シクラーゼやホスホリパーゼC，A_2などの増幅体に作用してcAMP，DG，Ca^{2+}などのセカンドメッセンジャーを細胞内に放出する．このセカンドメッセンジャーの作用で細胞内タンパク質のリン酸化や遺伝子発現・タンパク質合成が起こり，ホルモン作用が発揮される（表10-4参照）．

b．ステロイドホルモン型（核内受容体型）

　脂溶性のため容易に細胞膜を通過して細胞内へ入る副腎皮質ホルモンや性ホルモンなどのステロイドホルモンの受容体の大部分，チロキシン，T_3の**甲状腺ホルモン**，ビタミンA誘導体のレチノイン酸，ビタミンD誘導体の活性型ビタミンD_3，脂肪酸類のエイコサノイドおよび猛毒のダイオキシンなどの受容体がこの型に含まれる．リガンドであるホルモンが存在しない時，グルココルチコイド，ミネラルコルチコイドおよびアンドロゲンの受容体は**細胞質内**にあり，エストロゲン，プロゲステロン，甲状腺ホルモン，レチノイン酸，ビタミンD_3，エイコサノイドなどの受容体は**核内**に存在する．これらの受容体は，一括して細胞内受容体またはリガンドと結合して核内遺伝子に作用することから**核内受容体**と総称される．各核内受容体は構造が類似し，それぞれホルモン結合部位とDNA結合部位を持った**核内受容体・スーパーファミリー**を構成して転写活性化因子（9章A.7.参照）として作用する．

2．ホルモンによる糖質代謝の調節

　グルコースおよびグリコーゲンの代謝には，インスリン，グルカゴン，アドレナリン，グルココルチコイド，GH，甲状腺ホルモンなどが関与している（図10-17）．

　インスリンは，**解糖系とグリコーゲン合成を促進する**．とくに筋肉や脂肪組織へのグルコースの取り込みを促進し，肝に対しては特有な大量リン酸化酵素であるグルコキナーゼの合成を

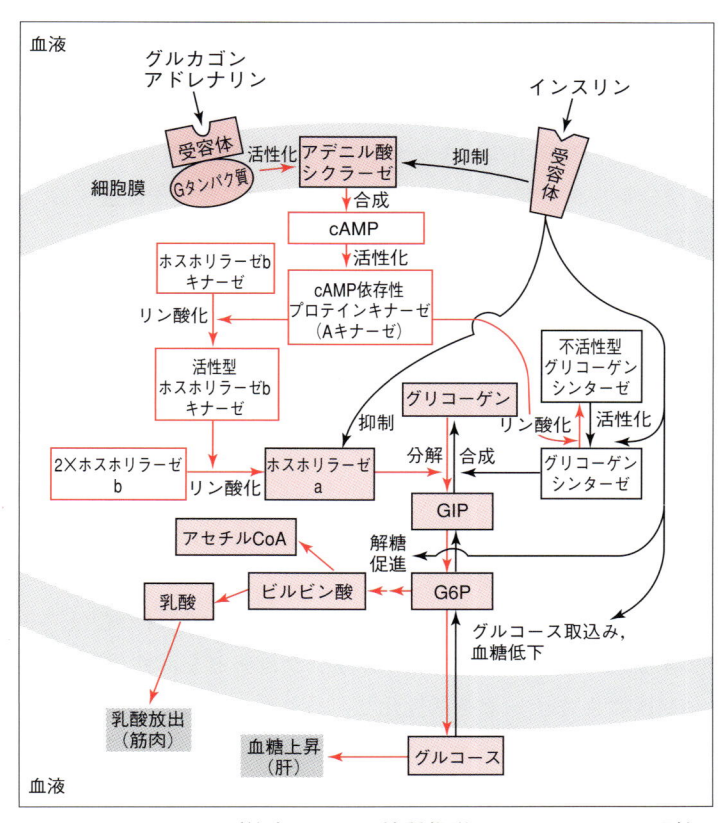

図10-17．肝および筋肉における糖質代謝のホルモンによる調節

促進する．さらに肝，筋肉，脂肪組織などにおいて，他の解糖系律速酵素（図4-1参照）であるホスホフルクトキナーゼとピルビン酸キナーゼを活性化すると共にその合成をも促進する．またグリコーゲンホスファターゼを介してグリコーゲンシンターゼを活性化し，そのタンパク質合成を刺激する．インスリンは一方で，グリコーゲンホスホリラーゼや糖新生系律速酵素のピルビン酸カルボキシラーゼ，PEPカルボキシキナーゼおよびフルクトース1,6-ビスホスファターゼを不活性化して，グリコーゲン分解と糖新生を抑制する．

グルカゴンは特に肝において，またアドレナリンは筋肉と肝において，グリコーゲン分解を促進する（図10-17）．これらのホルモンは細胞膜受容体へ結合すると，アデニル酸シクラーゼを活性化して3′,5′-サイクリックAMP（cAMP）を細胞内へ放出する．これがサイクリックAMP依存性プロテインキナーゼ（Aキナーゼ）を活性化してリン酸化反応を連続的に引き起こし，最終的にグリコーゲンホスホリラーゼを活性型のa型にしてグリコーゲン分解を促進する．またAキナーゼは，グリコーゲンシンターゼをもリン酸化して不活性型にする．さらにグルカゴンおよびアドレナリンなどは，Aキナーゼを通じて肝における糖新生を促進し，肝および筋肉の解糖系律速酵素ホスホフルクトキナーゼ，ピルビン酸キナーゼを不活性化する．その他GH，ACTHなども糖質代謝に対しては，アドレナリン，グルカゴン様の抗インスリン作用を示す．

以上のホルモンの作用により，肝臓からはグルコース6-ホスファターゼ（G6Pase）の反応でグルコースが放出され，血糖値が維持される（図10-17）．また筋肉からは乳酸が血中に放出され，肝に達して糖新生経路でグルコースに変えられたのち再び血中へ放出される（これを乳酸サイクルという）．

グルココルチコイドは，糖新生系およびグリコーゲン合成系の律速酵素であるピルビン酸カルボキシラーゼ，PEPカルボキシナーゼ，フルクトース1,6-ビスホスファターゼ，G6Pase，グリコーゲンシンターゼの遺伝子発現，タンパク質合成を促進する．その結果，高血糖（ステロイド糖尿病）とグリコーゲンの貯留がもたらされる．

3．ホルモンによる脂肪代謝の調節

脂肪組織および肝臓において脂肪代謝が盛んであるが，その代謝調節にもホルモンが関与している．

インスリンは上述のように，グルコースのとり込みや解糖系を促進し，さらに脂肪酸および中性脂肪（トリアシルグリセロール）の合成を促進する．またアデニル酸シクラーゼを抑制してcAMP（サイクリックAMP）の産生を抑えると共に，ホスホジエステラーゼを活性化してその分解を促進する（図10-17）．

一方，アドレナリンおよびグルカゴン，さらにはACTHなどは，それぞれの受容体（アドレナリンはβ受容体）に結合後アデニル酸シクラーゼを活性化，cAMPを産生して脂肪を分解する．cAMPはAキナーゼを活性化し，それがホルモン感受性リパーゼをリン酸化して活性型のホルモン感受性リパーゼaとする．本酵素は，トリアシルグリセロールを遊離脂肪酸（FFA）とジアシルグリセロールに分解する（図10-18）．ジアシルグリセロールはさらに，ジアシルグリセロールリパーゼ，モノアシルグリセロールリパーゼによってFFAとグリセ

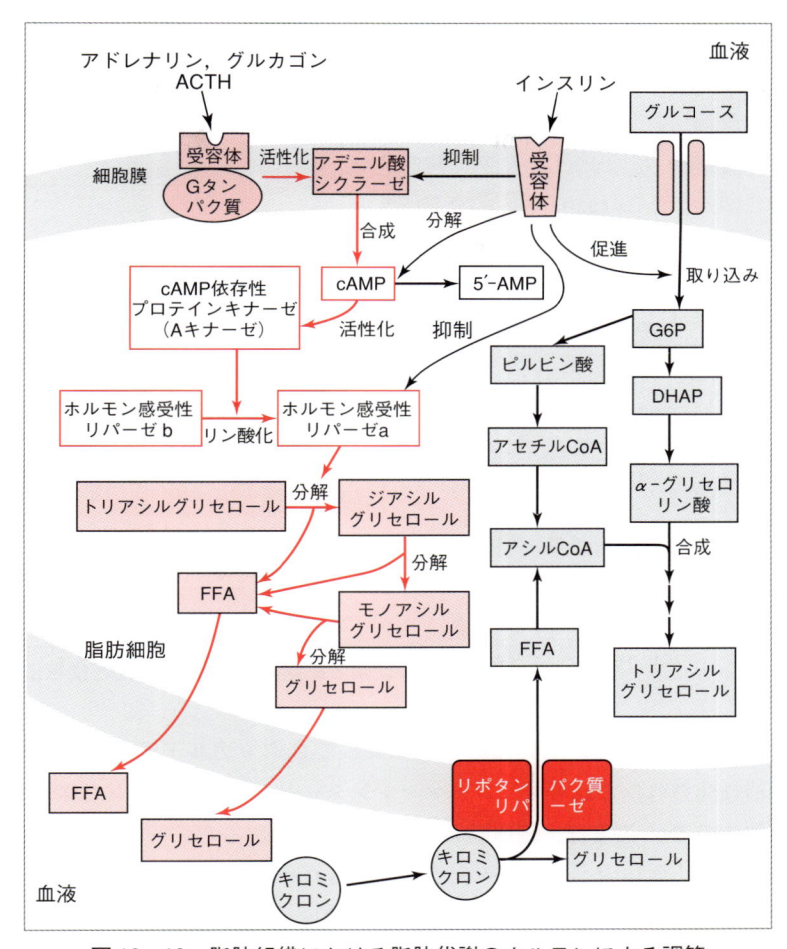

図 10-18. 脂肪組織における脂肪代謝のホルモンによる調節

ロールにまで分解される（6章A.1.参照）．脂肪酸の脂肪細胞への取り込みは，キロミクロン中のトリアシルグリセロールをリポタンパク質リパーゼ（リポプロテインリパーゼ，LPL）が分解することによる．一方，血中のFFAとグリセロールは，肝臓に運ばれてから代謝される．

4．ホルモンによる細胞内のPI/カルシウム調節と情報伝達

バソプレッシン，アンギオテンシンⅡ，TRH，GnRH，ムスカリン性アセチルコリン，α_1-アドレナリン作動性カテコールアミン（α受容体）などのホルモン類が標的細胞の膜受容体に結合すると，ホスホリパーゼC（PLC）が活性化されて膜リン脂質を分解し，一連の細胞内情報伝達機構が作動する（図10-19）．

活性化されたホスホリパーゼCは，生体膜中のホスファチジルイノシトール4,5-二リン酸（PIP_2）をジアシルグリセロール（DG）とイノシトール1,4,5-三リン酸（IP_3）に分解する．ジアシルグリセロールは，プロテインキナーゼC（Cキナーゼ，Ca^{2+}-リン脂質依存性プロテインキナーゼ）を活性化して，グリコーゲンシンターゼなどの細胞内のタンパク質をリン酸化する．一方，イノシトール-三リン酸は，Ca^{2+}を多く含んでいる小胞体などに作用して細胞内

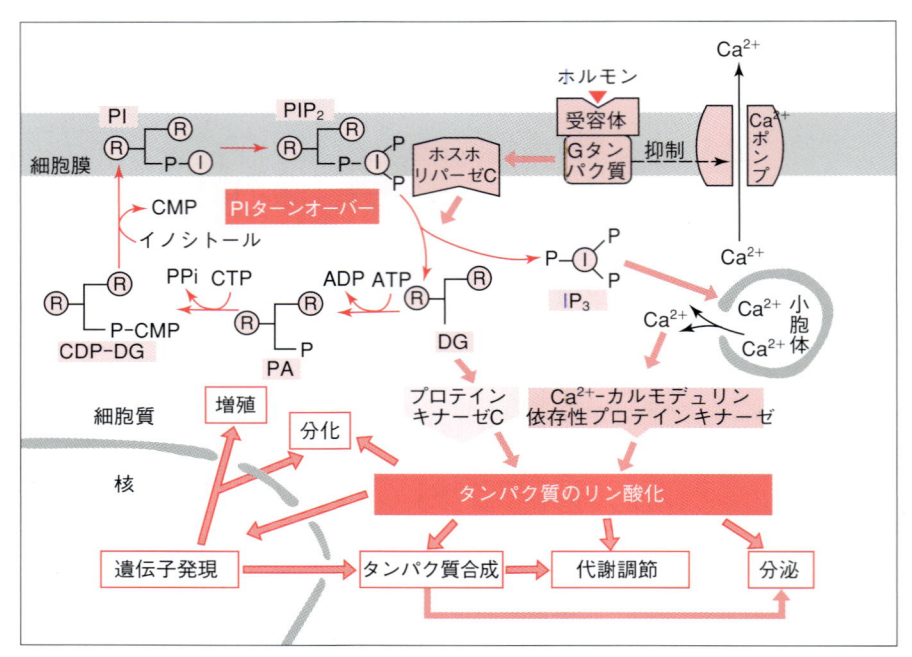

図 10-19. ホルモンによる細胞内の PI/Ca^{2+} 調節と情報伝達

へ Ca^{2+} を放出させる．上昇した Ca^{2+} によって Ca^{2+}-カルモデュリン依存性プロテインキナーゼが活性化され，これもグリコーゲンシンターゼなどの諸種タンパク質をリン酸化する．

　細胞内の Ca^{2+} 濃度は，細胞膜および小胞体膜にある Ca^{2+}-ATPase（Ca^{2+}-ポンプ）によって細胞外と小胞体内へ常に汲み出されているため約 10^{-7} M と低く保たれている．DG によって活性化されたプロテインキナーゼ C はこの濃度の Ca^{2+} によっても活性があるが，Ca^{2+}-カルモデュリン依存性プロテインキナーゼの方は IP$_3$ によって放出される Ca^{2+} によってはじめて活性を現す．この機構においては，DG および Ca^{2+} がセカンドメッセンジャーとなっている．DG の一部は図 10-18 のように遊離脂肪酸とグリセロールにまで加水分解されるが，他はホスファチジン酸（PA），シチジン二リン酸-ジアシルグリセロール（CDP-DG），ホスファチジルイノシトール（PI）を経て，再び PIP$_2$ へと代謝回転される（図 10-19）．これを PI ターンオーバーという．

5．チロシン・プロテインキナーゼによるホルモン作用の伝達

　A キナーゼ，C キナーゼ，Ca^{2+}-カルモデュリン・キナーゼ，MAP キナーゼ，B キナーゼ（PKB, Akt）などは，タンパク質のセリンまたはスレオニン残基の水酸基（-OH 基）をリン酸化するセリン／スレオニン・プロテインキナーゼであるが，一方で，タンパク質のチロシン残基の水酸基（-OH 基）を特異的にリン酸化するチロシン・プロテインキナーゼ（チロシンキナーゼ）の一群がある．チロシンキナーゼ群は，細胞膜表面にある受容体チロシンキナーゼと細胞質内の非受容体チロシンキナーゼの 2 グループに分けられる．

　受容体チロシンキナーゼ類には，PDGF, NGF, EGF, VEGF などの成長因子の受容体の場合と，インスリン，IGF-I などの受容体の場合の 2 型がある（図 10-20）．

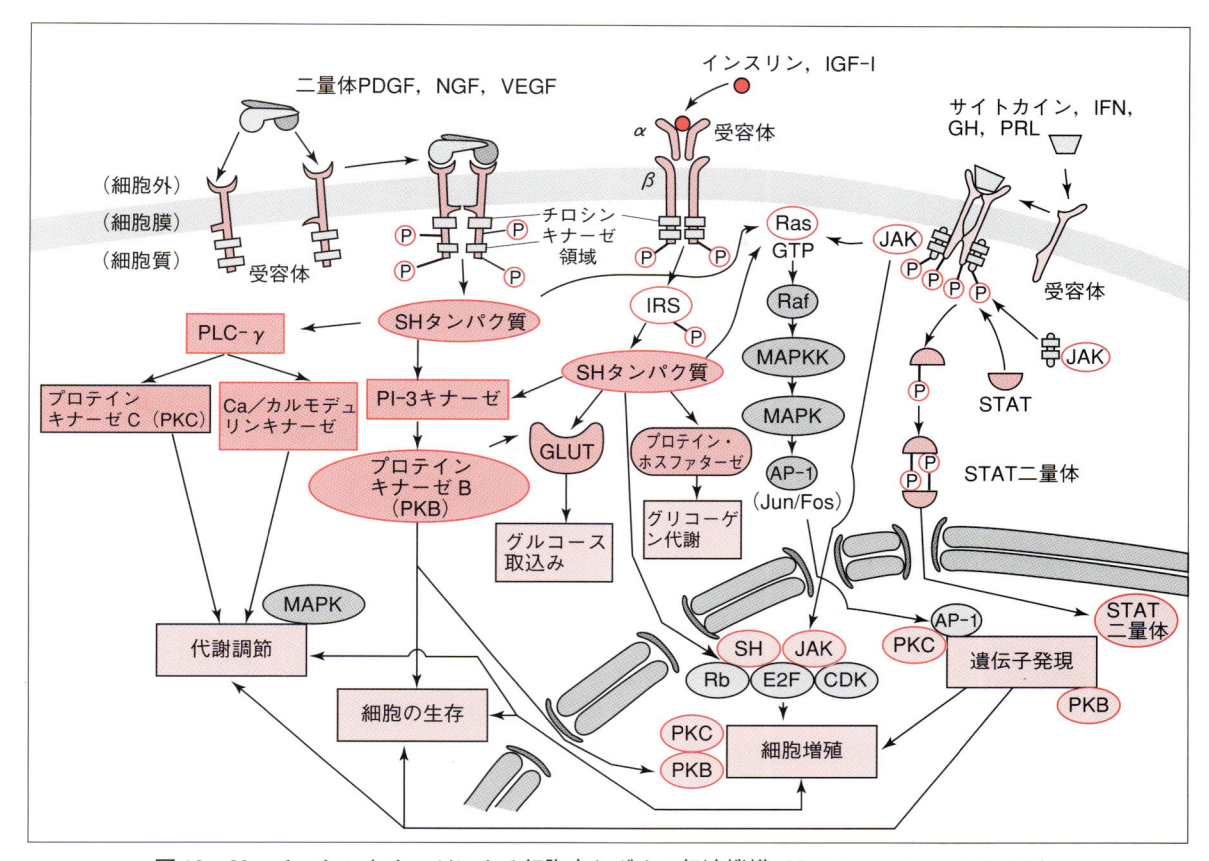

C. ホルモンによる代謝調節   199

図10-20. チロシンキナーゼによる細胞内シグナル伝達機構（Ⓟはホスホチロシンを示す）

　インターロイキン類やコロニー刺激因子，さらには GH（成長ホルモン），PRL（プロラクチン），レプチンの受容体はサイトカイン受容体・スーパーファミリーのクラス I を，インターフェロン類はクラス II を形成するが，これら受容体自体にはチロシンキナーゼ活性はない．例えば GH や PRL が各々の受容体に結合すると受容体はホモ二量体を形成する（図10-20）．また IL-2 受容体などでは，リガンド（IL-2 など）が結合すると α，β，γ の 3 サブユニットからなる三量体を形成する．この受容体会合が起こると，受容体にチロシンキナーゼ活性を持った Janus ファミリー（JAK 1，JAK 2，JAK 3，Tyk 2）のタンパク質（非受容体チロシンキナーゼ）が 2 個結合する．結合した JAK 2 などは直ちに自己リン酸化をすると共に，受容体のチロシン残基をもリン酸化してシグナルを伝達する（図10-20）．

6. 神経伝達物質

　神経細胞（ニューロン）はその軸索の先端部（神経末端）においてシナプスとよばれる特殊な領域を形成し，神経伝達物質を分泌する（図10-21）．シナプスは神経-神経接合部や神経-筋接合部において形成される．神経伝達物質は標的のシナプス後細胞に向けて拡散し，それぞれ特異的な受容体に結合して刺激あるいは抑制のシグナルを伝達する．神経伝達物質はホルモンや局所ホルモンとはよばれないが，作用の仕方はそれら因子のオートクリン様式に類似して

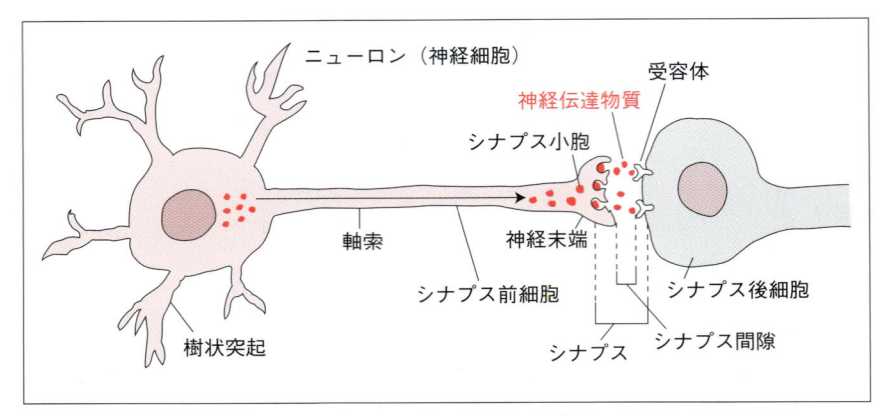

図10-21．シナプスにおける神経伝達物質の分泌と作用

いる．

　神経伝達物質には，ノルアドレナリン，アドレナリン，ドーパミン，CRF，バソプレッシン，セロトニンなどのホルモン類が神経伝達物質も兼ねるほか，グルタミン酸，アスパラギン酸，グリシンなどのアミノ酸類，ヒスタミン，ニコチン酸などのアミノ酸誘導体，その他アセチルコリン，γ-アミノ酪酸（GABA），モルフィン，β-エンドルフィンなどがある．これらの神経伝達物質の特異的受容体の多くは数種類の亜形からなり，それぞれ異なったシグナルを伝達する．

▼ チャレンジ課題

1) 脳下垂体で合成・分泌されるホルモン名を挙げ，それらの作用について述べよ．
2) 甲状腺ホルモンであるチロキシンの合成に必要とされるアミノ酸は何か．また，チロキシンの作用について述べよ．
3) 血糖値を高める作用のあるホルモン名を挙げ，そのホルモンはどの内分泌腺で合成され分泌されるのか述べよ．
4) Na^+の再吸収を増加させる作用のあるホルモン名をすべて挙げよ．
5) 血中のCa^{2+}濃度を調節するホルモン類を挙げ，それらの作用について述べよ．
6) ホルモンや局所ホルモンの作用のしくみを，受容体の性質によって分類しつつ説明せよ．
7) 局所ホルモンの作用様式について，オートクリン，パラクリン，エンドクリンとはどのようなことか説明せよ．

11 章
血液と免疫

　人体は60兆個を超す細胞から構成されているといわれているが，酸素や栄養素の供給，老廃物（最終代謝産物）の運搬などを介してそれら一つ一つの細胞の生存と活動を支えているのが血液 blood である．血液は心臓をポンプとして全身くまなく張りめぐらされた閉鎖循環系（血管系）内を流れているが，その循環血液量は体重の約8％である．体重60 kg 成人男性で5 L 前後（女性では20％ほど少ない）の血液が循環していることになるが，そのほかに**貯蔵血液**といって脾臓，肝臓，皮膚などに貯留している血液が約2 L ある．リンパ管を流れるリンパ液，脳脊髄中の脳脊髄液も，もとをただせば血液中の液性成分，血漿に由来するものである．

重要事項

- **赤血球ヘモグロビン量**：血液（赤血球）中のヘモグロビン量は成人男性で平均16 g/dL，女性で14 g/dL である．10 g/dL 以下は貧血である．血漿鉄濃度の低下によるものを鉄欠乏性貧血とよび，造血機能低下による貧血を再生不良性貧血という．

- **白血球のはたらき**：白血球には好中球，好酸球，好塩基球，単球，リンパ球がある．好中球および単球は生体内に入ってきた異物を貪食する作用をもつ．好酸球は寄生虫感染に対する防御作用をもつ．好塩基球は気管支喘息，アナフィラキシーショックなどのアレルギー反応に関与している．リンパ球は免疫を担当する（後述）．

- **血小板のはたらき**：血小板は傷害により破れた血管の内皮細胞に接触すると，その場で血小板の細胞膜に存在している糖タンパク質が粘着性をもつため血管内壁に接着し，血小板同士の凝集も起こして，傷口を内部から閉じ，止血の役目を果たす．また，血小板は血小板第3因子を産生し，血液凝固に関与している．

- **血漿タンパク質**：血漿中に含まれるタンパク質のうち，アルブミンは浸透圧の維持，脂肪酸やビリルビンなどの輸送を行う．プロトロンビンやフィブリノゲンはトロンビンやフィブリンの血液凝固因子の前駆物質である．トランスフェリンは鉄の輸送に関与し，アポリポタンパク質は脂質の輸送を行う．γ-グロブリン（免疫グロブリン）は免疫をつかさどる（後述）．

- **免疫系と免疫担当細胞**：ヒトをはじめ哺乳類では，自然免疫系と適応（または獲得）免疫系の二つの免疫系が緊密に連携することにより生体にとって異質のものを認識し排除する防御機構が発達している．自然免疫系の担当細胞は多核白血球，マクロファージ，樹状細胞，NK細胞およびNKT細胞であり，適応免疫系を担うのはT細胞（Tリンパ球：細胞性免疫担当）とB細胞（Bリンパ球：体液性免疫担当）である．Toll様受容体（TLR）をもつマクロファージや樹状細胞は抗原提示細胞として自然免疫系と

適応免疫系を結びつける重要なはたらきをしている．
- **T細胞とB細胞**：T細胞はそのはたらきによって，ヘルパーT細胞（Th），サプレッサーT細胞（Ts），細胞傷害性T細胞（TcまたはCTL），リンホカイン産生細胞などに分類され，B細胞はThによって形質細胞に分化し免疫グロブリン（M，D，G，A，E）を産生する．他に，T細胞系列の特異なリンパ球としてNKT細胞があり，そのはたらきはNK細胞やTcと同じく標的細胞に対する傷害作用である．

血液のもつ主なはたらきを表11-1に，構成成分を図11-1に示す．本章では血液成分の性質や役割（酸素や栄養素および最終代謝産物の運搬，血液凝固，免疫機能）について学ぶ．

表11-1．血液の主なはたらき

①	酸素（肺→組織），二酸化炭素（組織→肺）の運搬
②	栄養素の運搬（門脈系，消化管→肝臓：体循環系，肝臓→組織）
③	老廃物（最終代謝産物）の運搬
④	生体内部環境の恒常性の維持・調節：pHや膠質浸透圧の維持，体温や水分量の調節，出血の防止（血液凝固）
⑤	生体の防御（免疫機能）

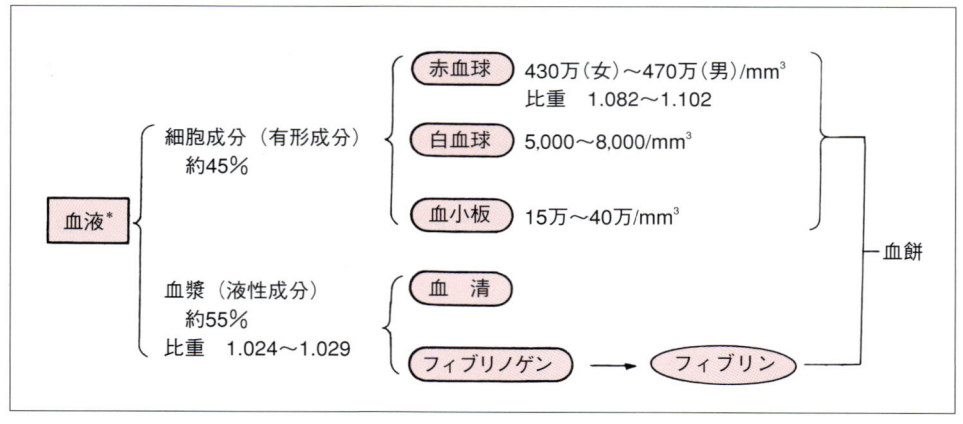

図11-1．血液の成分と性状

血液* ┬ 細胞成分（有形成分）約45% ┬ 赤血球 430万（女）〜470万（男）/mm³ 比重 1.082〜1.102
　　　│　　　　　　　　　　　　　├ 白血球 5,000〜8,000/mm³
　　　│　　　　　　　　　　　　　└ 血小板 15万〜40万/mm³
　　　└ 血漿（液性成分）約55% 比重 1.024〜1.029 ┬ 血清
　　　　　　　　　　　　　　　　　　　　　　　　└ フィブリノゲン → フィブリン
　　　　（赤血球＋白血球＋血小板＋フィブリン＝血餅）

* 1．比重　1.055〜1.064
　2．pH　　平均7.40（7.35〜7.45）
　　　　　pHが7.35より低下した時を酸血症，7.45より上昇した時をアルカリ血症という．酸血症により臨床症状（脱力感・意識障害・昏睡など）が出現した場合をアシドーシス，アルカリ血症による症状（緊張感・反射の亢進・痙れんなど）が出現した場合アルカローシスとよぶ．
　　　　　代謝性アシドーシス（HCO_3^-の減少およびケトン体の増加），代謝性アルカローシス（HCO_3^-の増加），呼吸性アシドーシス（肺胞内CO_2分圧P_{CO_2}の増加），呼吸性アルカローシス（肺胞内P_{CO_2}の減少）に分けられる．
　3．浸透圧　血漿とともに生理的食塩水（0.9% NaCl）に等しい．主に血漿内のタンパク質・無機塩類による．

A 血液細胞　blood cell

　血液中の有形成分である血液細胞（血球）は赤血球，白血球，血小板に分類され，白血球はさらに顆粒球，単球，リンパ球に分けられる．顆粒球には細胞内顆粒の染色性の違いによって区別される好中球，好塩基球，好酸球がある．これらの細胞は**多能性幹細胞**とよばれる共通の親細胞から分化成熟してきたものと考えられている．多能性幹細胞から，リンパ系と骨髄系に分化するように運命づけられた前駆細胞ができる．リンパ系前駆細胞からは最終的にTおよびBリンパ球が，骨髄系前駆細胞からは赤芽球系，顆粒球・マクロファージ系，好酸球系，巨核球系，肥満細胞系が分化し，それぞれ赤血球，顆粒球（好中球）と単球，好酸球，血小板，肥満細胞が分化成熟してくる（図11-2）．全血液細胞に分化できる多能性幹細胞は未分化のまま分裂増殖し，生体の需要に応じて必要な血球生産ができるように常に準備されていると考えられる．

　血液細胞の産生（造血）は出生後は主に骨髄で行われる．新生児期では大部分の骨髄が造血

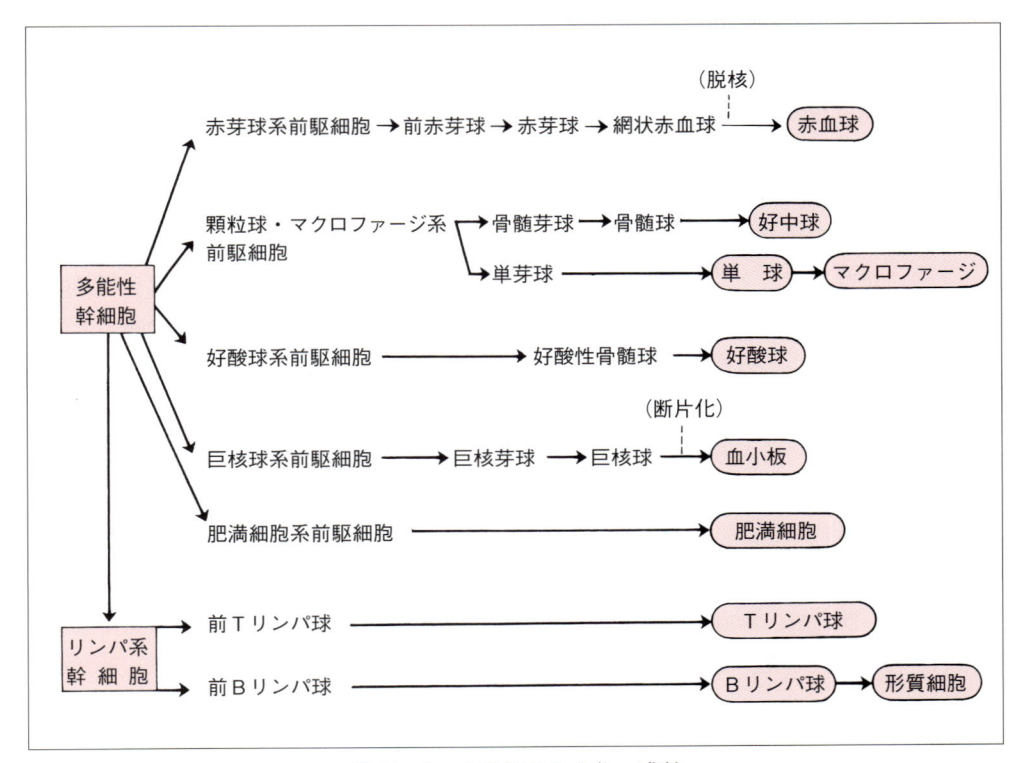

図11-2．血液細胞の分化・成熟

　造血組織中に存在する造血系多能性幹細胞は自己複製（増殖）能とともに，すべての血液細胞に分化する能力をもっている．この幹細胞から特定の血液細胞に分化・成熟するよう方向づけられた**前駆細胞**ができる．こうした血液細胞の分化・成熟の過程にはタンパク質性の多くの造血因子がはたらく．コロニー形成刺激因子，エリスロポエチン（本章A.1.参照）は，よく知られた造血因子である．インターロイキンもサイトカインとして作用する．例えばIL-4は肥満細胞への分化や増殖を促し，IL-5は好酸球の分化因子としてはたらく．

することができるが，年齢がすすむにつれ，長管骨骨髄は脂肪組織化し造血はみられなくなる．成人の造血は主として扁平骨（骨盤，肋骨，胸骨，脊椎骨，頭蓋骨など）や大腿骨の一部（骨盤側）の骨髄で行われる[*1]．

1. 赤血球　erythrocyte, red blood cell

　成熟赤血球は直径 7.5〜8 μm，円盤状（厚さ；中央部で 1 μm，周辺部で 2〜2.5 μm），細胞内に核も細胞小器官（オルガネラ）も持たない細胞である．内容物として血色素ヘモグロビン hemoglobin（Hb）を多量に含み，酸素を生体各組織に運搬する機能を担っている．

　赤芽球系前駆細胞から赤芽球をへて成熟赤血球への分化（図 11-2）はエリスロポエチンという，主に腎臓（傍糸球体細胞）で産生される分子量約 3.4 万の糖タンパク質によって促進される．貧血や低酸素環境になると，このタンパク質の合成・分泌が増加し，血中濃度が上昇する．エリスロポエチンの合成は腎臓における酸素濃度によって調節されている．

　赤血球の寿命は平均 120（100〜140）日であり，老朽化した赤血球は主として脾臓のマクロファージに富んだ髄索で貪食され，一部は肝臓や骨髄のマクロファージによって処理される．

a．ヘマトクリット・赤血球沈降速度・平均赤血球定数

　赤血球数は図 11-1 にみたとおり，成人男子平均 470（410〜530）万/mm^3，女子平均 430（380〜480）万/mm^3 である．この赤血球数にほぼ比例するものとしてヘマトクリット（Ht）がある．

　ヘマトクリットは全血液に占める赤血球容積を％で表したもので，成人男子と女子の Ht はそれぞれ平均 45（39〜52）％，40（35〜48）％となっている（ウィントローブ法[*2]）．

　抗凝固剤（クエン酸ソーダ，EDTA，ヘパリンなど）を加えた血液を細管に入れ静置すると，血球成分は沈降し血漿と分離する．これを利用して各種疾患の診断・予後判定などに用いられているのが赤血球沈降速度（赤沈あるいは血沈）である．沈降は赤血球の連鎖状の凝集反応と考えられている．赤沈ではウェスターグレン法による 1 時間値で表示するのが実用的とされ，成人男子 2〜10 mm，女子 3〜15 mm が正常値である．ともに上限値より 25 mm までを軽度，25〜50 mm を中等度，50 mm 以上を高度赤沈促進と 3 段階に分けることもある．男子で 2 mm 以下，女子で 3 mm 以下は赤沈遅延という．

　グロブリンやフィブリノゲンの増加，高度の赤血球減少は赤沈促進因子であり，アルブミン，胆汁酸，赤血球の増加は赤沈遅延因子として作用する．著しい赤沈促進をきたす疾患としては，肺炎，胸膜炎，心筋梗塞，潰瘍性大腸炎，急性関節リウマチ，ネフローゼ，白血病などがある．一般に発熱は赤沈と並行し，悪性腫瘍による組織崩壊，腎機能不全，重症貧血は赤沈促進の原因となる．

[*1] 胎生期の造血場所は卵黄囊（大型の原始赤血球生産，胎生 10 週前後まで），肝臓・脾臓（胎生 14 週ころ最盛期，以後減退），骨髄（16〜20 週から開始）と変遷する．卵黄囊造血では顆粒球（好中球など）や血小板の産生はないとされている．リンパ球は胸腺やリンパ節で，それぞれ胎生 12 週，18 週ころから産生が始まる．リンパ球は胎生期の脾臓でも作られる．

[*2] 耳朶や指尖からの微量な血液を用いる毛細管法ではウィントローブ法より 3〜5％ 低い値が得られる．成人男子平均 42（36〜48）％，女子 37（34〜43）％である．測定値としては真の値により近いといわれる．

赤血球内に溶存しているヘモグロビン量はそこに含まれる全タンパク質の約 97％ を占めるほど多い．血液中の濃度は成人男子で平均 16（14〜18）g/dL，女子で 14（12〜16）g/dL である．通常 16 g/dL を 100％ として表示する．新生児のヘモグロビンは約 130％と高く，60 歳以後はやや低値となる（90%）．1 個の赤血球に含まれるヘモグロビン量を計算すると，成人で平均 30（27〜32）pg（ピコグラム，$1\,pg = 10^{-12}\,g$）である．これを平均赤血球血色素量（MCH）という．日本人成人の MCH はやや高く，平均 32（29〜35）pg/dL といわれている．貧血の有無や種類を知るうえに大切な数値であるが，平均赤血球容積（MCV）と平均赤血球血色素濃度（MCHC）も同様に用いられる（表 11−2）．

b．赤血球の代謝の特徴

赤血球は成熟の過程で核をはじめミトコンドリアなどの細胞小器官が消失する．したがって成熟赤血球においては，その活動エネルギー ATP のほとんど全部が**嫌気的解糖経路**（4 章 A．，図 4−1 参照）から供給される*．このことはピルビン酸キナーゼ欠損症という代謝

表 11−2．平均赤血球定数と貧血の種類

		平均赤血球定数（成人）		
		平均赤血球容積[1]〔μm^3〕	平均赤血球血色素量[2]〔pg〕	平均赤血球血色素濃度[3]〔％〕
正常値		90	30	34
貧血の種類	原因			
正球性 正色素性	急性貧血 溶血性貧血 再生不良性貧血 二次性貧血 ┌ 慢性感染症 │ 慢性腎疾患 │ 膠原病 └ 悪性腫瘍	80〜100	27〜32	32〜36
大球性 高色素性[4]	悪性貧血 ┌ ビタミンB_{12}／ └ 葉酸欠乏症	>100	>32	32〜36
小球性 低色素性[4]	鉄欠乏性貧血 慢性出血性貧血	<80	<27	<30

1) $MCV(\mu m^3) = \dfrac{Ht(\%)}{赤血球数(10^6/mm^3)} \times 10$

2) $MCH(pg) = \dfrac{Hb(g/dL)}{赤血球数(10^6/mm^3)} \times 10$

3) $MCHC(\%) = \dfrac{Hb(g/dL)}{Ht(\%)} \times 100$

4) 高色素性は赤血球数に比較してヘモグロビンの多い場合，低色素性はその逆の場合を指す．

---

* 赤血球の血漿中からのグルコース取り込みは，脂肪細胞や筋肉細胞（これらはインスリン感受性の GLUT 4 を持つ）と異なって，インスリンによって影響（促進）されない．

異常症をみるとよく理解される．この遺伝病ではホスホエノールピルビン酸からピルビン酸への代謝（図11-3）がブロックされ，ATP産生がわるくなるために，細胞活動障害，細胞膜破壊が起こり結果的に**溶血性貧血**におちいるのである．

赤血球に極めて特徴的なことは，細胞内に高濃度の2,3-ビスホスホグリセリン酸（2,3-BPG）を含むことである．2,3-BPGは嫌気的解糖経路中の1,3-ビスホスホグリセリン酸（1,3-BPG）からムターゼによってつくられ，ホスファターゼによって脱リン酸化されて3-ホスホグリセリン酸（3-PG）になる．1,3-BPGから，2,3-BPGへの代謝と1,3-BPGが直接3-BPGへ代謝される割合は生理的条件下でそれぞれ10〜15%，85〜90%である．2,3-BPGの主要なはたらきはヘモグロビンの酸素運搬機能の調節にあると考えられている〔次項c．参照〕．

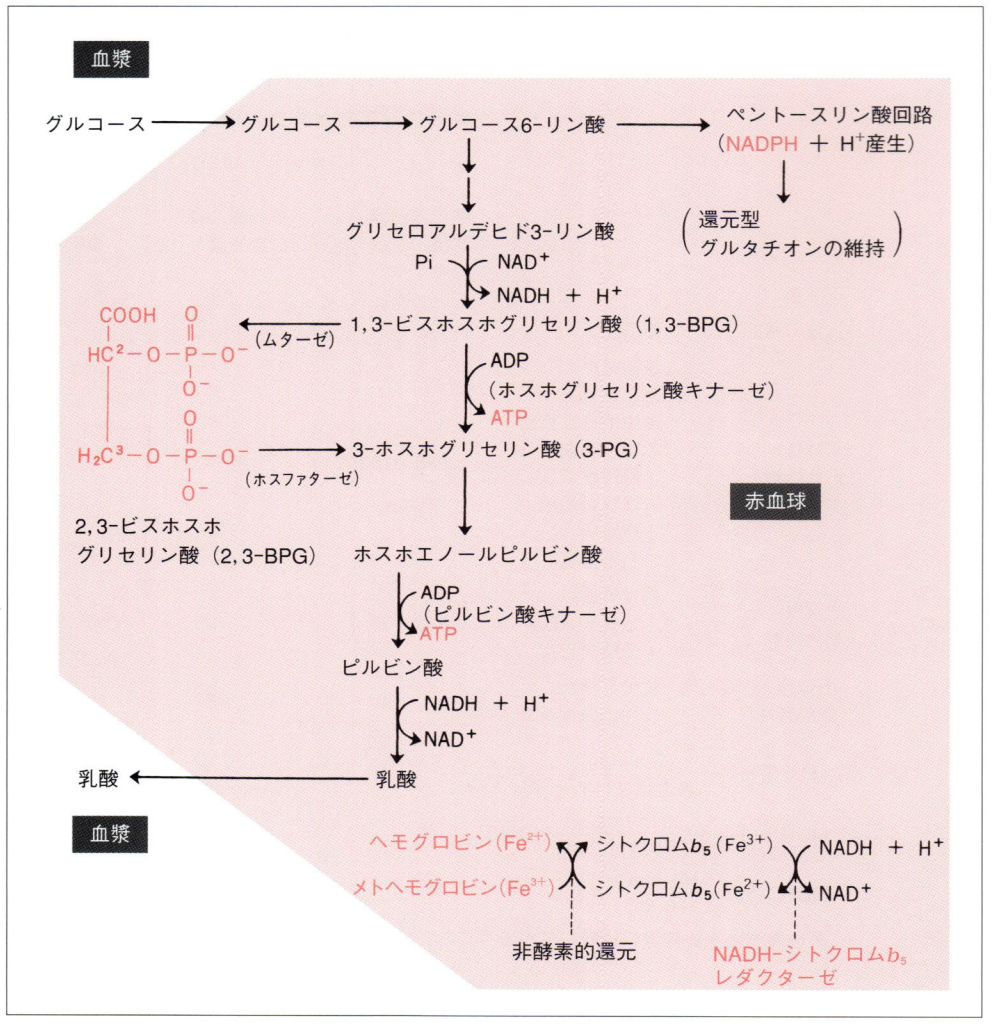

図11-3．赤血球におけるグルコースの代謝
2,3-ビスホスホグリセリン酸の合成，ATPの生成およびメトヘモグロビンのヘモグロビンへの還元．

嫌気的解糖によって産生されたATPのエネルギーは赤血球内のイオンバランスを保つためにとくに重要である．一般の細胞と同様に，赤血球内部のK^+やMg^{2+}濃度は，血漿中（細胞外）と比べて著しく高く，Na^+とCa^{2+}はその逆である（表11-3）．こうした細胞内外の無機イオン濃度の違いは細胞機能を継続的に発揮させるのに大切であるが，そのための機構として赤血球膜にはNa^+を細胞外に積極的に汲出し，K^+を細胞内に取り入れるナトリウムポンプ（実体はNa^+, K^+-ATPase，図2-10）が存在する．Ca^{2+}の汲出しにはカルシウムポ

表11-3. 赤血球と血漿の無機イオン濃度

無機イオン	赤血球〔mEq/L〕	血漿〔mEq/L〕
Na^+	37	143
K^+	112	5
Mg^{2+}	15	4
Ca^{2+}	<0.0005	5
Cl^-	53	103
HCO_3^-	13	27

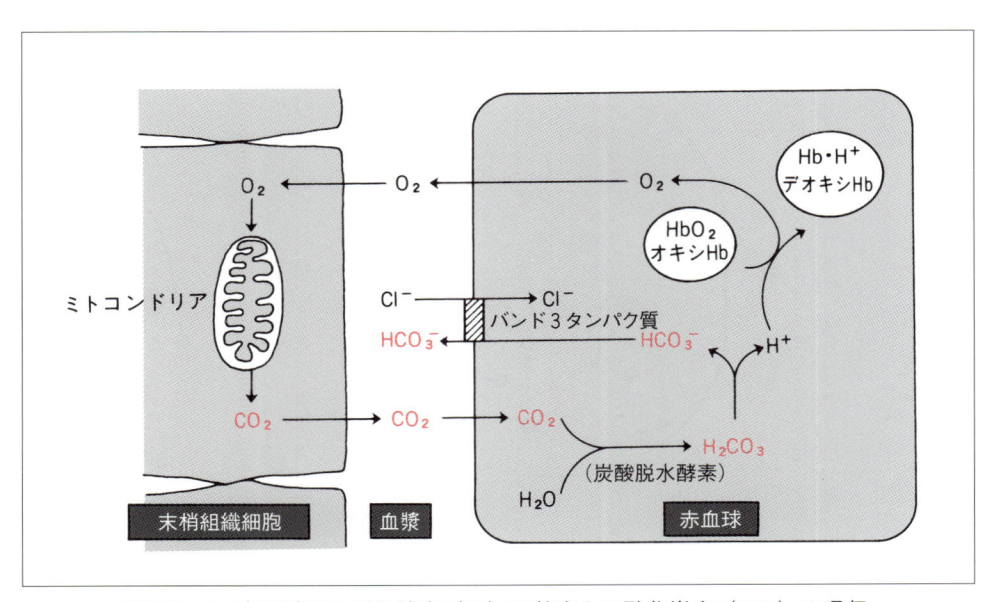

図11-4. 赤血球における酸素（O_2）の放出と二酸化炭素（CO_2）の吸収

末梢組織の細胞内呼吸によって発生した（CO_2）は血漿を経て赤血球内に移行する．赤血球内では炭酸脱水酵素によってCO_2はH_2CO_3（炭酸）に転換される．生じたH_2CO_3は一部イオンに解離してHCO_3^-（炭酸水素イオン）とH^+となり，HCO_3^-はバンド3タンパク質のはたらきで，Cl^-と交換に赤血球外に輸送される．あとに残されたH^+は赤血球内pHを酸性に傾けさせることになるが，このためヘモグロビン（Hb）のO_2に対する親和性が減少し，オキシヘモグロビン（HbO_2）からO_2が離れやすくなる（ボーア効果という）．こうして離脱したO_2は赤血球から放出され，末梢組織細胞での好気的代謝に利用されるのである．なお，赤血球内pHは生理的範囲をこえて下がることはない．これはヘモグロビン自身が緩衝作用をもちH^+を吸収するからである〔図中デオキシヘモグロビン（Hb・H^+）と書かれてある〕．

ンプ（Ca^{2+}-ATPase）がはたらいている．赤血球膜には HCO_3^- と Cl^- の輸送にはたらくバンド3とよばれるタンパク質も知られている．このタンパク質は，HCO_3^- の血漿中への放出と交換に Cl^- を細胞内に取り込む役目を担っている．この HCO_3^- の赤血球外輸送はオキシヘモグロビンからの酸素遊離と密接に関係する（図11-4）．

なお赤血球膜表面には ABO 血液型物質（糖脂質）や MN 式血液型物質（糖タンパク質）などがあり，特に ABO 血液型は輸血の時，Rh 式と共に血液型不適合妊娠時に問題となる．また赤血球の形態維持や形態変化に関連して，スペクトリン（筋肉のミオシンに似た収縮性タンパク質），アクチン（収縮性タンパク質），バンド4.1，アンキリンなどのタンパク質が膜の**裏打ち構造**をつくっている．

c．ヘモグロビンのはたらき

ヘモグロビン（Hb，血色素）はグロビン（単純タンパク質）に補欠分子族としてヘム（図7-11参照）が結合した複合タンパク質である．グロビン部分は4個のポリペプチド（サブユニットという）から構成されている．それらのうち，2個ずつが同じもので，おのおの α 鎖，β 鎖とよばれる．つまり，ヘモグロビンは四量体で，$\alpha_2\beta_2$ と表記される（図11-5）．

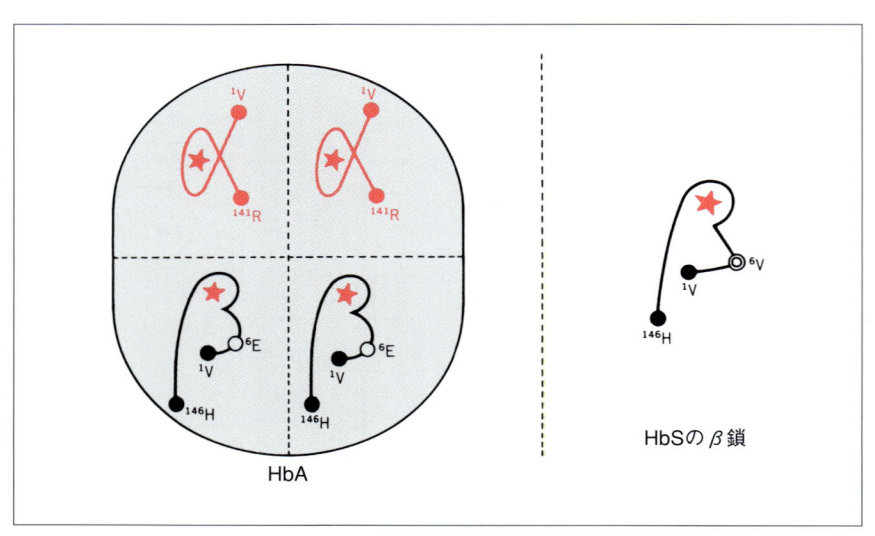

図11-5．成人ヘモグロビン（HbA）の4本のサブユニットと鎌状赤血球性貧血症患者のもつ異常ヘモグロビン（HbS）β 鎖のアミノ酸異常

成人のヘモグロビンは4本のポリペプチド（サブユニット）から成るグロビン部分と各サブユニットに1個ずつ結合する計4個のヘム（★）から構成されている．4本のサブユニットは α 鎖と β 鎖各2本ずつから成り，$\alpha_2\beta_2$ 構造である．鎌状赤血球性貧血症患者のもつヘモグロビンの β 鎖は N 末端から6番目のアミノ酸がバリン（◎；^6V）で，これは正常の HbA 中のグルタミン酸（○；^6E）が β 鎖の遺伝子上に生じた点突然変異（13章A.1.参照）のため，バリンにかわったものである．$\alpha_2\beta_2^{glu6\text{-}to\text{-}val}$ と表される．α 鎖，β 鎖の ^1V は N 末端のアミノ酸であるバリンを指す．α 鎖の ^{141}R は N 末端から141番目のアルギニン，β 鎖の ^{146}H は同様に146番目のヒスチジンで，それぞれ C 末端のアミノ酸である．

α鎖は141個のアミノ酸，β鎖は146個のアミノ酸をもっている．ヘムはこれら4個のサブユニットにFe^{2+}を介して，1個ずつ計4個結合している*1．

成人のヘモグロビン（HbA）は上述のように$\alpha_2\beta_2$構造をもつが*2，胎児のヘモグロビンはHbFとよばれ，$\alpha_2\gamma_2$構造である．γ鎖をつくっているアミノ酸の数はβ鎖と同じ146個であるが，一次構造が約1/3のアミノ酸で異なっている．γ鎖も1個のヘムを結合している．HbFはHbAに比べると酸素に対する親和性が強い．このことは胎児が胎盤を介して母体から酸素を受け取るのに効果的である．HbFは胎生30週を過ぎると減少しはじめ，出生後6ヵ月までにそのほとんどがHbAにとってかわられる．成人のヘモグロビンの内訳は，HbA（97％），HbA_2（2％），HbF（1％以下）である．

α鎖の遺伝子は第16染色体短腕，β鎖遺伝子は第11染色体短腕にのっているが，これらのグロビン遺伝子の突然変異によって生じた**異常ヘモグロビン**が数多く知られている．たとえばHbSは**鎌状赤血球性貧血症**患者のもつ異常ヘモグロビンとして有名である．HbSはβ鎖の異常で，そのN末端から6番目のグルタミン酸がバリンに変わっているので$\alpha_2\beta_2^{glu6\text{-}to\text{-}val}$と書かれる（図11-5）．β鎖遺伝子の点突然変異（一塩基置換）がその原因である（13章A.1.参照）．

ヘモグロビンには酸素を可逆的に結合する能力がある．

$$Hb(Fe^{2+})_4 + 4\,O_2 \rightleftharpoons Hb(Fe^{2+}\cdot O_2)_4$$
$$\text{デオキシHb} \qquad\qquad \text{オキシHb}$$

酸素はヘモグロビンのヘム鉄（Fe^{2+}）に結合する．酸素の結合したオキシヘモグロビン（オキシHb）は鮮紅色を示し，酸素を離したデオキシHbは紫紅色となる．循環不全などでチアノーゼを呈するのはデオキシHbの増加によるものである．一酸化炭素（CO）は酸素より約250倍も強い親和性をもち，カルボキシヘモグロビン（HbCO）を形成する（**一酸化炭素中毒**）．

Fe^{2+}が酸化されFe^{3+}となったメトヘモグロビンは酸素を運搬する能力を失う．赤血球内部では$Fe^{2+}\rightarrow Fe^{3+}$（酸化）が起こりやすく，生じたメトヘモグロビンは大部分NADH-シトクロムb_5レダクターゼによってヘモグロビンに再還元される（図11-3）．一部はアスコルビン酸あるいは高濃度に存在する還元型グルタチオン（7章D.3.参照）によって非酵素的に還元される．アスコルビン酸の場合，自らは酸化されデヒドロアスコルビン酸になるが，還元型グルタチオン→酸化型グルタチオンの反応と共役し，ふたたびアスコルビン酸にもどる（デヒドロアスコルビン酸レダクターゼの作用）．メトヘモグロビンが直接還元型グルタチオンによって還元されるときも酸化型グルタチオンができる．酸化型グルタチオンはペントースリン酸回路で生成する$NADPH + H^+$によって還元型グルタチオンとなる（グルタチオンレダクターゼの作用）．NADH-シトクロムb_5レダクターゼの欠損で**遺伝性メトヘモグロビン血症**が起こることが知られている．また，ペントースリン酸回路の最初の酵素グルコー

---

*1 ヘム中のFe^{2+}は一方で酸素と，他方でα鎖やβ鎖中にあるヒスチジン残基と結合している．グロビンヘムの合成に必要な鉄は1日20〜25 mgである．

*2 他に微量成分としてHbA_2（$\alpha_2\delta_2$）があり，HbFにもγ鎖中の136番目のアミノ酸がグリシンである$^G\gamma$とアラニンである$^A\gamma$がある（それぞれ$\alpha_2{}^G\gamma_2$，$\alpha_2{}^A\gamma_2$）．

ス6-リン酸デヒドロゲナーゼが遺伝的に欠損している代謝異常症ではNADPH + H$^+$が産生されない．このためグルタチオンを還元型に維持することができず，患者はメトヘモグロビン血症を呈する．

　組織への酸素の運搬量という点からみると，ヘモグロビンだけよりも赤血球内に閉じ込められた状態のヘモグロビンのほうが2倍以上も多いことが知られている．これは前述した2,3-BPG（本章A.1.b.）がヘモグロビンに結合したための現象である．2,3-BPGはデオキシHbと1：1（モル比）で結合し，酸素に対する親和性を低下させるように作用する．このため，全体として2,3-BPGの結合量が増すとオキシHbからの酸素の放出量も増加する．この関係を**酸素飽和曲線**で示すと図11-6のようになる．2,3-BPGを結合していないヘモグロビンは①のようなS字状酸素飽和曲線であるが，2,3-BPGの結合によって曲線は右方にずれる（曲線②）．この右方移動は酸素に対する親和性の低下によるものである．

　肺胞内の酸素分圧（P_{O_2}）は100 mmHgであり，ガス交換された肺静脈内の動脈血のヘモグロビンは97％の酸素飽和度となっている．これは血液100 mLあたり約19 mLの酸素が溶けていることに相当する（図11-6，a点）．2,3-BPGが結合しても飽和度はほとんど変わらない（a′点）．組織に酸素を供給したあとの静脈血のP_{O_2}は約40 mmHgで，この時の酸素飽和度は75％である（b点）．2,3-BPGの結合で静脈血の酸素飽和度は減少する（c点）．これを**酸素放出量**（a−bあるいはa′−c）でみると，2,3-BPGによってより多くの酸素が

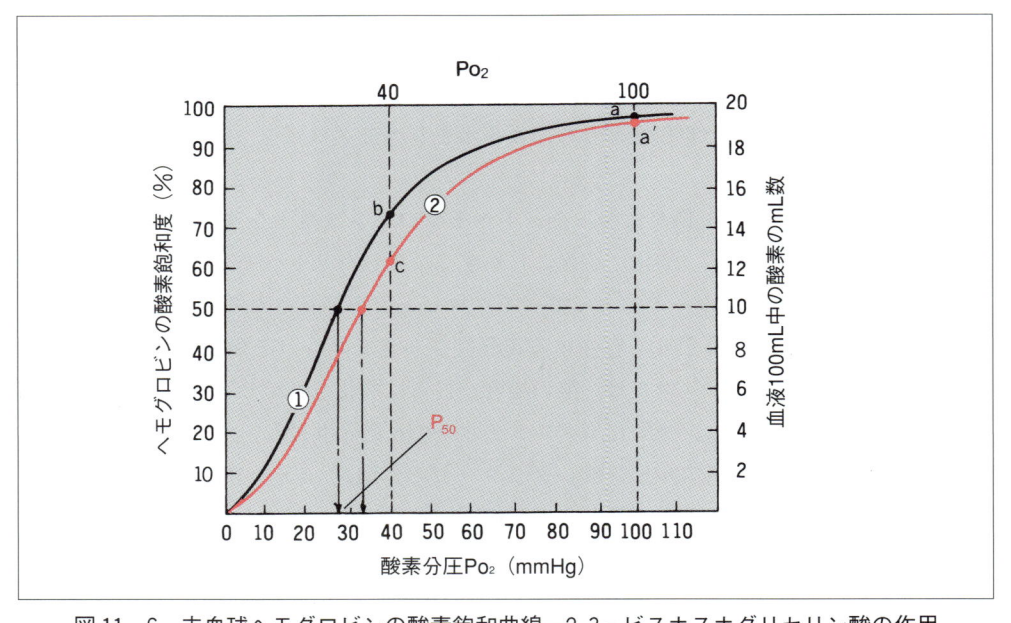

図11-6. 赤血球ヘモグロビンの酸素飽和曲線―2,3-ビスホスホグリセリン酸の作用
　2,3-ビスホスホグリセリン酸（2,3-BPG）が赤血球内ヘモグロビンに結合すると，曲線①は右にずれて曲線②となる．50％酸素飽和度のところでP_{O_2}をみる（P_{50}）と，曲線①では約27 mmHg，曲線②では約33 mmHgとなる．2,3-BPGが結合すると，P_{50}が大きくなることがわかる．つまり，酸素を50％飽和させるのにはより高い酸素分圧が必要となる．P_{50}は酵素の基質に対するK_m（3章A.1.参照）と同様な意味をもつもので，P_{50}の上昇はヘモグロビンの酸素に対する親和性の低下を示す．図中のa, a′, b, c点については本文参照．

放出されたことを示している．高地に登った時（低酸素状態），あるいは慢性呼吸不全の時などに赤血球内 2,3-BPG 濃度が増加するといわれている．多分，組織への酸素供給を確保するための生体のもつ 1 つの適応現象であろう．

2．白血球　leukocyte, white blood cell

成熟した白血球は，好中球，好酸球，好塩基球，リンパ球，単球に分類される．通常，好中球はさらに杆状核球と分節（または分葉）核球*に分けられ，後者は多核白血球ともよばれる．

好中球，好酸球，好塩基球はすべて細胞質内に顆粒をもつため顆粒球ともよばれ，メイ・ギムザの複染色法などを用いることによって顆粒の染色性と形から，それらの細胞を区別することができる．白血球は全体として赤血球よりも大型である．表 11-4 に正常人で白血球の種類，存在割合および大きさ（直径）を示す．

表 11-4．白血球の種類からみた百分率と直径（新鮮血液塗抹標本）

種類		百分率〔%〕	直径〔μm〕
顆粒球	好中球		
	杆状核球	4.5（3〜6）	10〜18
	分節核球	49.0（45〜55）	10〜15
	好酸球	3.0（1〜5）	12〜16
	好塩基球	0.5（0〜1）	13〜18
リンパ球		38.0（25〜45）	7〜16
単球		5.0（4〜7）	13〜21

a．白血球のはたらき

通常は血液中を循環している好中球はいったん生体内に細菌などの異物が侵入すると，活発な運動を起こし，血管外にでて異物にむかって遊走し（走化性という），アメーバ様偽足をだして異物を認識，捕捉，貪食する．好中球の主なはたらきは食菌（殺菌）作用であり，ミエロペルオキシダーゼという酵素が重要な役割を果たしている．

ミエロペルオキシダーゼ（分子量約 14 万）はヘムを補欠分子族とし，好中球のみに存在するといわれている．食菌中の好中球では NADPH オキシダーゼで活性酸素スーパーオキシド（O_2^-，スーパーオキシドアニオンともよばれる）が産生される．この O_2^- は，スーパーオキシドジスムターゼ（SOD）の作用で過酸化水素（H_2O_2，活性酸素のひとつ）と O_2 にかえられるが，H_2O_2 はさらにミエロペルオキシダーゼによって Cl^- と反応し次亜塩素酸（HClO）となる．HClO は反応性が高く強力な酸化剤であるため，細胞内に取り込んだ細菌の呼吸を障害し殺菌作用を現すと考えられている．

＊　分節核球は分節核の数により 2 から 5 分節核球まで分類されている．正常では 3 分節核球がもっとも多い．感染症では一般に 1 核球（杆状核球）が増加し（核形左方移動），悪性貧血などでは 4，5 分節核球が増す（核形右方移動）．

$$\text{NADPH} + \text{H}^+ \xrightarrow[\text{(オキシダーゼ)}]{2\text{O}_2 \quad 2\text{H}^+} 2\text{O}_2^- \xrightarrow[\text{(スーパーオキシドジスムターゼ)}]{2\text{H}^+ \quad \text{O}_2} $$

$$\longrightarrow \text{H}_2\text{O}_2 \xrightarrow[\text{(ミエロペルオキシダーゼ)}]{\text{H}^+ + \text{Cl}^- \quad \text{H}_2\text{O}} \text{HClO}\,(殺菌)$$

好中球の寿命は循環血液中で約10時間，組織中での生存期間は4〜5日といわれる．

好塩基球は組織中にある肥満細胞と共に気管支喘息，アナフィラキシーショックなどのアレルギー反応（即時型あるいは1型アレルギー反応）に関与している細胞である．これらの細胞のもつ顆粒中にはヒスタミン，セロトニン，ヘパリンなどが含まれている．ヒスタミンはヘパリンに結合して蓄えられている．即時型アレルギー反応には免疫グロブリンE（IgE）が深くかかわっている．

IgEが好塩基球や肥満細胞の細胞膜表面にあるIgE受容体に結合し，これにアレルゲンが反応すると細胞内に一連の反応が起こり，その結果としてヒスタミン，セロトニン，ある種のロイコトリエンやプロスタグランジン（血管透過性亢進作用や平滑筋収縮作用が強い）などが細胞外に放出され，即時型アレルギー反応を引き起こすと考えられている．ヒスタミンは気管支や血管の平滑筋の収縮作用が強く，血管透過性を増強するはたらきがある．セロトニンも血管収縮作用が強い．またヒスタミンはその反応の起こっている場所に好酸球をよびよせる，つまり好酸球遊走因子としての作用をもつ．

好酸球の主なはたらきはアナフィラキシー反応の抑制，寄生虫感染に対する防御である．アレルギー性疾患や寄生虫感染では好酸球増加症（エオジノフィリア）がみられる（表11-5）．好酸球顆粒中にはヒスタミナーゼやプロスタグランジンE_1，E_2などが含まれている．

単球や組織に入ってさらに分化したマクロファージ（肝臓，肺，腹膜，脾臓，骨髄などの網内系細胞，結合組織中の組織球）は好中球と同じように異物貪食作用をもつ（次項c.参照）．

しかし，貪食作用以外にも細胞性免疫（後述）への関与，インターフェロン（抗ウイルス，抗腫瘍性タンパク質）やインターロイキンなどの分泌作用もあり，生体防御に大切な細胞として知られている．

リンパ球については免疫に関係するので，免疫の項（本章C.）で学ぶことにしよう．

b．各種疾患と白血球数

血液中の白血球数の増減をみることは疾患の診断や予後の判定に役立つことが多い．表11-5に白血球増加および減少をきたす代表的な疾患を示す．

好中球は生理的にも妊娠，食事摂取（消化），入浴，肉体労働などでも増加することが知られている．また新生児期，幼児期での白血球数は成人（5,000〜8,000）に比べて明らかに高い．出生後1〜5日で約17,000，1〜3歳で約13,000である．

表11-5. 各種疾患における白血球数の増減

白血球	増加する疾患	減少する疾患
好中球	感染症炎症性疾患 中毒性疾患（糖尿病性アシドーシス，尿毒症など） 骨髄性白血病 脳出血 ストレス（ショック，心筋梗塞，火傷など）	チフス，麻疹，風疹，インフルエンザなど
好酸球	アレルギー疾患（気管支喘息，じんま疹，アトピー性皮膚炎，アレルギー性鼻炎など） 寄生虫感染症 マラリア 慢性骨髄性白血病	急性感染症の初期 内分泌疾患 （クッシング病など） 尿毒症
好塩基球	慢性骨髄性白血病 赤血球増多症	
リンパ球	リンパ性白血病 急性感染症・急性中毒症の治癒期 栄養障害（脚気，壊血病など） 内分泌疾患（バセドウ病，末端肥大症など）	高度白血球増多時(相対的) 放射線照射直後 抗癌剤投与時 再生不良性貧血 腎不全
単球	急性発疹性感染症（水痘，麻疹，風疹，ウイルス性肝炎など） 慢性感染症（結核，梅毒など） 伝染性単核球症 単球性白血病 マラリア	高度白血球増多症の時 （敗血症など） 悪性貧血

c．マクロファージによるスカベンジャー作用

単球から分化したマクロファージは，抗原抗体反応物や抗原抗体補体反応細胞，あるいはCD47抗原を欠失した細胞などを捕捉・貪食することで細胞性免疫の一翼を担っているが(本章C.参照)，さらに生体内の老廃物や異物を捕らえてリソソームで処理するスカベンジャー（掃除屋）の役割も果たしている．このマクロファージの細胞表面には，老廃物・異物を認識して結合するスカベンジャー受容体（SR）が十数種類も発現し，一つのファミリーを構成している（表11-6）．スカベンジャー受容体ファミリーは，酸化などにより変性したLDL（リポタンパク質，6章B.5.参照）を標的として結合するのを共通の特徴とする．受容体の細胞外領域は，酸化LDLなどを結合・捕捉しやすいコラーゲン様，ムチン様，レクチン様あるいはEGF様などの構造を持っている．

3．血小板　blood platelet

血小板は巨核芽球（直径40～50μm）が断片化して生じた小円盤状の細胞である（図11-2）．赤血球の1/3ほどの大きさ（直径2～3μm）で，内部にミトコンドリアや顆粒をもっているが，無核である．血小板は傷害をうけ破れた血管の内皮細胞に接触すると，その所で**粘着，凝集，収縮**を起こす性質をもち，最終的に傷口を内部から閉じて**止血**の役目を果たす．

血小板の細胞膜には10種類ほどの**糖タンパク質**があって，外側に**糖鎖**をだしている．これ

表11-6. スカベンジャー受容体ファミリーと発現細胞および標的物質

クラス	受容体	発現している細胞	標的となる物質
A	SR-A I SR-A II	マクロファージ, ミクログリア	酸化LDL, 糖化変性タンパク質, $A\beta$, アポトーシス細胞片, 細菌
A	SR-A III	マクロファージ, ミクログリア	なし（ドミナントネガティブ体）
A	MARCO	マクロファージ	アセチル化LDL, 細菌
B	SR-B I SR-B II CD36	肝細胞, 胸腺ナース細胞, 精巣セルトリ細胞, 卵巣卵胞膜細胞, マクロファージ, 脂肪細胞, 心筋・骨格筋細胞	HDL, 酸化LDL, アポトーシス細胞片, ホスファチジルセリン, 糖化タンパク質, トロンボスポンジン
C	dSR-CI	ショウジョウバエ・マクロファージ	酸化LDL, アポトーシス細胞片
D	CD68	マクロファージ, 単球	酸化LDL, ホスファチジルセリン
E	LOX-1	血管内皮細胞, マクロファージ, 白血球	酸化LDL, ホスファチジルセリン
F	SREC	血管内皮細胞, マクロファージ, 白血球	アセチル化LDL
その他	PSR	マクロファージ	アポトーシス細胞片
その他	SR-PSOX	マクロファージ	酸化LDL, アポトーシス細胞片
その他	CL-P1	血管内皮細胞	酸化LDL
その他	CLAC-P	アルツハイマー老人斑	アミロイドβタンパク質（$A\beta$）

らの糖タンパク質は粘性があるので血管内壁への粘着や血小板同士の凝集に関与している．また，血小板からはADP，トロンビン，セロトニンなどが放出され，ADPやトロンビンは血小板同士の凝集の引き金となる．血小板でアラキドン酸から合成されるプロスタグランジンG_2やH_2，トロンボキサンA_2も強力な血小板凝集活性をもっている．凝集した血小板は収縮するが，これには骨格筋のもつアクチンやミオシンによく似た収縮性タンパク質がはたらいている．血小板の粘着，凝集，収縮にはATPのエネルギーが必要である．ATPは他の細胞と同じように好気的解糖経路によって供給される．

a．血小板のはたらき——血液凝固過程へのかかわり

　血小板の第一義的な役割はすでに述べたように止血である．止血には血液凝固が密接に関係しているので，ここで血液凝固（フィブリン形成）の起こり方を学ぶことにする．

　血液凝固には現在12種類の因子が関与していることが知られている．I〜XIIIのようにローマ数字でよばれる．ただしVI因子は欠番である．表11-7に因子名と作用を，図11-7にフィブリン形成までの過程を示す．血液凝固の過程はカスケードといわれる一連の反応で，少量の酵素（XII因子）が最終的に大きな効果（フィブリン形成）を生むという一種の増幅過程ということができる．

　血小板は血小板第3因子を産生し，これはIXa因子によるX因子の活性化，Xa因子によるII因子（プロトロンビン）のトロンビンへの活性化に不可欠な補助因子となっている．

　遺伝的に血液凝固因子が欠損している疾患として血友病AとBがよく知られている．血友病AはVIII因子，血友病BはIX因子の欠損である．

表 11-7. 血液凝固因子

因子番号	別名	活性型（aと付記）	活性型の作用	存在（濃度mg/dL）	生合成場所
I	フィブリノゲン	フィブリン（Ia）	ゲル形成	血漿（200～400）	肝臓
II	プロトロンビン	トロンビン（IIa）	プロテアーゼ（基質はI, V, VII, VIII, XIII）血小板第3因子活性化	血漿（10～15）	肝臓（ビタミンK依存性）
III	組織トロンボプラスチン	リポタンパク質	外因性凝固の開始（VIIa, Ca²⁺と複合体形成）	全組織，特に脳・肺・胎盤に多い	マクロファージ
IV	カルシウム	Ca²⁺	補助因子	血漿・全組織	
V	不安定因子またはAC-グロブリン	Va	Xaの補助因子	血漿（5～10）	肝臓 骨髄巨核球
VII	安定因子またはプロコンベルチン	VIIa	プロテアーゼ（基質はX）	血漿（0.4～0.7）	肝臓（ビタミンK依存性）
VIII	抗血友病因子またはAHF	VIIIa	IXaの補助因子	血漿（15～20）	（網内系？）*¹
IX	クリスマス因子	IXa	プロテアーゼ（基質はX）	血漿（3～5）	肝臓（ビタミンK依存性）
X	スチュアート因子	Xa	プロテアーゼ（基質はII, VII）	血漿（5～10）	肝臓（ビタミンK依存性）
XI	PTA*²	XIa	プロテアーゼ（基質はIX）	血漿（0.5～0.9）	肝臓
XII	ハーゲマン因子	XIIa	プロテアーゼ（基質はVII, XI, プレカリクレイン）	血漿（2～3）	肝臓
XIII	フィブリン安定化因子	XIIIa	トランスグルタミナーゼ（基質はフィブリン）	血漿（1～2）	肝臓
	プレカリクレインまたはフレッチャー因子	カリクレイン	プロテアーゼ（基質はXII, 高分子キニノーゲン）	血漿（1～2）	肝臓
	高分子キニノーゲンまたはフィッツジェラルド因子	脱ブラジキニン高分子キニノーゲン	XIIaの補助因子	血漿（20～50）	肝臓
	リン脂質または血小板第3因子	リポタンパク質（主成分）	Xa, IXaの補助因子	血小板	血小板

*¹ AHFは血漿中でフォン・ビルブラント因子と複合体をつくっている．フォン・ビルブラント因子は血管内皮細胞や骨髄巨核球で産生される．血小板粘着・血小板血栓形成を促進する作用をもつ．
*² plasma thrombin antecedent

b．血小板機能異常

血小板が止血の主役であるため，血小板の異常では出血傾向が生じる．遺伝性の血小板無力症は，止血過程で血小板同士の凝集に必要な糖タンパク質の欠損がある．この遺伝病の血小板数は正常である．

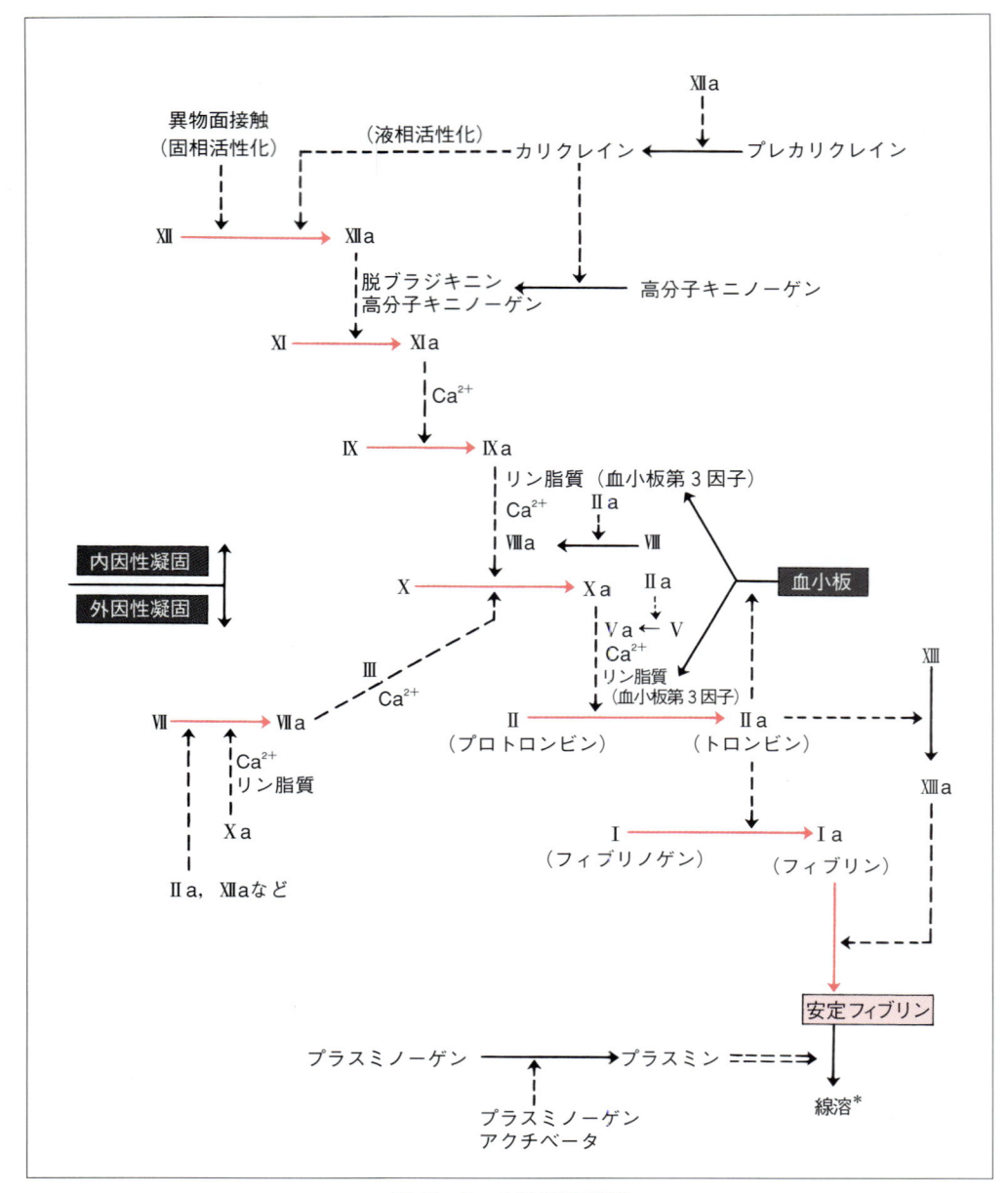

図11-7. 血液凝固過程

赤線は血液凝固の中心となる因子の活性化反応で，それらの反応は点線で示したように各活性化因子やCa^{2+}，リン脂質の協力によって促進される．X（スチュアート）因子の活性化（Xaの生成）までの過程は血管内因子による**内因性凝固**と血管外のⅢ因子（組織トロンボプラスチン）が関与する**外因性凝固**の2系統に分けられる．それ以降は共通凝固系である．

＊ フィブリンはプラスミンによって分解される．これを線維素溶解（線溶）という．プラスミンはプロテアーゼで，不活性なプラスミノーゲンがプラスミノーゲンアクチベータとよぶプロテアーゼの作用で活性化されてできる．このアクチベータは血漿・尿・分泌液（唾液・乳汁・涙など）をはじめいたるところに存在する．尿のウロキナーゼはその一例である．ショック時に血液凝固が不良であるのは，アクチベータの活性上昇により多量のプラスミンが産生されることによる．プラスミンにはⅤ，Ⅷ因子も分解する能力がある．

血小板数が減少するために起こる疾患に紫斑病*がある．再生不良性貧血や急性白血病などでは骨髄での血小板産生がわるくなる（続発性血小板減少性紫斑病）．特発性血小板減少性紫斑病はいったんできた血小板が不明の原因でこわれるものである．現在，自己免疫疾患と考えられている．

血栓症は血管内血液凝固によって血栓を生じるもので，循環障害の原因になる．脳血栓や心筋梗塞は生活習慣病として現代の大きな問題になっている．図11-8に示すように，血小板でアラキドン酸から合成されるプロスタグランジン G_2 や H_2（PGG_2, PGH_2），さらに代謝されて生成するトロンボキサン A_2（TXA_2）には強い血小板凝集活性や血管収縮作用がある．一方，PGH_2 から別経路で生成する PGI_2（プロスタサイクリンともよばれる）は逆に血小板凝集抑制および血管弛緩作用をもっている．たがいに拮抗しつつ血液循環を調節しているが，このバランスのくずれが血栓形成，循環障害の一因となると考えられる．

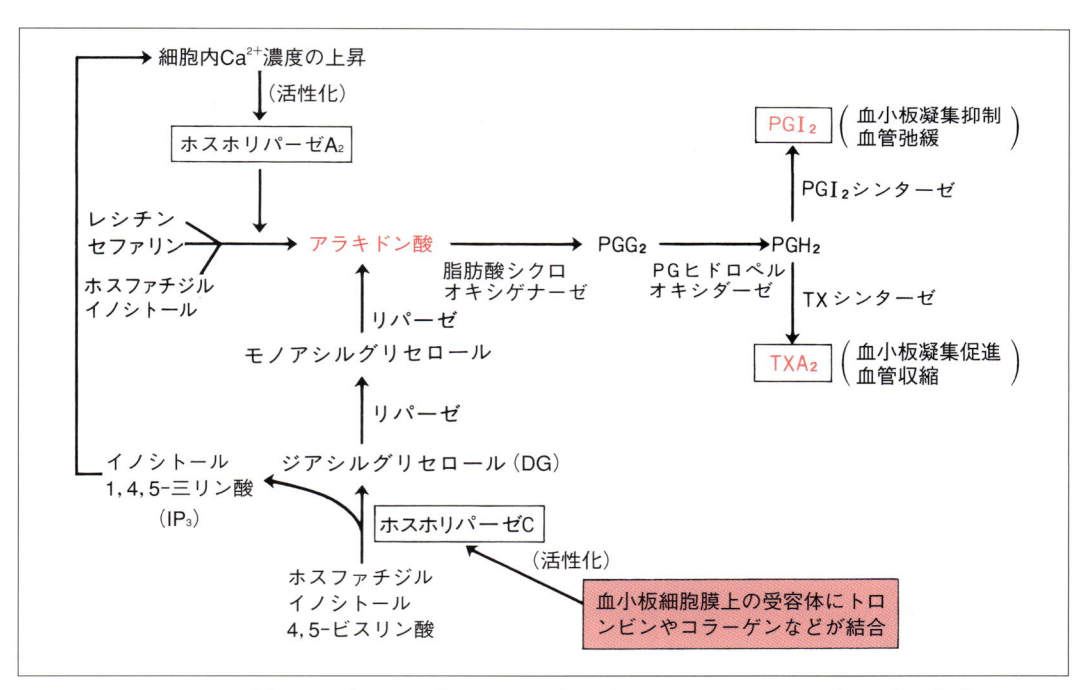

図11-8．血小板でのプロスタグランジン I_2（PGI_2）とトロンボキサン A_2（TXA_2）の合成

---

* 紫斑病には血管性のものもある．アレルギー性紫斑病（シェーンライン・ヘノッホ紫斑病）はよく知られている．ウイルス感染や食物が誘因となってアレルギー性反応が血管に生じ，血管透過性の亢進（腫脹），出血（関節腔や消化管など）が起こる．

B　血漿　blood plasma

血液成分のうち，有形の細胞成分（血液細胞）を除いた液性成分を**血漿**という．血漿からフィブリノゲンをフィブリンとして除いた残りが血清である．血漿の大部分（90〜91%）は水で，そこにタンパク質（約7.5%），脂質（約1%），無機質（約1%），糖質（約0.1%，おもにグルコース），その他代謝産物が溶解している．淡黄色の液体で，この色調は主としてヘムの代謝産物ビリルビンおよびカロチン系色素によるものである．

1. 血漿タンパク質

血漿中には80種類以上のタンパク質が溶けこんでいる．多くは糖質や脂質を結合しているタンパク質として存在する．**総タンパク質濃度は成人平均7.5 g/dL（6.7〜8.3 g/dL）**である．新生児は平均6 g/dLほどで，成人よりやや低値である．

血清タンパク質のなかではアルブミンが量的にもっとも多く，全体の平均64%（53〜73%）を占める〔成人平均4.8 g/dL（4.0〜5.5 g/dL）〕．アルブミンは血液の膠質浸透圧の維持に必要なタンパク質であると共に，**重金属，ビリルビン，薬物，脂肪酸**などを結合し輸送する役割も担っている．アルブミンは肝臓でつくられ，ネフローゼ，肝硬変症などでは肝臓でのアルブミン合成が少ないため著しく減少する．血漿タンパク質が減少すると膠質浸透圧が低下し，組織液から血管内への水分移動が妨げられ組織中の水分量が多くなり浮腫が生じる．遺伝的にアルブミンが欠損している無アルブミン血症では α_1, α_2-グロブリン分画が代償的に増加し，総タンパク量としてはそれほど減少しない（4.5〜6.0 g/dL）．

グロブリンの各分画は単一なものでなく，それぞれに多種類のタンパク質が含まれている．主要な血漿タンパク質とその役割を表11-8に掲げる．

2. 血漿非タンパク質性窒素化合物

血漿中にあるタンパク質以外の窒素化合物（表11-9）を総称して非タンパク質性窒素化合物という．

尿素 urea はもっとも多く約50％を占める（表11-9）．尿素はアミノ酸のアミノ基（$-NH_2$）に由来するアンモニアの最終代謝産物であり（7章B.3.c.参照），腎臓から排泄される．腎不全では尿素が血液中に蓄積し尿毒症の原因となる．臨床検査上，とくに血清あるいは血液中の尿素に注目する場合は**血清尿素窒素**とか**血液尿素窒素**ということがある．

尿酸は核酸プリン塩基（1章E.1.a.参照）の最終代謝産物で，**痛風**の原因物質であり，関節に尿酸塩が蓄積すると関節がいたむ．自己損傷，高度知能障害を示すレッシュ・ナイハン症候群はプリン代謝の先天的代謝異常で，尿酸の尿中排泄増加がみられる（表13-1参照）．クレアチニンは主に骨格筋のクレアチンリン酸の代謝産物である（図7-15A.参照）．クレアチニンは腎臓で再吸収されずに尿中に排泄されるので，**腎不全の適確な指標**として用いられる．

ビリルビンは遊離状態ではほとんど水に溶けないので，血漿中ではアルブミンに結合している．ビリルビンはヘモグロビンなどのもつヘムが脾臓，肝臓，骨髄の網内系細胞（マクロファー

表11-8. 主な血漿タンパク質と役割

分画〔(%)〕	タンパク質	濃度〔mg/dL〕	役割
アルブミン分画 (62〜71)	プレアルブミン	25	チロキシン，レチノールを結合，輸送
	アルブミン	4,000〜5,500	浸透圧の維持，重金属，ビリルビン，薬物，脂肪酸などの輸送
α_1-グロブリン分画 (2.8〜4.1)	α_1-アンチトリプシン	200〜400	プロテアーゼの阻害
	α_1-リポタンパク質 (HDL)*1	コレステロールとして 40〜60	脂質の輸送
	α_1-酸性糖タンパク質	55〜140	プロゲステロンの不活性化
α_2-グロブリン分画 (5.7〜9.9)	プロトロンビン	10〜15	血液凝固
	ハプトグロビン	380〜780	ヘモグロビンを結合，輸送
	α_2-マクログロブリン	150〜350	プラスミン，トロンビンの阻害
	セルロプラスミン	17〜37	銅を腸管から肝臓へ輸送
	α_2-リポタンパク質 (VLDL)*1	—	脂質の輸送
β-グロブリン分画 (6.1〜10.7)	トランスフェリン	200〜400	鉄の輸送
	ヘモペキシン	50〜115	ヘムの輸送
	β-リポタンパク質 (LDL)*1	200〜500	脂質の輸送
	各種補体成分 (C_3, C_4, C_5など)	60〜200	免疫
	〔フィブリノゲン〕	〔200〜400〕	〔血液凝固〕
γ-グロブリン分画 (9.0〜18.3) γ_1	免疫グロブリンA*2 (IgA)	140〜300	唾液，涙，気管分泌液に多く，局所免疫に関与
	免疫グロブリンM (IgM)	70〜170	免疫初期に高まる抗体 ABO血液型に対する自然抗体
	免疫グロブリンD (IgD)	0.1〜27	明らかでない
	免疫グロブリンE (IgE)	0.002〜0.039	即時型アレルギー反応に関与
γ_2	免疫グロブリンG*2 (IgG)	900〜1,700	細菌，ウイルスに対する抗体，自己免疫抗体（胎盤を通過）免疫グロブリンの約80%を占める

*1 リポタンパク質については6章B.5.参照．
*2 H鎖（図11-10B）のもつ一次構造上の僅かの違いによって，免疫グロブリンA（IgA）と免疫グロブリンG（IgG）にはそれぞれ亜種が存在する．IgAにはIgA1とIgA2の2種類，IgGにはIgG1, IgG2, IgG3, IgG4の4種類が知られている．血液中の濃度：IgA1＞A2，およびIgG1＞G2＞G3＞G4.

ジ）で分解されて生じ，肝臓でグルクロン酸抱合されてから胆汁中に排泄される．溶血時にはその産生が増加しビリルビンの血漿濃度が上昇する（**溶血性黄疸**）．胆道閉塞（胆石や胆管腫瘍で胆汁が十二指腸へ流れなくなった時）でも血漿中にビリルビンが増量する（**閉塞性黄疸**）．肝炎などで肝臓実質細胞が傷害されるとビリルビン-グルクロン酸抱合体が生成されないためビリルビンの排泄が悪くなり，やはり黄疸が出現する（**肝細胞性黄疸**）．臨床検査上，血漿ビリルビンは**直接型**と**間接型**に分けられる．直接型ビリルビンはグルクロン酸抱合型（溶血時に

表 11-9. 血漿または血清中の非タンパク質性窒素化合物

窒素化合物	濃度〔mg/dL〕	増加をみる疾患
尿素窒素（血清）	8～20（尿素として20～40）	糖尿病性アシドーシス，腎不全，尿毒症（高タンパク食でも増量）
アミノ酸窒素（血漿）	4～6	―
クレアチン（血清）	男子 0.8～1.2 女子 0.6～0.9	進行性筋ジストロフィー症，急性灰白髄炎（ポリオ），多発性筋炎
クレアチニン（血清）	男子 0.17～0.5 女子 0.35～0.93	腎不全，尿毒症，うっ血性心不全
尿酸（血清）	3.0～8.4	痛風，白血病，慢性腎不全，関節リウマチ，糖尿病，レッシュ・ナイハン症候群
ビリルビン（血清）	総量 0.2～1.0 直接型 0～0.4	溶血性黄疸，胆道閉塞性黄疸，肝機能不全（肝実質性黄疸）
アンモニア窒素（血清）	0.012～0.066	肝性昏睡，肝性脳症，尿毒症，肝不全

増量）であり，間接型はアルブミンに結合している非抱合型のビリルビンであり，腎臓の糸球体で濾過されない（急性肝炎時に増量）．

3．血漿糖質

血漿中の糖質の主なものはグルコースである．血漿中のグルコースを**血糖**という．血糖に関しては糖尿病との関連で，12章 D．3．g．を参照．

4．血漿無機質

血漿無機質の主なものは赤血球内濃度との比較で**表11-3**に示してある．それら以外には，鉄(140)，銅(110)，亜鉛(110)，マンガン(10)，無機リン(3.5)，無機硫黄(1.6) なども含まれている（いずれも平均濃度，$\mu g/dL$）．血漿中の鉄は99％以上がトランスフェリンに，銅は約95％がセルロプラスミンに結合している（表11-8）．リンは有機リン酸エステル，リン脂質として，硫黄は有機硫酸エステル，含硫アミノ酸，タウリンなどとしても存在する．

5．酵素診断

血清*を用いて**酵素活性**やアイソザイム（3章A．7．参照）の型分析は各種疾患の診断，予後判定に役立つことが多い．表11-10には臨床検査で調べられている代表的な酵素を掲げる．

6．リンパおよび脳脊髄液

リンパや脳脊髄液の由来は**血漿**である．リンパは全身に網目状に分布するリンパ管の内容である．
リンパ管系は起始部が閉鎖されている毛細リンパ管に始まり，リンパ管，リンパ本幹となっ

---

* 通常，血液中酵素は血清を用いて調べられる．血漿の場合は抗凝固剤が酵素活性の測定に影響する可能性があるからである．

表 11-10. 血清酵素などによる診断（生化学的検査）

活性上昇を示す 血清中の酵素など	主な疾患	備考
アスパラギン酸アミノトランスフェラーゼ（AST／GOT）	肝臓：急性肝炎，中毒性肝障害 心臓：心筋梗塞（特にショックを伴うもの）	肝臓，心臓，骨格筋，腎臓に多い
アラニンアミノトランスフェラーゼ（ALT／GPT）	ほぼ上に同じ（ただし，心筋梗塞では軽度上昇）	肝臓・心臓以外の臓器では少ない
乳酸デヒドロゲナーゼ（LDH）	心臓：心筋梗塞（H型サブユニットの多い時） 血液：悪性貧血，慢性骨髄性白血病 肝臓：急性肝炎，原発性肝癌（M型サブユニットの多い時）	アイソザイム型分析が有用 出生直後は成人の2倍，以後減少（14歳で成人値）
アルカリホスファターゼ（ALP）	肝臓・胆道：胆汁うっ滞性黄疸（細胆管性肝炎，胆管結石，胆管癌など） ページェット病，くる病などの骨疾患	妊娠末期，新生児で高値 アイソザイム型分析が有用
酸性ホスファターゼ（ACP）	前立腺癌	多くの臓器（前立腺，赤血球，骨，肝臓，腎臓など）に分布するが，前立腺の酵素はL-酒石酸で特異的に阻害される．他に，前立腺癌との相関性が高いタンパク質として前立腺特異抗原（PSA）がある．
クレアチンキナーゼ（CK）	心臓：心筋梗塞 筋肉：進行性筋ジストロフィー症，多発性筋炎	アイソザイム型分析が有用 激しい運動時に上昇
ロイシンアミノペプチダーゼ（LAP）	肝臓・胆道系：急性肝炎，悪性腫瘍，肝硬変	妊娠時高値
アミラーゼ	膵臓：急性膵炎	急性膵炎では，尿アミラーゼ上昇 アイソザイム型分析が有用
コリンエステラーゼ	腎臓：ネフローゼ症候群 甲状腺：甲状腺機能亢進症	肝臓疾患（肝硬変，急性・慢性肝炎，肝癌）で減少
アルドラーゼ	筋肉：進行性筋ジストロフィー症，多発性筋炎 心臓：心筋梗塞 肝臓：急性肝炎	アイソザイム型分析が有用
ガンマ-グルタミルトランスペプチダーゼ（γ-GTP）	肝臓・胆道系：慢性活動性肝炎，肝臓癌，肝硬変（胆汁性） 心臓：心筋梗塞（発病後期）	飲酒常習者高値
癌胎児性抗原（CEA）	悪性腫瘍，肝硬変	腫瘍マーカー

て最後は静脈角で鎖骨下静脈と合流する．下肢，腰部，腹部（とくに腸管）からのリンパ管は乳び槽（膨大部）に集まり，胸管を経て左鎖骨下静脈に入るが，胸管には左側の上肢，胸部，頭頸部からのリンパ管も合流する．右鎖骨下静脈に入るものは右側の上肢，胸部，頭頸部からのリンパを集めた右リンパ本幹である．リンパ管の走行経路中にはリンパ節が挿入され，病原菌や腫瘍細胞の濾過装置の役目を果たしている．リンパ節の内部にはリンパ小節がたくさん集まっている．

リンパは毛細血管と細胞からの漏出液の混合した組織液であるが，組織液の一部は毛細血管に再び戻る．つまり血漿 ⇄ 組織液 ⇄ リンパの関係であり相互に移動できる．リンパに溶けている物質（タンパク質，無機イオン，非タンパク質性窒素化合物など）はほぼ血漿と同じ濃度で含まれている．

有形成分は主にリンパ節から加わったリンパ球であり，数は血液より多い（2,000〜20,000/mm^3）．小腸からのリンパはキロミクロン（表6-2参照）のために乳濁している（乳びという）．

脳脊髄液はその大部分が側脳室内へ脈絡叢から血漿の一部が分泌されたものと考えられている．液は側脳室から他の脳室（第3，第4脳室）に入り，くも膜下腔を流れてくも膜顆粒から静脈に戻る（閉鎖循環系）．水様透明な液で，比重1.005〜1.007，pH 7.31〜7.34である．タンパク質は血液に比べるとはるかに少ない（10〜40 mg/dL）．グルコース濃度も血糖値より低めである（50〜75 mg/dL）．

血液と脳脊髄液の間には**血液脳関門**（血液脳脊髄液関門ともいう）があり，とくに血液中から脳脊髄液中への物質移動は選択的制限的である．細胞成分はほとんど存在しない（0〜2/mm^3）．脳脊髄液の性状を調べることは各種脳脊髄疾患の診断や予後判定に役立つ．

C 免 疫　immunity

生体のもつ防御機構のうちで免疫系はとくに重要である．免疫とは生体にとって異質なものが侵入してきた場合，それを認識し排除あるいは無毒化しようとする一連の防御反応である．生体にとって異質なものは，微生物（細菌やウイルス），原虫，寄生虫，毒素，血液型の異なる血球，他人から移植された臓器，組織，細胞，癌化した細胞など多種多様である．以下に述べる**適応免疫系**（獲得免疫系）では生体に侵入することによって免疫反応（免疫応答）を起こさせる物質を**抗原**とよぶ．免疫という生体防御反応の根幹を担当するリンパ球の機能は，多核白血球（好中球）やマクロファージなどによる食作用（ファゴサイトーシス）が異物に対して多分に非特異的なのに比べ，極めて特異的である．これは免疫担当リンパ球が抗原を識別し，原則的に1種類の抗原としか反応しないという特徴をもっているからである．

1. 免疫系と免疫担当細胞

免疫系は**自然免疫系**と**適応免疫系**あるいは**獲得免疫系**から成り立っている．ヒトを含めて高等脊椎動物では，これら二つの免疫系が連携し異質なものを認識・排除する機構が発達している．

a．自然免疫系

自然免疫系は生まれながらにしてその個体に備わっている免疫機構で，癌化した細胞や病原微生物に感染した細胞などを攻撃し排除するためにまず最初にはたらく防御ネットワークである．自然免疫系を担当する細胞は，**多核白血球**（好中球），**マクロファージ**，**樹状細胞**および**NK細胞**である．後述する**NKT細胞**（本項c．参照）もその機能からみて自然免疫系に属するものと考えられる．多核白血球やマクロファージあるいは樹状細胞は，貪食作用（11章A.2.a.参照）や飲作用（可溶性物質の細胞内取り込み）などの飲食作用によって異物を排除し生体を外敵から防御する役割を担っている．また，マクロファージと樹状細胞は**抗原提示細胞**として自然免疫系と適応免疫系を結びつける重要なはたらきをもつ（本章C.3.参照）．NK細胞は病原微生物感染細胞や腫瘍細胞などを破壊する作用（キラー作用）をも

C. 免 疫

T細胞
（細胞性免疫担当細胞）

- キラー作用T細胞・リンホカイン産生細胞への分化あるいはそれらのはたらきを補助し，促進する

ヘルパー（介助）T細胞（Th）

補助 ← T 細 胞 → 補助

リンホカイン産生T細胞
- マクロファージ走化リンホカイン産生T細胞
- マクロファージ活性化リンホカイン産生T細胞
- 遅延型過敏症エフェクターT細胞（Td）

キラー作用T細胞（Tc）
- 異種の細胞を攻撃する（移植細胞・輸血細胞 ウイルス感染細胞・癌化細胞）

抑制 ← サプレッサー（抑制）T細胞（Ts） → 抑制

- キラー作用T細胞系・リンホカイン産生細胞への分化あるいはそれらのはたらきを抑制する

○ 抗原と反応するとその抗原に特異的な各種のT細胞が出現する．

B細胞
（体液性免疫担当細胞）

B 細 胞 → 形質細胞 → 免疫グロブリン産生

抑制 ← サプレッサーT細胞（Ts） ---抑制--- ヘルパーT細胞（Th） → 補助

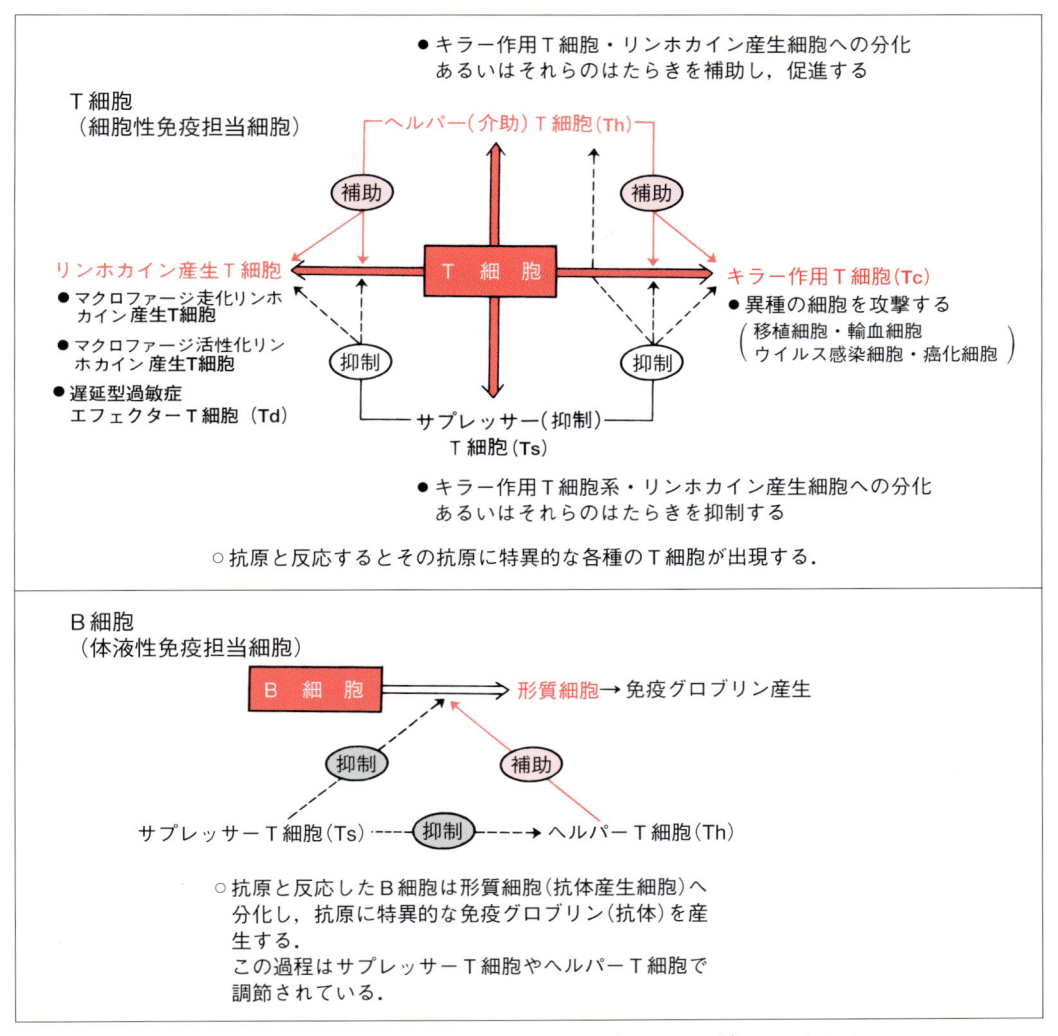

○ 抗原と反応したB細胞は形質細胞（抗体産生細胞）へ分化し，抗原に特異的な免疫グロブリン（抗体）を産生する．
この過程はサプレッサーT細胞やヘルパーT細胞で調節されている．

図11-9．T細胞（Tリンパ球）・B細胞（Bリンパ球）のはたらき

つ大型顆粒リンパ球で，骨髄中のリンパ系幹細胞（図11-2）に由来する．NK細胞表面には細胞機能をコントロールする**NK受容体**[*1]があり，NK細胞の標的細胞に対するキラー作用は受容体が標的細胞表面の**MHC（HLA）クラスⅠ分子**[*2]を認識・結合するか否かに関係している．標的細胞表面にMHC分子が発現していない場合は，受容体がMHC分子と結合できないためキラー作用が発揮されることになる．この現象は負の免疫制御あるいはミッシング・セルフ仮説とよばれている．NK細胞はMHCクラスⅠ分子を失った癌細胞を強く傷

[*1] NK細胞表面にある受容体はT細胞のもつT細胞受容体（本章C.2.a.参照）とは異なるもので，主要な受容体分子として抑制型受容体が知られる．抑制型受容体はヒトのMHC（HLA）クラスⅠ抗原（HLA-A,B,Cなど）を特異的に認識するといわれる．

[*2] MHC（major histocompatibility complex；主要組織適合抗原複合体）はヒトの場合には**HLA**（human leukocyte antigen；ヒト白血球抗原）ともよばれる．ヒトのMHC（HLA）対立遺伝子群は第6染色体短腕上にあり，その遺伝子産物としてクラスⅠ抗原（主要抗原はHLA-A,B,Cの3種）とクラスⅡ抗原（主要抗原はHLA-DR,DQ,DPの3種）が知られている．移植抗原の別名がある．

害することが知られている（癌の免疫療法）．

b．適応免疫系

適応免疫系の担当細胞はT細胞（Tリンパ球）とB細胞（Bリンパ球）である．成人の場合，骨髄で産生されたリンパ系幹細胞（図11-2）の一部は胸腺thymusに行きT細胞（Tはthymusのt）になってから血液中を流れ，リンパ節や脾臓でさらに分化成熟する．成熟T細胞はその働きによってヘルパーT細胞（Th；介助T細胞ともよばれる．さらにTh1とTh2に分類される），サプレッサーT細胞（Ts；抑制T細胞ともよばれる），**細胞傷害性T細胞**（TcまたはCTL），マクロファージ活性化因子などを産生放出するリンホカイン[*1]産生T細胞などいくつかの種類に分けられる（図11-9）．T細胞は細胞表面にα鎖とβ鎖（$\alpha\beta$構造）またはγ鎖とδ鎖（$\gamma\delta$構造）から成るヘテロ二量体のT細胞受容体TCR（図11-10 A）をもち，これがMHC（HLA）クラスⅠあるいはⅡ分子（前頁脚注[*2]参照）によって提示された抗原を認識する．B細胞[*2]もT細胞同様リンパ系幹細胞から派生するが，その後分化して免疫グロブリン（抗体；図11-10 B）を産生する形質細胞（抗体産生細胞）となる（図11-9）．

循環血液中での存在割合はT細胞が70〜80％，B細胞が20〜30％である．B細胞の寿命は数日から数週といわれるが，一般にT細胞のほうが生存期間が長い．

c．NKT細胞の免疫系

その他新しいT細胞系列のリンパ球として**NKT細胞**が知られている．この細胞は胸腺中よりも肝臓や骨髄などの末梢組織に多く存在するが，認識する抗原に特徴があり**糖脂質**（例えば，α-ガラクトシルセラミド，リポアラビノマンナン，ミコール酸など）が抗原として使われる．標的細胞に対する傷害作用（キラー作用）はNK細胞や細胞傷害性T細胞（TcまたはCTL）と同様にパーフォリンやグランザイムBなどの細胞傷害因子を介した細胞破壊である（図11-12 A）．NKT細胞受容体は一般のT細胞に見られるT細胞受容体と同じ構造であるが，この受容体が認識する糖脂質抗原は**CD1分子**（MHCクラスⅠ分子に構造的に類似）によって提示されるという特徴をもつ．キラー作用を発揮する代表的なリンパ球を表11-11に示す．

2．**細胞性免疫** cellular immunity と **体液性免疫** humoral immunity

a．細胞性免疫

細胞性免疫の担当細胞はT細胞である．細胞性免疫機能はヘルパーT細胞（Th）とサプ

[*1] リンパ球から分泌されるサイトカイン（表10-3参照）をリンホカインともいう．リンホカインは50種類以上知られているタンパク質（分子量20,000〜80,000）で，抗原に反応したリンホカイン産生細胞から分泌される．例えば，遅延型アレルギー（表11-12）の原因となるリンホカインもその一種である．これは好中球やマクロファージの集積（細胞浸潤），血管透過性の亢進，組織細胞傷害を起こすリンホカインで，リンホトキシンともよばれる．

[*2] 鳥類でのB細胞はファブリキュウス嚢（bursa of Fabricius；総排泄腔の背側にある小嚢．多数のリンパ濾胞を含む）で，その前駆細胞からつくられる．B細胞のBはbursaのbに由来．

A. T細胞受容体（TCR）

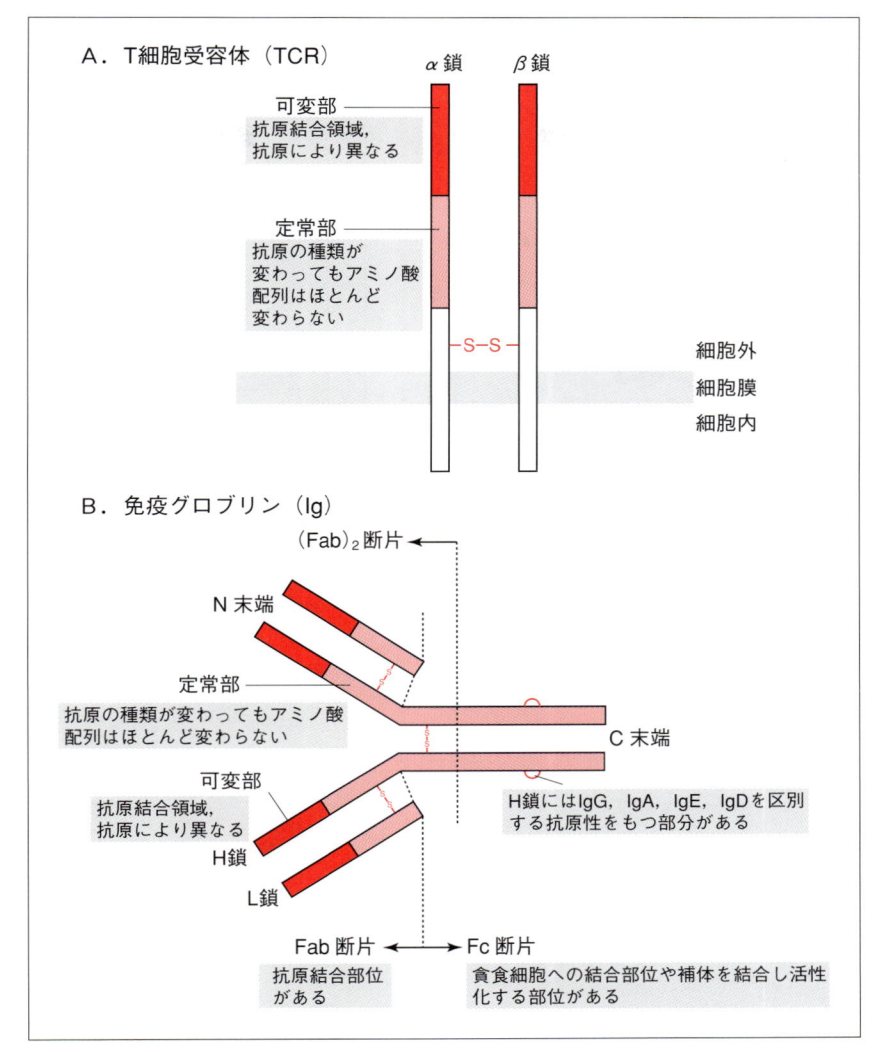

可変部
抗原結合領域，抗原により異なる

定常部
抗原の種類が変わってもアミノ酸配列はほとんど変わらない

α鎖　β鎖
−S−S−
細胞外
細胞膜
細胞内

B. 免疫グロブリン（Ig）

（Fab)$_2$断片

N末端

定常部
抗原の種類が変わってもアミノ酸配列はほとんど変わらない

C末端

可変部
抗原結合領域，抗原により異なる

H鎖にはIgG, IgA, IgE, IgDを区別する抗原性をもつ部分がある

H鎖
L鎖

Fab断片　Fc断片
抗原結合部位がある　貪食細胞への結合部位や補体を結合し活性化する部位がある

図11-10. T細胞受容体と免疫グロブリンの基本構造
　TCR（αとβのペプチド鎖から構成）はCD3（γ，δ各1本のペプチド鎖とε，ζ各2本のペプチド鎖から構成）と複合体（αβγδε$_2$ζ$_2$）を形成し，抗原認識の情報（シグナル）はCD3を介して細胞内に伝えられる．

レッサーT細胞（Ts）によって調節されている．ヘルパーT細胞は免疫応答誘導に関して介助的にはたらき，サプレッサーT細胞はヘルパーT細胞のはたらきを抑え過剰な免疫反応を調節する役割を担っている（図11-9）．ヘルパーT細胞の産生機構と作用を図11-11に示す．抗原やアレルゲン（アレルギーの原因となる抗原）は，樹状細胞*，マクロファージ，B細胞などの抗原提示細胞（APCs）によって捕獲（エンドサイトーシス），ペプチドに

---

* マクロファージとともに骨髄由来で顆粒球・マクロファージ系前駆細胞から分化する細胞である．皮膚にあるランゲルハンス細胞，真皮樹状細胞，肺・消化管・心臓・肝臓・腎臓などの間質樹状細胞などが知られる．成熟する過程にある未成熟な樹状細胞は抗原をエンドサイトーシスによって取り込むことができ，成熟樹状細胞になるとそのはたらきを失うとされている．

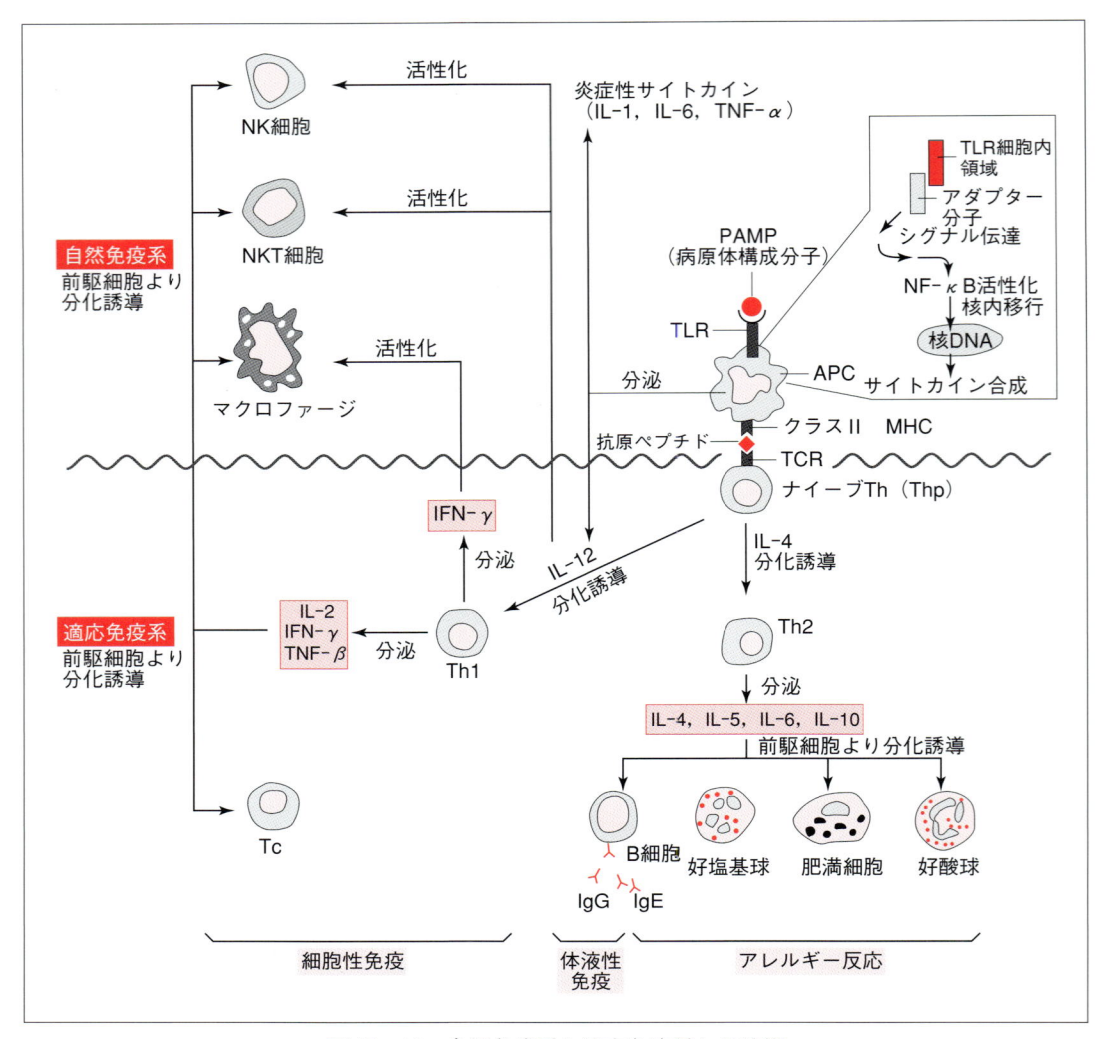

図 11-11. 自然免疫系と適応免疫系との連携

APC：抗原提示細胞（樹状細胞，マクロファージ），IFN-γ：インターフェロンガンマ，IgE：免疫グロブリン E，IgG：免疫グロブリン G，IL-1：インターロイキン 1，IL-2：インターロイキン 2，IL-4：インターロイキン 4，IL-5：インターロイキン 5，IL-6：インターロイキン 6，IL-12：インターロイキン 12，MHC：主要組織適合抗原複合体，NF-κB：転写因子の一種，NK細胞：ナチュラルキラー細胞，NKT細胞：ナチュラルキラー T 細胞，PAMP：病原体関連分子型，Tc：細胞傷害性 T 細胞（CTL），TCR：T 細胞受容体，TLR：Toll 様受容体，Th 1：ヘルパー（介助）T 細胞タイプ 1，Th 2：ヘルパー（介助）T 細胞タイプ 2，TNF-α：腫瘍壊死因子アルファ，TNF-β：腫瘍壊死因子ベータ．

分解された後，二次リンパ器官（リンパ節，扁桃腺，パイエル板，脾臓）に運ばれる．そこで抗原提示細胞自身の MHC（HLA）クラスⅡ分子と抗原ペプチドの複合体が形成され，細胞表面に移動して抗原提示が行われる．抗原に曝露されていないヘルパー T 細胞（これをナイーブ T 細胞という）の表面にある T 細胞受容体（TCR）は，MHC（HLA）クラスⅡ分子によって提示された抗原ペプチドを認識・結合することによって活性化される．活性化されたナイーブ T 細胞（Thp）はタイプ 1 またはタイプ 2 ヘルパー T 細胞（Th 1 または Th 2）

表11-11. 細胞傷害活性をもつ主なリンパ球の性質

項目	エフェクター細胞	細胞傷害性T細胞 （TcまたはCTL）	ナチュラルキラー細胞 （NK細胞）	ナチュラルキラーT細胞 （NKT細胞）
標的細胞		ウイルスや細菌感染細胞，腫瘍細胞	ウイルスや細菌感染細胞，腫瘍細胞	抗酸菌，サルモネラなどの感染細胞，腫瘍細胞
主な抗原物質		ペプチド	糖質	糖脂質（α-ガラクトシルセラミド，リポアラビノマンナンなど）
エフェクター細胞のもつ受容体		T細胞受容体［MHC（HLA）クラスⅠ分子によって抗原提示を受ける］	MHC（HLA）クラスⅠ分子に対するNK受容体（抑制型と活性型）	T細胞受容体（CD1分子によって抗原提示を受ける），NK受容体
エフェクター細胞の標的細胞傷害のための条件		標的細胞表面にMHC（HLA）クラスⅠ分子の発現	標的細胞表面にMHC（HLA）クラスⅠ分子の欠落*1	NK受容体を介しての活性化*2
産生・分泌される主な細胞傷害因子		パーフォリン，グランザイムB，Fasリガンド，TNF-α	パーフォリン，グランザイムB，Fasリガンド，TNF-α，IFN-γ	パーフォリン，グランザイムB，Fasリガンド，TNF-α，IFN-γ，IL-4

*1 標的細胞表面にMHC（HLA）クラスⅠ分子が発現している場合には，NK細胞表面の抑制型受容体がクラスⅠ分子を認識・結合することによって活性型受容体を介して活性化しシグナル伝達系をブロック，標的細胞傷害作用を失わせる．

*2 NKT細胞はT細胞受容体とNK受容体を併せもつが，抗原を認識したNK受容体を介してNKT細胞が活性化され，産生・分泌された細胞傷害因子によって標的細胞が破壊されると考えられている．

に分化する．Th1はウイルス，細胞内寄生細菌（例えば，結核菌，らい菌，サルモネラ）などの感染に対する細胞性免疫に関係し，IL-2，IFN-γ，TNF-βなどのサイトカインなどを分泌して細胞傷害性T細胞（TcまたはCTL），NK細胞，NKT細胞あるいはマクロファージをそれぞれの前駆細胞から分化させる．一方，Th2は細菌毒素，寄生虫などに対する体液性免疫に関係し，B細胞，好酸球，好塩基球，肥満細胞をそれぞれの前駆細胞から分化させる．これらの細胞はアレルギーにも関与する（**本章A.2.a.および表11-12**）．ヘルパーT細胞はCD4*（MHCクラスⅡ分子へ結合する補助受容体）を表面抗原マーカーとして持ち（CD4⁺Th），細胞傷害性T細胞（TcまたはCTL）は一般にCD8（MHCクラスⅠ分子へ結合する補助受容体）をマーカーとするCD8⁺Tcと考えられているが，CD4⁺Tcの存在も知られる．サプレッサーT細胞の細胞表面マーカーはCD4あるいはCD8のいずれの場合もあるとされる．

b．体液性免疫

体液性免疫の主体になるのは，B細胞から分化した形質細胞が産生する免疫抗体である．しかし，抗原にB細胞が反応しただけでは形質細胞に分化できず，そのためにはヘルパー

---

* cluster of differentiation（CD）antigen（表面抗原）のひとつ．ヒトの血液細胞（多くは免疫系細胞）上に発現する分化抗原を認識する複数の単クローン抗体の群別化によってCD4（分子量約55,000の糖タンパク質），CD8（分子量約30,000の糖タンパク質）のように表面抗原に番号がつけられている．最近では遺伝子の塩基配列の比較から群別化が図られている．現在CD1～CD247まで命名されている．

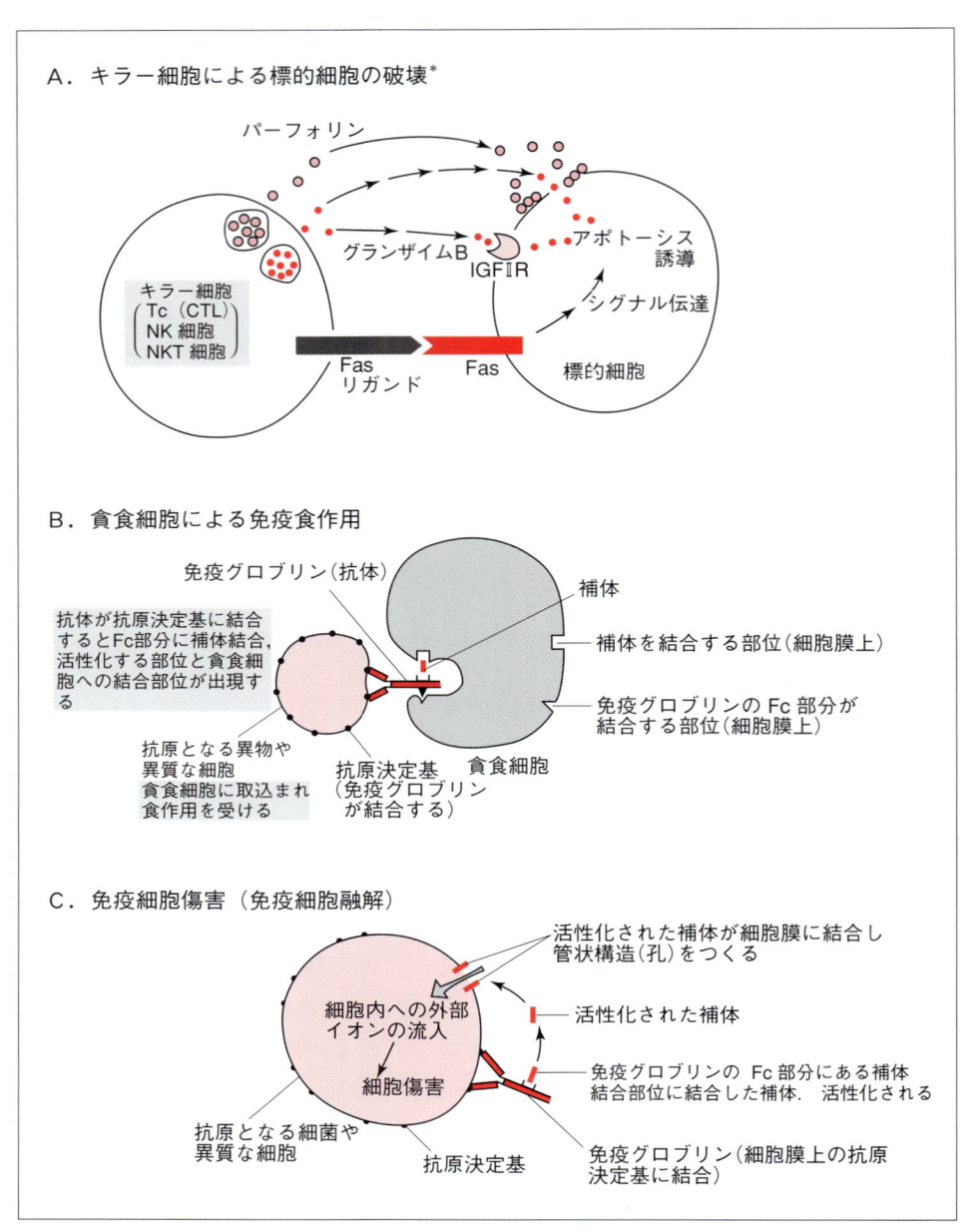

図 11-12. キラー細胞の標的細胞傷害(A)，補体活性化による免疫食作用(B)と免疫細胞傷害(C)

A．キラー細胞は標的細胞との接触によって，細胞質内顆粒中に貯蔵されていたパーフォリンとグランザイム B を放出する．パーフォリン分子（分子量約 7 万の糖タンパク質）は標的細胞の細胞膜上で Ca^{2+} 依存性に重合し，細胞膜に約 16 nm の孔をあけることで細胞内外のイオン濃度差（分極）を失わせ，細胞機能を障害する．同時に放出されたグランザイム B（セリンプロテアーゼ；セリン残基を活性中心にもつタンパク質分解酵素）は細胞膜上に開けられた孔を通り，あるいは IGF-Ⅱ（インスリン様成長因子Ⅱ，表 10-3 参照）の受容体（IGFⅡR）を介して細胞内に入り，カスパーゼ類を活性化してアポトーシスを誘導，細胞を破壊する（14 章 F．2．参照）．キラー細胞表面に発現している Fas リガンドは標的細胞表面の Fas（Fas リガンドを認識する受容体）に結合することによって標的細胞にアポトーシスを誘導（14 章 F．2．参照），細胞を破壊する．

T細胞の補助が必要である（図11-9）．形質細胞の産生する免疫グロブリンには大別して5種類がある．おのおの免疫グロブリンM（IgM），D（IgD），G（IgG），A（IgA），E（IgE）と名付けられる（表11-8）．免疫グロブリン産生過程では，まずIgMを産生する未熟な細胞が出現し，IgMが細胞表面にでてその密度が増すとともに次第にIgDをもつようになる．IgMやIgDをもった成熟B細胞に抗原が結合すると，ヘルパーT細胞の介助でIgG，IgA，IgEなどを産生する形質細胞に分化する．図11-10Bに免疫グロブリンの基本構造を示す．抗体は図のFab部分で抗原を認識し結合するが，結合が生じた結果マクロファージなどの貪食細胞に結合する部位および**補体**[*1]を結合し活性化させる部位がFc部分に出現する．補体の活性化を通じて，抗原は貪食細胞に取り込まれて破壊（免疫食作用）されたり，あるいは直接細胞が傷害（免疫細胞傷害または免疫細胞融解）される現象が起こる（図11-12B，C）．

3．自然免疫系と適応免疫系との連携

　自然免疫系は，癌化した細胞や病原微生物など生体にとって異質なものを認識し排除するためにまず最初にはたらく生体防御機構である．いわば一時的，短期的な生体防御を司るものともいえる．最近ショウジョウバエのもつ免疫機構のひとつとして真菌を認識するToll受容体が発見されたが，それに似た受容体タンパク質がヒトをはじめ哺乳類の自然免疫担当細胞（樹状細胞やマクロファージ；抗原提示細胞）の細胞表面にも存在し，病原微生物のもつ多様な成分物質を認識することが明らかになった．**Toll様受容体**（TLR）[*2]とよばれる（図11-11）．Toll様受容体は病原微生物に存在する物質の分子構造（病原体構成分子）を特異的に認識すると考えられている．病原体構成分子として知られる物質はグラム陰性菌の細胞壁を構成するリポ多糖や鞭毛成分フラジェリン，グラム陽性菌の細胞壁成分であるペプチドグリカンやリポタンパク質，アスペルギルス（コウジカビ），ウイルスの二重鎖RNA，ウイルスや細菌のDNAなど多種多様である．これらの物質はそれぞれ相当するToll様受容体によって特異的に認識され結合される（例えば，リポ多糖はToll様受容体4により認識される）．病原体構成分子とToll様受容体との複合体形成の情報（シグナル）はToll様受容体の細胞内領域に結合するアダプター分子（MyD88など）を介してシグナル伝達経路に伝えられる．最終的に転写因子（NF-κB，AP-1など）が活性化され，活性化転写因子の核内移行によって目的とされる遺伝子の転写活性が誘導される．その結果，TNF-α，IL-1，IL-6などの炎症性サイトカインが産生分泌されるが，これらの炎症性サイトカインは急性期反応に深く関与し，肝細胞での急性期タンパク質（C-反応性タンパク質，セルロプラスミン，フィブリノゲンなど）の合成・分泌を促進し，炎症部位へ好中球，単球，リンパ球を遊走させる作用をもつ．

　一方，病原体構成分子をToll様受容体で認識した樹状細胞やマクロファージからはIL-12も産生分泌されるが，このリンホカインはナイーブT細胞（Thp）を活性化してヘルパーT細胞タイプ1（Th1）に分化させる．NK細胞から分泌されるIFN-γにもこの分化誘導作用がある．

[*1] complement（Cと略記される）．血清タンパク質の一つで，ヒトでは約20の成分から成る．補体は生体にとって異質なもの（微生物，ウイルス感染細胞，癌化した細胞，血液型の異なる血球など）の標識となり，結果的にそれらは破壊され排除される．

[*2] ヒトToll様受容体（TLR）は現在TLR1から13までの13種類が見出されている．

すなわち，IL-12 や IFN-γ は自然免疫系と適応免疫系を連携させる役割（図 11-11）を担っているのである．ナイーブ T 細胞からヘルパー T 細胞タイプ 2（Th 2）への分化は IL-4 によって誘導される．一方，IL-4 は Thp から Th 1 への分化を，NKT 細胞から分泌される IFN-γ は Thp から Th 2 への分化を抑制することが知られている．

a．アレルギー反応

　　免疫は生体にとって異質なものを排除しようとする防御反応であることはすでに学んだが，時によっては免疫反応自体が結果として生体に傷害を与えることがある．アレルギーとよばれる現象がこれである．生体がある抗原に前もってさらされたことがあると，その抗原に対して免疫ができている（感作されている）．感作は再度抗原（この場合はアレルゲンという）が侵入した時，アレルギー反応が起きるための必要条件である．しかし，それだけではアレルギー反応を起こすとは限らない．アレルギー体質というようにアレルギーの成立には素因がかなり関与していると考えられる．アレルギー反応は現在 1 型から 5 型まで分類されている．表 11-12 にはアレルギーの分類となりたち，代表的な疾患名を示した．

表 11-12．アレルギーの分類

分類	内　　　容	疾　　　患
1 型	IgE が関与する即時型アレルギー疾患．IgE 結合好塩基球や肥満細胞に抗原が反応すると，ヒスタミン・セロトニン，ある種のロイコトリエン・プロスタグランジンなどが放出され，血管透過性亢進・平滑筋収縮・粘液分泌亢進が起こる．数分〜数時間内に症状が出現する．	気管支喘息・じんま疹・胃腸管アレルギー・アナフィラキシーショック・花粉症
2 型	自己または他人によって産出された抗体が組織細胞と反応，補体系が活性化されて細胞傷害を生ずる型（図 11-12 参照）．	一部の糸球体腎炎・特発性血小板減少性紫斑病・血液型不適合
3 型	免疫複合体（抗原抗体結合型）が組織に沈着した結果，好中球や血小板が反応し，放出されたプロテアーゼやヒスタミンなどにより組織傷害を生ずる型．	ジフテリアや破傷風などの抗血清投与で起きる発疹・関節炎・腎炎（血清病），膠原病での血管炎・腎炎
4 型	遅延型アレルギー反応．抗体の関与しない反応で，リンホカイン産出 T 細胞が抗原と反応した時放出されたリンホトキシン（細胞傷害性リンホカイン，本章 C．1．b．脚注*1 参照）によって組織細胞が傷害される型．	ツベルクリン反応・接触性皮膚炎
5 型	免疫反応によって細胞機能が刺激されて生ずる過剰反応．	一部のバセドウ病（甲状腺刺激ホルモン受容体に対する自己抗体が受容体と反応，甲状腺ホルモンの過剰分泌を起こしたもの）

b．自己免疫疾患

　　時として免疫系が自己の組織を抗原として免疫応答を起こす場合がある．一般に抗原を認識して結合する T 細胞受容体はランダムに生成されるので，中には自己の組織のタンパク質などと反応して免疫応答をするリンパ球も生じてくる．しかしながら，このようなリンパ球は自己寛容の機構によって発生過程で除去されるのが通常である．何らかの原因でこの機構をすり抜けて，ある特定の自己抗原と反応するエフェクター T 細胞や抗体産生 B 細胞が

出現することを**自己免疫**という．自己免疫は治療上困難な慢性疾患の原因となり，それらの疾患を**自己免疫疾患**という．

自己免疫疾患には，**全身性エリテマトーデス**（核酸・タンパク質複合体が抗原）・**関節リウマチ**（関節組織が抗原），一部の**1型糖尿病**（膵臓β細胞が抗原）・**バセドウ病**（甲状腺刺激ホルモン受容体が抗原）・**多発性硬化症**（ミエリンタンパク質が抗原）・**重症筋無力症**（アセチルコリン受容体が抗原）・**特発性血小板減少症**（血小板が抗原）などがある．

▼ チャレンジ課題

1) 下記の血液凝固過程における凝固因子は何か．
   (I) プロトロンビンをトロンビンに変える過程
   (II) フィブリノゲンをフィブリンに変える過程
2) 血漿中のアルブミンの役割について述べよ．
3) γ-グロブリンの生体における役割について述べよ．
4) 血清中の酵素活性測定により，次のような検査結果が得られた場合に疑われる疾患は何か．また，高値となるしくみをそれぞれ説明せよ．
   (I) アミノトランスフェラーゼのAST（GOT），ALT（GPT）の活性が高値の場合
   (II) 酸性ホスファターゼ活性が高値の場合
   (III) アミラーゼ活性が高値の場合
5) 血液中のタンパク質が減少すると浮腫がみられるが，浮腫発症のメカニズムについて述べよ．
6) 血液中にビリルビン濃度が上昇して黄疸となる原因を3つ挙げ，それぞれ上昇の機構を説明せよ．
7) 細胞性免疫と体液性免疫のしくみの違いを述べよ．
8) アレルギー反応と自己免疫疾患の発生のしくみを説明せよ．

12章 電解質と尿

　人体を構成する最も多い成分は水であり（表1-2参照），無機物質，タンパク質などの多種多様な生体成分を溶かし込んでいる．水に溶解したときイオンに解離するものを**電解質**とよぶが，生体内でイオンに解離している無機イオンとしてはNa^+，K^+，Ca^{2+}，Mg^{2+}などの陽イオン，Cl^-，HCO_3^-などの陰イオンがあり，両性電解質であるタンパク質やアミノ酸も水に溶けるとイオン（有機イオン）化することはすでに学んだ（1章D.2.b.参照）．本章では細胞内外の体液分布や酸塩基平衡および細胞活動に大切な役割を果たす**無機質（ミネラル）**に焦点をあてる．血液に含まれるHCO_3^-の役割，ナトリウムとカリウムの分布，カルシウムおよび鉄の役割などについても理解する．さらに，体液の主成分である水や老廃物（最終代謝産物），異常物質などの体外への運搬役となっている尿について，腎臓での生成，一般性状，正常成分，異常成分などを学ぶことにする．

重要事項

- **無機質（ミネラル）の役割**：HCO_3^-の主な役割は血液のpHを一定に保つための緩衝作用である．Na^+は細胞外液に，K^+は細胞内液に多く分布している．Na^+は体液の浸透圧の維持に関与している．Ca^{2+}はリン酸カルシウムの形で骨や歯の主成分であるとともに，血液凝固に不可欠な因子である．血清中Ca^{2+}濃度が低下すると筋肉の興奮性が高くなりテタニーの原因となる．Fe^{2+}はFe^{3+}-トランスフェリンの形で輸送され骨髄でのヘモグロビンの合成に，また，筋肉でのミオグロビンや各組織細胞のシトクロムの合成にも利用される．I（ヨウ素）は甲状腺ホルモンであるチロキシンの構成成分となる．
- **腎臓の役割**：血液が腎臓を通過するときに糸球体で血漿が濾過されるが，タンパク質は濾過されず，低分子物質（アンモニア，尿素，尿酸，グルコース，アミノ酸，Na^+，Cl^-，HCO_3^-，水）が濾過される．その濾液が尿細管を通りぬける時にグルコース，アミノ酸，Na^+，Cl^-，HCO_3^-，水が再吸収され，アンモニア，尿素，尿酸は再吸収されずに尿中へ排泄される．
- **尿中成分の異常**：体重kgあたり，24時間に排泄されるクレアチニン量（mg）をクレアチニン係数といい，筋肉運動後に増加し，進行性筋ジストロフィー症，高度の腎機能不全などで減少する．血中尿酸濃度が高くなると，四肢関節に尿酸塩が沈着するため関節が痛む痛風になり，尿中の尿酸量も増える．重症糖尿病ではケトン体が血中に増加しアシドーシスになり，尿中にもケトン体が増量する．腎臓病患者の尿中にはタンパク質が検出される．尿中に血液が混入する場合を血尿といい，尿路感染症，結石，腫瘍などで起こる．糖尿病患者の尿中にグルコースが検出されるが，例外的に生まれつき腎尿細管でのグルコースの再吸収が不十分であるために，尿中にグルコースが検出されるのを腎性糖尿（正常糖尿）といい，血液中のグルコース濃度が正常範囲内であれば糖尿病ではない．

A 水　water（H_2O）

　表1-2でみたように，栄養状態が普通の成人男子の水分含量は体重の60％内外である．女子では48％と少ないが，これは脂肪量が相対的に男子より多いことによる．新生児では60〜75％と高く，新生児期における水分の重要性を示している．

　生体内反応の多くは水溶液中での反応であり，水なしでは生命活動はありえない．成人の身体内水分の分布をみると，男女とも全体の約67％が細胞内にあり，33％が細胞外に存在する（新生児ではほぼ内外同じ）．細胞外水分の内訳は約75％がリンパを含めて組織間液（体重比では約14％），残りの大部分が血漿（体重の約4％），わずかが脳脊髄液，眼房水，関節滑液などの細胞浸出液（体重の約1％）の水分となっている．臓器組織別では，血液を除けば脳の水分含量がもっとも多く，骨組織がもっとも少ない（表1-2参照）．体液中の水分量の減少や過剰は循環系，脳神経系，呼吸系，消化系などに好ましくない影響を及ぼす．一般に細胞内液の量的異常は脳神経系に，細胞外液の場合は循環系に症状が現れやすい．たとえば細胞内液の減少では昏迷や譫妄などの意識精神障害が，過剰になると頭蓋内圧亢進症状（頭痛，嘔吐，血圧上昇，視力障害，痙れん，昏睡など）が現れる．また細胞外液が欠乏すると脱力感，嗜眠などの脳神経症状のほかに循環不全症状として頻脈や著明な血圧低下が起こり，過剰になると肺うっ血症状（呼吸困難，チアノーゼなど）や浮腫，腹水がみられる．

　表12-1に平均的な1日あたりの水分出納を示すが，水分の摂取と排泄のバランスがとれていることは生体のホメオスタシス（恒常性）を保つために大切である．

表12-1. 1日の水分出納（成人例）

摂　取	mL	排　泄	mL
飲料水	1,500	尿	1,500
食物中水分	800	不感蒸泄	
代謝水*1	300	肺から	300
		皮膚から	700
		糞便*2	100
計	2,600		2,600

*1　代謝によって産生される水（栄養素による内訳は2章B.4.c.参照）
*2　消化液は，水分量として1日4〜9L分泌される（唾液；0.5〜1.5L，胃液；1〜2.5L，胆汁；0.7〜1L，膵液；0.7〜1L，小腸液；0.7〜3L）．しかし，そのほとんどは腸管で再吸収されるので，糞便として排泄されるのはわずか100mLである（2章B.4.c.参照）．

B 炭酸水素イオン　bicarbonate ion（HCO_3^-）

　炭酸水素イオンの主要な役割は体液，とくに血液のpH（水素イオン濃度）を一定に保つための緩衝作用である．

　緩衝作用を示すものとしては，ほかにヘモグロビン系，血漿タンパク系，リン酸系が知られ

ているが，実際の生体内役割分担率をみるとHCO_3^-系が全体の約65％を占めるといわれる．ヘモグロビン系は約30％を分担し，残りが血漿タンパク質系とリン酸系である．緩衝系は食物摂取，運動，生体内代謝過程などで産生される酸（炭酸，リン酸，乳酸，ケト酸など）を中和し，酸塩基平衡の維持にあたっている．

血漿中のHCO_3^-濃度は，$CO_2 + H_2O \rightleftarrows H_2CO_3 \rightleftarrows HCO_3^- + H^+$によって調節されている．ここで，$CO_2 + H_2O \rightleftarrows H_2CO_3$の反応は**炭酸脱水酵素**という酵素の作用によっている（図12-2参照）．

血液（体液）のpHが**酸性**にかたむくと反応は**左**にすすみ，肺からのCO_2の排泄を増加させることになる．この時，腎尿細管からのHCO_3^-の再吸収量も増えてH^+濃度を減少させるようにH_2CO_3形成がすすむ．血液が塩基性（アルカリ性）にかたむいた場合は右向きの反応となる．つまり腎尿細管からのHCO_3^-再吸収量が減少し，H_2CO_3の解離がすすむためH^+が増加して塩基を中和することになる．こうして血液（体液）のpHが**一定に保たれる**．HCO_3^-は予備アルカリとよばれる．

C 無機質 mineral

1．多量元素

a．ナトリウム（Na）とカリウム（K）

ナトリウム，カリウムともに生体内ではイオン（Na^+，K^+）として存在する．これらのイオンは**生体内水分の分布や貯留にもっとも重要な役割を果たしている無機陽イオン**である（人体の元素組成については表1-1を参照）．また，表11-3に示したようにNa^+は血漿に，K^+は赤血球内に多いが，一般の細胞にもあてはまり「Na^+は細胞外液に，K^+は細胞内液に多く分布する」といいかえることができる．水は細胞膜を自由に出入りするが，この水の移動は主としてNa^+とK^+の細胞内濃度によって強く影響される．このことはNa^+が，血漿アルブミンと共に，体液の浸透圧維持にきわめて大切であることを示している．

たとえばNa^+の摂取不足（飢餓，減塩療法など）や過度の損失（連続的嘔吐，下痢など），あるいはアジソン病でみられるアルドステロン低下症（腎尿細管でのNa^+再吸収低下）などで細胞外液中のNa^+濃度が下がると，細胞内が相対的に高張になり細胞内外に浸透圧差ができる．そのため水が細胞内に流入し細胞は細胞内浮腫におちいり，細胞外水分量は減少する．こうした現象は低ナトリウム血症でみられるが，重症（120 mEq/L以下）の場合には倦怠，悪心，乏尿，循環不全，痙れんなどの症状が現れる*．逆に高ナトリウム血症（水分摂取不足，食塩過剰摂取，ステロイドホルモン長期投与時など）ではNa^+の体内貯留からいわゆる浮腫（皮膚真皮への水貯留）が生じる．

Na^+の生体内代謝は，主として副腎皮質で合成分泌されるアルドステロンなどのミネラル

---

* 嘔吐，下痢，ネフローゼなどによるK^+の過度の消失あるいは飢餓，栄養不良などでの摂取不足によって低カリウム血症が起こる．この時には比較的早期から心電図に異常をみることが多い．K^+は筋肉細胞での糖代謝（ピルビン酸キナーゼの補酵素的役割，フルクトース1,6-ビスホスファターゼの活性化），あるいは筋収縮（アクトミオシン-ATP系）に必要なイオンとなっている．

コルチコイドによって調節されている（10章A.7.a.②参照）．

細胞内外のNa$^+$，K$^+$濃度差は細胞膜にあるナトリウムポンプで維持される．ナトリウムポンプは，消化管（図2-10参照），腎尿細管（図12-4参照），赤血球（11章A.1.参照）ばかりでなく，神経細胞や筋肉細胞でも重要な役割を果たしている．

神経細胞（ニューロン）では軸索に沿ってつぎつぎと刺激（興奮）が伝わっていくが，刺激がきたところの細胞膜ではNa$^+$に対する透過性が一時的に増大して，大量のNa$^+$が細胞内に流れ込む．その結果，細胞内外のイオン分布が変わって電気的には**活動電位**[*1]が発生する．この時K$^+$は細胞外に流出する．刺激がつぎに移り興奮がおさまるとナトリウムポンプがはたらき，一過性に増加した細胞内Na$^+$は汲みだされ，細胞外K$^+$は内部に取り込まれることになる．つまりポンプはニューロン興奮後の回復過程ではたらく．

ナトリウムポンプの実態が細胞膜に存在しているNa$^+$，K$^+$-ATPaseであることは前に述べたが，細胞はこの酵素によるATP分解（→ADP＋Pi）のエネルギーをポンプの動力として使っている．ATPが利用された結果生じるATP不足はクレアチンリン酸（図7-15A参照）によって補われる．神経刺激によってもATP濃度がほぼ一定に保たれているのは神経系に高濃度に存在するこのクレアチンリン酸のためである．

$$\text{クレアチンリン酸} + \text{ADP} \underset{\text{クレアチンキナーゼ}}{\rightleftharpoons} \text{クレアチン} + \text{ATP}$$

筋肉細胞も刺激によって興奮し，Na$^+$の細胞内流入とK$^+$の細胞外流出が起こる．筋肉細胞の機能は収縮作用であるが，その収縮活動後の回復期にはナトリウムポンプがはたらき，細胞内外のNa$^+$，K$^+$分布をもとに戻す．神経細胞と同様クレアチンリン酸はエネルギーを貯蔵し，ADPからATPを再合成するのに役立つ[*2]．

b．カルシウム（Ca）とマグネシウム（Mg）

生体内には約1kgのカルシウムがあり（表1-1参照），99％が骨と歯に存在する．骨や歯でのカルシウムはリン酸と結合しヒドロキシアパタイトに似た構造をとっている（2章F．参照）．骨に沈着したカルシウムは血漿中のCa^{2+}と平衡関係にあって，副甲状腺ホルモン（パラトルモン）と活性型ビタミンD$_3$は骨からのカルシウムの動員，カルシトニンは骨へのカルシウム沈着を促す．

これらのホルモン，ビタミンのはたらきで血漿カルシウム濃度は5 mEq/L（2.5 mM，10 mg/dL）に維持されている（図12-1A）．血漿カルシウムイオン（Ca^{2+}）の約50％はタンパ

[*1] 興奮していない時（非活動時）のニューロンは細胞外に対して細胞内の電位が低く，約-70 mVとなっている．これを静止電位という．細胞膜を介して主にNa$^+$，K$^+$，Cl$^-$が不均等に分布しているために生じた電位差である．静止膜はNa$^+$を通しにくく，K$^+$やCl$^-$は比較的よく通す．K$^+$は内から外へ，Cl$^-$は外から内へ移動する傾向が強いため全体としてみると，内側に負電荷が外側には正電荷が多く，つまり分極しているので電位差が生まれる．実際の静止電位の高低を決めるのは細胞内外のK$^+$濃度比といわれる．刺激がきてニューロンが興奮（活動）すると，Na$^+$の流入で分極状態がくずれて電位差は0に近づく（脱分極）．この時+30 mVくらいの活動電位が発生する．活動電位の高低は内外のNa$^+$濃度比に依存する．

[*2] 筋肉細胞でのATP再合成系にはクレアチンキナーゼ系のほかにアデニル酸キナーゼ系がある．2分子のADPから1分子ずつのATPとAMPができる．$2\text{ADP} \underset{\text{アデニル酸キナーゼ}}{\rightleftharpoons} \text{ATP} + \text{AMP}$

ク質に結合している．遊離の Ca^{2+} は約 45％で，5％ほどがクエン酸やリン酸に結合しているといわれる．細胞内濃度はずっと低くて $0.05\mu Eq/L$（$0.025\mu M$）内外である（表 11－3 参照）．

　Ca^{2+} は血液凝固に不可欠な因子である（図 11－7 参照）．また Ca^{2+} はホルモンの作用発現に関係して細胞内情報伝達系に重要な因子としてはたらいている（図 10－19 および 10 章

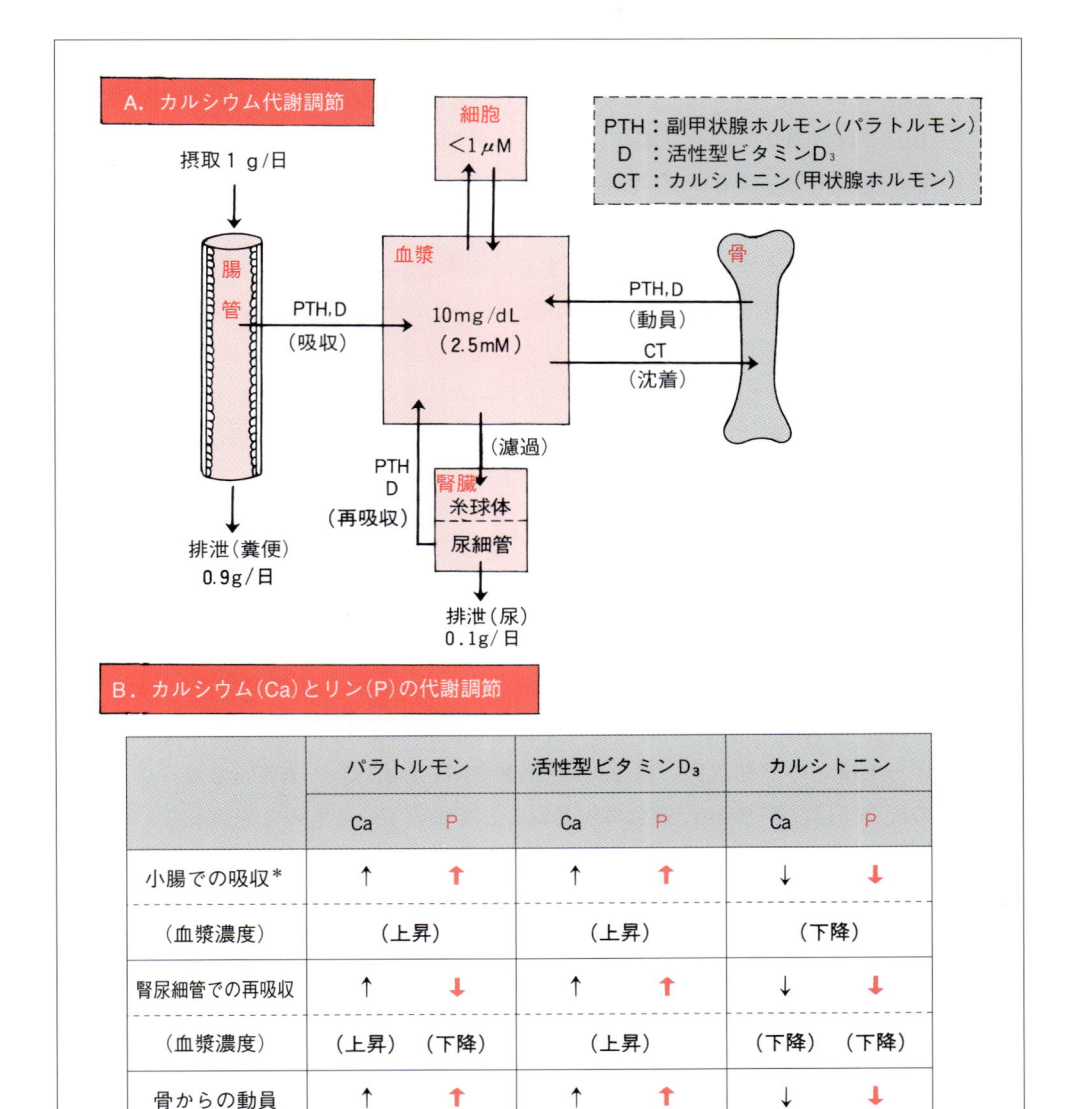

A．カルシウム代謝調節

PTH：副甲状腺ホルモン（パラトルモン）
D　：活性型ビタミンD_3
CT　：カルシトニン（甲状腺ホルモン）

B．カルシウム(Ca)とリン(P)の代謝調節

	パラトルモン		活性型ビタミンD_3		カルシトニン	
	Ca	P	Ca	P	Ca	P
小腸での吸収*	↑	↑	↑	↑	↓	↓
（血漿濃度）	（上昇）		（上昇）		（下降）	
腎尿細管での再吸収	↑	↓	↑	↑	↓	↓
（血漿濃度）	（上昇）	（下降）	（上昇）		（下降）	（下降）
骨からの動員	↑	↑	↑	↑	↓	↓
（骨への沈着）	（減退）		（減退）		（促進）	
（血漿濃度）	（上昇）		（上昇）		（下降）	

↑：促進　　↓：抑制
＊カルシウムが小腸から吸収されるとき，Ca/P の比が吸収効率に影響する．
　Ca/P 比が 1～2/1 が適当とされる．

図 12－1．カルシウムとリンの生体内代謝調節

C.4.参照）ことはすでに述べた．Ca^{2+}はさらに**筋肉収縮**においても必須なイオンである．静止状態の筋肉細胞では，Ca^{2+}は**筋小胞体**とよばれる細胞小器官（2章A.2.b.参照）に濃縮され貯蔵されている．

　筋肉細胞が刺激をうけると，細胞膜を通じてNa^+の細胞内流入とK^+の細胞外流出が生じ，その結果細胞膜が脱分極する．この影響で筋小胞体からCa^{2+}が放出され，弛緩していた筋線維の収縮が始まることになる．収縮後筋線維はふたたび弛緩するが，この回復期には大部分のCa^{2+}が筋小胞体にもどる．筋小胞体へのCa^{2+}の移動には**カルシウムポンプ**（Ca^{2+}-ATPase）がはたらいている．筋肉組織には**アクトミオシン**とよばれる収縮性タンパク質が存在し，これはアクチンとミオシンという2種類のタンパク質の複合体である（2章G.参照）．アクトミオシンはATPの分解エネルギーを利用して収縮する特別な性質をもっている*．

　副甲状腺機能亢進症やビタミンD過剰症では血中，尿中のカルシウム濃度が上昇し，それらの機能低下や欠乏症では減少する．尿毒症，ネフローゼ，くる病，骨軟化症でも血中濃度の減少をみる．骨粗鬆症は骨量が減少し，骨が骨折しやすくなった状態をいう．骨はコラーゲンからなる骨基質とリン酸カルシウムを主体とする骨塩からなり，骨量は骨形成と骨吸収（骨からカルシウムの溶け出し）のバランスにより規定されている．骨粗鬆症では骨吸収が優位になり，病的に骨量が減少する．血清カルシウムが低下すると筋肉の興奮性が高くなり**テタニー**の原因となる．血清カルシウムが高くなりすぎると**昏睡**，多尿などの重篤な症状を示す．

　マグネシウムの約70％はカルシウムと共に骨の構成に参加している．血漿には約4 mEq/L（5 mg/dL）のマグネシウムイオン（Mg^{2+}）が含まれているが，Ca^{2+}とは異なり一般的に細胞内濃度のほうが高い（表11-3参照）．筋肉中のマグネシウム含量は高く，100 g中約20 mgである．

　Mg^{2+}はATPが基質となっている多くの酵素反応を活性化するイオンである．ヘキソキナーゼなどの解糖経路の酵素，Na^+，K^+-ATPase，Ca^{2+}-ATPaseはその例である．これらの反応では，ATP-Mg^{2+}複合体が基質として働いているものと思われる．

c．塩素（Cl）

　塩素はイオン（Cl^-）として細胞外液に最も多く含まれる陰イオンである．血漿においては総陰イオンの約70％を占め（表11-3参照），Na^+の対イオンとして存在していると考えられる．

　Cl^-は好中球のところで述べたように（11章A.2.a.参照），ミエロペルオキシダーゼによって酸化力の強いHClO（次亜塩素酸）となり，好中球の示す**食菌・殺菌作用**の中心的な役割を果たしている．

　Cl^-はまた**胃液の塩酸**（HCl）の構成元素である．塩酸の産生分泌は胃底腺の壁細胞（傍

＊　活動状態にない静止筋ではトロポミオシン－トロポニン系というタンパク質複合体があり，これがアクトミオシンの形成（アクチンとミオシンの結合）を妨げているといわれる．Ca^{2+}はトロポニンと結合する性質をもっているが，刺激がきてCa^{2+}が筋小胞体から放出されるとトロポニンとCa^{2+}が結合する．このためトロポミオシン－トロポニン系の性質が変わり，アクチン－ミオシン系が活性化されてアクトミオシンの収縮が起こると考えられる．

細胞ともいう) において行われる．この過程には血漿中からの CO_2 の細胞内移動と炭酸脱水酵素による炭酸の生成が関係している．

図12-2にそのようすが示されている．正常胃液は強酸性 (pH 1.5〜2.0) で，約 0.1 NHCl に相当する．胃液中の塩酸は，①胃体部の主細胞で合成分泌されるペプシノーゲンのペプシンへの活性化 (ペプシン自身も関与する)，②ペプシンの至適 pH の維持，③鉄のイオン化と吸収の促進，④摂取食物の殺菌消毒，などのはたらきをもつ．壁細胞からの塩酸分泌は胃幽門部粘膜上皮にある G 細胞で産生されるガストリンによって促進される (10 章 A. 10. c. 参照)．胃液には，酸として結合塩酸 (粘膜，タンパク質結合性)，遊離塩酸，有機酸 (乳酸，酪酸，酢酸) が含まれ，ほかに少量の酸性リン酸塩 (NaH_2PO_4) が存在する．

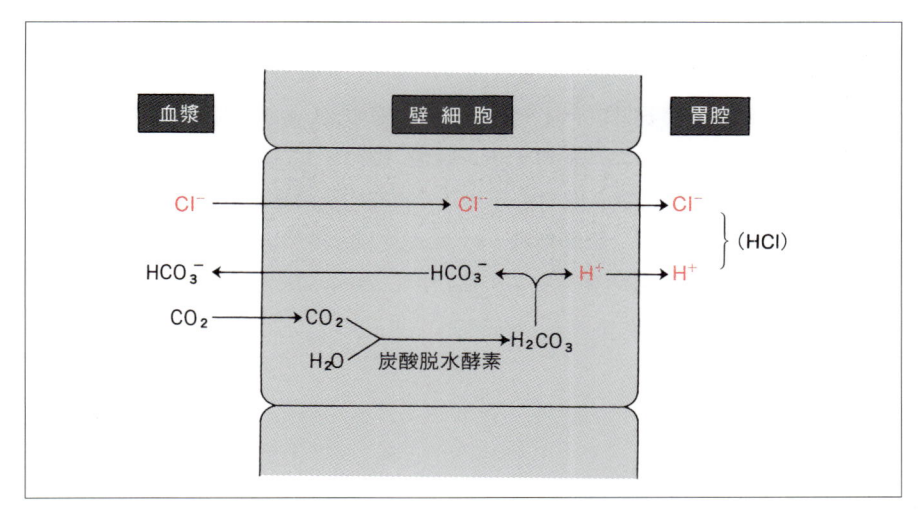

図 12-2．胃の壁細胞における塩酸の産生と分泌

血漿から細胞内に入った CO_2 は炭酸脱水酵素の作用で H_2O と反応し，H_2CO_3 (炭酸) となる．H_2CO_3 は H^+ と HCO_3^- (炭酸水素イオン) に解離するが，HCO_3^- は血漿中に送り出され，それと交換に Cl^- が細胞内に移動してくる．H^+ と Cl^- は胃腔に分泌される．

d．リン (P)

生体内元素としてのリンは全体の約 80％がヒドロキシアパタイト様構造物 (2 章 F．参照) として骨や歯にある．ほかはタンパク質，糖質，脂質，核酸などの有機リン酸化合物および無機リン酸化合物として存在する．

リン酸代謝はカルシウム代謝と密接に関係し，副甲状腺ホルモン (パラトルモン)，活性型ビタミン D_3，カルシトニンによって調節されている (図 12-1 B)．

副甲状腺機能亢進症では腎尿細管でのリン再吸収の抑制，カルシウム再吸収の増加によって低リン酸血症と高カルシウム血症がみられる．機能低下では逆の現象が生ずる．くる病では低リン酸，低カルシウム血症が，ビタミン D 過剰症では高リン酸，高カルシウム血症が起こる．

e．硫黄（S）

硫黄はメチオニンやシステインの構成元素であり，これらの含硫アミノ酸が生体で必要とされる硫黄の主な供給源となっている．

メチオニンはS-アデノシルメチオニンへ活性化され，メチル基（$-CH_3$）の供与体としてはたらく（図7-9図説明参照）．システインはタンパク質中にあってはほかのシステインとS-S結合をつくり，タンパク質の構造を安定化するのに役立っている（1章D.2.a.参照）．またシステインはグルタチオンの構成アミノ酸である（7章D.3.参照）．グルタチオンはあらゆる臓器組織に高濃度に含まれ，赤血球ではヘモグロビンのメトヘモグロビン化を防止し（図11-3参照），多くの組織細胞では有害物質を結合し解毒したり，脂質の過酸化を防ぐ作用をもつ．

血漿中の硫黄は硫酸イオン（SO_4^{2-}）として0.5〜1.5 mg/dLの濃度で含まれている．SO_4^{2-}は活性化されてムコ多糖（1章B.4.b.参照）に取り込まれる．ムコ多糖は組織の粘稠性と潤滑性を保っているプロテオグリカン（1章D.2.a.①参照）の成分となる．

硫酸化ムコ多糖のコンドロイチン硫酸（図1-12参照）は軟骨に20〜40％含まれ，また血管壁や腱などの結合組織の成分として組織の潤滑と軟骨石灰化，血管拡張力，腱の弾性に寄与している．また，肥満細胞（11章A.2.a.参照）で合成貯蔵されているヘパリンは強力な抗血液凝固作用[*1]をもっているが，このヘパリンは硫酸化ムコ多糖のうちでも硫酸をもっとも多量に含む．

2．必須微量元素

a．鉄（Fe）

身体内の鉄の総量は3〜4gである（表1-1参照）．赤血球中のヘモグロビンがもつヘム鉄（Fe^{2+}）は総量の約2/3に達する．残りの約1/3は貯蔵鉄として小腸，肝臓，脾臓，骨髄などに存在している．

血漿中にある鉄（血漿鉄）の総量は3〜4 mg，濃度としては70〜200 μg/dLである．その濃度には日内変動があり，早朝に高くなり夜間睡眠時がもっとも低いといわれる．前に述べたように血漿鉄の99％以上はFe^{3+}としてトランスフェリン（表11-8参照）と結合している[*2]．貯蔵鉄は必要に応じて動員され，血漿鉄として主に骨髄でのヘモグロビン合成に，一部は筋肉組織のミオグロビンや各組織細胞のシトクロム，カタラーゼ，ペルオキシダーゼや肝臓のトリプトファンピロラーゼなどのヘム鉄として利用される．

血漿鉄濃度は骨髄での造血機能状態や失血，出血，あるいは栄養条件によって変動する．

[*1] 血漿中のアンチトロンビン（タンパク質性プロテアーゼ阻害因子）はトロンビンのはたらきを阻害し，抗凝固作用を示す．ヘパリンはアンチトロンビンの作用を著しく高める．

[*2] 血漿中のトランスフェリンの全部が鉄を結合しているわけではない．通常その2/3は鉄を結合していない．この鉄未結合トランスフェリンが結合できる鉄の量を不飽和鉄結合能といい，すべてのトランスフェリンが結合できる鉄の総量を総鉄結合能とよぶ．つまり総鉄結合量＝血漿鉄量＋不飽和鉄結合能の関係であるが，これらは各種貧血，肝臓疾患の診断に利用されている．

たとえば再生不良性貧血では造血機能低下によって血漿鉄の利用が減少するため，血漿濃度は上昇する．逆に血漿鉄濃度の低下は鉄欠乏性貧血で典型的にみられる．鉄は小腸粘膜上皮細胞で能動的に吸収されるが（図2-11参照），1日あたりの吸収量には限界があり1 mg程度であり，排泄量（汗，胆汁，尿への排泄および皮膚や腸粘膜細胞の剥離による消失）にほぼ等しい．このことは生体内で使われた鉄が再利用されていることを示している．鉄の大部分はヘモグロビン鉄として利用されている（図12-3）．出血や失血あるいは栄養不足などで鉄の需要が増大すると貯蔵鉄が動員されるが，それも枯渇すると血漿鉄濃度は低下し，ヘモグロビン合成の悪化から鉄欠乏性貧血におちいることになる．急性肝炎では肝臓での貯蔵鉄が血液中にでて，血漿鉄濃度が上昇する．

b．銅（Cu），亜鉛（Zn），マンガン（Mn），コバルト（Co）

銅の生体総量は100～150 mg，この約50％が筋肉にある．骨，歯（約20％）や肝臓（約15％）にも多い．血漿中の銅（70～150 μg/dL）はCu^+，Cu^{2+}の形で存在し，その95％は肝臓で合成されるセルロプラスミン（表11-8参照）に結合している．銅自身がセルロプラスミンの合成を誘導するといわれる．

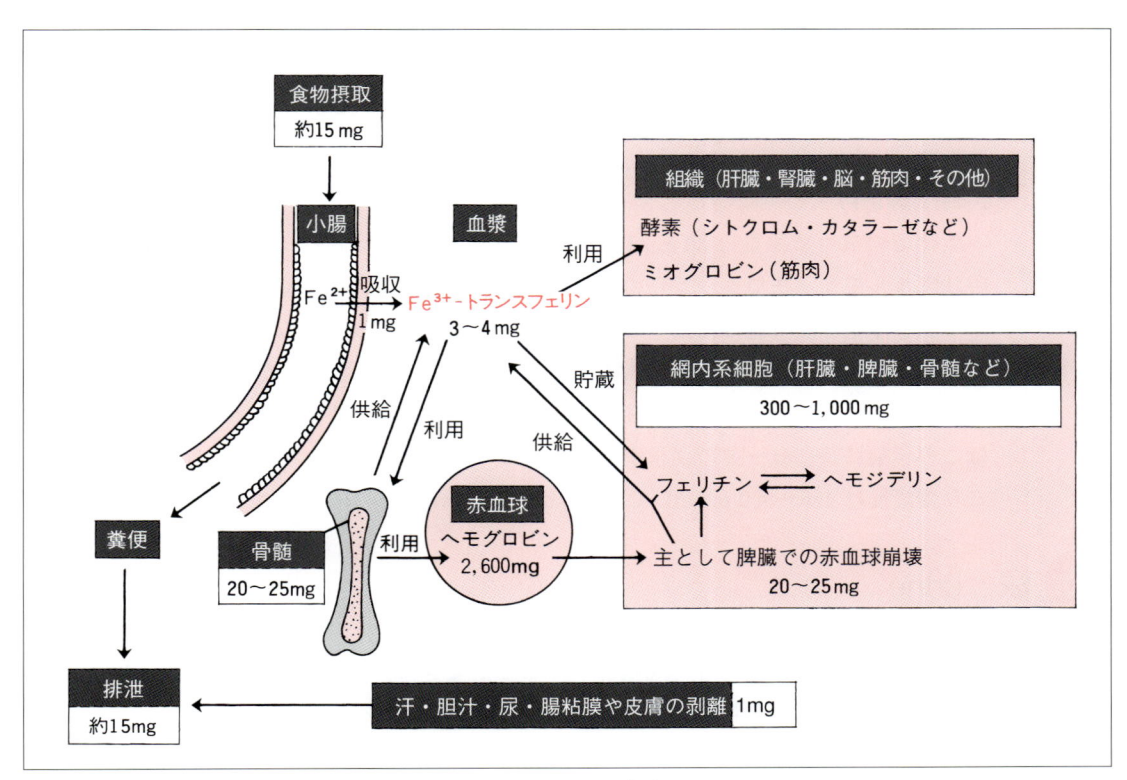

図12-3．鉄の代謝

数値は1日あたりの鉄量．女子では月経中に平均0.7 mg/日の鉄が失われ，また1回の妊娠・分娩・授乳などで母体から失われる鉄は1 g近いといわれる．吸収鉄の一部は小腸粘膜上皮細胞中でもフェリチンとして貯蔵される（図2-11参照）．フェリチンは網内系細胞中ではコロイド状に変性凝集したヘモジデリンとなる．ヘモジデリンも鉄貯蔵型である．

ウィルソン病という先天性代謝異常症では脳や肝臓に銅が蓄積する．銅はまたシトクロムオキシダーゼ，チロシナーゼ，ドーパミンヒドロキシラーゼなどの**補酵素**である．細胞質にあるスーパーオキシドジスムターゼは銅を補酵素とすると共に，酵素タンパク質の構造維持に亜鉛を必要としている．肝臓や腎臓などで合成されるメタロチオネインは銅や亜鉛，さらにカドミウムなどの重金属と結合し，生体解毒機構の1つと考えられている．

亜鉛は生体内に 1.4〜2.3 g あり，全体の約 20％ が皮膚に存在する．骨，歯にも多く，また精子，前立腺にもかなり含まれる．血漿濃度は約 120 μg/dL．

Zn^{2+} として炭酸脱水酵素，カルボキシペプチダーゼ，アルカリホスファターゼ，RNA ポリメラーゼ，DNA ポリメラーゼなどの**補酵素**となっている．亜鉛は通常の食生活で不足することはないが，不足症状としては味覚異常，食欲不振，成長遅延，免疫機能の低下などをきたす．植物中のフィチン酸（ミオイノシトールの六リン酸エステル）と強く結合するので，亜鉛の摂取有効性からみると植物性食品は動物性食品より悪い．

マンガンの生体総量は 12〜20 mg，血漿濃度は 4〜20 μg/dL である．Mn^{2+} の形でリンゴ酸酵素やミトコンドリアのスーパーオキシドジスムターゼの**補酵素**となっている．

マンガンは主に肝臓，腎臓に貯蔵され，胆汁から排泄される．通常の食事で欠乏することはない．

コバルトは生体中に約 1.1 mg 存在し，肝臓，腎臓，骨に比較的多く分布する．コバルトはビタミン B_{12} のピロール核の N に Co^+ の形で結合している（図 3-14 参照）．水溶液のコバルト塩を経口的に与えてもほとんど吸収されず糞便に排泄される．

c．ヨウ素（I）

生体でのヨウ素総量は 30 mg 以下とごく少ないが，その多くは（60％）甲状腺にあり，甲状腺ホルモン（チロキシン）の合成に利用される（図 7-13 参照）．

甲状腺濾胞上皮細胞は血漿中の無機ヨウ素を能動的に取り込み，25〜100 倍に濃縮する能力をもっている．1 日のヨウ素摂取必要量は 0.2〜0.3 mg とわずかだが，摂取不足による**甲状腺腫**はよく知られている．単純性甲状腺腫は青春期の女性に多く，数年で消失する．これはこの年齢に特にヨードの要求が高くなりヨウ素の欠乏をきたすために起こる．血漿中でのヨウ素濃度は 4.5〜8.0 μg/dL で*，ほとんどは**チロキシン結合型**である．

D 尿 urine

尿は生体内代謝過程の総合的反映ということができるから，「尿を知る」ことはその個人の健康あるいは病的状態を判断するうえに極めて有意義である．

---

* かつては血中タンパク質結合ヨウ素としてチロキシンに結合したヨウ素を測定していたが，現在ではチロキシン（T_4）やトリヨードチロニン（T_3）を直接ラジオイムノアッセイ法（14 章 A.1.a.参照）で測定している．

1. 尿の生成，腎臓のはたらき

腎臓には，アミノ酸（グルタミン酸，アスパラギン酸，アラニンなど）からの糖新生（4章B.参照），アンギオテンシン，レニン，エリスロポエチン（10章A.10.e.，11章A.1.参照）の産生・分泌という大切なはたらきがあるが，最も重要な機能は，① 尿の生成－最終代謝産物（アンモニア，尿素，尿酸など）の排泄，② 栄養素の選択的再吸収－糸球体（図12-4）でいったん濾過された低分子物質（グルコース，アミノ酸，塩類，水）の再吸収である．選択的再吸収の機能は栄養素の漏出を防止し，生体内における栄養素の保持とバランスの維持に積極的な役割を果たす．

尿の生成は腎臓の機能と密接な関係がある．尿は腎臓における次の3つの過程を経て生成される．①糸球体での血漿の濾過，②尿細管における塩類，水，糖（グルコースなど），アミノ酸の選択的再吸収，③尿細管腔へのK^+，尿酸，有機イオン，H^+などの分泌．こうした一連の過程を担っている腎臓中の単位をネフロン（図12-4）といい，一側の腎臓に約100万個存在する．

腎臓には1分間に約1Lの血液が流れる（左右の腎臓でほぼ半量ずつ）．これを**腎血流量**という．しかし糸球体で濾過の対象となるのは血漿であるから，腎機能検査としては**腎血漿流量**を

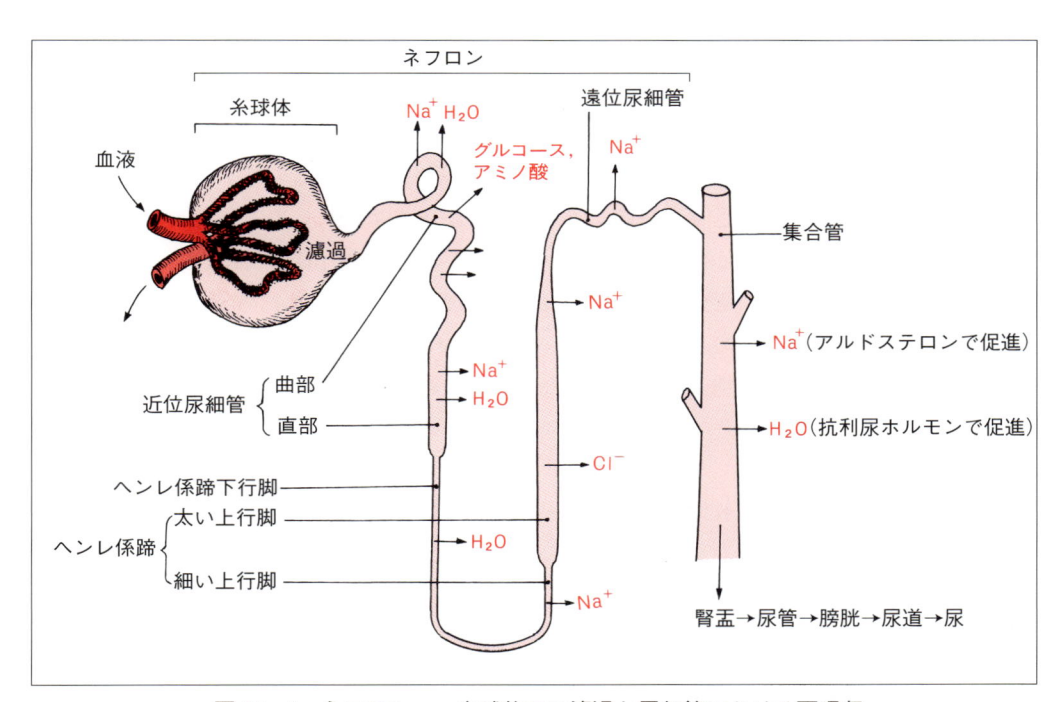

図12-4．ネフロン——糸球体での濾過と尿細管における再吸収

腎臓を通過する血液は1日1,700Lにも達する．その間に糸球体で約180Lの血漿が濾過されるが，濾液が尿細管・集合管を通りぬける時にグルコース・アミノ酸・Na^+・Cl^-・K^+・Ca^{2+}・HCO_3^-などがH_2Oとともに再吸収される．尿素やアンモニアをふくむ尿として排泄されるのは約1％にすぎない．再吸収の機構は小腸粘膜上皮細胞での吸収と基本的に同じである（2章B.参照）．集合管でのNa^+やH_2Oの再吸収はそれぞれアルドステロン（副腎皮質ホルモン），**抗利尿ホルモン**（脳下垂体後葉ホルモン，バソプレッシン）によって促進される．抗利尿ホルモンの分泌の低下により水の再吸収が悪くなり**尿崩症**をまねく．尿崩症では大量の比重の低い尿を排泄するため，多量の水分摂取を必要とする．

測定する．腎血漿流量は通常パラアミノ馬尿酸クリアランス[*1]（C_{PAH}）から計算される．正常値は平均500（350〜650）mL/分で，腎血流量はその2倍に近い．腎血流量＝腎血漿流量×ヘマトクリット値/（100−ヘマトクリット値）から求められる（ヘマトクリット値については，11章A.1.a.参照）．

糸球体濾過は二重の上皮細胞からできているボウマン嚢の中で行われる（図12-5）．濾過には血圧が大きな役割を果たしている．輸入細動脈圧は約80 mmHgで，血漿膠質浸透圧（約30 mmHg）とボウマン嚢内圧（約10 mmHg）を差し引いた**有効濾過圧**は約40 mmHgである．心不全などで乏尿や無尿がみられるのは，心臓の拍出力が減じ血圧が下がるため，結果的に有効濾過圧の低下を招くからである．チオ硫酸ナトリウムクリアランス[*1]試験で求めた正常人の**糸球体濾過量（GFR）**は，平均100（70〜130）mL/分である．薬物ではなく，生体内物質のクレアチニンによる試験（**内因性クレアチニンクリアランス**（脚注参照）（Ccr））でもほぼ同様である．糸球体濾過量は糸球体腎炎（糸球体障害），うっ血性心不全や心筋梗塞（腎血流量減少）などで減少する．ネフローゼや糖尿病では増加する場合がある．

糸球体からの濾液は尿細管（近位尿細管，ヘンレ係蹄，遠位尿細管）を通る間に水分をはじめ栄養素の大部分が選択的に再吸収される（図12-4）．尿素は部分的に再吸収されるが，クレアチニンはほとんど再吸収されない．クレアチニンの場合，その血漿濃度が高くなると糸球体濾過以外に尿細管から分泌される．尿酸は糸球体で濾過された後，近位尿細管で再吸収と分泌が繰り返され，結果的にすべてが尿細管から分泌され排泄されるという経過を辿る．K^+は遠位尿細管で分泌される．アンモニアは主に遠位尿細管細胞でグルタミン，グルタミン酸からつくられ（図7-6），細胞内部あるいは尿細管腔でH^+と結合してアンモニウムイオン（NH_4^+）となって尿中に排泄される（H^+の生成は図12-6を参照）．

通常の尿のpHは血液のpHよりずっと**酸性**である（約pH 6.0，表12-2）．尿を酸性にする原因は遠位尿細管から分泌されるH^+にあり，図12-6のように考えられている．

尿細管の機能を調べるにはフェノールスルホフタレイン（PSP）が用いられる．**PSP試験**といい，近位尿細管機能のよい指標として使われている[*2]．

● 2．尿の一般性状

表12-2に尿の一般性状を示す．尿を調べるには**新鮮尿**を用いるのが原則である．一般に早朝起床時の尿がもっとも濃縮されているのでよく，**血尿，膿尿**の疑いがある場合には1回の排

[*1] クリアランスとは血液中のある物質を1分間に除去するのに必要な血液量（mL）をいう．C＝UV/P×1.48/A の関係式から求める．C＝クリアランス，U＝尿中の物質濃度（mg/dL），V＝1分間の尿量（mL），P＝血漿中の物質濃度（mg/dL），1.48＝日本人成人の平均体表面積（m^2），A＝体表面積（m^2）である．尿量は体表面積に大体比例するので，1.48/A は尿量に対する補正である．体表面積は体重と身長から算出する計算図表（ノモグラム）を用いるか，〔体表面積 cm^2＝（体重 kg）$^{0.425}$×（身長 cm）$^{0.725}$×72.46〕で計算する．パラアミノ馬尿酸は主に近位尿細管から排泄され1回腎臓を通るのみで90%以上が尿中にでる．チオ硫酸ナトリウムは糸球体を自由に通過し，再吸収されずに尿中へ排泄される．

[*2] PSP試験は排尿させてからPSPを静注し，注射後15，30，60，120分に採尿，NaOHを加えて発色させ色素量を測定する．通常15分値が用いられ健康成人では平均35（25〜50）%である．25%以下は病的（腎機能障害）とされる．先に述べたパラアミノ馬尿酸は尿細管排泄極量を知るのにも用いられ，測定値は活動尿細管の数と排泄能力を反映するといわれる．正常値は80 mg/分である．糸球体腎炎の末期，尿毒症では著しく減少する．

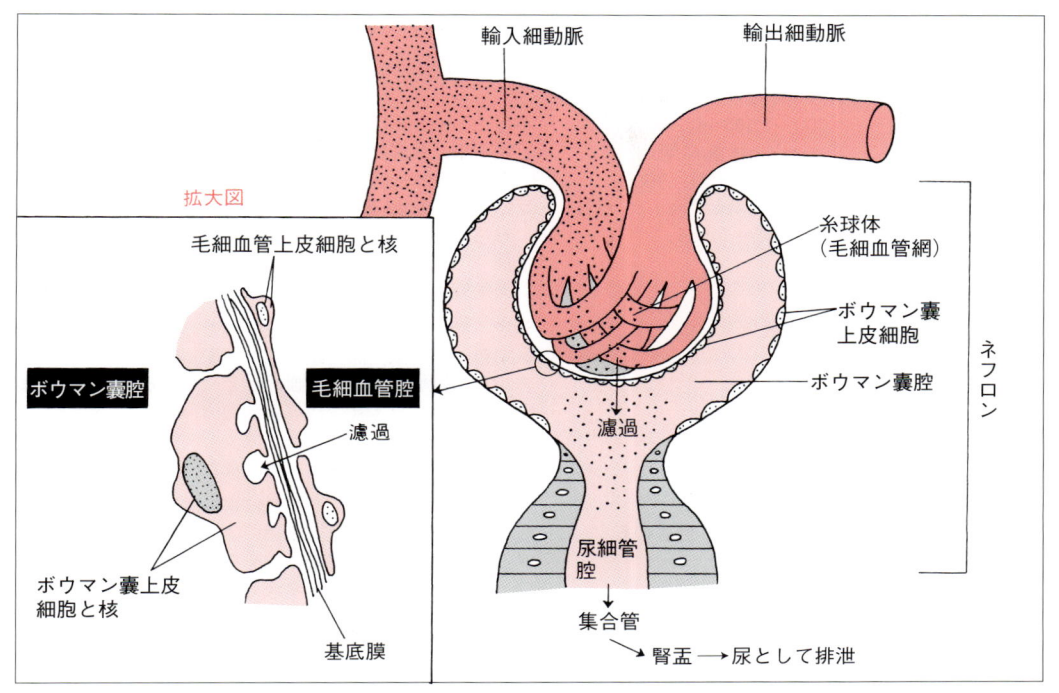

図12-5. ボウマン嚢における糸球体での濾過と糸球体濾過膜の構造
（図12-4も参照のこと）

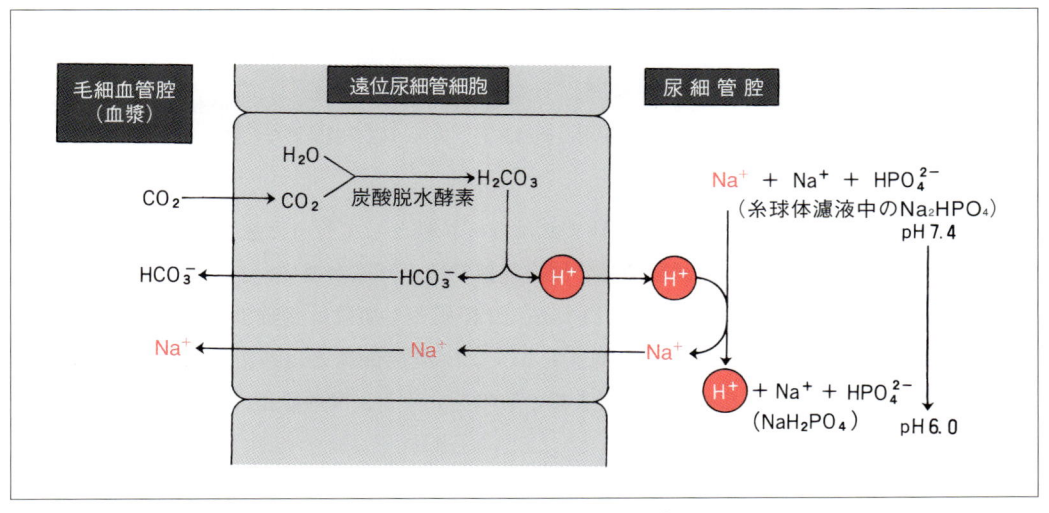

図12-6. 尿が酸性になる理由

　糸球体で濾過された塩基性のNa₂HPO₄（一水素リン酸ナトリウム）は遠位尿細管腔で分泌されたH⁺によってNa⁺の1つが交換され，酸性のNaH₂PO₄（二水素リン酸ナトリウム）となって尿中に排泄される．

表12-2. 尿の一般性状

	正常域	正常域からはずれる場合
尿量*	1,000～1,500 mL/24時間（1 mL/kg体重/時間）小児（1～6歳），300～1,000 mL/24時間 昼間/夜間＝3～4/1	多尿：2,000 mL以上　糖尿病，尿崩症，萎縮腎，腎盂炎など　夜間多尿は心臓や腎機能低下の初発症状 乏尿：500 mL以下　急性腎炎，ネフローゼ，心不全など 無尿　重症腎炎，重症ネフローゼ，重症心不全，ショック
色調	淡黄褐色	無色：糖尿病，尿崩症，萎縮腎など 乳白色：脂肪尿，尿路感染症（膿尿）など 赤褐色：熱性疾患，うっ血尿など（ウロビリン体による） 暗赤褐色：ビリルビン尿（黄色泡沫） 鮮紅色：血尿，ヘモグロビン尿 赤ぶどう酒色：ポルフィリン尿など
臭気	一種独特な芳香臭（食物により影響される）	糖尿病患者のケトン体を多量に含む尿は果実様の甘い匂い 古い尿はアンモニア臭（細菌による尿素分解） メープルシロップ尿症では特有なメープルシロップの匂い フェニルケトン尿症ではネズミ尿臭，カビ様の臭気
清濁	排尿直後は清澄　放置すると混濁（粘液，上皮細胞などによる）　植物性食品の多量摂取はリン酸塩，炭酸塩による混濁	排尿直後の混濁（血球，上皮細胞，粘液，細菌などによる）
pH	平均6.0（4.5～8.0）動物性食品で酸性，植物性食品でアルカリ性に傾く	アルカリ性尿：血尿，膿尿，代謝性および呼吸性アルカローシス 酸性尿：代謝性および呼吸性アシドーシス
比重	24時間尿で約1.015 時間尿では1.002～1.030と変動	腎機能不全：変動範囲縮小 カリウム血症：約1.010に固定傾向 尿崩症：低比重尿（1.001前後） 糖尿病，熱性疾患，下痢，嘔吐：高比重尿（1.030以上）

* 排尿回数の多いのを頻尿という．頻尿は尿量増加をみずに排尿回数の多いものである（尿路感染症，神経病質など）．また尿閉は前立腺肥大，膀胱結石，麻痺（脳脊髄腫瘍などによる）でみられる．

尿を順次2～3回に分尿し，2杯または3杯試験として行うと尿路病変部位を知ることができる．たとえば血尿2杯試験の場合尿道前部では1杯尿が血尿，2杯尿は透明であり，尿道後部や膀胱頚部ではその逆である．1杯尿，2杯尿とも血尿は膀胱より上部の尿路（尿管，腎盂，集合管，尿細管，糸球体）に由来する．なお24時間尿とは通常午前8時に排尿したあと，つぎの尿から集めはじめ翌朝8時までのものをいうが，腐敗防止のためトルエンなどを数滴加え外気と遮断しておくのがよい．

3．尿の平常成分と異常成分

正常成人24時間尿の成分とその量を表12-3にまとめて示す．

a．尿素

正常尿にもっとも多量に含まれているのは尿素である．尿素はタンパク質，アミノ酸窒素の**最終代謝産物**であるから，尿中排泄量は当然タンパク質の摂取量によって変動する．

表12-3. 正常成人24時間尿の成分

成　分	量 [g/24時間]	成　分	量 [g/24時間]
総窒素	14～21	塩化ナトリウム	10～15
尿素	14～35	ナトリウム	4～6
アンモニア	0.3～1.2	カリウム	0.8～1.6
尿酸	0.4～1.2	カルシウム	0.1～0.3
クレアチニン	1.0～2.0	マグネシウム	0.05～0.2
アミノ酸	0.2～0.7	リン酸（リンとして）	0.5～2.0
馬尿酸*1	0.1～1.0	総硫酸	0.7～3.5
インジカン*2	0.005～0.02	鉄	0.1
ケトン体（アセトンとして）	0.04～0.05	ヨウ素	$(50～250)\times 10^{-6}$
			[mg/24時間]
ウロビリノゲン	0.5～2.0	ビタミンB_1	0.1～0.4
タンパク質	0.02～0.08	ビタミンB_2	0.8～1.3
グルコース	0.04～0.085	葉酸	0.004～0.2
		ビタミンC	15～50

*1 馬尿酸はウマなど草食動物の尿中に多量に排泄される．人尿中の馬尿酸は**安息香酸** benzoic acid（食品添加物などに含まれる）にグリシンがペプチド結合したグリシン抱合体で，安息香酸が肝臓で解毒されたものである．肝臓の機能障害時には，グリシン抱合能力がわるくなり馬尿酸生成が減少する．安息香酸を負荷して尿中馬尿酸量を調べる肝臓機能検査法は馬尿酸試験とよばれる．

*2 インジカンはタンパク質中のトリプトファンが分解されてできる．腸内容物の停滞や異常分解（便秘，腸閉塞，腸結核などの場合），あるいは腸管以外の癌や壊疽（疾患あるいは血行障害によって壊死に陥った組織が腐敗性変化を起こす状態）などで体内腐敗がすすむと尿中に増量する．

b．クレアチニン

　　クレアチニンは大部分が筋肉中にある**クレアチンリン酸**（図7-15 A参照）の最終代謝産物である．尿中クレアチニン量は筋肉量や筋肉運動量に関係し基本的に食物摂取には無関係である．体重kgあたり，24時間に排泄されるクレアチニン量（mg）をクレアチニン係数という．

　　正常成人のクレアチニン係数は，男子平均40（20～60），女子平均18（14～22）である．筋肉運動後に増加し，飢餓，進行性筋ジストロフィー症，高度の腎機能不全などで減少する．クレアチンは成人男子の場合尿中にはみられないが，女子ではときにみられる．小児尿中には1日10～50 mg排泄される．進行性筋ジストロフィー症，甲状腺機能亢進症，糖尿病などで筋肉の崩壊がある場合，クレアチンの尿中排泄量の増加が生じる．

c．尿酸

　　尿酸はプリン塩基をもつ核酸の最終代謝産物である．プリン体を除いた食事でも尿酸排泄があり，これを**内因性尿酸**という．これに対して摂取食物由来のものを**外因性尿酸**とよぶ．

　　尿酸は熱性疾患，白血病，リウマチなどで細胞崩壊が高度の時に尿中排泄増加がみられるが，痛風発作および過度のアルコール飲用後にも増量する．痛風患者ならびにレッシュ・ナイハン症候群（表13-1参照）では血漿中の尿酸濃度が高く，四肢関節や組織に**尿酸塩**が沈着するため，関節痛，関節腫脹発作をくりかえすのが特徴である．痛風発作前や腎臓の機能

障害時には尿中尿酸は減少する．

　尿酸はキサンチンオキシダーゼの作用で生成するが（図8-4参照），本酵素の阻害剤であるアロプリノールでそれを抑えることができる．

d．ケトン体

　ケトン体（6章A.2.参照）は通常の尿検査（試験紙法）では検出されないほど低濃度である．重症糖尿病，飢餓，過脂肪食，小児自家中毒などではケトン体が血中に増加してケト・アシドーシスになり，尿中にも増量する．

e．ウロビリノゲンとビリルビン

　ウロビリノゲン（ウロビリノーゲンともいう）は腸内細菌によるビリルビンの代謝産物である．ビリルビン（11章B.2.参照）は肝臓で主にグルクロン酸抱合をうけて胆汁中に排泄されるが，腸内ではβ-グルクロニダーゼの作用でグルクロン酸がはずれてビリルビンが再生する．ビリルビンは小腸下部や大腸の腸内細菌によって酵素的に還元され，ウロビリノゲンになる．

　ウロビリノゲンの一部は腸管から吸収され，門脈経由で肝臓に運ばれるが，そのほとんどは再び胆汁中に排泄される．これを腸肝循環という（6章B.4.も参照）．しかしわずかの部分は大循環系に入り腎臓から尿中に排泄される．ウロビリノゲンは空気中に放置すると容易に酸化され，ウロビリンになる．ウロビリノゲンとウロビリンをあわせてウロビリン体という．

　尿中ウロビリノゲンはビリルビンの生成増加（溶血や内出血），腸内容物の停滞（便秘や腸閉塞），肝臓機能障害のある時に増量し，ビリルビンが胆管を経て腸内にでない場合（総胆管閉塞や肝細胞性黄疸極期）には全く尿中に排泄されないか，あるいは減少する．

　ビリルビンは正常尿には現れないが，グルクロン酸抱合されたビリルビン（直接ビリルビンという）が尿中に出現することがある．閉塞性黄疸，溶血性黄疸の時にみられる．肝細胞性黄疸の時血漿中に増加するビリルビン（非抱合型あるいは間接ビリルビン）は腎臓から排泄されないので尿中へでない．尿中ビリルビン検査は黄疸の種類を区別するのに利用される．ビリルビンは光や酸素によって容易に酸化されて，緑色のビルベルジンにかわる．

f．タンパク質

　尿中のタンパク質は大部分血漿タンパク質に由来する．糸球体では分子量が比較的小さいタンパク質（アルブミンなど）は濾過されるが，そのほとんどが近位尿細管で再吸収されるため，正常24時間尿でのタンパク質含量はごく僅かである（20〜80 mg）．これは通常スクリーニングに用いられる試験紙法の感度（10〜20 mg/dL）以下である．スルホサリチル酸法は尿タンパク質を検出するのにもっとも感度がよく（5 mg/dL），この方法を用いて陰性であれば尿タンパク質としては正常ということができる．

　過度の運動や肉食のあと，あるいは精神的ストレス，寒冷，月経前などの時には生理的タンパク尿として一過性に尿タンパク質陽性となることがある．また起立性タンパク尿といって起立時に尿タンパク質陽性，安静臥位にすれば陰性になる場合もある．いずれも病的なも

のではない．正常尿のタンパク質は平均40（20〜80）％がアルブミンで，他はトランスフェリン，$α_1$-アンチトリプシン，IgGなどの免疫グロブリンの断片である．

持続的に尿中タンパク質が陽性なのは病的である．**病的タンパク質**は糸球体腎炎，ネフローゼ，腎硬化症，慢性カドミウム中毒などの腎臓疾患（**腎性タンパク尿**）や尿路感染症，マラリアや梅毒感染，黄疸などでみられる．特異なタンパク尿としてはベンス・ジョーンズタンパク質とよばれるものが尿中に出現する場合がある．これは**多発性骨髄腫**患者にみられるタンパク質で，免疫グロブリンのL鎖（図11-10B参照）である．このタンパク質溶液は40℃で混濁，60℃で凝固，100℃で溶解するという特徴ある性質を示す．

尿中に血液が現れる場合を**血尿**といい，尿路感染症，結石，腫瘍，出血性素因（白血病，紫斑病，血友病など）で起こり，尿沈渣に赤血球が認められる．ヘモグロビン尿は透明鮮紅色（オキシヘモグロビン）であるメトヘモグロビンの場合は暗褐色を呈する．ヘモグロビン尿は発作性血色素尿症，中毒性疾患，感染症などでみられる．

g．糖質

尿中に出現する**糖質**は主にグルコースであり，正常尿にも少量排泄される（一時尿での濃度2〜20 mg/dL）．

グルコースオキシダーゼを用いた**試験紙法**＊は特異性高く，感度のよい（検出感度下限，

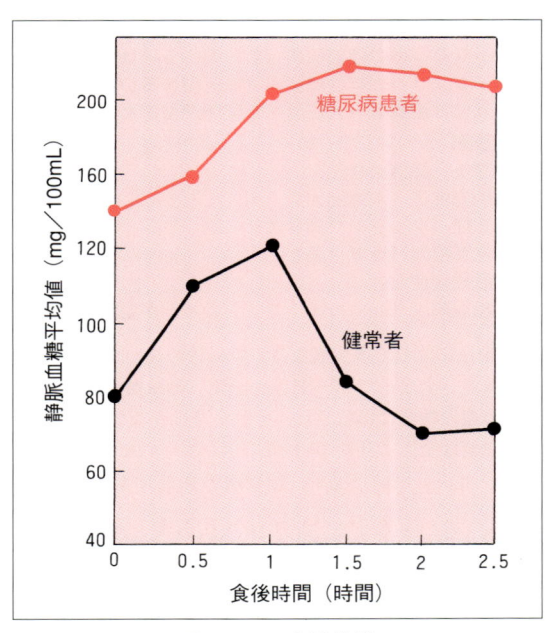

図12-7．血糖曲線

＊酵素試薬と異なって，旧来のニーランデル試薬やベネディクト試薬は糖の還元性を利用した尿糖検出試薬である．しかし，特異性は低く，アスコルビン酸（大量服用時），グルクロン酸，抗生物質（テトラサイクリン剤やストレプトマイシン），サリチル酸，ホルマリン（防腐剤）が含まれる尿は陽性となる．

25 mg/dL）方法であるが，正常尿のグルコース濃度では検出できない．糖質が尿中に検出される場合を**糖尿**とよぶが，一般にはグルコース尿を糖尿としている．糖尿は表12-4に示すようにいくつかの型に分類される．図12-7に健常者と糖尿病患者の血糖値の例を示す．健常者の血糖値は空腹時で通常60〜110 mg/dLの範囲内であるが，糖尿病患者の血糖値は空腹時でも，126 mg/dL以上の高血糖値を示し，食後2時間以上の間200 mg/dL以上の高血糖値が維持される．

表12-4．糖尿（グルコース尿）とその原因

1. 非高血糖性糖尿（空腹時血糖値正常）
    a. 食事性糖尿（一過性）
        糖同化閾を越すグルコースの一時大量摂取（一般に200g以上）
        肝臓疾患，バセドウ病，肥満症などでは同化閾が低下し，粘液水腫，脳下垂体腫瘍では上昇する．
        胃切除者では食後に糖尿をみる場合がある．
    b. 特発性一過性糖尿
        精神感動，過激な運動，脳出血，てんかん発作，ステロイド剤の過剰投与
    c. 腎性糖尿（持続性）
        腎尿細管の再吸収障害による．
            ウィルソン病，ガラクトース血症，先天性腎性糖尿などの先天性疾患
            慢性カドミウム中毒，フロリジン中毒，妊娠末期
2. 高血糖性*1糖尿（持続性）
    a. 糖尿病*2（遺伝性素因）
        ① インスリン依存性糖尿病（若年型あるいは1型糖尿病）
        ② 非インスリン依存性糖尿病（成人型あるいは2型糖尿病）
            これには肥満型（大部分）と非肥満型がある．
    b. 二次性糖尿病
        膵臓疾患（膵炎，膵摘出など）
        脳下垂体機能亢進症（末端肥大症，ACTH分泌亢進など）
        副腎機能亢進症（クッシング病など）
        甲状腺機能亢進症（バセドウ病など）
        肝臓疾患（肝硬変症など）
        ステロイド糖尿病（グルココルチコイドの長期多量投与の副作用）

*1 血糖値は測定法によって多少異なる．特異性の高いグルコースオキシダーゼ法の場合，早朝空腹時の正常値は静脈血（全血）で60〜110 mg/dL（動脈血では65〜115）である．糖の還元性を利用した方法は血液中の還元物質に影響され，それらを除かないと血糖値としては真のグルコース濃度より高くなる．また血漿は全血より約10％低い値が得られるという（グルコースオキシダーゼ法）．グルコースオキシダーゼ法を用いた場合，空腹時の血液で110 mg/dL以上が**高血糖**，40 mg/dL以下が**低血糖**とされる．

*2 臨床検査では血糖値とともに糖化ヘモグロビンや血清中のフルクトサミンが測定される．成人ヘモグロビンを高速液体クロマトグラフィーによって分離すると，主成分のA（HbA）より早く溶出されるHbA_1分画があり，それはさらに$HbA_{1a, 1b, 1c, 1d}$などの亜分画に分かれる．これらの亜分画のうち，HbA_{1c}がグルコースによってβ鎖のN末端アミノ酸であるバリンが修飾された糖化ヘモグロビンである［グルコースのアルデヒド基$-CHO$とバリンのアミノ基$-NH_2$がシッフ塩基（グルコース）$-C=N^+H-$（バリン）を形成したのち，安定なケトアミン構造（$CH_2OH-HCOH-HCOH-HOCH-CO-CH_2-NH-$ヘモグロビン）をとったものである（この変化はアマドリ転移とよばれる）］．HbA_{1c}は過去3〜4週の総合された血糖値を反映するといわれる．フルクトサミンは，アルブミンなどの血清タンパク質がヘモグロビンと同様にグルコースにより糖化された血清糖化タンパク質で，過去約2週間の血糖値を反映するとされる．HbA_{1c}やフルクトサミンはともに非酵素的に生体内で作られる．

糖尿（グルコース尿）以外には乳糖尿（授乳期，離乳期の女子），ガラクトース尿（ガラクトース血症，表13-1参照），フルクトース尿（フルクトース尿症），ペントース尿（食事性のもの，あるいはペントース尿症，表13-1参照）などがある．

▼ チャレンジ課題

1) 鉄（Fe）が構成成分である生体内化合物について説明せよ．
2) 尿中窒素化合物の中で，タンパク質の摂取量に応じて増減する化合物は何か，説明せよ．
3) 核酸のプリン塩基の最終代謝産物は何か．また，その物質と痛風との関連について述べよ．
4) ナトリウムとカリウムのうち，どちらが細胞内に多く分布しているか．それぞれ細胞内外の濃度を述べよ．
5) カルシウムの代謝に関与しているホルモン名を挙げ，それらのホルモンの作用について述べよ．
6) 血清カルシウム量が低くなりすぎた場合にみられる疾患と高くなりすぎた場合にみられる疾患について説明せよ．
7) 正常新鮮尿は弱酸性であるが，下記のような食品を多く摂取した場合に酸性またはアルカリ性のいずれに傾くか．
    i) 肉類などの動物性食品
    ii) 植物性食品
8) 糖尿病，飢餓などの際に，ケトン体が血液および尿中に増加して起こるアシドーシスについて説明せよ．

13章 代謝異常と遺伝病

　いままで学んだように生体内代謝を円滑に進めているのは**酵素**である．酵素がそのはたらきを失ったらどういうことが起こるだろうか．ちょうど川がせき止められた状態を考えるとよく理解できる．川の上流では水があふれ，下流では水が枯れる．上流であふれた水は小川に流れこみ，小川はたちまち大きな川に変わり，周辺の土地に被害を与える．下流では水不足のため作物が育たない．代謝障害とはいわばこのような状態であるが，**酵素活性の消失や低下は阻害剤**（3章A.6.参照）の作用によっても起こすし，また**酵素タンパク質の遺伝的な質的量的異常**（先天性代謝異常）が原因となって生ずることもある．しかし代謝の乱れはかならずしも特定の酵素活性の異常低下のみに原因があるとはかぎらず，外からの情報を受け取る**受容体タンパク質**や栄養素などの**輸送タンパク質**の異常の場合もあり，結果的に関連する代謝ばかりでなく身体全体の代謝が進まなくなる場合もみられるのである．

　本章では遺伝子の異常として明らかになっているヘモグロビン異常症や全国的な新生児マス・スクリーニングの対象になっているフェニルケトン尿症などの先天性代謝異常症を中心とした**遺伝病***について学ぶ．また，近年特に研究が進んできたアルツハイマー病やパーキンソン病その他の神経変性疾患および筋変性疾患である進行性筋ジストロフィーについても考えてみよう．

重要事項

- **先天性代謝異常症**：酵素タンパク質，受容体タンパク質，輸送タンパク質などの遺伝子の異常によって起こる先天性代謝異常症では身体全体の代謝が進まなくなり，異常が現れる．先天性代謝異常症の診断は1）臨床症状，2）生体内に蓄積する前駆物質や異常な代謝産物の尿および血中での存在の証明，3）変異遺伝子によって作られるタンパク質の質的量的な異常の証明，4）DNA解析などをすることにより行われる．
- **新生児マス・スクリーニング**：フェニルケトン尿症，メープルシロップ尿症，ガラクトース血症，ホモシスチン尿症，先天性副腎過形成症の5つの先天性代謝異常症と先天性クレチン症について新生児を対象に行政レベルで実施されている．これらの疾患は治療しないで放置すると，知能障害を引き起こす．
- **神経変性疾患**：アルツハイマー病は精神神経症状が出現する進行性痴呆である．脳にびまん性の萎縮が起こり，多数のアルツハイマー原線維変化と老人斑がみられる．パーキンソン病は老化にともなって起こ

---

*　現在 19,121 種類に達する遺伝病が知られている（マクージック・ネイサン遺伝医学研究所，2008）．このうち常染色体性遺伝病は 17,925 種，X染色体性遺伝病は 1,076 種，Y染色体性遺伝病は 57 種，ミトコンドリア DNA 性遺伝病は 63 種である．

る神経変性疾患で筋硬直，振戦を示す．黒色線条体系のニューロンが変性に陥るのが特徴である．ハンチントン病は常染色体性優性の遺伝病であり，成人に発症する舞踏運動，精神知能障害を示す進行性の神経変性疾患である．
- **筋変性疾患**：進行性筋ジストロフィーは骨格筋や心筋に変性・壊死が起こり，筋肉の萎縮と筋力の低下が進行性に悪化する一群の遺伝病の総称である．常染色体性劣性，常染色体性優性，X染色体性劣性の遺伝形式のものが知られる．

A 先天性代謝異常

　先天性代謝異常という概念はイギリスの小児科医A.E.ガロードによってはじめて提唱されたものである（1908年）．ガロードは白子症，アルカプトン尿症，シスチン尿症（本章A.4.参照），ペントース尿症の4疾患（後出，図13-3，表13-1）をあげ，これらは生体内の特定の代謝過程に生まれつき欠陥がある遺伝病であると考えたのである．

　後になってこの推測は証明され，たとえば白子症ではチロシン→メラニン生成経路の最初の段階を触媒するチロシナーゼの活性が先天的に失われているために，メラニンが産生されない（図13-3および図7-13参照）．また尿を空気中に放置すると黒変することで知られるアルカプトン尿症では多量のホモゲンチジン酸が尿中に排泄される．ホモゲンチジン酸はチロシン→アセト酢酸，フマル酸生成経路（図13-3および図7-13参照）での中間代謝産物であるが，この代謝異常症はホモゲンチジン酸をフマリルアセト酢酸に代謝するホモゲンチジン酸オキシゲナーゼが生まれつき欠損しているために起こる遺伝病である．

　こうした先天性代謝異常は本質的に特定酵素タンパク質の一次構造をコード（指定）する遺伝子（9章参照）の異常であるが，遺伝子異常とその遺伝子産物である異常タンパク質の関係を理解するためにまずヘモグロビン異常を考えてみよう．

1. ヘモグロビン異常

　正常の赤血球は円盤状，無核の細胞で，ヘモグロビンを多量に含んでいる（11章A.1.参照）．ところが，**鎌状赤血球性貧血症**とよばれる患者の赤血球は鎌状あるいは半月状をしている．この原因がヘモグロビンにあることはL.ポーリングらによって1949年に明らかにされたが，この**HbS**と名付けられた異常ヘモグロビンの発見は**分子病**（分子の異常によって起こる疾病）の概念が確立される端緒になった．

　HbSは，11章（A.1.c.参照）でも述べたようにその構造は$\alpha_2\beta_2^{\text{glu6-to-val}}$であるが，ヘモグロビン$\beta$鎖のN末端から6番目のアミノ酸が正常のグルタミン酸からバリンに変わったものである．ここでは簡単に正常のHbAを$\alpha_2\beta_2^A$と書き，HbSを$\alpha_2\beta_2^S$と表すことにする．

　HbSの酸素飽和曲線はHbAとかわらないが，その特徴は低酸素状態において溶解度が低下し，重合析出することである．肺胞内のように酸素分圧の高いところでは異常はないが，酸素分圧が低下する末梢組織ではHbSの不溶性が高まり赤血球内で重合析出してくる．この状態

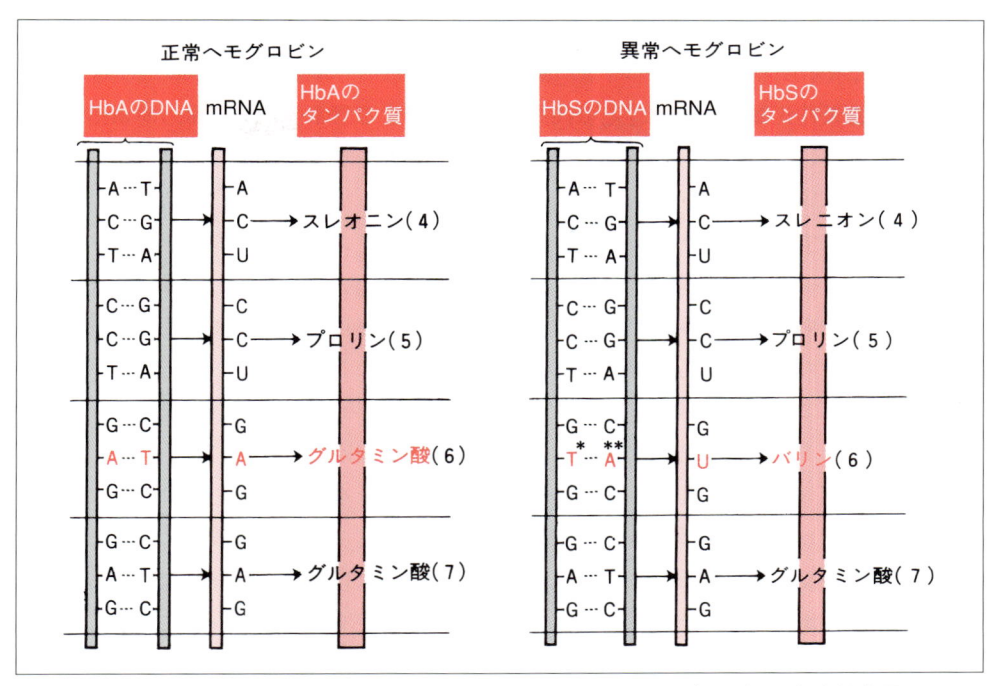

図13-1. 鎌状赤血球性貧血症にみられるヘモグロビンS（HbS）の点突然変異

*, ** 二重鎖DNAに起こった変異の塩基を示している．括弧内の番号はヒトHbβ鎖（146個のアミノ酸から構成）のN末端アミノ酸（バリン）からの番号．

のHbSはちょうど材木置場に積みあげられた材木のように平行に並び，赤血球内部から細胞膜を押しひろげるため，赤血球の形が鎌状に変形することになる．鎌状になった赤血球は柔軟性が失われ毛細血管を閉塞するため，血流は途絶えて**梗塞**や著しい**疼痛**の原因になる．また赤血球膜はこわれやすく，**赤血球寿命の短縮（数週間），貧血，黄疸**症状が現れる．

HbSのできるもともとの原因はヘモグロビンのβ鎖をコードする遺伝子の変異である．β鎖遺伝子の6番目のコドン中の第2塩基に点突然変異が起こり，A（アデニン）がT（チミン）に変わったためにグルタミン酸→バリンの変化が生じたのである（図13-1）．

2．酵素異常

a．一遺伝子一酵素説

ガロードが先天性代謝異常という概念を提唱して約40年後，G.W.ビードルはアカパンカビの遺伝的変異株の研究から「**一遺伝子一酵素説（one gene-one enzyme theory）**」を発表した（1945年）．「1つの**遺伝子**は1つの**酵素**を支配する」という考えである．この考えはほぼ正しく*，先天性代謝異常症を理解する上に重要な理論的背景となった．その後，先天性代謝異常症がつぎつぎに発見され，その遺伝形式や原因酵素，さらに遺伝子に関する研究の進歩によって，次第にその基本となるメカニズムが明らかになってきた．アミノ酸，糖質，

---

* 例外として，1つの遺伝子から3つの酵素ができるCAD複合体，2つの酵素ができるUMPシンターゼ（共に図8-2参照）ならびに2つの酵素ができるCYP17（図10-9参照）がある．

脂質，ヌクレオチドなどの各代謝における酵素欠損に基づく先天性代謝異常症の例を表13-1に示す．

先天性代謝異常症は特定の代謝過程を触媒する酵素の機能異常（酵素活性の低下あるいは消失）に基づく場合が大部分である．欠陥をもつ酵素ができるのは本質的に異常ヘモグロビンの生成と同じで，酵素タンパク質をコードする構造遺伝子自体あるいは遺伝子発現の異常に起因するものである．遺伝子変異のため酵素タンパク質の異常をきたす先天性代謝異常症（表13-1）にはほぼ共通してつぎのようなことが見られる．①基質やその前駆物質の蓄積，②それらが別の代謝経路（支流）に流入することによって起こる支流物質の増加，③正常代謝産物の欠乏である（図13-2）．

b．フェニルケトン尿症

この典型的な例としてフェニルケトン尿症（PKU）を考えてみよう（図13-3）．フェニルケトン尿症は必須アミノ酸のフェニルアラニンを水酸化してチロシンに変えるフェニルアラニンヒドロキシラーゼの遺伝的欠損によって起こる．この酵素はほとんど肝臓だけに存在するので，酵素欠損によってフェニルアラニンは代謝されず肝臓に増量し，その結果血液中に溢れ出るため，患者は高フェニルアラニン血症を呈する．肝臓に蓄積したフェニルアラニンは通常は細い支流であるフェニルピルビン酸代謝経路に流れ込み，フェニルピルビン酸をはじめフェニル酢酸（ネズミ尿臭，カビ臭の原因物質）やフェニル乳酸が血液中に出現し腎臓から尿に排泄される．フェニルピルビン酸はケト酸であり，その尿中増加がフェニルケトン尿症の名の由来となっている．尿中フェニルピルビン酸は第二塩化鉄反応によって調べることができる．フェニルピルビン酸，フェニル酢酸および高濃度のフェニルアラニンは神経細胞毒と考えられている．

フェニルアラニンからはチロシンを経由して多くの生理的に重要な物質が合成される（図13-3）．フェニルケトン尿症の患者が赤毛，色白などメラニン色素欠乏におちいるのもフェニルアラニンヒドロキシラーゼ欠損にその原因がある．また脳の発育や機能に大切な甲状腺ホルモンやカテコールアミンもフェニルアラニン→チロシンの代謝産物であり，それらの欠乏はフェニルケトン尿症の患者が重度の知能障害をきたす一因とも考えられる．

フェニルケトン尿症は常染色体性劣性遺伝形式をとっている．フェニルアラニンヒドロキシラーゼの遺伝子は第12染色体上にあり，その2個の対立遺伝子が共に異常遺伝子，つまり異常遺伝子に関してホモ接合体の場合に発症する．ヘテロ接合体（保因者）では正常遺伝子を2個もつ（正常）ホモ接合体の半分の正常酵素ができる．通常の食事条件ではこの酵素量で十分であり，フェニルアラニンはチロシンに代謝され高フェニルアラニン血症は出現しない．したがって，ヘテロ接合体は見かけ上正常である．

フェニルケトン尿症は早期に発見され，低フェニルアラニン食（治療乳）による食事療法を早期に開始，一般に8〜10歳頃まで続けることによって，脳発達障害，特に知能障害の発生を未然に防ぐことができる*．このことは新生児マス・スクリーニング（本章B.2.参照）

---

* 近年，母性フェニルケトン尿症が問題になっている．食事療法によって正常発達をとげたフェニルケトン尿症の女性と正常ホモ接合体の男性との間にできた子供（ヘテロ接合体）がフェニルケトン尿症と同様な知能障害などの脳発達障害を示す場合である．これは胎児が母親の子宮内で高フェニルアラニン環境にさらされたため生じたものである．

A. 先天性代謝異常

図13-2. 酵素異常による代謝障害
異常酵素の部位と代謝産物の流れの関係を示す.

```
遺伝子変異
   ↓
異常酵素 （酵素活性の低下あるいは消失）
   ┊
基質 ──→ 正常代謝経路 ──→ 生成物（欠乏）
(増加)    (本流)×
   ↓
別の代謝経路
（支流）
   ↓
物質1（増加）
   ↓
物質2（増加）
```

```
フェニルアラニンヒドロキシラーゼ遺伝子変異
   ↓
活性のないフェニルアラニンヒドロキシラーゼ
   ┊
フェニルアラニン ──×──→ チロシン（欠乏）
(増加：高フェニルアラニン血症)  (肝臓のみ)
   ↓
フェニルピルビン酸（増加：尿中排泄）
   ↓ ↘
フェニル酢酸  フェニル乳酸
(増加：尿中排泄)
```

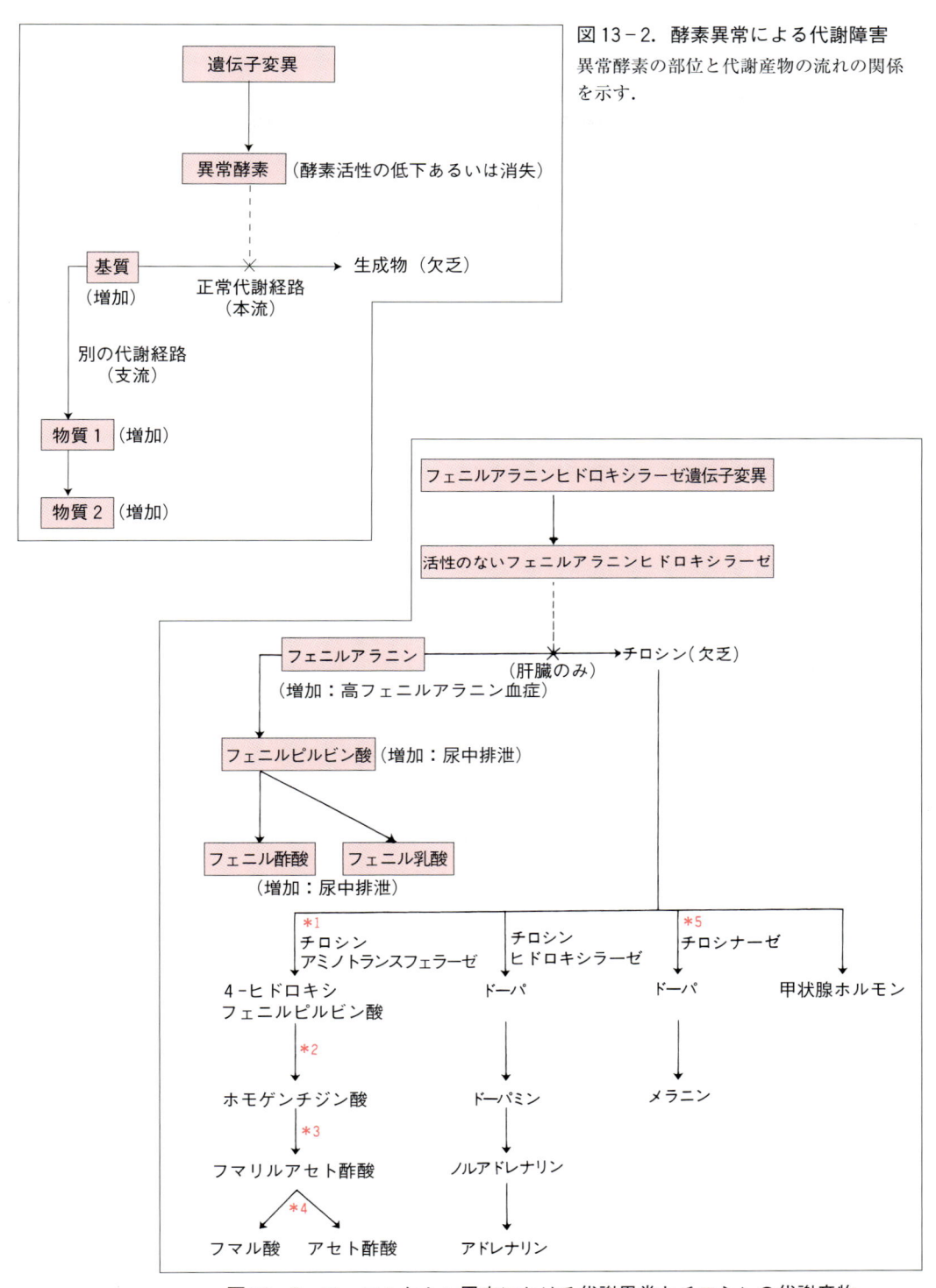

*1 チロシン   チロシン   *5 チロシナーゼ
  アミノトランスフェラーゼ ヒドロキシラーゼ

4-ヒドロキシ   ドーパ   ドーパ   甲状腺ホルモン
フェニルピルビン酸
   ↓*2   ↓   ↓
ホモゲンチジン酸   ドーパミン   メラニン
   ↓*3   ↓
フマリルアセト酢酸 ノルアドレナリン
   ↙*4 ↘   ↓
フマル酸 アセト酢酸 アドレナリン

図13-3. フェニルケトン尿症における代謝異常とチロシンの代謝産物
図7-13, 表13-1もあわせ参照のこと.
*1 高チロシン血症Ⅱ型　　*4 高チロシン血症Ⅰ型
*2 高チロシン血症Ⅲ型　　*5 白子症
*3 アルカプトン尿症

表 13-1. 酵素欠損に基づく先天性代謝異常症

疾患名	遺伝形式*	欠損酵素（遺伝子座）	酵素反応	備考
1．アミノ酸代謝異常症				
① フェニルケトン尿症				
a．Ⅰ型	常・劣	フェニルアラニンヒドロキシラーゼ（第12染色体長腕）	L-フェニルアラニン＋O_2＋NADPH＋H^+→L-チロシン＋$NADP^+$＋H_2O	古典的フェニルケトン尿症
b．Ⅱ型	常・劣	ジヒドロプテリジンレダクターゼ（第4染色体短腕）	キノイド型ジヒドロビオプテリン＋NADH＋H^+→テトラヒドロビオプテリン＋NAD^+	悪性フェニルアラニン血症（フェニルアラニンヒドロキシラーゼの補酵素テトラヒドロビオプテリンの欠乏による）
② オルニチントランスカルバミラーゼ欠損症	X・優	オルニチントランスカルバミラーゼ（X染色体短腕）	L-オルニチン＋カルバミルリン酸→L-シトルリン＋Pi（リン酸）	高アンモニア血症Ⅱ型，血中アンモニアの増加
③ メープルシロップ尿症				
a．Ⅰ型	常・劣	分枝2-オキソ酸デヒドロゲナーゼ（αE1サブユニット，第19染色体長腕；βE1サブユニット，第6染色体短腕）	分枝2-オキソ酸＋CoA＋NAD^+→イソブチリルCoA／2-メチルブチリルCoA／イソバレリルCoA＋CO_2＋NADH＋H^+	バリン，イソロイシン，ロイシンの血中増加
b．Ⅱ型	常・劣	同上（E2サブユニット，第1染色体短腕）		
④ ホモシスチン尿症	常・劣	シスタチオニンβ-シンターゼ（第21染色体長腕）	L-セリン＋L-ホモシステイン→シスタチオニン＋H_2O	メチオニン，ホモシスチンの血中増加，ホモシスチンの尿中増加
	常・劣	5,10-メチレンテトラヒドロ葉酸レダクターゼ（第1染色体短腕）	5,10-メチレンテトラヒドロ葉酸→5-メチルテトラヒドロ葉酸	ホモチスチンの血中増加（メチオニンの増加なし），ホモシスチンの尿中増加
2．糖代謝異常症				
① 糖原病Ⅰa型（フォン・ギールケ病）	常・劣	グルコース-6-ホスファターゼ（第17染色体長腕）	D-グルコース6-リン酸＋H_2O→D-グルコース＋Pi（リン酸）	グリコーゲンの肝・腎における蓄積
② ガラクトース血症				
a．Ⅰ型	常・劣	ガラクトース1-リン酸ウリジルトランスフェラーゼ（第9染色体短腕）	UTP＋α-D-ガラクトース1-リン酸⇌UDP-ガラクトース＋ピロリン酸（PPi）	ガラクトースの血中増加，汎アミノ酸尿，タンパク尿

* 常・劣：常染色体劣性　　常・優：常染色体優性　　X・劣：X染色体劣性　　X・優：X染色体優性

(表13-1つづき)

疾患名	遺伝形式*	欠損酵素（遺伝子座）	酵素反応	備考
② ガラクトース血症 b. Ⅱ型	常・劣	ガラクトキナーゼ（第17染色体短腕）	D-ガラクトース＋ATP→α-D-ガラクトース1-リン酸＋ADP	ガラクトースの血中増加
c. Ⅲ型	常・劣	UDP-グルコース4-エピメラーゼ	UDP-グルコース⇄UDP-ガラクトース	赤血球酵素が異常のみの良性型が多い
③ ペントース尿症	常・劣	L-キシルロースレダクターゼ	L-キシルロース＋NADPH＋H$^+$⇄キシリトール＋NADP$^+$	L-キシルロースの尿中増加
3．脂質代謝異常症				
① 先天性副腎過形成症（副腎性器症候群）・塩類喪失型	常・劣	21-ヒドロキシラーゼ（CYP21）（第6染色体短腕）	プロゲステロン＋NADPH＋H$^+$ → 11-デオキシコルチコステロン＋NADP$^+$	低コルチゾール・アルドステロン・Na$^+$血症，高副腎性アンドロゲン・ACTH・K$^+$血症
② ニーマン・ピック病	常・劣	スフィンゴミエリナーゼ（第11染色体）	スフィンゴミエリン＋H$_2$O→セラミド＋ホスホコリン	各臓器（主に肝・腎）におけるスフィンゴミエリンの蓄積
③ ハンター病（ムコ多糖症ⅡA型）	X・劣	L-イズロン酸2-スルファターゼ（X染色体長腕）	ヘパラン硫酸／デルマタン硫酸の^{2}CのO（酸素）結合硫酸基の加水分解	ヘパラン硫酸・デルマタン硫酸の肝・腎蓄積と尿中排泄の増加
4．プリン・ピリミジン代謝異常症				
① レッシュ・ナイハン症候群	X・劣	ヒポキサンチン・グアニンホスホリボシルトランスフェラーゼ（X染色体長腕）	ヒポキサンチン／グアニン＋ホスホリボシルピロリン酸（PRPP）⇄イノシン酸（IMP）／グアニル酸（GMP）＋ピロリン酸（PPi）	尿酸の血中・尿中増加
② アデノシンデアミナーゼ欠損症（重症複合免疫不全症）	常・劣	アデノシンデアミナーゼ（第20染色体長腕）	アデノシン＋H$_2$O→イノシン＋NH$_3$	Tリンパ球，Bリンパ球の機能不全，デオキシアデノシン尿
5．その他の代謝異常症				
① 急性間欠性ポルフィリン症	常・優	ヒドロキシメチルビランシンターゼ（第11染色体長腕）	4ポルホビリノーゲン→ヒドロキシメチルビラン＋4NH$_3$	5-アミノレブリン酸，ポルホビリノーゲンの尿中増加
② クリグラー・ナジャール症候群Ⅰ型	常・劣	ビリルビン：UDP-グルクロニルトランスフェラーゼ（第2染色体長腕）	ビリルビン＋2UDP-グルクロン酸⇄ビリルビンジグルクロニド＋2UDP	間接型ビリルビンの血中増加（Ⅰ型は酵素の完全欠損，Ⅱ型は部分的欠損）
③ ミトコンドリアミオパチー	母性遺伝	呼吸鎖-電子伝達系のNADHデヒドロゲナーゼ，ATP合成酵素，シトクロムc酸化酵素など（ミトコンドリアDNA）	NADHデヒドロゲナーゼ：NADH＋H$^+$＋FMN→NAD$^+$＋FMNH$_2$ ATP合成酵素：ADP＋Pi⇄ATP	本疾患の病因としてはロイシンやリジンtRNAの変異，DNAの大欠損，数の減少なども知られている

* 常・劣：常染色体劣性　　常・優：常染色体優性　　X・劣：X染色体劣性　　X・優：X染色体優性

の対象になっている他の先天性代謝異常症でも同じである．メープルシロップ尿症（楓糖尿症）ではバリン，イソロイシン，ロイシン，ホモシスチン尿症ではメチオニンを制限した食事療法を行い，またガラクトース血症では診断が確定すれば直ちに乳糖をまったく含まない治療乳に切りかえることが必要となる．

3. 受容体異常

細胞はホルモンや神経伝達物質などを特異的に認識して，それらに応答する仕組みや細胞外からの物質——たとえば，LDL（低密度リポタンパク質；6章B.5.参照）を積極的に細胞内に取り込む仕組みをもっている．これらの仕組みが働く第1段階は細胞外物質と細胞膜あるいは細胞質に存在する**受容体**とよばれるタンパク質との結合である．

受容体タンパク質に異常がみられる主な遺伝病には以下のものがある．

a．家族性高コレステロール血症

細胞膜に存在するLDL受容体タンパク質の異常．LDL受容体の遺伝的変異は大きく5型に分類されている（図13-4）．LDL受容体タンパク質をコードする遺伝子は第19染色体上に存在する．家族性高コレステロール血症は常染色体性優性遺伝病であり，ヘテロ接合体は500人に1人，ホモ接合体は100万人に1人の頻度と推定されている．臨床上，高コレステロール血症（LDLの上昇），若年より発症する動脈硬化症（特に冠動脈硬化症），黄色腫，老人環（角膜輪）が特徴的な所見である．

b．アンドロゲン不応症

アンドロゲン受容体タンパク質（ジヒドロテストステロンに特異性が高い）の完全欠損，量的減少，あるいは質的異常（10章A.9.参照）．男性における内，外性器の女性化–睾丸性女性化症候群．アンドロゲン不応症はX染色体性劣性遺伝病で，この受容体タンパク質をコードする遺伝子はX染色体長腕にある．A受容体（分子量約8万7千）およびB受容体（分子量約11万）の2型が知られているが，A受容体はB受容体のN末端側のポリペプチドの一部が失われているもので，互いに異なる機能をもつと考えられている．日本における発生頻度は男性13万人に1人と推定されている．

c．グルココルチコイド不応症

グルココルチコイド受容体タンパク質の量的あるいは質的異常，血中，尿中遊離コルチゾールが種々の程度に増加する．臨床的には高血圧や低カリウム血症を示すものから無症状のものまで知られている．しかしクッシング症候群に特徴的な症状はほとんど見られないとされる（10章A.7.④参照）．この受容体タンパク質（分子量約9万，ステロイド結合およびDNA結合領域をもつ）の遺伝子座は第5染色体長腕にある．常染色体性劣性あるいは浸透圧に差のある常染色体性優性遺伝病と考えられている．

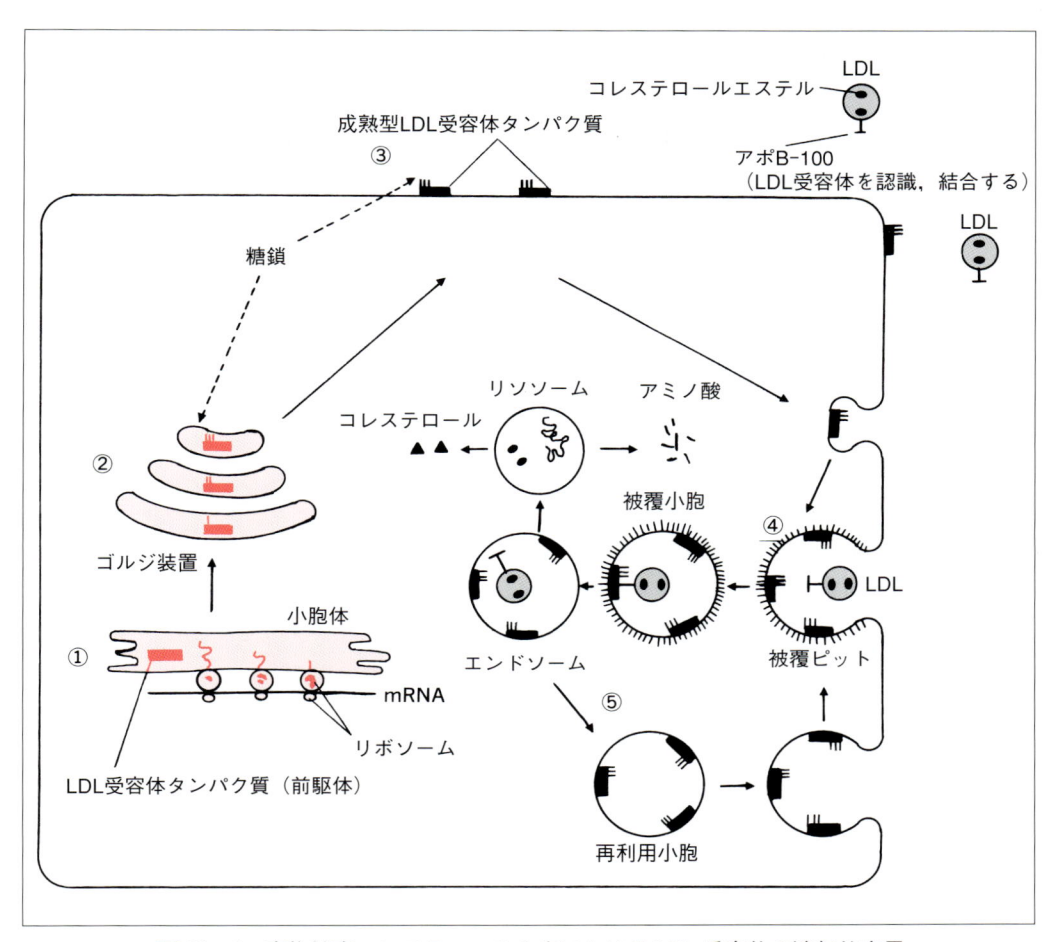

図13-4. 家族性高コレステロール血症におけるLDL受容体の遺伝的変異

　LDL受容体（糖タンパク質）は最初リボソームでの前駆体タンパク質（分子量120,000）の合成からはじまる．その後，小胞体内腔を通りゴルジ装置で糖鎖の修飾をうけたのち，最終的に成熟型（分子量160,000）の受容体タンパク質となり細胞表面に移動する．

1型：構造遺伝子の部分的欠失あるいは調節遺伝子の異常で，前駆体タンパク質が合成されない．もっとも頻度が高い．
2型：前駆体タンパク質の異常のため，成熟型受容体タンパク質へ転換できない．粗面小胞体からゴルジ装置への輸送障害と考えられる．
3型：成熟型受容体タンパク質は細胞表面に移動できても，LDL結合部位に異常があるため結合能力が低下している．
4型：LDLを結合することができても，細胞内に取り込むことができない．受容体タンパク質が被覆ピットへ集合・局在化するのに必要なタンパク質部分の異常と考えられる．
5型：被覆ピットは細胞内に陥入して被覆小胞となり，LDL受容体に結合したLDLを細胞内に取り込む．その後，被覆小胞はエンドソームに変換されLDLと受容体は解離，LDL受容体は再利用小胞として細胞膜に戻ることになるが，この型の異常ではこの再利用系が障害されていると考えられる．

d．ビタミンD依存症Ⅱ型

細胞核に存在する1,25-ジヒドロキシコレカルシフェロール（活性型ビタミンD_3）に対する受容体タンパク質の質的異常（親和性の低下）が原因である．臨床的に低カルシウム血症，二次性副甲状腺機能亢進症，くる病，高1,25-ジヒドロキシコレカルシフェロール血症を示す．常染色体劣性遺伝病で，受容体タンパク質の遺伝子座は第12染色体長腕にある．なおⅠ型は活性型ビタミンD_3の腎臓での合成障害（25-ヒドロキシコレカルシフェロール1α-ヒドロキシラーゼ欠損症，常染色体劣性遺伝病．酵素タンパク質の遺伝子座は第12染色体長腕にある）で，Ⅱ型と逆に低1,25-ジヒドロキシコレカルシフェロール血症を示す（図3-17参照）．

e．ラロン型小人症

成長ホルモン受容体の遺伝子の変異が原因で受容体タンパク質に異常を生じると成長障害が起こり，小人症を発症する．これをイスラエルの家系から発見した人の名をとってラロン型小人症という．成長ホルモンの遺伝子異常（したがって成長ホルモンの異常）による小人症が成長ホルモンの投与で改善されるのに対して，ラロン型では成長ホルモンが効かないことを特徴とする．血中の内因性の成長ホルモン濃度は高く，インスリン様成長因子-Ⅰ（IGF-Ⅰ）濃度は低い．これらの成長ホルモン作用の不足による小人症では知能の発達は正常であるが，甲状腺ホルモンまたはその受容体の異常による小人症（**先天性クレチン症，10章A.3.および本章B.2.参照**）では脳神経回路の構築が障害され，知能の発育が遅れる．

4．輸送担体異常

生体膜（1章C.6.参照）を通してアミノ酸や糖などの栄養素が輸送されるときにはそれらの物質に特定なタンパク質が関与し，**輸送担体**（トランスポーター）として働いている．したがってこの輸送担体タンパク質をコードする遺伝子に変異が起こると，担体タンパク質に量的質的異常が生じ，栄養素の輸送は障害され，結果的に代謝の円滑性が失われることになる．シスチン尿症（腎尿細管，腸管でのシスチン・二塩基性アミノ酸・中性アミノ酸輸送担体異常），メンケス病（腸管でのCu^{2+}輸送ATPアーゼ異常）などが知られる．

5．転写因子異常

細胞や組織の発生・分化・機能には，多くの遺伝子のプログラムされた発現が必要である．それらの遺伝子の発現を活性化する**転写因子**の種類は多いが，一つでも欠損すると上記のことが異常になる．例えば，DNA結合のための**亜鉛**フィンガー領域を2つ持つ転写活性化因子GATA-3がホモで欠損すると致死因子となり，ヘテロで欠損しても内分泌系，神経系，腎臓，血球系，心臓などに分化の異常を伴うHDR症候群を発症する．

B. 先天性代謝異常症の診断

1. 診断法

特定の遺伝子の変異によって生じる先天性代謝異常症の診断は通常，①臨床症状，②代謝異常の結果，生体内に蓄積する前駆物質や異常な代謝産物の証明（尿や血液），③変異遺伝子によって作られるタンパク質の質的量的異常の証明（酵素であれば，その活性変化—大部分が酵素活性の低下または消失）によってなされる．なかでも，③は確定診断には欠かせないものである．

しかし酵素を含めてタンパク質の異常が血漿，血球成分，培養皮膚線維芽細胞などで証明できる場合は問題ないが，フェニルケトン尿症の原因酵素であるフェニルアラニンヒドロキシラーゼのようにその遺伝子発現が肝臓だけに限られている場合には肝臓穿刺（生検 biopsy）によらなければ酵素発現の有無の確定診断ができない．このことは，出生前診断で特に問題となる．羊水細胞や胎盤絨毛膜ではフェニルアラニンヒドロキシラーゼ遺伝子は存在しても酵素としての発現がないからである．

最近急速に発展してきたDNA診断（遺伝子診断）は先天性代謝異常症の出生前診断や保因者診断に威力を発揮するものである．DNA診断に用いられるヒト染色体DNAは通常10 mgほどの末梢血白血球から抽出されるが，出生前診断には羊水細胞（妊娠16～18週に採取し培養する）や胎盤絨毛膜（一般に妊娠10週前後に経頸管的に吸引採取する方法がとられているが，最近ではより安全性が高い経腹膜的絨毛採取法へと変わりつつある）が用いられる．とくに胎盤絨毛膜の利用は母親由来のDNAの混入が少なく，より妊娠早期に診断できる利点がある．

また，近年では女性の高齢出産が増加して染色体異常のダウン症（ダウン症候群，14章C.1.d.参照）の子供が約千人に一人の割合で出生するようになったため，簡単に判定ができるトリプルマーカー検査法が開発された．これはダウン症の子供の血中に増加するマーカー・タンパク質を3種類選び，妊娠初期に母親の血中にも移行するのでこれらを検出するもので，陽性の場合は羊水細胞を採取して染色体検査を行い診断を確定する．

現在，鎌状赤血球性貧血症，サラセミア，フェニルケトン尿症，家族性高コレステロール血症，デュシェンヌ型進行性筋ジストロフィー症など200種類近い遺伝病に対してcDNAまたは遺伝子のDNAの一部が用意されており，それらをプローブとして直接DNA診断ができるようになってきている．また最近は，受精卵診断も行われるようになった．遺伝子診断の詳細については14章C.を参照のこと．

2. 新生児マス・スクリーニング

わが国ではフェニルケトン尿症（表13-1および本章A.2.b.），メープルシロップ尿症（表13-1，7章D.10.参照），ホモシスチン尿症（表13-1，7章C.2.d.参照），ガラクトース血症（表13-1，4章E.2.参照），先天性副腎過形成症（表13-1，10章A.6.参照）の5つの先天性代謝異常症と先天性クレチン症（先天性甲状腺機能低下症，クレチン病ともいう，10章

A.3.a.参照）について新生児マス・スクリーニングが行政レベルで実施されている*．出生後4〜7日に足の裏から採血し濾紙につけたもので検査する．

これらの疾患は治療しないで放置すると，いずれも知能障害などの脳障害を生ずるものである．先天性クレチン症は大部分が甲状腺の形成異常と考えられ，甲状腺ホルモンの合成低下がある．原因や遺伝性は必ずしもすべてが明らかでない．甲状腺ホルモンの合成過程にある酵素の異常によって起こる代謝異常性のクレチン症（多くは常染色体性劣性遺伝病）は，クレチン症全体の約1/6にすぎないといわれる．マス・スクリーニングの対象になっている他の5つの先天性代謝異常症についてはいずれも常染色体性劣性遺伝病で，欠損している酵素が明らかになっている（表13-1）．

フェニルケトン尿症の新生児マス・スクリーニングではガスリー法が使われる．これは血液中に増量したフェニルアラニンの半定量法として，高フェニルアラニン血症の診断用に開発されたものである．フェニルアラニンがないと生育しない枯草菌を利用し，正常新生児のもつフェニルアラニン血中濃度では菌が増殖しないようにチエニルアラニン（阻害剤）を一定量混入した寒天培地上に，検体血液をしみこませた濾紙（径約3 mm）を置き一定時間培養する．検体血液中に正常濃度（1〜3 mg/dL）以上のフェニルアラニンが存在すると，それを栄養源として菌が濾紙周辺に環状に増殖するが，環の大きさはフェニルアラニン量に比例して広がるので半定量が可能になる．この原理に基づいて，メープルシロップ尿症ではロイシン，ホモシスチン尿症ではメチオニンがガスリー法で半定量される．ガラクトース血症ではペイゲン Paigen 法とボイトラー Beutler 法が併用されている．前者は UDP グルコース-4-エピメラーゼ欠損株の大腸菌とバクテリオファージを使ってガラクトースの血中増加を半定量する方法であり，後者はガラクトース1-リン酸ウリジルトランスフェラーゼ活性を検体血液をしみこませた濾紙上で検出する方法で，ガラクトース血症 I 型のスクリーニング用である．先天性クレチン症では血液中のチロキシン（T_4）または甲状腺刺激ホルモン（TSH）を免疫測定法（ELISA）で定量する方法がとられているが，わが国では後者が一般的である．マス・スクリーニングで異常が発見された場合には，診断を確実にするため血液・尿での精密検査や問題となる酵素の活性測定などが必要になる．

C 神経変性疾患と筋ジストロフィー

最後にこの項では，最近社会的にも注目を集めているいくつかの神経変性疾患と筋ジストロフィーについて整理を行う．

1. アルツハイマー病

アルツハイマー病はもともと40〜65歳に発病し，特有な精神神経症状（自発性減退，錐体

---

* 新生児マス・スクリーニングはヒスチジン血症（1992年9月以降除外）を含め1977年10月から全国規模で実施され，1980年1月から先天性クレチン症が，1988年度からは先天性副腎過形成症が加わった．発見率の概算値：フェニルケトン尿症，1/7万7千；メープルシロップ尿症，1/48万2千；ホモシスチン尿症，1/18万；ガラクトース血症，1/3万6千；先天性副腎過形成症，1/1万5千；クレチン症，1/4千；ヒスチジン血症，1/9千．

外路症状，痙れん発作，失語，失行，失認など）が出現する進行性認知症である．病理学的には脳にびまん性の萎縮が起こり，多数のアルツハイマー神経原線維変化[*1]と老人斑[*2]が特徴的な所見である．

　病変はアセチルコリンを神経伝達物質とするニューロン（コリン作動性ニューロン）が集まっているマイネルト核，ブローカ核，中隔核やノルアドレナリン作動性ニューロン系の青斑核およびセロトニン作動性ニューロン系の縫線核（ラーフェ核）にとくに強いといわれる．65歳過ぎに発病する老年性認知症（アルツハイマー型老年認知症）はアルツハイマー病に比べて症状は軽いが，病理学的所見は本質的に変わらないとされている．遺伝性で家族性に起こるアルツハイマー病（全体の約10％）も知られているが，多くは孤発性・散発性である．散発性の場合にも遺伝的素因が関与していると考えられる．

　老人斑の主体をなすアミロイド〔アミロイドβ-タンパク質（Aβ）または単にβ-タンパク質とよばれ，このタンパク質の異常凝集・沈着によって神経毒性が発現すると考えられている〕は42個のアミノ酸からなる分子量約4,500のタンパク質である．このタンパク質はアミノ酸数695のアミロイド前駆体タンパク質（APP）のβおよびγ部位がプロテアーゼ（セクレターゼ）によって切断されて生成する．APP遺伝子やγ-セクレターゼを構成するプレセニリン[*3]の遺伝子の変異によってAβの生成が増加することが知られ，プレセニリン遺伝子1変異は早期発症型家族性アルツハイマー病の大部分を占めると報告されている．

　一方，遅発性散発性アルツハイマー病では，Aβを分解するタンパク質分解酵素のネプリライシンが異常であるといわれる．

　神経原線維変化では神経細胞内に特徴的な異常構造物がみられる．これはPHF（脚注1参照）の線維束で，その構成成分のひとつが過剰にリン酸化をうけたタウ[*4]とよばれるタンパク質である．Aβの蓄積は，このタウの凝集・沈着を促進する．また，タウ遺伝子の変異は家族性認知症（パーキンソン症候群を伴う第17染色体連鎖前側頭葉型認知症）を起こすことが知られ，タウ遺伝子変異も神経原線維変化と神経細胞変性さらには認知症の進展に深く関連するものとして注目されている．

　遅発性家族性アルツハイマー病の危険因子としてアポリポタンパク質E[*5]（アポE，表6-1参照）のなかのアポE4が知られている．アポE4は野性型のアポE3に比較しAβの凝集・沈着をより強く促進させること，また，アポE4遺伝子のホモ接合体ε/εの出現頻度が家族

[*1] 神経細胞内に出現する銀染色でよく染まる不溶性の線維の束．1対の線維がらせん状に捻じれた形をしているので，paired helical filament（PHF）とよばれる．神経細胞の骨格（フィラメント）を作っているタンパク質の複合的変化と考えられている．

[*2] 大脳皮質に出現する"しみ"のように見える構造体．中心部にアミロイドが沈着している．電子顕微鏡的には変性した神経突起のまわりにアミロイド線維が沈着している．老人斑は脳毛細血管の周辺にもよく見られる．

[*3] プレセニリンは主に小胞体膜に局在する膜貫通タンパク質．プレセニリン1と2が知られる．

[*4] 分子量約50,000の微小管結合タンパク質．チューブリンの重合促進，微小管の安定化に寄与していると考えられている．微小管はα-およびβ-チューブリンから構成される管状構造物で，細胞骨格のひとつである．物質輸送や分泌，細胞核分裂に際して形成される紡錘体としてなど細胞機能に重要な役割を担っている．

[*5] アポEの遺伝子（ε）座には，3つの対立遺伝子（$\varepsilon 2$，$\varepsilon 3$，$\varepsilon 4$）が知られている．それらの遺伝子産物は，それぞれアポE2，アポE3，アポE4とよばれる．分子量約34,000の糖タンパク質で，主に肝臓で合成されるが，その他脳を含め多くの組織およびマクロファージでもつくられる．

性のみならず孤発性・散発性のアルツハイマー病患者で高いことが示されている．Aβ が貯留すると小胞体にストレスがかかり，Ca^{2+} が放出されてカルパインが活性化され，これがカスパーゼ 12 と Bid を活性化し，次いでカスパーゼ 8，9，6，3 が活性化されて神経細胞にアポトーシスが誘導される（14 章 F．2．参照）という機構も考えられている．

2．パーキンソン病

　パーキンソン病は老化に伴って起こる脳の変性疾患で，筋硬直，無動症，振戦を三大主症状とする．病理学的には黒質線条体系のニューロンが選択的に変性に陥るのが特徴である．このニューロンはチロシンから合成されるドーパミンに富み（図 7-13 参照），それを神経伝達物質としている．パーキンソン病の第 1 の原因は，パーキンとよばれる分子量 52,000 のタンパク質をコードする遺伝子の異常による．パーキンは，プロテアソームによるタンパク質分解時に標的タンパク質をユビキチン化するユビキチンリガーゼ（7 章 A．2．，図 7-2 参照）の一種である．パーキンが標的とするタンパク質はドーパミン作動性ニューロンに多い α-シヌクレイン*とパエル受容体（エンドセリン受容体に類似）である．パーキンが異常の場合，老化に伴って α-シヌクレインがレビー小体となって細胞内に沈着したり，パエル受容体が小胞体に貯留したりすると，小胞体にストレスがかかってカルパイン，カスパーゼ 12，Bid，次いでカスパーゼ 3 が活性化され，神経細胞にアポトーシスが誘導されて細胞死に至る機構が考えられている（14 章 F．2．参照）．

　パーキンソン病は家族性に見られ，常染色体性劣性遺伝形式をとり 20 歳代で発病する若年性パーキンソン病の家系が発見されたが，これはパーキン遺伝子の異常によるものである．患者剖検脳では黒質および青斑核に神経細胞の変性・脱落がみられる．また，40 歳代で発病する常染色体性優性遺伝形式をとる他の型のパーキンソン病もあり，この場合は α-シヌクレイン遺伝子に異常（点突然変異）が発見されたが，この変異は家族性に見られるすべてのパーキンソン病に共通のものではないことから，パーキンソン病の第 2 の原因と考えられている．

　近年，合成ヘロイン（メペリジン）中に混在する MPTP（1-メチル-4-フェニル-1，2，3，6-テトラヒドロピリジン）とよばれる物質がパーキンソン病と同じ症状および黒質線条体系ドーパミン作動性ニューロンの変性消失を起こすことがわかり，自然発症のパーキンソン病の成り立ちや仕組みを明らかにする研究に貢献している．

　パーキンソン病の治療としてはドーパミンの減少を補充するドーパ（L 型）療法が一般的である〔この場合，投与された L-ドーパが末梢組織で脱炭酸をうけないように末梢性デカルボキシラーゼ阻害剤との合剤が使われる．ドーパミンの形では血液脳関門（BBB）があるため，脳に入らない〕．また，動脈硬化などの血管性障害に伴ってパーキンソン病様の症状を呈することがあり，これをパーキンソン症候群とよぶが，これには L-ドーパは無効である．

3．ハンチントン病とポリグルタミン病

　ハンチントン病（ハンチントン舞踏病）は常染色体性優性の遺伝病で，一般に 30〜40 歳代

＊　耐熱性の可溶性タンパク質（分子量約 19,000）で，脳（主にシナプス前終末）に豊富に存在する．

に発症する舞踏運動を主とする不随意運動，精神知能障害を示す進行性の神経変性疾患である．病理学的には大脳基底核の線条体（特に尾状核）ニューロンの変性〔γ-アミノ酪酸 GABA 作動性神経細胞（7 章 D．3．参照）の選択的な変性・脱落〕から始まり，次第に他の基底核や大脳皮質のニューロンが変性に陥っていくポリグルタミン病の一つである．

　ハンチントン病の遺伝子はハンチンチンという主に微小管に結合しているタンパク質（分子量約 35 万）をコードしている．この遺伝子は 5′ 末端付近（第 1 エキソン）に **CAG**（シトシン・アデニン・グアニンの 3 塩基配列，グルタミンのコドン）の反復配列をもつ．正常人の反復配列（リピート）数は 6～37 で，ハンチントン病患者では 38～186 とリピート数が増すことが知られている（ハンチンチンタンパク質が異常に長くグルタミン残基の連なったポリグルタミン鎖をもつことになる）．リピート数の増大は発病年齢の下降と関連し，親（特に父親）から子に伝わる時にリピート数の増大（→発病の若年齢化）*が起こるといわれている（**表現促進現象，トリプレットリピート病の特徴のひとつ**）．患者ハンチンチンはポリグルタミンが長く，線条体尾状核をはじめとする神経細胞内にポリグルタミン凝集物となって貯留する．これが神経細胞の核に存在する転写因子の **CBP**（これにも 18 個のグルタミンからなるポリグルタミン鎖がある）をポリグルタミン同士の作用で結合して CBP のヒストンアセチルトランスフェラーゼ活性を阻害すると共に，核から CBP を隔離・除去してしまう．CBP は線条体神経細胞の生存に必須な神経栄養因子の **BDNF** およびドーパミン受容体 D_3 の遺伝子発現を促進しているため，この活性を阻害されると線条体などの神経細胞は死に至り，ハンチントン病を発症する．

　他のポリグルタミン病においても同様で，変異してポリグルタミン鎖が長くなったアンドロゲン受容体の凝集物も CBP を阻害・吸着隔離して，**脊髄小脳失調症（SBMA）**をひき起こす．また変異してポリグルタミン鎖が長くなったアトロフィン-1 の凝集物は，CBP ではなく，TAF タンパク質をポリグルタミン同士の吸着作用で核から隔離し，転写を阻害して**歯状核赤核淡蒼球ルイ体萎縮症（DRPLA）**を惹起する．

4．進行性筋ジストロフィー

　進行性筋ジストロフィー（筋異栄養症，または単に筋ジストロフィー）は病理学的特徴として骨格筋と心筋に変性・壊死が見られ，臨床的には筋萎縮と筋力低下が進行的に悪化する一群の遺伝病の総称である．主要な筋ジストロフィーとして**常染色体性劣性，常染色体性優性**および **X 染色体性劣性**（X 連鎖劣性ともいう）の遺伝形式をもつものが知られる．

　常染色体性劣性遺伝を示す進行性筋ジストロフィーには，**肢帯型**（2A から 2F までの 8 型に分類），福山型，メロシン（ラミニン α2 鎖）欠損型，三好型（遠位型）などが，また，**常染色体性優性遺伝を示す進行性筋ジストロフィーには，肢帯型**（1A から 1D までの 4 型に分類），顔面肩甲上腕型，眼・咽頭型などがある．これらはすべて遺伝子座が特定されている．これらのうちで，肢帯型筋ジストロフィーは日本でもっとも症例数が多い型とされ，主に四肢近位部・腰帯部・肩甲部に筋萎縮がみられる．日本および西欧で肢帯型全体の 30 から 60 ％を

＊　若年型ハンチントン病での CAG 反復配列（リピート）数は 10 歳代発症例では 50～80，10 歳以前発症の場合は 80 以上となっている．

占めるとされている肢帯型2Aはp94とよばれる骨格筋タンパク質の遺伝的欠損によることが分かっている．p94タンパク質（遺伝子座は第15染色体長腕）は骨格筋に特異的なカルパイン（カルシウム依存性中性プロテアーゼともいう）のアイソザイムである．

一方，X染色体性劣性筋ジストロフィーには，重篤な症状を示すデュシェンヌ型，比較的軽症のベッカー型，およびエメリ・ドライフス型の3型が分類されている．デュシェンヌ型ならびにベッカー型はともにジストロフィン遺伝子（後述）の変異によるものである．デュシェンヌ型は新生男児約5,000人に1人の割合で，世界中でもほぼ同様の発生率とされている．デュシェンヌ型は3歳頃の幼児期に発症する場合が多い．10歳前後に歩行不能となるが，これは下肢近位部の筋肉（腸腰筋，大腿四頭筋，大殿筋）の萎縮（腰帯型筋萎縮）と筋力低下によるもので，萎縮は次第に上肢近位部の筋肉や躯幹筋に及ぶ．顔面筋，口頭筋は侵されない．同時に知能障害，心筋障害，腓腹筋の仮性肥大がみられる．生化学的にはクレアチンキナーゼ（図7-15参照）の血清中増加が顕著である．中年期までに死亡する．ベッカー型は世界的にはX染色体性筋ジストロフィーの約10％とされている．デュシェンヌ型より軽症で発症年齢は8歳以降（平均11歳）と遅く，進行度は比較的緩やかである（40歳前後まで働くことが可能とされる）．臨床的には，最初不自然な立ち上がり方，階段を上がることの難しさ，爪先立ち歩きなどで気付かれる場合が多いといわれる．腰帯型の筋萎縮は近位から遠位へと進行するが，デュシェンヌ型と同じく顔面筋や咽頭筋は侵されない．

デュシェンヌ型およびベッカー型筋ジストロフィーの遺伝子（ジストロフィン遺伝子）はX染色体短腕に存在する．遺伝子は300万塩基対からなる巨大なもので，エキソンの数は79個，遺伝子の大部分はイントロンで占められている（エキソンは遺伝子全体の0.6％）．この遺伝子は高い突然変異（$5 \sim 20 \times 10^{-5}$）を示すことで知られているが，患者のうち約半数が遺伝子欠失による変異であるといわれている．

エメリ・ドライフス型筋ジストロフィーはエメリン（骨格筋や心筋細胞の核膜に局在する分子量約3万4千の膜貫通タンパク質）の欠損が原因である．エメリン遺伝子はX染色体長腕に存在する．臨床的には，4～5歳に下肢の筋萎縮のため爪先立ち歩行がみられ，10歳をすぎると腰椎前弯と歩行障害が顕著となる．肩甲帯の筋萎縮によって筋力が低下し，肘関節，アキレス腱，後部頸筋などの拘縮および心筋伝導障害が出現する．腓腹筋の仮性肥大，知能障害はみられない．

▼ チャレンジ課題

1) 鎌状赤血球貧血症の発生のしくみを説明せよ．
2) 糖原病の原因遺伝子を挙げ，それぞれの症状が発生するしくみを説明せよ．
3) 新生児マス・スクリーニングを行う理由と，対象となる各疾患について説明をせよ．
4) 家族性高コレステロール血症の発症原因を説明し，対応する処置法を考えよ．
5) パーキンソン病とデュシェンヌ型筋ジストロフィーの違いを説明せよ．
6) アルツハイマー病における脳の病変とその原因を説明せよ．

14章 分子生命科学

　最近の分子生物学，分子遺伝学，遺伝子工学，細胞工学など，いわゆる**生命科学**とよばれる分野の発展は目覚ましく，生化学あるいは医学に対しても大きな影響を与えている．とくに**癌遺伝子**（細胞性・ウイルス性）と**癌抑制遺伝子**の発見の意義は大きく，この両遺伝子群は正常細胞でも重要な機能を担っていることが判明してきた．また，**胚性幹細胞（ES細胞）**の利用法をはじめ，細胞分析・**遺伝子解析**・生命工学などの画期的な実験方法も多く開発されている．本章では，医学および生化学の分野にとり入れられている重要な**分子生命科学**について学び，癌遺伝子や癌抑制遺伝子についても理解をする．

重要事項

- **タンパク質に対する特異抗体**：どのタンパク質でも異種の動物体内（血中など）に入れると，リンパ球によりそのタンパク質に対して特異的に結合する抗体が作られる．動物に作らせた特異抗体を利用してタンパク質を検出・定量する方法に，RIA（リア）法やウエスタン・ブロット法がある．単一の抗体を産出しつつ永久に増殖し続ける融合細胞をハイブリドーマといい，その単一の抗体をモノクローナル抗体という．

- **遺伝子のクローニング**：一方，単一の遺伝子を大腸菌などのプラスミド（遊離環状遺伝子）やファージ（細菌のウイルス）に組み込んで，菌と共に大量に殖やすことをクローニングという．mRNAを鋳型にしてレトロウイルスから抽出した逆転写酵素でDNA鎖を合成させると，mRNAに相補的なcDNAができる．cDNAをクローニングすることにより，mRNAの構造とコードされるタンパク質の構造の解析，さらに大腸菌などによる組換えタンパク質の生産が可能となる．また疾病の原因遺伝子を染色体の位置を決めてからその部分をクローニングし，解析する方法をポジショナルクローニング（位置的クローニング）法という．

- **ES細胞とジーンターゲッティング**：ES細胞（胚性幹細胞）はあらゆる組織細胞へ分化する全能性を有する細胞で，この細胞に相同組換えにより欠損や変異を生じさせた特定の遺伝子を導入した後，発生させ，遺伝子ノックアウト・マウスなどを作製する．これをジーンターゲッティング（標的遺伝子組換え法）という．

- **遺伝子治療**：種々の遺伝病，癌などの遺伝子病，さらにはエイズや肝炎などのウイルス性感染症に対して遺伝子治療が行われつつある．最も多い方法は，造血幹細胞，Tリンパ球，癌細胞などを患者からいったん体外に採取し，それにベクターに挿入した目的遺伝子を導入させた後，再び体内に戻す ex vivo の方法である．

- **mRNA，遺伝子の分析**：mRNAの検出・定量方法にはノーザン・ブロット法やRNaseプロテクション法などがあり，遺伝子DNAの検出・分析方法にはサザン・ブロット法，RFLP法，LOH法，DNAシー

クエンス法などがある．DNA の迅速増幅方法にはポリメラーゼ連鎖反応（PCR）法がある．
- **SNP**：遺伝子の個人差として最も頻度の高いものに，一塩基多型（SNP）がある．
- **癌遺伝子**：癌に関連した遺伝子には（発）癌遺伝子と癌抑制遺伝子がある．（発）癌遺伝子にはウイルス性癌遺伝子 v-onc と細胞性癌遺伝子 c-onc がある．前者には T 抗原や v-ras などが知られ，後者には c-fos, c-myc, c-ras などが知られている．癌抑制遺伝子には，Rb 遺伝子，p53 遺伝子などがある．
- **アポトーシス**：アポトーシスとはネクローシスと異なり，遺伝子によって高度に制御されたプログラム細胞死（自死）である．カスパーゼによって活性化された DNA 分解酵素などによって，DNA がヌクレオソーム単位で切断される．

A 人体内タンパク質の免疫学的解析

1．特異抗体によるタンパク質の検出と定量

ホルモンなど微量なタンパク質その他を検出するに当って，特異性の高い抗原抗体反応の応用は非常に有効である．

a．ラジオイムノアッセイ法

タンパク質などに対する**特異的な免疫抗体**と放射性同位元素（ラジオアイソトープ）を組み合わせて，微量なホルモンその他を定量する方法がラジオイムノアッセイ法（RIA）である．図 14-1 にその原理を示す．

例えば血中インスリンを定量する場合，①まず標準インスリンを ^{125}I などのラジオアイソトープにて標識する．これにウサギなどを免疫して作製した抗インスリン抗体（またはそれを含む抗血清）を適宜希釈して作用させると，抗原抗体反応によって標識インスリンの一部

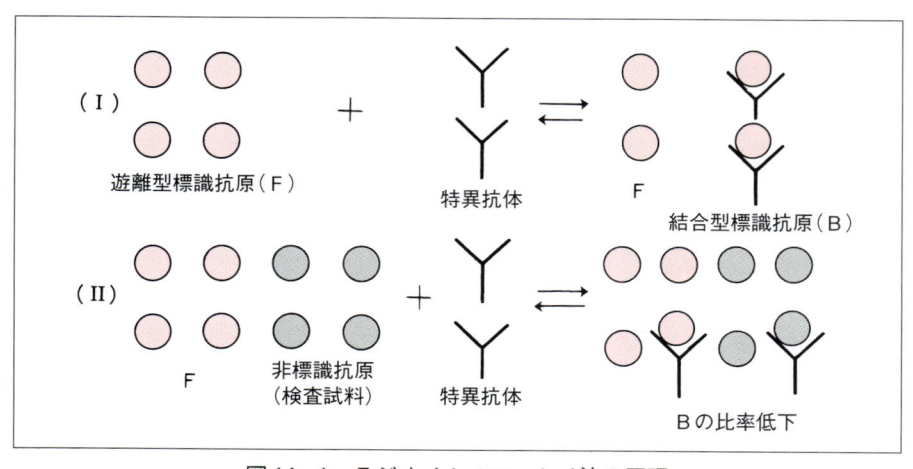

図 14-1．ラジオイムノアッセイ法の原理

が結合型（B）となる．結合型は，ヤギなどで作製したウサギ IgG に対する二次抗体を加えて1晩冷蔵庫に放置して沈殿させたのち，遠沈してガンマーカウンターで放射活性を測定して定量する．②つぎにこのシステムに未知濃度のインスリンを含む測定試料を添加したのち抗体を加えると，標識された標準インスリン（遊離型，F）の濃度が薄められ，その程度に応じて結合型標識インスリン（B）の比率が低下する（図14-1）．抗体に結合した標識抗原の比率からそれぞれの検査試料中の非標識抗原量を求めることができる．

b．酵素免疫測定法

放射性同位元素で標準抗原を標識する代わりに，活性のある**酵素**で二次抗体を標識し，発色によって抗原類を定量するのが**酵素免疫測定法**（ELISA, EIA）である．酵素はペルオキシダーゼやアルカリホスファターゼが使われることが多く，発色試薬としては o-フェニレン・ジアミンやテトラメチル・ベンチジンなどが使用される．

c．蛍光抗体法

二次抗体を蛍光色素で標識して，タンパク質などを特異的に検出するのが**蛍光抗体法**である．蛍光色素としては，**緑色**のフルオレセイン・イソチオシアネート（FITC）と**赤色**のテトラメチルローダミン・イソチオシアネート（RITC）がよく使われる．本法は主に免疫組織化学で使われ，組織標本上で細胞内あるいは核内タンパク質の検出に利用される．またサイトフルオロメーターを使って浮遊細胞の表面抗原を検出，定量するのにも使用される．

d．ウエスタン・ブロット法

ラウリル硫酸ナトリウム（SDS）を含んだポリアクリルアミドゲル中の電気泳動（SDS-PAGE）は，タンパク質の分析に最もよく使われる．泳動したタンパク質をゲルからニトロセルロース膜にブロット（吸い取り）法によって転移し，目的のタンパク質を**免疫抗体**によって特異的に検出するのがウエスタン・ブロット法である（図14-2）．

2．モノクローナル抗体（単クローン抗体）

・ハイブリドーマ法によるモノクローナル抗体の産出機構

動物を1種類のタンパク質で免疫したとしても，血清中に産出される抗体はタンパク質のいろいろな部分にそれぞれ結合する多種類の抗体の混合物である．すなわち，これは多くの系統のB細胞に由来するポリクローナル抗体である．一方，抗体産生中のB細胞を1個取り出して増やすことができれば，単一種類の特異性の高い抗体（**モノクローナル抗体**，単クローン抗体）を得ることができる．しかしながら通常のB細胞は細胞分裂をして増殖する能力がない．1975年，J.F.G.ケーラーとC.ミルスタインは抗体産生中のマウスB細胞と，腫瘍細胞であるマウス骨髄腫細胞（ミエローマ細胞）を融合させることに成功し，単一の抗体を産生しつつ永久に増殖を続ける細胞株を得た．このような**融合細胞**をハイブリドーマといい，図14-3にその形成機構を示す．

モノクローナル抗体の特徴は，①ハイブリドーマを培地またはマウスの腹腔内で培養する

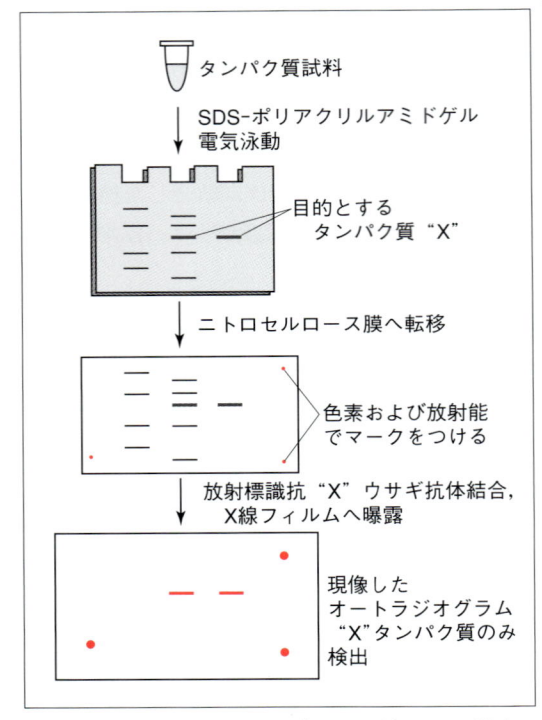

図 14-2. ウエスタン・ブロット法による特定タンパク質の検出

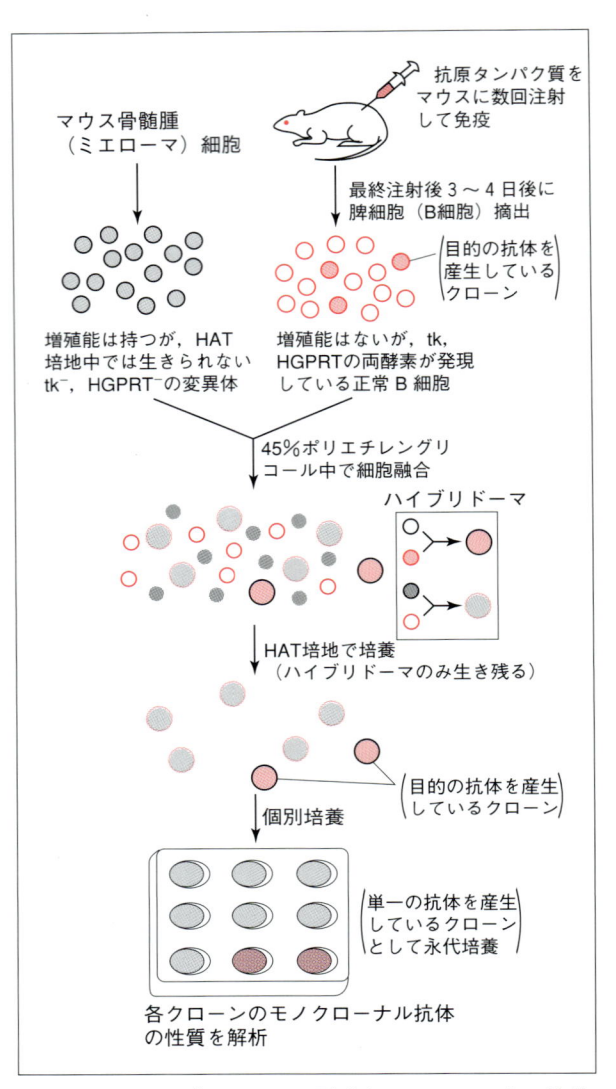

図 14-3. ハイブリドーマの形成とモノクローナル抗体の産生

ことにより，均質なものを何時でも必要量確保できることと，②抗原の特定の部位を認識する特異性の高い抗体を得ることができる，の2点である．

B 遺伝子工学

1. 遺伝子のクローニング

　遺伝子の組換えなど，いわゆる遺伝子操作を研究する学問を**遺伝子工学**という．その中で遺伝子のクローニングは基本的な技術の1つで，特定の遺伝子を大腸菌など微生物の遺伝子に組み込んでクローン化し，大量増幅させて何時でも利用できる状態にすることをいう．クローニングの対象となる遺伝子には，人工的なcDNAと染色体由来のゲノムDNAの2種類がある．

a. cDNA のクローニング

cDNA とは，メッセンジャー RNA（mRNA）に相補的な**相補鎖 DNA** のことであり，通常さらに相手鎖を合成して二重鎖とすることが多い．mRNA から cDNA を合成することを逆転写といい，レトロウイルスから抽出した**逆転写酵素**の作用を利用する．cDNA は mRNA のコピーであるので，介在配列であるイントロン（9 章 A.5. 参照）を含んでいない．cDNA のクローニングによって，タンパク質の一次構造の解析や組換え型タンパク質の量産が可能となる．

b. ゲノム DNA のクローニング

染色体に含まれる遺伝子 DNA（ゲノム DNA という）のクローニングによって，遺伝子構造の解析や遺伝子発現機構の解明が可能となる．ヒトの各細胞（2n）は全長約 60 億塩基対

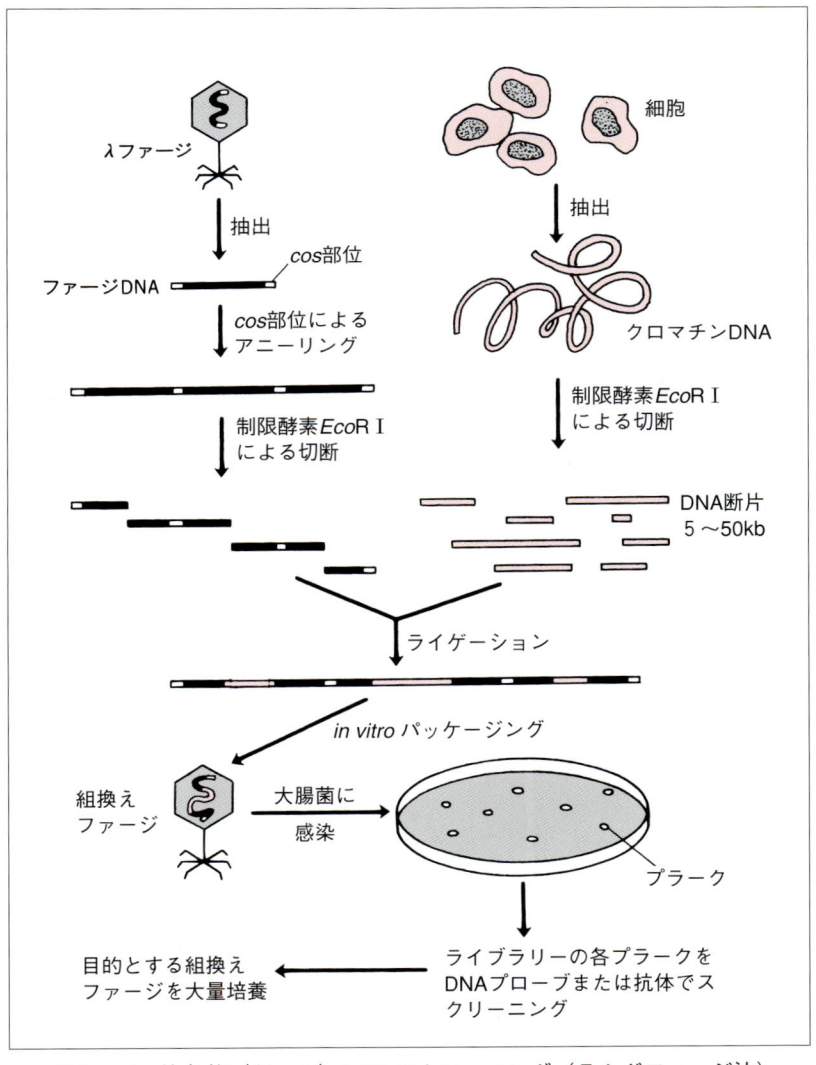

図 14-4．染色体（ゲノム）DNA のクローニング（ラムダファージ法）

もの長大な遺伝子 DNA を持っている（9 章参照）．これをすべて数百万から数千万クローン中に含むライブラリーを作製するためには，クローニング・ベクターとして能力の大きい λ（ラムダ）ファージ系が用いられる．ファージとは，大腸菌などの細菌類に感染するウイルスのことである．図 14-4 に，λ ファージによるゲノム DNA のクローニング方法を示す．

2．遺伝子の塩基配列の解読（DNA シークエンス法）

　DNA の塩基配列解読法の原理は以下のごとくである．A, G, T, C の各塩基の部位でそれぞれ特異的に切断した DNA 断片を，変性条件（8 M 尿素存在下）にした 6％ポリアクリルアミドゲル（シークエンスゲル）中を電気泳動すると，1 塩基の長さの差で各断片が分離される．切断処理をした各塩基ごとにレーンを変えて泳動をすれば，塩基配列の順に DNA 断片がハシゴ状（図 14-6 B）に現れる．

　A, G, T, C の各塩基に特異的に DNA を切断する方法には，化学的分解法を使うマキサム・ギルバート法と，ジデオキシリボヌクレオチドを使うジデオキシ法（サンガー法）の 2 つがある．DNA ポリメラーゼによる DNA 鎖延長反応は，$2'$-デオキシリボヌクレオシド-三リン酸を基質として図 14-5 A のように進行していく．ところが基質に $2', 3'$-ジデオキシリボヌクレオシド-三リン酸（ddNTP）が混入していると，DNA 鎖に取り込まれはするが，次に $3'$ の -OH 基がないために DNA の延長反応はそこで終結する（図 14-5 B）．この原理を考えたサンガーは，図 14-6 に示すような塩基配列決定法（サンガー法）を考案した．

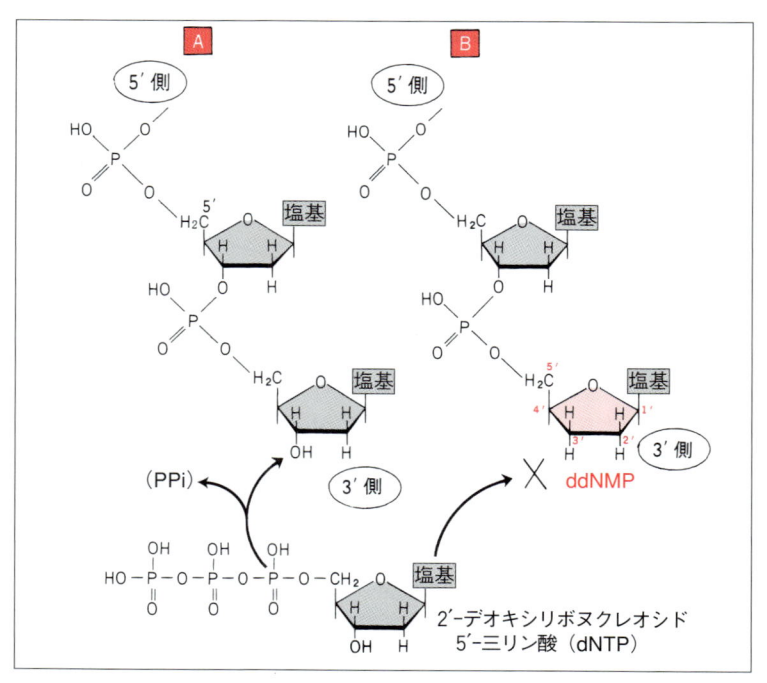

図 14-5．$2', 3'$-ジデオキシリボヌクレオチド取り込みによる DNA 鎖延長の終止（B の場合）

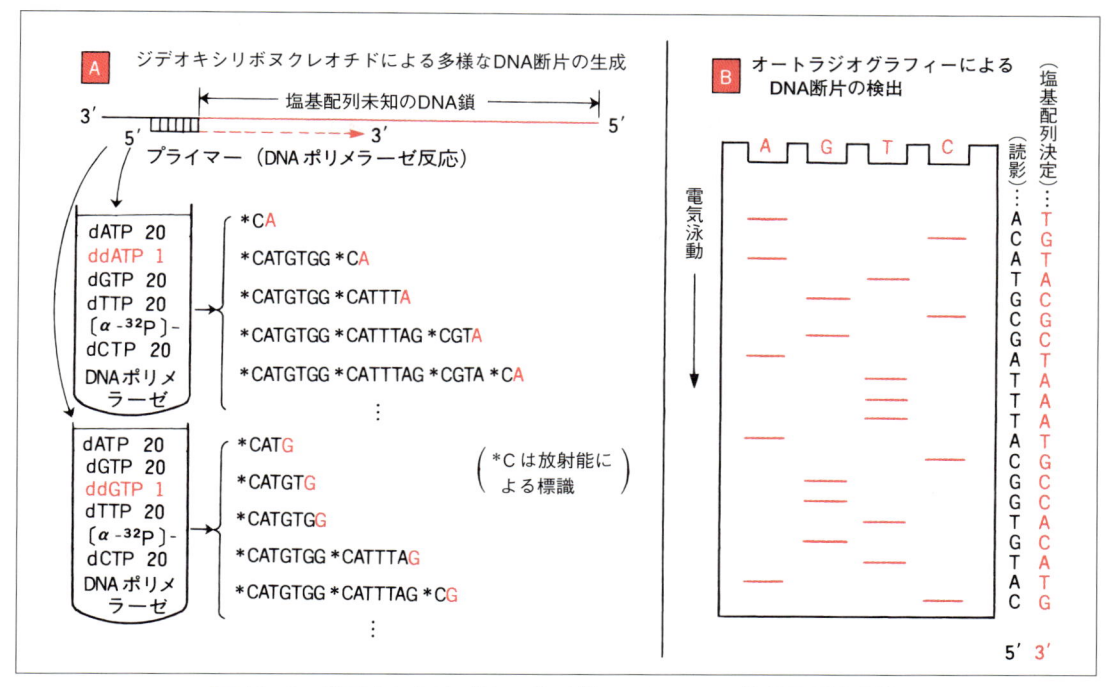

図14-6. ジデオキシ法（サンガー法）によるDNA塩基配列決定法

3. 遺伝子組換えによる有益タンパク質の産生

　　最近は遺伝子工学の発達により，ヒトのインスリン，成長ホルモン，インターフェロン，ソマトスタチン，組織プラスミノーゲン活性化因子（TPA），血液凝固因子などが大腸菌や動物細胞で大量に均一に産生されるようになった．これらのタンパク質は天然では少量しか得られず，安価には供給できなかったものである．大腸菌にヒトのタンパク質を産生させるためには，大腸菌プラスミドにそのタンパク質のcDNAを組み込み，cDNAの5′側にmRNA合成に必要なプロモーター部位とタンパク質合成に必要なリボソーム結合部位をつなぐ．これを大腸菌に導入して大量培養し，プロモーターを刺激する誘導剤を添加してやれば目的のタンパク質が多量に合成される．

4. トランスジェニック・マウス

　　マウスの受精卵にヒトの遺伝子など外来遺伝子を組み込んで発生させると，遺伝子導入マウスが誕生する．これをトランスジェニック・マウスという．いろいろな遺伝子を組み込むことによって，各遺伝子の生体内における役割など種々の研究が可能となる．図14-7にトランスジェニック・マウスの作製方法を示す．

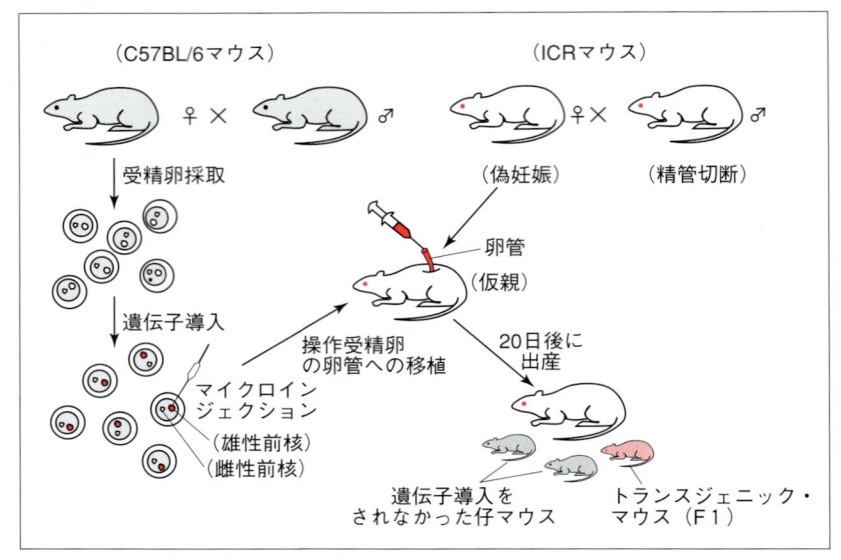

図14-7. 受精卵への遺伝子導入によるトランスジェニック・マウスの作製

5. ES細胞と標的遺伝子組換え法（ジーンターゲッティング）

a. ES細胞

ある遺伝子の機能を正確に知るためには，その遺伝子を欠損している細胞や動物が得られれば好都合である．この目的のためには，まず変異遺伝子を受精卵ではなく，ES細胞（胚幹細胞または胚性幹細胞）に導入する必要がある．ES細胞は，図14-8に示すように妊娠した白マウスの子宮内胚盤胞から細胞塊を取り出し，これに栄養素を供給するフィーダー細胞と共に培養してES細胞株として樹立する．ES細胞は，胚盤胞に入れて子宮に戻せば，あらゆる組織細胞へ分化する能力（全能性）を有する細胞である．しかし，培養中は分化しないように白血病増殖阻止因子（LIF）を添加しておく．フィーダー細胞には，マウスのSTO線維芽細胞株などが使用されるが，代謝を行うが増殖をしないように放射線または紫外線の照射処理がしてある．

ES細胞を下記の標的遺伝子組換えの目的で使用するほかに，その全能性を利用してヒトES細胞から人工的に各種のヒト臓器を作り出すこと（再生医学）も検討されている．

b. 標的遺伝子組換え法とノックアウト・マウスの作製

特定の遺伝子を欠損させたり，変異させたりする方法に標的遺伝子組換え法（ジーンターゲッティング）がある．この方法により特定の遺伝子が欠損したノックアウト・マウスを作製することができる．

標的遺伝子を取り出し，一部を欠失させて代わりに細胞選別のためにネオマイシン耐性遺伝子を組入れる（図14-8）．この変異遺伝子をES細胞にエレクトロポレーションで大量に移入すると，細胞分裂の際に相当する正常遺伝子と対合して遺伝子の相同組換えを起こし，ヘテロで遺伝子変異を持つES細胞を得ることができる．この組換えES細胞をネオマイシ

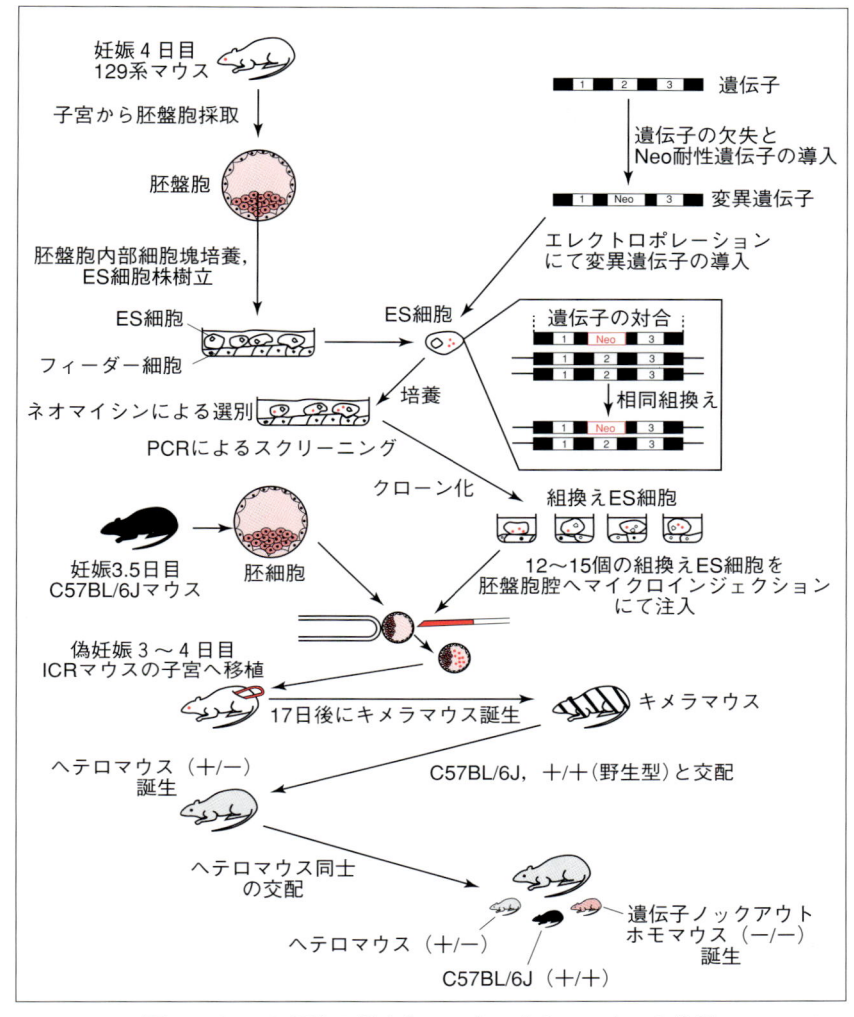

図14-8. ES細胞の樹立とノックアウト・マウスの作製

ン培地で選別し，PCR法で変異遺伝子の存在を確認しつつ，単一の変異細胞株としてクローン化する．クローン化した変異ES細胞十数個をC57ブラックマウスの胚盤胞に入れて偽妊娠マウス（仮親）の子宮へ移植すると，白マウスのES細胞由来の組織とブラックマウスの胚盤胞由来の組織が入り交じったキメラマウスが誕生する．このキメラマウスと野生型ブラックマウスを交配させると，生殖細胞に変異遺伝子を持ったキメラマウスからすべての組織にヘテロで変異遺伝子を持つヘテロマウス（＋/－）が誕生する（図14-8）．ヘテロマウス同士を交配させると，メンデルの法則により4分の1の確率でホモの遺伝子欠損を持つノックアウト・マウス（－/－）が誕生する．このようにして各種遺伝子を欠損させる実験により，多くの遺伝子の機能が解明されている．

6．クローン動物の作製

全く同一の遺伝子を持つ生物群を**クローン**という．1996年に英国でクローン羊のドリーが

誕生して以来，にわかに研究が盛んとなり，日本でも 1998 年に**クローン牛**の作製に成功した．クローン動物作製により，優良品種の家畜やペットの増産，世界の希少動物の保存，遺伝的背景が同一の実験動物の提供などのほか，将来的にはヒト遺伝子を組込んで有用なヒトタンパク質や臓器を産生するようになったトランスジェニック動物の増産などの利点がある．ただし，ヒト自身のクローン作製研究は，倫理的な観点から主要各国で法的に禁止されている．

クローン動物の作製は，図 14-9 の手順で行われる．まず目的とする動物の耳，乳腺，子宮内皮，線維芽細胞など，身体各所の組織から**体細胞**を採取して培養する．次いでこの体細胞を血清 0.5％中での**血清飢餓培養**に移すと，増殖が止まり，代謝が低下した状態（G_0 期）に入り，あらゆる組織に分化し得る**全能性**を回復する（英国でのこの発見が画期的といわれる）．ここで，この体細胞から核を取り出す．一方，別の雌の卵巣から**未受精卵**を採取し，核のみを除去する．残った卵の透明帯の内側に，先のクローン作製用の核を移植する．これに 150 V/mm の直流電流を 25 μsec 間パルス通電すると，核と卵膜の接合面に穴があき，両者は融合する．15 分後には核が卵の中に取り込まれる．次いで，この電気刺激が受精シグナルの代わりにもなって**発生**（細胞分裂）を開始する．これを孵卵器または動物の卵管内で 1 週間培養して**胚盤胞**にまで発育させた後，他の仮親の子宮内に移植・着床させる．以後は通常の妊娠過程を経て，**クローン動物**が誕生する．

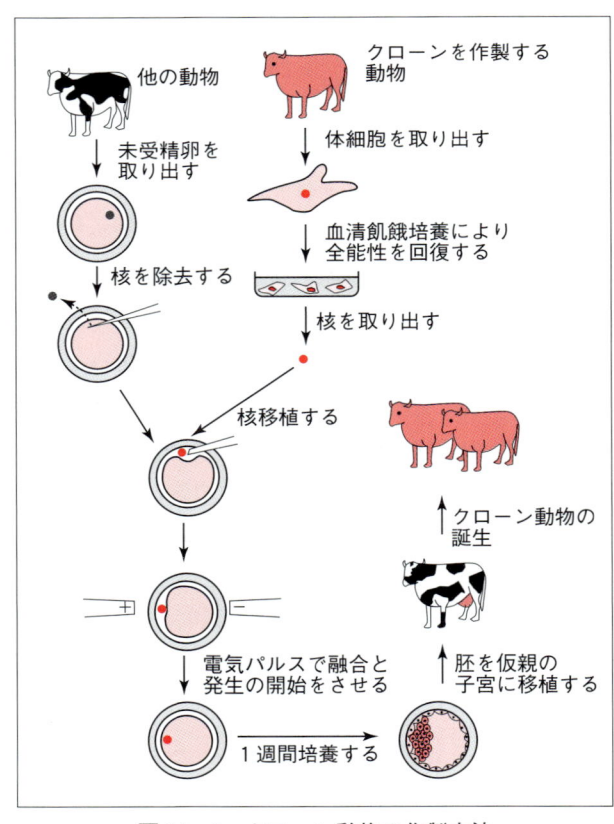

図 14-9．クローン動物の作製方法

C. 遺伝子診断

1. 遺伝子の変異または多型の種類

a. SNP

ヒトゲノム計画により，ヒトの染色体DNAのすべての塩基配列が解読されてきたが，人類のDNAの塩基配列は皆同じではなく，個人差によって数百から千個に1個の割合で塩基が異なっている．ある塩基に人口の1％以上で変異がある場合を，**一塩基多型**（SNP，スニップ）という．遺伝子のコード領域にあるSNPをcSNPといい，これはさらにアミノ酸が変異する場合の狭義のcSNPとアミノ酸が変わらない場合のsSNP，エキソン領域ではあるが5′末や3′末の非翻訳領域にあるuSNP，イントロン領域にあるiSNPおよびプロモーターなどの調節領域にあるrSNPに分けられる．これ以外のゲノム領域にあるSNPを，gSNPという．ヒトの遺伝子約3万2千個の領域には合計で数百万個のcSNPがあると予測され，gSNPはさらに頻度が高く数千万個存在するといわれる．主として，cSNPにより遺伝子活性の差異やコードされるタンパク質の1アミノ酸置換がもたらされ，これが個人差，人種差，体質の違いなどの原因になっていると考えられる．このことから，各個人に適した**オーダーメイド医療（テーラーメイド医療）**やオーダーメイド栄養ケアの必要性と可能性が出てきた．

b. 点突然変異・欠失・挿入

SNPと異なって人口の1％以下の稀な一塩基変異が疾病などの原因となる場合は，**点突然変異**とよばれる．また，1から数十塩基対（時として数百から数千塩基対のこともある）が突然変異的に挿入されたり，欠失したりして，疾病の原因になることもある（各疾病については13章参照）．また，疾病の有無に拘らず，ある特定の領域の挿入や欠失が人口の1％以上の頻度で見られれば，これを**挿入／欠失多型**という．

c. VNTR・マイクロサテライト多型

一般に染色体DNAには，一定の塩基配列が縦列に繰り返す領域が多く含まれている（染色体の40％が繰り返し配列といわれる）．5から数十塩基の配列が繰り返している領域を**ミニサテライト**といい，2〜4塩基が繰り返している領域を**マイクロサテライト**という．テロメアや亜テロメア（8章D. 参照）は，ミニサテライトの一種である．マイクロサテライトは複製時のスリップによって生じる$(CG)_n$，$(CA)_n$，$(CAG)_n$，$(GAT)_n$，$(GCT)_n$，$(TTA)_n$といった配列である．これらの繰り返し配列の長さは，共に非常に多型を示すことが知られている．

d. 染色体異常

ヒトの体細胞の染色体は，対をなした1番から22番の染色体と，XXまたはXYの合計46本からなっている（図2-2参照）．これらの染色体の一部が欠失したり，重複したり，あ

るいは転座したりすると，重大な障害の原因となる．例えば21番目の染色体が3本存在するトリソミー21はダウン症を発生する．

2．遺伝子検査法

種々の病気に関連した遺伝子異常を解析するためには，mRNAを分析して遺伝子の転写機能を調べる場合と，染色体遺伝子の構造を調べる場合とがある．前者にはノーザン・ブロット法やRT-PCR法などがあり，後者にはサザン・ブロット法やPCR法などがある．

a．ノーザン・ブロット法

図14-10Aのように各組織からmRNA画分を抽出し，ホルムアルデヒドで変性させた後アガロースゲル電気泳動を行う．泳動されたRNAをブロット（吸い取り）法でナイロン膜に転移し，80℃に熱してRNAを膜に固定する．これに放射能で標識した相補的なDNAプローブをハイブリダイズ（塩基対形成）させ，X線フィルムに照射してオートラジオグラフィーを行う．以上をノーザン・ブロット法という．

b．サザン・ブロット法

図14-10Bに示されたように，組織から染色体DNAを抽出し，2種類くらいの制限酵素で切断後アガロースゲル電気泳動を行う．泳動されたDNA断片をナイロン膜に転移後固定し，放射性のDNAプローブをハイブリダイズさせる．これをX線フィルムに照射してオートラジオグラフィーを行うと，目的の遺伝子DNAの位置にバンドがシャープに認められる．図14-10Bの例では，患者の遺伝子において，長さと制限酵素切断部位についての異常が認められる．この方法を，サザン・ブロット法という．

c．ポリメラーゼ連鎖反応（PCR）による微量DNAの大幅増幅

特定のDNA断片を短時間で数万倍から数十万倍に自動的に増幅する方法にPCR法がある．コンピューターで温度変化をプログラムされた冷熱装置の中で，高温でも失活せず活性を示す好熱菌由来のDNAポリメラーゼ（Taqポリメラーゼ）を反応させるものである．

図14-11に示すように，まず増幅すべき微量の二重鎖DNAを94℃で一本鎖に変性分離する．そこへDNAの両端部分に相補的な塩基配列を持つ合成DNAのプライマーを加えて60℃に冷やすと，プライマーがアニール（塩基対を形成）する．再び72℃に熱するとTaqポリメラーゼが働いて相補鎖DNAが増幅される．これをnサイクル自動的に繰り返すと，2^n倍に目的のDNAが増幅する．

d．RT-PCR

上記の最初のDNAの代わりにメッセンジャーRNAでもよく，mRNAの3′末端に相補的なプライマーと逆転写酵素（RT）を加えてまずmRNA/cDNAハイブリッドを形成させる．このハイブリッドを出発物質として同様にPCRを行えば，目的のメッセンジャーRNAに相補的なcDNA（二重鎖）を大量に増幅することができる．これをRT-PCR法という．

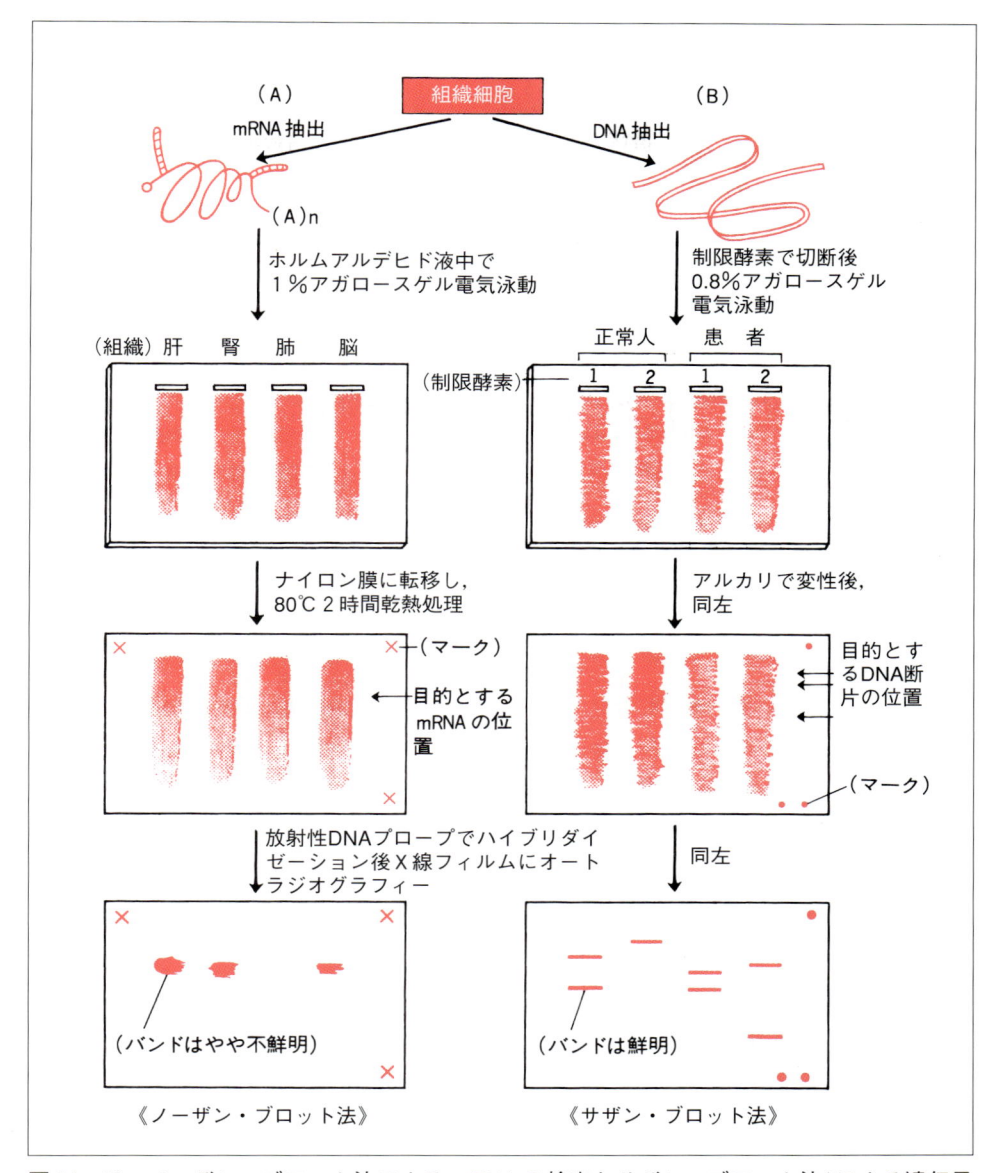

図14-10. ノーザン・ブロット法によるmRNAの検出とサザン・ブロット法*による遺伝子DNA断片の検出

e．DNAマイクロアレイ法

　シリコンチップやナイロン膜，スライドガラスなどの基板上に数十〜数百μmの間隔でプローブ（タグともいう）となる合成DNAやcDNAを数千から数十万種類も配列した**DNAマイクロアレイ（DNAチップともいう）**が作製されている．これに蛍光色素または放射能で標識した検査用遺伝子DNAあるいはcDNAをハイブリダイズさせ，各種遺伝子中の一

---

*　E. Southernにより開発されたDNA検出法なので，この名がある．その後に開発されたmRNA検出法は，もじってNorthern（北の）blottingと名付けられ，さらにタンパク質検出法はWestern（西の）およびSouth-Western（南西の）blotting（**本章A．参照**）と名付けられた．

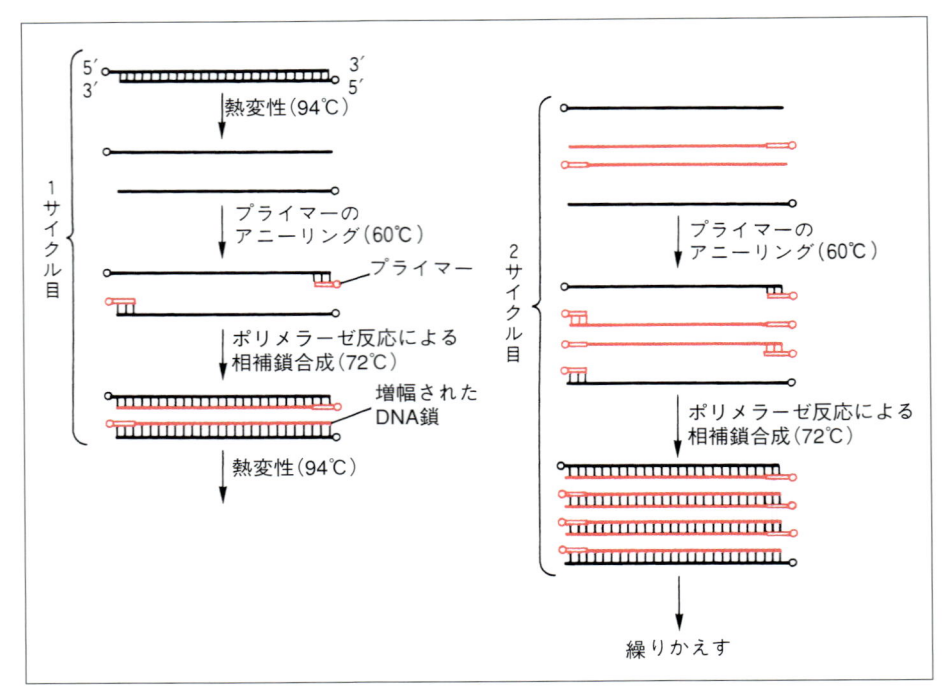

図14-11. ポリメラーゼ連鎖反応（PCR）法によるDNA鎖の増幅

塩基多型（SNP）や発現遺伝子，欠陥遺伝子あるいは選択スプライシングなどを一気に多量解析する方法が，DNAマイクロアレイ法である．

f．ポジショナルクローニング

疾病の原因遺伝子を解明する方法にポジショナルクローニング（位置的クローニング法）がある．これは疾病の原因遺伝子の染色体上の位置を，他の種々のDNAマーカーとの位置的相関（連鎖）を調べることによって突き止めていき，その部位の染色体DNAをクローニングして塩基配列を解明する方法である．異常タンパク質のアミノ酸配列を基にDNAプローブを作って遺伝子をクローニングしていく機能的クローニング法と対比して，逆行遺伝学とよばれる．

g．受精卵遺伝子診断（着床前遺伝子診断）

遺伝病には治療や予防の困難なものが多く，遺伝子診断でたとえ遺伝子の欠陥が判明しても生まれてからでは手のほどこしようのない場合も多い．そこで妊娠前に診断するのが受精卵遺伝子診断である．日本では，長男がデュシェンヌ型筋ジストロフィー（DMD）を発病した両親から最初の受精卵遺伝子診断の申請がなされた．本病はジストロフィン遺伝子の異常によるX染色体劣性遺伝病（13章C.4.参照）であるので，男子に発病する難病である．

D 癌遺伝子

癌も遺伝子の異常で起こる**遺伝子病**である．癌に関連した遺伝子には，癌を起こす（発）**癌遺伝子**と癌を抑制する**癌抑制遺伝子**とがある．

1. 細胞性癌遺伝子とウイルス性癌遺伝子

RNA 腫瘍ウイルスのレトロウイルスや DNA 腫瘍ウイルスのパピローマウイルス，ポリオーマウイルスなどは癌を起こすことが知られている．これらのウイルスが持つ発癌遺伝子は，**ウイルス性癌遺伝子**（v-*onc*）とよばれる．

一方，ウイルスの感染がなくとも，ヒトの細胞遺伝子にはそれらの v-*onc* に類似した癌遺伝子が数十種類も存在していることがわかってきた．これを**細胞性癌遺伝子**（c-*onc*）とよぶ．表 14-1 に，代表的なヒトの細胞性癌遺伝子の例を示す．

2. 発癌の機構

a. 発癌の2段階説と多段階説

現在，発癌の機構としてはある時突然に癌になるのではなく，2段階ないしそれ以上の段階を経て発癌すると考えられている．

図 14-12 に示すように，**イニシエーション**と**プロモーション**の 2 段階で発癌するとするのが **2 段階説**である．イニシエーションは，紫外線・放射線・化学物質などのイニシエーターが遺伝子に作用して，癌遺伝子の活性化や癌抑制遺伝子の変異を引き起こすことである．プロモーションは，12-*O*-テトラデカノイルホルボール-13-アセテート（TPA）などのホルボールエステル，その他のプロモーターが細胞膜シグナル伝達系などを刺激し，遺伝子発現や代謝系を変化させたり，染色体異常を起こさせることである．

また一部の癌，たとえば前立腺癌や胃癌，大腸癌などでは，癌化はしたものの増殖や浸潤

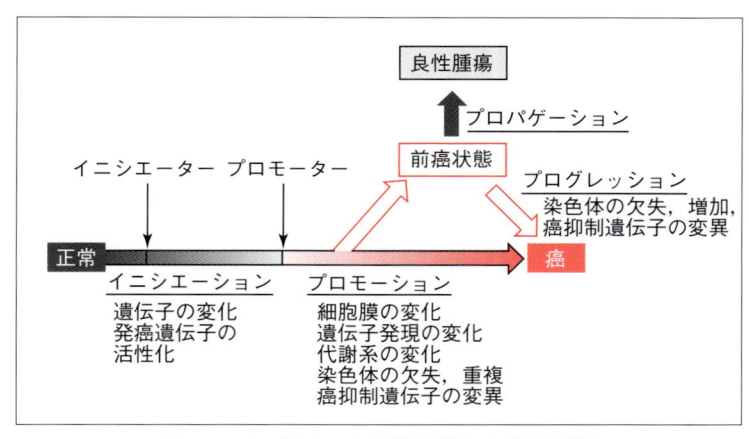

図 14-12．発癌の 2 段階機構と多段階機構

表14-1. ヒトの細胞性癌遺伝子類

癌遺伝子名	局在染色体	遺伝子産物タンパク質の性質	細胞内局在
c-abl	第9	非受容体型チロシン・プロテインキナーゼ（SH2，SH3領域を持ち細胞増殖を抑制）	細胞質，核
c-akt-1, 2	第14，第19	プロテインキナーゼB（セリン/スレオニン・プロテインキナーゼ）	細胞質
c-alk	第2	インスリン受容体属（チロシン・プロテインキナーゼ）	細胞膜
c-bax		アポトーシス促進，癌抑制	細胞質
c-bcl-2	第18	アポトーシス抑制因子	ミトコンドリア
c-cbl	第11	SHタンパク質と会合し，シグナル伝達・ユビキチン化を制御	細胞質
c-crk, -L	第17，第22		〃
c-erb-A	第17	甲状腺ホルモン受容体（DNA結合）	核
c-erb-B	第7	EGF受容体（チロシン・プロテインキナーゼ）	細胞膜
c-fer		非受容体型チロシン・プロテインキナーゼ（シグナル伝達）	細胞質
c-fes	第15	非受容体型チロシン・プロテインキナーゼ	〃
c-fgn	第6	〃	〃
c-fgr	第1	〃	細胞膜裏
c-flk		VEGF受容体（チロシン・プロテインキナーゼ）	細胞膜
c-flt		〃	〃
c-fms	第5	M-CSF受容体（チロシン・プロテインキナーゼ）	〃
c-fos	第2	AP-1転写因子（DNA結合，ロイシンジッパー）	核
c-fps	第15	非受容体型チロシン・プロテインキナーゼ（シグナル伝達）	細胞質
c-fyn			細胞膜裏
c-hst/int2	第11	FGF属	分泌型
c-jun	第1	AP-1転写因子（DNA結合，ロイシンジッパー）	核
c-kit	第4	幹細胞因子受容体（チロシン・プロテインキナーゼ）	細胞膜
c-lck	第1	非受容体型チロシン・プロテインキナーゼ（シグナル伝達）	細胞質裏
c-ltk		インスリン受容体属（チロシン・プロテインキナーゼ）	細胞膜
c-lyn	第8	非受容体チロシン・プロテインキナーゼ（シグナル伝達）	細胞膜裏
c-mas		アンギオテンシン受容体属	細胞膜
c-met	第7	HGF受容体（チロシン・プロテインキナーゼ）	〃
c-mos	第8	MAPKKK（セリン/スレオニン・プロテインキナーゼ）	細胞質
c-mpl	第1	トロンボポエチン受容体	細胞膜
c-myb	第6	転写因子（DNA結合）	核
c-myc	第8	〃	〃
c-neu（c-erb-B2）		EGF受容体属（HER2，チロシン・プロテインキナーゼ）	細胞膜
c-raf-1	第3	MAPKKK（セリン/スレオニン・プロテインキナーゼ）	細胞質
c-A, B-raf	X，第7	〃	〃
c-H-ras	第11，X	Gタンパク質（GTP結合）	細胞膜
c-K-ras	第6，12	〃	〃
c-N-ras	第1	〃	〃
c-rel	第2	転写因子NF-κB属（DNA結合）	核
c-ret	第10	神経栄養因子GDNF-NTN受容体関連分子（チロシン・プロテインキナーゼ）	細胞膜
c-ros	第6	インスリン受容体属（チロシン・プロテインキナーゼ）	〃
c-sis	第22	PDGF-B鎖	分泌型
c-ski	第1	転写コリプレッサー（c-snoも類似）	核
c-src	第20	非受容型体チロシン・プロテインキナーゼ（シグナル伝達）	細胞膜裏
c-trk-A, -B, -C		ニューロトロフィン（NGF，BDNF，NT3，NT4/5）受容体属（チロシン・プロテインキナーゼ）	〃
c-vav		SHタンパク質と会合し，シグナル伝達を制御	細胞質
c-yes	第18	非受容型チロシン・プロテインキナーゼ（シグナル伝達）	細胞膜裏

をしない前癌状態に留まることがある．この場合はさらに刺激を受けると，プログレッションをして活発な癌になると考えられる（図14-12）．すなわちこれが発癌の**多段階説**である．前癌状態から**良性腫瘍**へも変化すると考えられるが，この過程をプロパゲーションとよぶ．

b．癌遺伝子の活性化

癌原遺伝子の活性化による発癌の機構は，*ras* 癌遺伝子ファミリーの場合によく研究されている．表14-2のヒトの各種の癌において，H-*ras*，K-*ras*，N-*ras* のファミリー遺伝子のいずれかが活性化されているのが発見された．活性化部位は，12番目あるいは61番目のコドンであり，点突然変異による1塩基の変化であった．この結果 Ras タンパク質（p21，低分子量 GTP 結合タンパク質，低分子量 G タンパク質，分子量 21,000）の持つ GTP 分解活

表14-2．ヒトの癌における *ras* 癌遺伝子の活性化

腫瘍	癌遺伝子	癌遺伝子の変異部位			p21タンパク質（Gタンパク質）の活性変化
		コドン番号	塩基の変化	アミノ酸の変化	
膀胱癌 T24	H-*ras*	12	G→T	Gly→Val	GTP分解活性消失
肺癌 Hs242	〃	61	A→T	Gln→Leu	〃
乳癌 Hs0578T	〃	12	G→A	Gly→Asp	〃
悪性黒色腫 SK2	〃	61	A→T	Gln→Leu	〃
肺癌 Calu-1	K-*ras*	12	G→T	Gly→Cys	GTP分解活性消失
大腸癌 SW-480	〃	12	G→T	Gly→Val	〃
神経芽細胞腫 SKN	N-*ras*	61	C→A	Gln→Lys	GTP分解活性消失
肺癌 SW-1271	〃	61	A→G	Gln→Arg	〃
直腸癌 7060	〃	61	A→T	Gln→His	〃

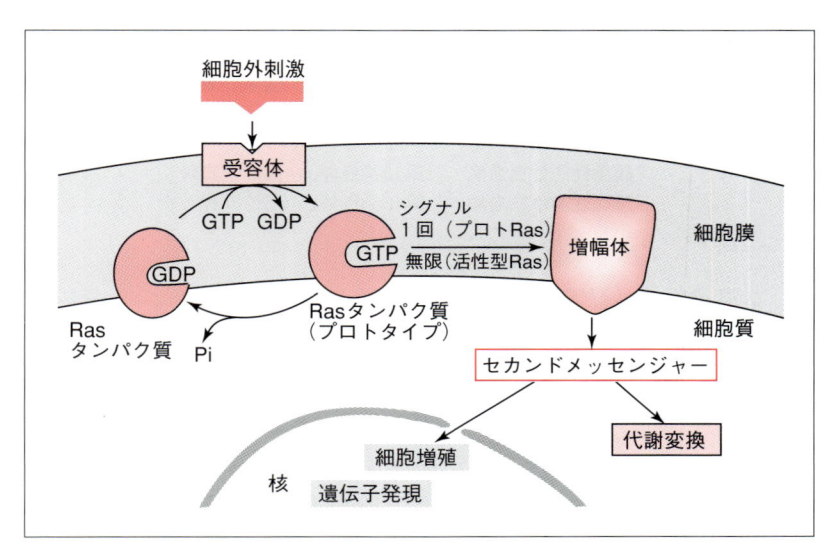

図14-13．細胞膜シグナル伝達系における Ras タンパク質（Gタンパク質）の役割

性がいずれも消失していることが判明した．

さて Ras タンパク質は細胞膜シグナル伝達系における G タンパク質であるので，GTP 分解活性消失は，図 14-13 に示したように G タンパク質の恒常的な活性化を意味し，増幅体に向けて無限にシグナルを送ってセカンドメッセンジャーを放出し続ける（表 10-4 および図 10-17, 18 参照）．この結果，細胞は増殖その他を無限に行う癌細胞へと進展していく．

3. 癌抑制遺伝子

a. 複数の癌抑制遺伝子

発癌遺伝子ばかりでなく，癌を抑制する癌抑制遺伝子も多数あり，これらの変異，欠損によっても発癌する．

① *Rb* 遺伝子

網膜芽細胞腫の患者では，第 13 染色体 q14 にある癌抑制遺伝子が欠失している．この遺伝子は *Rb* 遺伝子とよばれ，27 個のエキソンを含む全長 200 kb の遺伝子から分子量 11 万のタンパク質 pRb（または Rb）を合成させる．細胞核内でこのタンパク質は，転写因子 E2F と結合してその作用を抑制し，S 期に必要なジヒドロ葉酸レダクターゼ（DHFR）などの遺伝子発現を阻害する．これにより細胞増殖が抑制されるが，サイクリン依存性キナーゼ（cdk）によってリン酸化されると Rb の作用は抑えられ，細胞周期が進展する（図 8-7 参照）．また癌遺伝子産物のアデノウイルス E1A，ヒトパピローマウイルス E7，SV40 の T 抗原は，Rb の活性を抑制する．*Rb* 遺伝子の異常は網膜芽細胞腫を発生させるばかりではなく，表 14-3 に示すような他の癌の原因にもなっている．

表 14-3. 種々の癌細胞における *Rb* 遺伝子の異常

癌細胞の種類	見い出される *Rb* 遺伝子の異常
乳癌　Du4475	全欠失
乳癌　MDA-MB-468	一部のイントロン，エキソンの組換え，欠損
乳癌　MDA-MB-436	一部のエキソンの重複
肺小細胞癌	エキソンの突然変異（終止コドンの出現）
膀胱癌 J82	イントロンのスプライス部位の突然変異
線維肉腫 913T	一部のイントロン，エキソンの組換え，欠損
T 細胞性急性白血病	第13染色体q14部位の異常
B 細胞性急性白血病	第13染色体q14部位の異常

② *p53* 遺伝子（*TP53*）

ヒトの第 17 染色体の p13.1 の位置にある *p53* 遺伝子（*TP53*）は，*Rb* 遺伝子と並ぶ重要な癌抑制遺伝子である．両遺伝子は正常細胞の増殖も抑制しているが（図 8-7, 図 14-14），癌も抑えている．脳腫瘍，肺癌，乳癌，大腸癌，骨肉腫など多くの癌において，*p53* 遺伝子の欠失または変異が見い出されている．正常 *p53* 遺伝子は分子量 53,000 のタンパク質を合成させ，これが転写因子 TATA 結合タンパク質（TBP），CCAAT 結合タンパク質（C/EBP）と結合して Bcl-2，IGF-I 受容体，MAP-4，PSI などの遺伝子の転写を抑制すると共に，T 抗原，Ras タンパク質，E1B タンパク質，E6 タンパク質などの癌

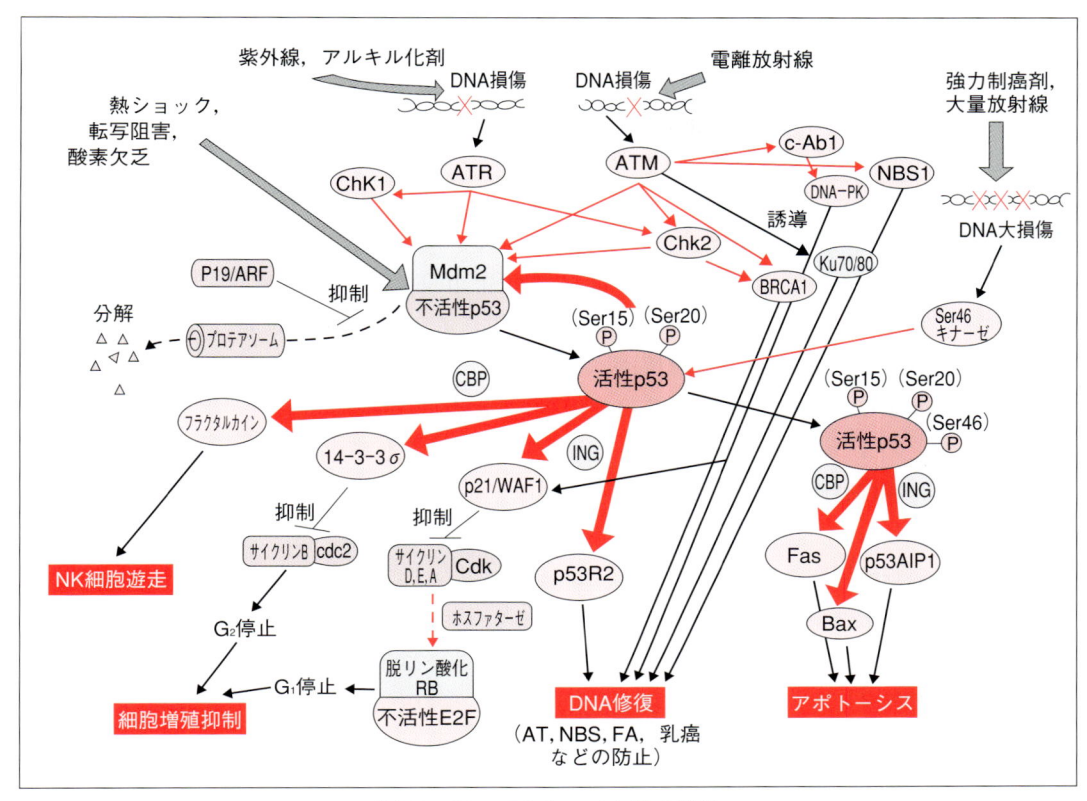

図14-14. p53タンパク質の機能

──→は誘導，──→はリン酸化，-- →は脱リン酸化，━━▶はp53による遺伝子発現促進を示す．

　癌抑制遺伝子産物p53タンパク質は，通常は癌遺伝子産物のMdm2（ヒトではHdm2ともいう）に結合して不活性の状態にある．Mdm2はp53によって発現誘導されるものの，C末端にZnフィンガーの一種であるRINGフィンガーの構造を持つユビキチンリガーゼ（E3，図7-2参照）の1つであり，p53をプロテアソームによる分解（7章A.2.参照）へと導く．cdkインヒビターであるp16の選択的スプライシング産物であるp19（ヒトではp14）/ARFがそれを抑制する．不活性型p53は，熱ショック，転写阻害，酸素欠乏などの刺激により，あるいは電離放射線で発生したDNA損傷によって活性化されたATMや紫外線，アルキル化剤にて発生したDNA損傷で活性化されたATRなどのセリン／スレオニン・プロテインキナーゼでリン酸化されることによりMdm2から解離し，活性型p53タンパク質となる．活性型p53は，p53特異的転写調節因子INGや普遍的転写コアクチベータCBP（図9-9参照）と共にp53R2, p21/WAF1（cdkインヒビター，図8-7参照），14-3-3σ（cdc2/cdk1インヒビター），FANC（DNA修復に関与，異常な場合はファンコニー貧血症を発症），フラクタルカインなどの遺伝子発現を誘導する．p53R2はデオキシリボヌクレオチドの供給によりDNA修復を促進し，p21は転写因子E2Fの活性化抑制によりG_1期の停止をさせ，14-3-3σはMPFの抑制によりG_2期を停止させて細胞増殖を抑制し（図8-7参照），フラクタルカインはNK細胞などを遊走させる．また，大量の放射線やキレート剤を浴びるなどしてDNAが強度に損傷した場合には，p53のSer46をリン酸化する酵素が活性化を受けてその部位をリン酸化し，これがアポトーシス誘起性のFas抗原やBax，あるいはp53 AIP1の遺伝子発現を促進して，アポトーシスを誘発する．また，ATMは異常の場合は血管拡張性小脳失調症（アタキシア・テランジェクタシア）の原因となる酵素であり，p53の他に細胞周期チェックポイント・タンパク質Chk2（セリン／スレオニン・プロテインキナーゼ）や乳癌抑制遺伝子産物BRCA1タンパク質（DNAの相同組換えに関与），さらにはNBS1（相同組換えと非相同末端結合に関与，異常な場合はナイミーヘン症候群を発症）やc-Abl, DNA-PK（DNA依存性プロテインキナーゼ）をリン酸化すると共に，Ku70やKu80タンパク質を誘導してDNA修復をし，種々の疾患を予防している．ATRも異常な場合はAT様の症状を呈するが，p53の他にChk1およびChk2タンパク質をリン酸化して種々の作用を表す．なおKu70, Ku80およびDNA-PK触媒サブユニットの三者がDNA-PKを形成して，DNA修復とテロメアの保護を行っている．

遺伝子産物の働きを抑制する．さらに p53 タンパク質は，SL1 と UBF の結合を阻害して RNA ポリメラーゼ I によるリボソーム RNA の合成（9 章 A.3.参照）を抑制する．また，p53 タンパク質は逆に，四量体を形成して DNA の特定の配列に結合して細胞周期を抑制する cdk インヒビターである p21（8 章 C.参照）や DNA 修復に関与する p53R2, PCNA, 14-3-3 σ, GADD 45, サイクリン G_2, さらにはアポトーシスに関与する Bax, Fas, IGF-BP 3, PIGs, NOXA などの遺伝子の発現を促進する．この p53 タンパク質の転写促進活性は，リン酸化（図 14-14）および CBP/p300（図 9-9 参照）によるアセチル化で活性化される．p53 タンパク質は上記の作用により，癌細胞，DNA 損傷細胞，低酸素傷害細胞などに対して，①細胞周期の G_1 期から S 期へと，G_2 期から M 期への移行を強力に阻害する．②損傷 DNA の修復を行う．③傷害の激しい細胞にはアポトーシスを誘起するなどの 3 つの働きをしている（図 14-14）．また，癌細胞に見られる**変異型 p53 タンパク質**は癌抑制作用を失っており，癌の増殖をむしろ増強させるものが多い．

b．癌転移抑制遺伝子
① *NM23* 遺伝子

癌抑制遺伝子のうち第 11 染色体にある *NM23* 遺伝子は，癌の転移をとくに抑制する**癌転移抑制遺伝子**である．強い転移性を示す癌の中には，本遺伝子が変異または欠失しているのが見い出される．正常細胞において，*NM23* 遺伝子から合成されるタンパク質は，分子量 17,000 のヌクレオシド二リン酸キナーゼであることが判明した．このキナーゼは微小管に結合し，GDP を GTP に転換する反応を触媒する．転移性の悪性癌細胞に見い出された変異型 NM23 タンパク質には，ヌクレオシド二リン酸キナーゼ活性が欠落している．

② *CD44* 遺伝子

癌の転移には**細胞接着タンパク質**である CD44 の変異型（$CD44_V$）も関与している．細胞膜上にある正常型 CD44 タンパク質はヒアルロン酸残基と結合してホモ型細胞接着を生じ，サイトカインの一種であるオステオポンチンと結合して細胞遊走を誘発する．癌細胞において，この CD44 の mRNA 前駆体が選択スプライシングをうけると $CD44_V$ を生じ，その癌細胞が転移能を獲得する．

E 遺伝子治療

多くの遺伝病（13 章参照）や癌などの遺伝子病は難治性で，薬物療法などが有効でない場合が多い．これらの疾病に対して，遺伝子を使用して治療する**遺伝子治療**の研究が行われている．

1．遺伝病の遺伝子治療

これまでに重症複合免疫不全症（アデノシンデアミナーゼ欠損），免疫機能不全症（プリンヌクレオシドホスホリラーゼ欠損），嚢胞性線維症（CFTR 欠損），家族性高コレステロール血症（LDL 受容体欠損），オルニチントランスカルバミラーゼ異常症，$α_1$-アンチトリプシン欠

損症，ゴーシェ病（グルコセレブロシダーゼ欠損），ハンター病（イズロン酸 2-スルファターゼ欠損），ファンコニー貧血［DNA修復やチェックポイントに関与する遺伝子群（*FANCA*～*FANCG*）のいずれかが欠損］，慢性肉芽腫症（NADPHオキシダーゼ欠損）などの遺伝病に遺伝子治療が試みられ，ある程度の効果を挙げている．また，血友病 A，B，サラセミア，アルツハイマー病，パーキンソン病などへの応用も検討されている．

現在最も行われている方法は，図 14-15 A に示すように，まず遺伝病患者から造血幹細胞または T リンパ球を採取する．これらの細胞に正常遺伝子をレトロウイルス属のベクター（運

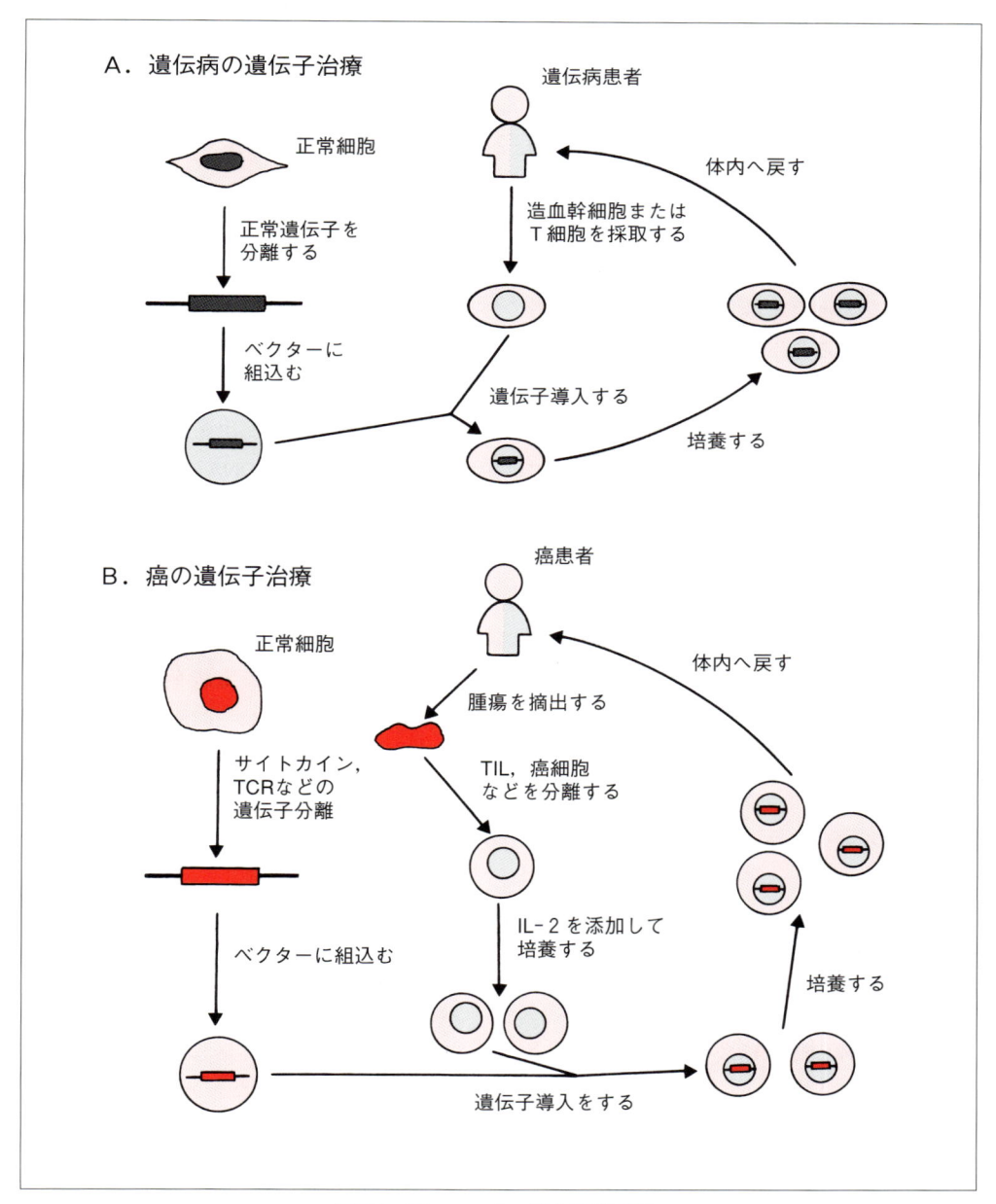

図 14-15．*ex vivo* 遺伝子治療法

搬装置）に入れて試験管内で導入する．遺伝子を導入した細胞を培養して増殖させた後，患者の体内へ戻す方法である．この場合，導入に使用するレトロウイルスは，感染はするが自ら増殖はしない構造（具体的にはウイルスの *gag*, *pol*, *env* 遺伝子を除いて正常遺伝子を挿入）にしたものである．レトロウイルスベクターは，血中の補体成分で不活性化されやすいために直接血中に投与できないが，導入効率がよく，また導入された遺伝子は細胞分裂時に細胞の染色体に組込まれ，以後は細胞の遺伝子として働く利点がある．このように，細胞をいったん体外に出して処置をした後，再び体内へ戻す方法を *ex vivo* 導入法という．

2．癌およびエイズなどの遺伝子治療

現在癌に対しては種々の遺伝子治療が研究，実施されている．代表的な例を図 14–15 B に示す．まず癌患者から腫瘍を摘出する．腫瘍からリンパ球，特に**腫瘍浸潤リンパ球（TIL）**あるいは**癌細胞**を分離する．これを IL-2 などで処理しながら培養する．一方，正常細胞から抗腫瘍作用を示す IL-2, 4, 7, 12, インターフェロン-γ，GM–CSF，TNF などのサイトカイン類の遺伝子，IL-2 R，TCR など受容体類の遺伝子，または p53 などの癌抑制遺伝子を調製して，やはりレトロウイルスなどのベクターに組込んだ後，患者からの分離細胞に導入する．これをいったん培養した後，再び患者の体内へ戻す *ex vivo* の方法が多い．この場合，癌細胞に導入する際には体内へ戻す前に癌細胞に**紫外線照射**または**青色光照射**を行って増殖しないようにしておく．

さらに導入遺伝子として，癌細胞に特有な抗原の遺伝子を使用して体内で多く発現させ，それに対する免疫抗体価を高めさせて癌細胞を攻撃消滅させる **DNA ワクチン（遺伝子ワクチン）**の研究もなされている．一方，導入ベクターとして，脂質二重膜の小球であるリポソームに遺伝子を包んで投与する方法も研究されている．これは直接患者に *in vivo* で投与することができる上，導入遺伝子の長さに制限がなく，また患者体内で抗体ができたり，ウイルスが増殖したりする心配がないが，導入効率が低いのが短所である．また癌ワクチンの一種として，HER 2 などの癌細胞に特有な抗原タンパク質を直接投与して免疫する方法も試みられている．

エイズさらには B 型肝炎などのウイルス感染症についても，ほぼ同様な方法で遺伝子治療が試みられている．すなわち，T 細胞などに当該ウイルスの *env*, *rev* などの遺伝子をレトロウイルスベクターで *ex vivo* 導入して抗原とし，免疫力，特に**細胞傷害性 T 細胞**の活性を高めようとするワクチン療法，その他の方法が鋭意研究されている．

F 活性酸素による細胞傷害とアポトーシス

1．活性酸素と細胞傷害

生体の呼吸に必要な酸素は，時として活性酸素になって生体構成成分や細胞に傷害をもたらす（図 14–16）．活性酸素は，放射線，紫外線，DNA 傷害剤などと並んで，**細胞傷害，老化，アポトーシス，発癌**の原因となっている．

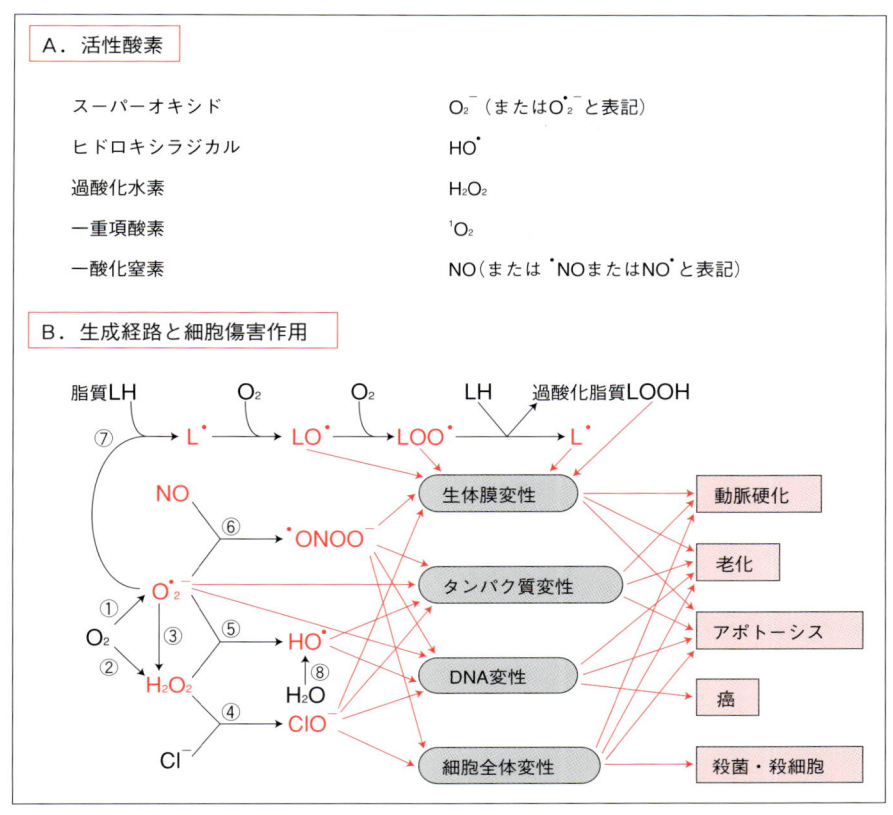

図14-16. 活性酸素，フリーラジカルの生成と細胞傷害作用
①NADPHオキシダーゼ，NADHオキシダーゼ，キサンチンオキシダーゼなどによる反応，②キサンチンオキシダーゼ，③スーパーオキシドジスムターゼ，④ミエロペルオキシダーゼ，⑤～⑧は非酵素的反応．→は変換反応を示し，→は作用と結果を示す．

2．アポトーシスによる細胞死

　細胞の死には3つの型があり，アポトーシス，ネクローシス，アポビオーシスである（図14-17）．アポトーシスの原因については，活性酸素よりもむしろ分化，放射線，紫外線，DNA傷害剤，制癌剤などが原因となりやすい．

　ネクローシス（壊死）では，何らかの外からの障害により細胞膜に変性が起こり，細胞内外のイオンのバランスがくずれ，細胞質中のミトコンドリアや小胞体などの細胞小器官が膨化し，細胞全体も膨化していく．そして，ついにはミトコンドリアなどの細胞小器官は壊れ，細胞膜は破れて細胞は死んでいく．この経過は比較的長い．細胞死と共に細胞の内容物が組織内に放出され，白血球などの炎症細胞の浸出を伴う炎症反応が惹起される．アポビオーシス（寿死）は，加齢により細胞の寿命（8章D．参照）が尽きて自然に死んでいく細胞死のことである．

　一方，アポトーシス（自死）は分化の過程で不要になった組織や，放射線や活性酸素，制癌剤によってDNAや細胞が重度に傷害されるなど，細胞内の状況が生存に適さなくなった細胞が急速に自ら死ぬ機構であり，遺伝子によって高度に制御されたプログラム細胞死である．ア

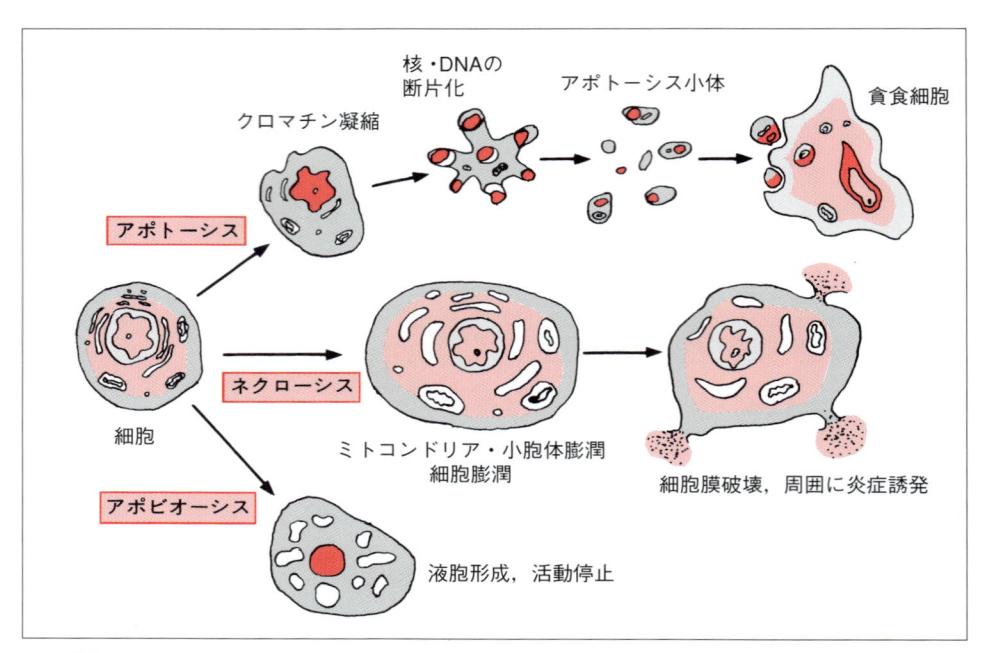

図 14-17. アポトーシス，ネクローシス，アポビオーシスにおける細胞形態の変化

ポトーシス刺激によってタンパク質分解酵素のカスパーゼ類[*1]が活性化されて，まず核の凝縮が起こり，次いでクロマチンの核周辺部への偏在化と細胞全体の縮小が起こる．この変化に伴って，細胞表面に膨らみが生じ，次いで核や細胞に大小の突起ができ，それがくびれて核と細胞は断片化され，数分以内に細胞膜に包まれた大小の球状の小胞，すなわちアポトーシス小体（図14-17）となる．この場合，染色体DNAは，カスパーゼ活性化DNA分解酵素（CAD）の作用でヌクレオソーム単位（約180塩基対）の長さに寸断される[*2]のが特徴である．ネクローシスと異なり，アポトーシスではクロマチンの断片化など細胞核の変化が著しいが，細胞質は比較的変化が少なく，ミトコンドリアなどの細胞小器官もあまり変化しない．細胞膜に包まれたアポトーシス小体は，数時間以内にマクロファージや好中球などの貪食細胞によって貪食されてリソソーム内で消化され，周囲に炎症反応は起こらない．

[*1] 活性中心にシステイン残基（C）があり，基質タンパク質のアスパラギン酸（Asp）のカルボキシル基側で切断するプロテアーゼ（C-asp-ase）類．

[*2] アポトーシスを起こした細胞からDNAを抽出してアガロース・ゲル電気泳動にかけると，約180塩基対の整数倍のはしご（ラダー）状のDNA断片が観察される．この**DNAラダー**は，アポトーシスの1つの指標である．

▼ チャレンジ課題

1) RIA法の原理を説明せよ．
2) モノクローナル抗体の作製法と利用法を説明せよ．
3) cDNAクローニングの方法と利点を説明せよ．
4) RT−PCRの原理と利点を説明せよ．
5) DNA塩基配列解読法を説明せよ．
6) ES細胞とジーンターゲッティングを説明せよ．
7) c-*onc* と v-*onc* の違いを説明し，c-*onc* の生体内での役割を述べよ．
8) 癌抑制遺伝子を2つ挙げ，作用を説明せよ．
9) 多段階発癌のしくみについて述べよ．
10) 遺伝子治療における *ex vivo* 法を説明せよ．
11) アポトーシスの生理的役割とDNA断片化のしくみについて述べよ．

索 引

和文索引

● あ

アイソエンザイム → アイソザイム
アイソザイム …………………54, 220
亜鉛（Zn）………………………241
アクチン ………………32, 47, 238
　──フィラメント ………………32
アクトミオシン …………………238
アシル CoA ………………………95
　──シンターゼ …………………95
アシル CoA：コレステロールアシル
　トランスフェラーゼ
　（ACAT）………………………104
アスコルビン酸 → ビタミン C
アスパラギン ……………………15
アスパラギン酸 ……………15, 125
アスパラギン酸アミノトランス
　フェラーゼ（AST）………56, 115
アセチル CoA ………43, 82, 84, 100
アセチルコリン …………………128
　──エステラーゼ ………………128
　──受容体 ………………………128
アセト酢酸 ………………………97
アセトン体 → ケトン体
アディポネクチン …………………45
アデニル酸シクラーゼ ……………76
アデニン（A）……………………21
S-アデノシルメチオニン
　（AdoMet）…………128, 133, 240
アデノシン 5′-一リン酸
　（AMP）………………………140
アデノシン 5′-三リン酸
　（ATP）……………………21, 81
アドレナリン ……71, 76, 129, 187,
　　　　　　　　　　　　196, 200
アビジン …………………………60
アポ E → アポリポタンパク質
アポ酵素 …………………………55
アポトーシス ……………………290
　──小体 …………………………292
アポビオーシス …………………291
アポフェリチン …………………41
アポリポタンパク質 …………39, 265
アミノアシル-tRNA ……………170

アミノ酸 ………………14, 34, 111
　──価 ……………………………35
　ケト原性── …………………118
　糖原性── ………………………118
　必須── …………………………35
　非必須── ……………………122
アミノトランスフェラーゼ ………56
α-アミラーゼ ……………………36, 37
アミロイド ………………………265
　──前駆体タンパク質
　　（Aβ）………………………265
アミロース ………………………37
アミロペクチン ……………………37
アラキドン酸 ………………11, 100
　──カスケード ………………101
アラニン …………………………15
アラニンアミノトランスフェラーゼ
　（ALT）……………………56, 115
アルギニン ………………………15
アルツハイマー型老年認知症 …265
アルツハイマー神経原線維変化 265
アルツハイマー病 …………253, 264
アルドステロン ……………………12
アルブミン ………………………42
アレルギー ………………………230
　──反応 ………………………212
アロステリック酵素 ………………71
アンチコドン ……………………167
アンチトロンビン ………………240
アンドロゲン ………………187, 190
　──不応症 ……………………260
アンモニア ………………………111

● い

胃 …………………………………34
硫黄（S）…………………………240
イオンバランス …………………207
鋳型鎖 ……………………………149
異常ヘモグロビン ………………209
イソロイシン ………………15, 135
一遺伝子一酵素説 ………………255
一塩基多型（SNP）……………279
位置的クローニング法 …………282
遺伝暗号 ………………24, 164, 167

遺伝子 …………………1, 28, 159
　──の発現 ……………………160
　──の発現調節機構 …………165
遺伝子検査法 ……………………280
遺伝子工学 ………………………272
遺伝子診断 ………………………263
遺伝子治療 ………………………288
　遺伝病の── …………………289
　癌の── ………………………289
遺伝病 ……………………………253
　──の遺伝子治療 ……………289
イニシエーション ………………283
イノシトール ……………………66
イノシトール 1, 4, 5-三リン酸
　（IP$_3$）…………………67, 197
イノシン 5′-一リン酸（IMP）……140
飲作用 ……………………………222
インスリン …………………45, 184
　──抵抗性 ………………………45
　──の生成 ……………………185
インターフェロン ………………212
インターロイキン ………………212
イントロン ………………………164

● う～お

ウイルス性癌遺伝子（v-onc）……283
ウエスタンブロット法 …………271
ウラシル（U）……………………22
ウリジン 5′-一リン酸（UMP）…140
ウロビリノゲン …………………248

エイコサペンタエン酸
　（EPA）…………………11, 39, 100
栄養素 ……………………………27
　三大── …………………………27
エキソペプチダーゼ ………………35
エキソン …………………………164
壊死 → ネクローシス
17β-エストラジオール …………188
エストリオール …………………188
エストロゲン ………………12, 188
エストロン ………………………188
エピネフリン ……………………71
エフェクター T 細胞 ……………230

和文索引

エラスターゼ……………………35
エリスロポエチン………………204
エルゴカルシフェロール → ビタミンD_2
塩基除去修復……………………156
塩基性アミノ酸…………………15
塩基対……………………………24
炎症性サイトカイン……………229
塩素（Cl）………………………238
延長因子…………………………170
エンドクリン……………175, 191
エンドペプチダーゼ……………35
エンハンサー……………………165

黄体化ホルモン（LH）…………180
岡崎フラグメント………………151
オキシエイコサノイド…………11
オキシトシン……………………182
オキシヘモグロビン（オキシHb）…209
2-オキソグルタル酸……………115
2-オキソ酸………………………115
オーダーメイド医療……………279
オートクリン……………175, 191
オートファゴソーム……………113
オートファジー…………………113
オルガネラ → 細胞小器官
オールトランスレチナール……63
オルニチンサイクル → 尿素サイクル
オレイン酸………………………44

● か

80S 開始複合体…………………169
解糖系……………………………69, 70
化学浸透圧説……………………87
鍵と鍵穴の関係…………………52
可逆反応…………………………50
核…………………………………28
核型………………………………29
核局在シグナル…………………173
核酸………………………………21
核小体……………………………28
獲得免疫系 → 適応免疫系
核内受容体………………………64
核膜………………………………28, 29
過酸化水素………………………31, 211
ガストリン………………………190, 239
カスパーゼ………………………292
家族性高コレステロール
　血症……………………107, 260
カタラーゼ………………………31
顎下腺……………………………36
褐色脂肪組織……………………44
活性化エネルギー………………52
活性型ビタミンD_3………46, 63, 236,
　　　　　　　　　　　239, 262
活性酸素（O_2^-）………64, 155, 290
活性中心…………………………50

活動電位…………………………236
滑面小胞体………………………29
カテコール………………………130
カテコールアミン………………187
カテプシン………………………31
果糖 → フルクトース
鎌状赤血球性貧血症………209, 254
ガラクトース……………………79
　――血症…………251, 260, 263
ガラクトセレブロシド…………99
カリウム…………………………235
カリクレイン-キニン系………191
顆粒球……………………………203
カルシウム（Ca）………………236
　――イオン（Ca^{2+}）………236
　――ポンプ………41, 207, 238
カルシトニン（CT）……46, 64, 184,
　　　　　　　　　　　236, 239
カルシフェロール → ビタミンD
カルニチン………………………96, 134
カルパイン………………………268
カルバミルリン酸………………118
カルボキシペプチダーゼ………35
癌
　――の遺伝子治療……………289
　――ワクチン…………………290
癌遺伝子…………………………283
　――の活性化…………………285
ガングリオシド…………………13, 99
還元型グルタチオン……………209
還元性末端………………………10
還元当量…………………………86
幹細胞……………………………154
緩衝作用…………………………234
肝性トリグリセリドリパーゼ →
　　　　　　　　　　肝リパーゼ
関節リウマチ……………………231
肝臓………………………………33, 42
癌転移抑制遺伝子………………288
γ-アミノ酪酸（GABA）………128
癌抑制遺伝子………………283, 286
肝リパーゼ………………………94

● き

基質………………………………50
　――特異性…………………51, 52
基礎代謝エネルギー……………94
拮抗阻害 → 競合阻害
キネトコア → 動原体
機能的クローニング法…………282
基本転写因子……………………166
ギムザ染色………………………29
キモトリプシン……………35, 36
逆転写酵素…………154, 273, 280
キャップ構造……………………164
急性期タンパク質………………229

競合阻害…………………………53
共輸送……………………………40
局所ホルモン……………175, 191
極低密度リポタンパク質
　（VLDL）………………………106
起立性タンパク尿………………248
キロミクロン……38, 39, 93, 106, 222
　――レムナント………………94
筋ジストロフィー………………267
　進行性――……………………267
筋小胞体…………………………238
筋肉………………………………47
　――の収縮……………47, 238

● く

グアニン（G）…………………21
グアノシン 5′-一リン酸（GMP）…140
クエン酸回路 → TCAサイクル
グランザイム B…………………224
グリコーゲン……………9, 36, 43
　――代謝………………………73
　――の合成……………………73
　――の構造……………………10
　――の代謝調節………………76
　――の分解……………………74
グリコーゲンシンターゼ…74, 76, 196
グリコーゲンシンターゼキナーゼ 3
　（GSK3）………………………77
グリコーゲンホスホリ
　ラーゼ……………74, 76, 196
グリコール酸……………………12
グリコサミノグリカン → ムコ多糖
グリコシダーゼ…………………31
グリシン……………15, 46, 125
クリステ…………………………30
グリセルアルデヒド……………7
グリセロリン酸シャトル………90
グリセロリン脂質………………97
グリセロール……………………12
グルカゴン…………71, 76, 184, 196
β-グルクロニダーゼ……………248
グルクロン酸抱合………219, 248
グルコキナーゼ……………71, 74
グルココルチコイド……………45
　――不応症……………………260
グルコース…………7, 8, 69, 94, 220
　――尿（→ 糖尿病もみよ）…250
グルコース脂肪酸サイクル……108
グルコース-6-ホスファターゼ
　（G6Pase）……………73, 74, 196
グルコース 1-リン酸（G1P）…74
グルコース 6-リン酸（G6P）…69, 73
グルコセレブロシド……………99
グルタチオン……………129, 240
γ-グルタミルリン酸……117, 118
グルタミン…………………15, 125

グルタミン酸 …………………15, 118
グルタミン酸オキザロ酢酸トランスアミナーゼ(GOT) → アスパラギン酸アミノトランスフェラーゼ (AST)
グルタミン酸デカルボキシラーゼ ………………………128
グルタミン酸ピルビン酸トランスアミナーゼ(GPT) → アラニンアミノトランスフェラーゼ(ALT)
グルタミンシンテターゼ ………118
クレアチニン係数 ………………247
クレアチン …………………134, 236
──キナーゼ …………………236
──リン酸 …………134, 236, 247
グレリン …………………179, 190
グロビン ……………………………208
グロブリン ……………………………42
クロマチン ……………………………28
クローン ……………………………277
──動物 ……………………………278

● け

蛍光抗体法 …………………………271
血液 …………………………………201
──凝固 ……………………………237
──のはたらき ……………………202
血液脳関門(BBB) ………………222
血液脳脊髄液関門 → 血液脳関門
欠失変異 ……………………………279
血漿 …………………………201, 218
──タンパク質 ……………42, 248
──無機質 …………………………220
──リポタンパク質 ………………106
血小板 ………………………203, 213
──無力症 …………………………215
血清 …………………………………218
血清アルカリホスファターゼ(ALP) ………………………54
血清タンパク質 ……………………20
血栓症 ………………………………217
血糖 ……………………………8, 220
──値 ………………………………196
ケト・アシドーシス ……………248
α-ケト酸 → 2-オキソ酸
ケトン体 …………43, 45, 97, 248
ケトン尿 ………………………………97
ケノデオキシコール酸 …… 12, 106
ゲノム ………………………………159
──DNA クローニング …………273
ケモカイン …………………………175
α-ケラチン ……………………………33
原形質膜 → 細胞膜
元素 ……………………………………5
──組成 ………………………………6

● こ

高アンモニア血症 ………………116
好気的解糖経路 ……………………71
高血糖値 ……………………………250
抗原 …………………………………222
抗原抗体反応 ………………………133
抗原提示細胞 ………………222, 225
好酸球遊走因子 ……………………212
恒常性 → ホメオスタシス
甲状腺刺激ホルモン(TSH) ……180
甲状腺ホルモン ……129, 183, 242
酵素 ……………………………49, 50
──活性 ……………………………52
──反応速度 ………………………51
──免疫測定法 ……………………271
酵素・基質複合体 …………………50
抗体 …………………………………133
高ナトリウム血症 …………………235
高フェニルアラニン血症 ………256
高密度リポタンパク質(HDL) ……………………104, 106
抗利尿ホルモン(ADH) …………182
コエンザイム A(CoA) ……58, 82
コエンザイム Q(CoQ) ……………67
呼吸鎖 → 電子伝達系
呼吸商(RQ) …………………………45
呼吸毒 …………………………………89
コケイン症候群(CS) ……………157
五炭糖 (→ ペントースもみよ) ……………………7, 22
骨粗鬆(しょう)症 …………………47
コドン (→ 遺伝暗号もみよ) …167
──開始 ……………………………167
──終止 ………………………167, 171
コバルト(Co) ………………241, 242
コラーゲン ………………………16, 46
──の構造 …………………………18
コラーゲン(原)線維 ………………46
コリンアセチルトランスフェラーゼ ………………………128
コリン作動性神経細胞 ……………128
コール酸 ………………………12, 106
ゴルジ装置 …………………31, 172
コルチコステロン ……………………12
コルチコトロピン放出ホルモン(CRH) …………………………178
コルチゾール ……………………………12
コレカルシフェロール → ビタミン D₃
コレステロール …………12, 38, 103
──逆輸送系 ………………………108
コレステロールエステラーゼ ……38
コレステロールエステル 38, 43, 104
──輸送タンパク質(CETP) ……107

コンドロイチン硫酸 ……………240

● さ

サイクリック AMP (→ cAMP もみよ) …………………………94
──依存性プロテインキナーゼ …………………………196
サイクリン …………………………147
──依存性プロテインキナーゼ …………………………147
再生不良性貧血 ……………………241
最大反応速度 …………………………50
サイトカイン ………………………175
──受容体スーパーファミリー …………………………199
細胞 ……………………………………28
──の寿命 …………………………152
細胞外液 ……………………………234
細胞外マトリックス ………………16
細胞骨格 ………………………………32
細胞死 ………………………………154
細胞質 …………………………………32
細胞周期 ……………29, 113, 147
細胞傷害性 T 細胞 ………………224
細胞小器官 …………………………28
細胞性癌遺伝子(c-onc) …………283
細胞性免疫 …………………………224
細胞内液 ……………………………234
細胞分裂 ……………………………147
細胞膜 …………………………14, 32
サイレンサー ………………………165
サザン・ブロット法 ……………280
刷子縁 …………………………………34
サプレッサー T 細胞 ……………224
サルベージ経路 ……………………145
酸塩基平衡の維持 …………………235
酸化還元系 …………………………86
酸化的リン酸化 ………………81, 89
サンガー法 …………………………274
酸性アミノ酸 …………………………15
酸素分圧 ……………………………210
酸素放出量 …………………………210
酸素飽和曲線 ………………………210

● し

ジアシルグリセロール(DG) ……197
シアノコバラミン → ビタミン B₁₂
耳下腺 …………………………………36
色素性乾皮症(XP) ………………157
糸球体濾過 …………………………244
──量(GFR) ………………………244
シグナル認識顆粒(SRP) …………172
シグナル配列 ………………………172
自己複製 ………………………………2

和文索引

自己免疫疾患 ……………………230
脂質………………………………10
　　──の消化 ………………38
　　──の分解 ………………94
脂質二重層 ………………………14
視床下部ホルモン ………………176
シス作用エレメント ……………166
シスタチオニン尿症 ……………123
システイン …………………15, 123
ジストロフィン遺伝子 …………268
ジスルフィド結合 ……………16, 33
11-シスレチナール ………………63
自然免疫系 ………………222, 230
シチジン5´-三リン酸(CTP)……140
ジデオキシ法 ……………………274
至適温度 …………………………52
至適 pH …………………………52
シトクロム c ……………………87
シトシン(C) ……………………22
シナプス …………………………199
α-シヌクレイン …………………266
紫斑病 ……………………………217
1,25-ジヒドロキシコレカルシフェロール → 活性型ビタミン D_3
ジヒドロテストステロン ………260
ジヒドロリポ酸デヒドロゲナーゼ ……………………82
ジヒドロリポ酸トランスアセチラーゼ ………………82
ジペプチド ………………………35
脂肪 ………………………………44
　　──組織 …………………44
脂肪酸 ……………………………10
　　──エステル ……………11
　　──の活性化 ……………95
　　──の合成 ………………100
　　──の酸化分解 …………43
脂肪酸シクロオキシゲナーゼ …100
脂肪酸シンターゼ ………………100
重症筋無力症 ……………………231
絨毛性ゴナドトロピン(hCG) …189
寿死 → アポビオーシス
樹状細胞 …………………222, 225
受精卵遺伝子診断 ………………282
出生前診断 ………………………263
受容体 …………………………32, 175
受容体型チロシンキナーゼ…77, 198
循環血液量 ………………………201
消化管 ……………………………33
消化酵素 ………………………34, 35
常染色体 …………………………29
　　──性遺伝病 ……………253
小胞体(ER) ……………………29
　　──膜 ……………………14
触媒 ………………………………50
しょ糖 → スクロース
真核細胞 …………………………28

神経細胞 …………………199, 236
神経伝達物質 ……………………199
神経変性疾患 ……………………264
進行性筋ジストロフィー ………267
新生児マス・スクリーニング …263, 264
腎性タンパク尿 …………………249
人体 ………………………………5
　　──の組成 ………………6
ジーンターゲッティング ………276
浸透圧維持 ………………………235
心房性 Na 利尿ペプチド(ANP) 191

す

水素イオン濃度(pH) …………234
膵臓 ………………………………33
水素結合 …………………………16
膵リパーゼ ……………………38, 94
スカベンジャー …………………213
スカベンジャー受容体…104, 108, 213
　　──ファミリー …………213
スクシニル CoA …………………126
スクラーゼ ……………………37, 51
スクロース …………………9, 37, 51
ステロイドホルモン ……12, 43, 106
　　──の合成経路 …………186
スニップ → 一塩基多型(SNP)
スーパーオキシド（→ 活性酸素（O_2^-）もみよ）…64, 291
　　──ジスムターゼ ………211
スフィンゴ脂質 ………………45, 97
スフィンゴシン …………………98
スフィンゴ糖脂質 ………………98
スフィンゴミエリン …………98, 103
スプライシング …………………165
スプライソソーム(snRNP) …165, 166
スレオニン ………………………15

せ, そ

生殖系細胞 ………………………154
生成物 ……………………………50
性染色体 …………………………29
精巣 ………………………………190
生体エネルギー …………………69
生体膜 ……………………………14
成長ホルモン(GH) …………45, 178
成長ホルモン放出ホルモン(GRH) …………………177
青斑核 ……………………………130
生命 ………………………………3
生命科学 …………………………269
生命現象 …………………………1
生命体 ……………………………1
生理的タンパク尿 ………………248

セクレターゼ ……………………265
舌下腺 ……………………………36
赤血球 ……………………………203
　　──沈降速度 ……………204
石鹸 ………………………………12
セファリン ………………………13
セリン ………………………15, 122
セリン/スレオニンデヒドラターゼ …………………115
セルロース ……………………9, 37
セルロプラスミン ………220, 241
セレブロシド ……………………13
セロトニン ………131, 190, 200, 212
　　──作動性神経細胞 ……131
染色質 ……………………………28
染色体 …………………………25, 28
　　──異常 …………………279
　　──地図 …………………29
染色分体 …………………………30
全身性エリテマトーデス ………231
選択スプライシング ……………165
先天性クレチン症 ……183, 262, 263
先天性甲状腺機能低下症 → 先天性クレチン症
先天性代謝異常症 ………253〜255
　　──の診断 ………………263
先天性副腎過形成症 ………185, 263
セントロメア …………………29, 30

走化性 ……………………………211
挿入変異 …………………………279
相補鎖 DNA ……………………273
阻害剤 ……………………………53
即時型アレルギー反応 …………133
続発性血小板減少性紫斑病 ……217
疎水結合 …………………………16
ソマトスタチン …………177, 184
ソマトトロピン …………………178
粗面小胞体 ………………………29

た

体液性免疫 ………………………227
代謝 ………………………………1
代謝回転 …………………………44
代謝障害 …………………………253
代謝性アシドーシス ……………97
胎盤性ラクトゲン ………………189
タウ ………………………………265
タウリン …………………………12
タウロコール酸 …………………12
ダウン症候群 ……………………263
多核白血球 ………………………222
脱分極 ……………………………238
多糖類 ……………………………9
多能性幹細胞 ……………………203
多発性硬化症 ……………………231

和　文　索　引

多発性骨髄腫 …………………249
単球 ………………………203
炭酸固定反応 ……………………97
炭酸水素イオン …………………234
炭酸脱水酵素 ……………235, 239
胆汁酸 ………………12, 43, 106
　　──一次── ………………106
　　──二次── ………………106
単糖類 ………………………7
タンパク質 …………14, 34, 111
　　──の栄養価 ………………35
　　──の合成 ………………167
　　──の構造 ………………4, 16
　　──の性質 ………………19
　　──の分解と吸収 …………34
　　──の分類 ………………17
　　──分解酵素 ……………112

● ち

チアミン → ビタミン B_1
チアミンピロリン酸(TPP) …55, 82
チエニルアラニン ……………264
チミジル酸シンターゼ ………140
チミジンキナーゼ ……………140
チミン(T) ………………………22
　　──ダイマー ……………155
着床前遺伝子診断 ……………282
中間径フィラメント …………32, 33
中性アミノ酸 ……………………15
中性脂肪 ……………11, 38, 44, 102
チュブリン ………………………32
超らせん構造 ……………………33
チロキシン(T_4) ……129, 183, 242
チロシン ……………15, 42, 122, 129
チロシンキナーゼ ……………198
チロシンヒドロキシラーゼ …123
チロトロピン …………………180
チロトロピン放出ホルモン
　　(TRH) ……………………177

● つ〜と

痛風 ………………………247
低ナトリウム血症 ……………235
低密度リポタンパク質(LDL) …106
デオキシコール酸 ………12, 106
デオキシヘモグロビン(デオキシ
　Hb) …………………………209
デオキシリボ核酸(DNA) …21, 139
デオキシリボース ………………7, 21
デオキシリボヌクレオチド …140
　　──の合成経路 …………140
適応免疫系 ……………………222
　　──の連携 ………………230
デキストリン ……………………37

α-限界── ……………………37
テストステロン ……………12, 190
鉄(Fe) ……………………240
鉄欠乏性貧血 …………………241
テトラヒドロビオプテリン
　(BH_4) ………………122, 130
テトラヒドロ葉酸(FH_4) …60, 125
テーラーメイド医療 → オーダーメ
　イド医療
テロメア ……………………30
　　──の延長 ………………154
　　──の構造 ………………152
テロメラーゼ …………………154
電解質 ………………………233
電気泳動 ……………………20
電子伝達系 ……………30, 81, 87, 88
転写因子 ……………………262
転写開始複合体 ………………166
点突然変異 ……………279, 285
でんぷん ………………………36
銅(Cu) ……………………241
動原体 ………………………30
糖鎖付加 ……………………172
糖脂質 ………………………13
糖質 ……………………249
　　──の消化 ………………36
　　──の性質 …………………7
　　──の代謝 ………………69
糖新生 ……………………43, 70, 72
糖タンパク質 …………………18
等電点 …………………5, 17, 19
糖尿病 ………………………250
特発性血小板減少症 …………231
特発性血小板減少性紫斑病 ……217
ドコサヘキサエン酸(DHA) …11, 39
トコフェロール → ビタミン E
突然変異 ……………………209
ドーパ ………………………130
ドーパミン ……………129, 187, 200
　　──作動性神経細胞 ……131
トランスクリプトーム ………159
トランス作用因子 ……………165
トランスジェニックマウス …275
トランスファー RNA
　(tRNA) ……………………23, 160
トランスフェリン …41, 42, 220, 240
トランスポーター → 輸送担体
トリアシルグリセロール(→ 中性脂肪
　もみよ) ……………11, 38, 44, 102
トリカルボン酸 ………………84
トリグリセリド → 中性脂肪, トリ
　アシルグリセロール
トリプシン ……………………35, 36
トリプトファン ………15, 42, 131
トリプトファンヒドロキシ
　ラーゼ ……………………123

トリプルマーカー検査法 ……263
トリプレットリピート病 ……267
トリペプチド ……………………35
3, 5, 3′-トリヨードチロニン
　(T_3) ……………………129, 183
トロポコラーゲン ………………46
トロンボキサン ……………11, 100
トロンボキサン A_2 (TXA$_2$) 214, 217
トロンボキサン A_3 (TXA$_3$) ……102
貪食作用 ……………………222

● な　行

ナイアシン ……………………56
　　──欠乏症 ………………58
ナイーブ T 細胞 ………………226
内分泌腺 ……………………176
ナトリウム …………………235
ナトリウムポンプ …40, 41, 207, 236
2 型糖尿病 ……………………45
ニコチン酸アミドアデニン
　ジヌクレオチド(NAD) ………56
ニコチン酸アミドアデニン
　ジヌクレオチドリン酸
　(NADP) ………………………56
二次リンパ器官 ………………226
日周変動 ……………………190
日周リズム …………………131
二糖類 …………………………8
乳酸サイクル ……………………73
乳酸デヒドロゲナーゼ(LDH) …54
乳糖 → ラクトース
乳び ……………………………222
ニューロペプチド Y
　(NPY) …………………178, 191
ニューロン ……………32, 199, 236
尿 ……………………244, 247
　　──の一般性状 …………244
　　──の成分 ………………247
尿細管 ………………………243
尿酸 ……………………21, 218
　　──塩 ……………………247
尿素 ……………………111, 218
　　──の合成 ………………44
尿素サイクル ……………111, 118
尿毒症 ………………………218
ヌクレアーゼ …………………31
ヌクレオシド …………………21
ヌクレオソーム ……………25, 150
ヌクレオチド …………………21, 139
　　──除去修復 ……………156
ネクローシス ………………291
ネプリライシン ………………265
ネフロン ……………………243

和文索引

脳下垂体ホルモン …………………178
脳脊髄液 ……………………………222
能動輸送 ……………………………41
ノーザン・ブロット法 ……………280
ノックアウトマウス ………………276
ノルアドレナリン ………129, 187, 200

●は

胚性幹細胞（→ ES 細胞
　もみよ）…………………………154
ハイブリドーマ ……………………271
パエル受容体 ………………………266
パーキン ……………………………266
　──遺伝子 ………………………266
パーキンソン病 …………131, 253, 266
麦芽糖 → マルトース
バセドウ病 ……………………183, 231
バソプレッシン ………………182, 200
発エルゴン反応 ……………………51
発癌 …………………………………283
　──の多段階説 …………………283
白血球 ………………………………203
　──のはたらき …………………211
ハッチンソン・ギルフォード
　症候群 ……………………………154
パーフォリン ………………………224
パラクリン ……………………175, 191
パラトルモン
　（PTH）…………46, 64, 184, 236, 239
バリン …………………………15, 135
パルミチン酸 ……………44, 94, 100
ハンチンチン ………………………267
ハンチントン病 ……………………266
パントテン酸 ………………………58
反応速度 ……………………………50
半保存的複製 ………………………149

●ひ

ビオチン ………………………58, 100
非拮抗阻害 → 非競合阻害
非競合阻害 …………………………53
微絨毛 ………………………………34
非受容体型チロシンキナーゼ …198
ヒスタミナーゼ ……………………212
ヒスタミン ……………………132, 212
　──作動性神経細胞 ……………133
ヒスチジン ……………………15, 132
ヒスチジンデカルボキシラーゼ 132
ヒストン ……………………………24
　──八量体 ………………………24
1, 3-ビスホスホグリセリン酸 …206
2, 3-ビスホスホグリセリン酸 …206
ビタミン ……………………………40
　脂溶性── …………………………40
　水溶性── …………………………40

ビタミン A ……………………40, 62
　──欠乏症 ………………………63
ビタミン B_1 ………………………40, 55
ビタミン B_2 ………………………55
ビタミン B_6 ………………………56
ビタミン B_{12} ………………40, 60, 242
　──欠乏症 ………………………62
ビタミン C …………………………62
ビタミン D ……………40, 43, 63, 106
　──過剰症 ………………………239
ビタミン D_2 ………………………64
ビタミン D_3 ………………………63
ビタミン E …………………………64
ビタミン K …………………………65
必須アミノ酸 …………………15, 42
必須脂肪酸 ……………………10, 39
ヒドロキシアパタイト ……………46
ヒドロキシインドールメチルトラン
　スフェラーゼ ……………………131
5-ヒドロキシトリプタミン → セロ
　トニン
5-ヒドロキシトリプトファン ……131
ヒドロキシプロリン ………………46
3-ヒドロキシ-3-メチルグルタリル
　CoA（HMG-CoA）………………136
β-ヒドロキシ酪酸 …………… 45, 97
ヒドロキシラジカル ………………291
5-ヒドロペルオキシエイコサテトラ
　エン酸（5-HPETE）……………100
ヒポキサンチン・グアニンホスホリ
　ボシルトランスフェラーゼ
　（HGPRT）………………………145
肥満細胞 ……………………………212
表現促進現象 ………………………267
標準還元電位 ………………………86
標準自由エネルギー変化 …………77
標的遺伝子組換え法 ………………276
ピリドキサルリン酸 ……………55, 56
ピリミジン塩基 ………………21, 43
ピリミジンダイマー ………………156
ピリミジンヌクレオチド …140, 143, 145
　──の合成経路 …………………140
　──の分解経路 …………………145
ビリルビン ……………………44, 248
ピルビン酸カルボキシラーゼ
　（PC）……………………………72
ピルビン酸キナーゼ ………………71
ピルビン酸デカルボキシラーゼ 82
ピルビン酸デヒドロゲナーゼ
　複合体 ……………………………82

●ふ

ファージ ……………………………274
ファンデルワールス力 ……………15

フィードバック阻害 …71, 180, 183
フィブリノーゲン …………………42
フェニルアラニン ……………15, 42
フェニルケトン尿症
　（PKU）………………123, 253, 256, 263
フェリチン …………………………41
不可逆反応 …………………………51
不拮抗阻害 → 不競合阻害
不競合阻害 …………………………53
副甲状腺ホルモン → パラトルモン
副腎髄質ホルモン …………………187
副腎皮質刺激ホルモン
　（ACTH）…………………………181
副腎皮質ホルモン …………………185
複製開始点 …………………………148
浮腫 …………………………………235
不斉炭素原子 ………………………7
ブドウ糖 → グルコース
不飽和脂肪酸 ………………………10
　──の栄養学的意義 ……………39
　$n-3$ 系── ……………………5, 11
　$n-6$ 系── ……………………5, 10
プライマー …………………………280
プライマリー鎖 ……………………149
フラビンアデニンジヌクレオチド
　（FAD）……………………………55
フラビンモノヌクレオチド
　（FMN）……………………………55
プリン塩基 ……………………21, 43
プリンヌクレオチド …140, 141, 143
　──の合成経路 …………………140
　──の分解経路 …………………143
フルクトキナーゼ …………………79
フルクトース（果糖）……………8, 78
　──尿症 …………………………251
フルクトース 2, 6-二リン酸 ……71
フルクトース-1, 6-ビスホスファ
　ターゼ（FBPase）………………73
ブルーム症候群（BS）……………157
プレセニリン ………………………265
プロオピオメラノコルチン ………181
プログラム細胞死 …………………291
プロゲステロン ………………12, 188
プロスタグランジン ………11, 100
プロスタグランジン E_1（PGE_1）…212
プロスタグランジン E_2（PGE_2）…212
プロスタグランジン G_2
　（PGG_2）………………100, 214, 217
プロスタグランジン H_2
　（PGH_2）……………………214, 217
プロスタグランジン H_3
　（PGH_3）…………………………100
プロスタグランジン I_2
　（PGI_2）………………………100, 217
プロスタサイクリン → プロスタグ
　ランジン I_2
プロセシング ………………………31

プロテアソーム …………113, 266
プロテインキナーゼA
　（Aキナーゼ）………………76
プロテインキナーゼC
　（Cキナーゼ）……………77, 197
プロテインホスファターゼ …77
プロテオグリカン ……10, 18, 240
プロテオーム ………………159
プロトフィラメント ………32, 33
プロトヘム …………………126
プロトロンビン ……………42
プロトン移動力 ……………87
プロトンポンプ ……………87
プロモーション ……………283
プロラクチン（PRL）………179
プロリン ………………15, 46, 123
分子 ………………………………5
　――組成 …………………6
分枝アミノ酸 ………………15, 135
分子生命科学 ………………269
分泌顆粒 ……………………31, 172
分泌タンパク質 …………29, 31, 171
分裂期 ………………………29

● へ

平均赤血球血色素濃度 ……205
平均赤血球血色素量 ………205
平均赤血球容積 ……………205
平衡定数 ……………………51
閉塞性黄疸 …………………219
ヘキソキナーゼ ……………71, 74
ヘキソース（六炭糖）………8
β 酸化 ………………………43, 95
ヘテロクロマチン …………30
ヘテロ多糖 …………………9
ヘパリン ……………………212
ペプシノーゲン ……………239
ペプシン ………………35, 36, 239
ペプチジルヒドロラーゼ活性 …171
ペプチド鎖 …………………170
　――の延長 ………………170
ペプチドホルモン型 ………193
ペプトン ……………………35
ヘマトクリット ……………204
ヘム ……………………208, 211
ヘモグロビン
　（Hb）…………126, 204, 205, 208
　――異常症 ……………253, 254
ペルオキシソーム …………31
ペルオキシソーム移行シグナル …173
ペルオキシダーゼ …………31
ヘルパーT細胞 ……………224, 226
ベンス・ジョーンズタンパク質 249
変旋光 ………………………7
ペントース（五炭糖）………7
　――尿症 …………………251

ペントースリン酸回路 77, 126, 209

● ほ

保因者診断 …………………263
芳香族アミノ酸 ……………15
泡沫細胞化 …………………104
ボウマン嚢 …………………244
飽和脂肪酸 …………………10
補欠族 → 補欠分子族
補欠分子族 …………………54
補酵素 ……………………49, 55, 242
補酵素A → コエンザイムA（CoA）
補酵素Q → コエンザイムQ（CoQ）
ポジショナルクローニング …282
ホスファチジルイノシトール4, 5-
　二リン酸（PIP$_2$）………197
ホスファチジルコリン → レシチン
ホスファチジルセリン ……13
3-ホスホグリセリン酸 ……122, 206
ホスホグルコムターゼ ……74
ホスホフルクトキナーゼ …71
ホスホリパーゼA$_1$ ………98
ホスホリパーゼA$_2$ ……38, 98, 100
ホスホリパーゼC（PLC）…98, 197
ホスホリパーゼD …………98
ホスホリパーゼ活性 ………94
ホスホリボシルピロリン酸
　（PRPP）…………………140
ホスホリラーゼa ……………77
ホスホリラーゼb ……………77
補体 …………………………229
ホメオスタシス ……………234
ホモシスチン尿症 ……123, 260, 263
ホモ多糖 ……………………9
ポリ（A）ポリメラーゼ ……164
ポリグルタミン鎖 …………267
ポリヌクレオチド …………139
　――の代謝 ………………140
ポリメラーゼ連鎖反応（PCR）…280
ポルフィリン環 ……………126
ホルモン ……………………175
　――の作用機構 …………193
ホルモン感受性リパーゼ …94
ホロ酵素 ……………………55
翻訳 …………………………167

● ま行

マイクロサテライト …………279
マキサム・ギルバート法 …274
膜タンパク質 ………………171
マグネシウム（Mg）………236
マクロファージ ………212, 222, 225
マルターゼ …………………51
マルトース …………………9, 37, 51

マルトトリオース …………37
マンガン（Mn）……………241, 242
マンノース …………………79
ミエロペルオキシダーゼ …211
ミオグロビン ………………126
ミオシン ……………………47, 238
ミカエリス定数 ……………50
ミクロフィラメント ………32
水 ……………………………234
ミトコンドリア ……………30
　――外膜 …………………30
　――内膜 …………………30
　――マトリックス ………30
ミトコンドリア移行シグナル …173
ミニサテライト ……………279
ミネラル ……………………233
ミネラルコルチコイド ……235

無機イオン …………………233
無機質 …………………233, 235
　――の吸収と輸送 ………40
ムコ多糖 ………………10, 240

メタロチオネイン …………242
メチオニン …………………15
メチルコバラミン …………60
メッセンジャーRNA
　（mRNA）………………3, 24, 160
メトヘモグロビン …………209
メープルシロップ尿症 137, 260, 263
メラトニン …………………131, 190
免疫グロブリンA …………229
免疫グロブリンD …………229
免疫グロブリンE ………212, 229
免疫グロブリンG …………229
免疫グロブリンM …………229
免疫細胞傷害 ………………229

毛細リンパ管 ………………220
モノクローナル抗体 ………271

● や行

有機イオン …………………233
有機化合物 …………………5
遊離因子 ……………………171
遊離脂肪酸（FFA）…………11
輸送担体 ……………………262
ユビキチン …………………113
ユビキチン化 ………………113
ユビキチンリガーゼ ………266
ユビキノン ……………………67, 87

溶血性貧血 …………………206
葉酸 …………………………60

(葉酸つづき)
　——欠乏症 ……………………60
ヨウ素(I) ………………………242

●ら 行

ラギング鎖 ……………………151
ラクターゼ ………………………37
ラクトース …………………9, 37
ラジオイムノアッセイ法(RIA) 270
ラロン型小人症 ………………262
ランゲルハンス島 ……………184
卵胞刺激ホルモン(FSH) ……181

リジン ……………………15, 134
リソソーム ………………31, 213
リーディング鎖 ………………150
リトコール酸 …………………106
リノール酸 …………………10, 39
α-リノレン酸 …………10, 39, 100

γ-リノレン酸 …………………100
リパーゼ ………………31, 38, 94
5-リポオキシゲナーゼ ………100
リボ核酸(RNA) …………21, 139
リボキシン ……………………100
リボザイム ………………………49
リポ酸 ……………………………66
　——の形成 …………………163
リボース ………………7, 21, 79
リボース 5-リン酸(R5P) ………77
リボソーム ………………………32
リボソーム RNA(rRNA) …23, 160
α_1-リポタンパク質 ……………106
β-リポタンパク質 ………………106
リポタンパク質リパーゼ ………94
リボフラビン → ビタミン B_2
両性電解質 …………5, 16, 20, 233
リンゴ酸シャトル ………………90
リンゴ酸デヒドロゲナーゼ ……57
リン脂質 ……………………13, 38
リンパ球 ………………………203

リンホカイン …………………224
レシチン ……………………13, 38
レシチン：コレステロールアシルトランスフェラーゼ
　(LCAT) ………………104, 107
レセプター → 受容体
レチノール → ビタミン A
レッシュ・ナイハン
　症候群 ……………………145, 247
レトロウイルス ………………283
レニン-アンギオテンシン系 …191
レビー小体 ……………………266
レプチン …………………45, 190
レプリコン ……………………149

ロイコトリエン ………………100
ロイシン …………………15, 135
老化 ……………………………152
老人斑 …………………………265
六炭糖 → ヘキソース
ロドプシン ………………………63

欧文索引

A

Aキナーゼ	77, 196
$A\beta$	265
ABO血液型物質	208
ACAT	104
ACTH	181
ADH	182
adipose tissue	44
AdoMet	134
alimentary tract	33
ALP	54
ALT	55, 115
amino acid	14
AMP	140
ANP	191
APエンドヌクレアーゼ	157
APCs	225
APP	265
AST	55, 115
ATP	21, 30, 41, 47, 69, 81, 94
──の高エネルギー結合	81
──の産生	86
ATP合成機構	88
ATP合成酵素 → ATPシンターゼ	
ATPシンターゼ (→ ATPaseもみよ)	30, 87, 89
ATPase	30, 40

B

B細胞	224, 225
Bリンパ球 (→ B細胞もみよ)	203, 224
BBB	266
BDNF	267
BH_4	122, 130
blood plasma	218
bone	46
1,3-BPG	206
2,3-BPG	206
brain	45
buffer action	234

C

Cキナーゼ (→ プロテインキナーゼCもみよ)	77, 197
Ca (カルシウム)	236
Ca^{2+}	41, 236
Ca^{2+}-ATPase	208, 238
cAMP	76, 94, 196
$Ca_{10}(PO_4)_6(OH)_2$	46
CD1	224
CD4	227
CD8	227
cDNAクローニング	273
cell	28
CETP	107
Cl (塩素)	238
Co (コバルト)	241
CoA	58
coenzyme	54
c-onc	283
CoQ	67
COX-1	101
COX-2	101
CRH	178
CT	184
CTL	224
CTP	140
Cu (銅)	241

D

de novo 合成	43
DG	197
DHA (→ ドコサヘキサエン酸もみよ)	11, 39
DNA	21, 24, 139
──の構造	23
──の損傷	155
──の半保存的複製	148
──の分解	145
DNAシークエンス法	273
DNA診断	263
DNAチップ	281
DNAトポイソメラーゼ	152
DNAプライマーゼ	150
──の種類	149
DNAポリメラーゼ反応	150
DNAマイクロアレイ法	281
DNAラダー	292
DNAリガーゼ	151, 157
DNAワクチン	290
dUTPジホスホヒドロラーゼ	140

E

EF-1	170
EF-2	170
Embden-Meyerhof経路	69
enzyme	50
EPA (→ エイコサペンタエン酸もみよ)	11, 39, 100
ER	29
ER膜 (→ 小胞体膜もみよ)	14
erythrocyte	203
ES細胞	154, 276
ex vivo 遺伝子治療法	290

F

F-アクチン	32
Fab	229
FAD	55, 82
$FADH_2$	84
fatty acid	10
FBPase	73
Fc	229
Fe (鉄)	240
Fe^{2+}	41
FFA (→ 遊離脂肪酸もみよ)	11
FH_4	60
FMN	55
fructose	8, 78
FSH	181

G

G-アクチン	32
Gテイル	152
Gバンド	29
G_0期	147
G_1期	147
G_2期	147
GABA	128
──作動性神経細胞	128
galactose	79
GH	178
GHRH	45, 177
gluconeogenesis	72
glucose	8
glycogen metabolism	73
glycolysis	69
GMP	140
GOT → AST	
G1P	74
G6P	69, 73
G6Pase	73, 74, 196
GPT → ALT	
GSK3	77

H

H_1受容体	133
H_2受容体	133
Hb	208

欧文索引

HbA ……………………………… 209
HbS ……………………………… 209
hCG ……………………………… 189
HCO_3^- ………………………… 234
　——系 …………………………… 235
HDL ……………………………… 104
hemoglobin(Hb) ………………… 203
HGPRT …………………………… 145
HMG-CoA ………………………… 136
　——シンターゼ ………………… 104
　——レダクターゼ ……………… 104
H_2O …………………………… 234
H_2O_2 ………………………… 211
5-HPETE ………………………… 100
Ht ………………………………… 203

● I〜L

I(ヨウ素) ………………………… 242
IgA ……………………………… 229
IgD ……………………………… 229
IgE ………………………… 212, 229
　——受容体 ……………………… 212
IgG ……………………………… 229
IgM ……………………………… 229
IL-1 ……………………………… 229
IL-6 ……………………………… 229
IL-12 …………………………… 229
immunity ………………………… 222
IMP ……………………………… 140
IP_3 …………………………… 197
isozyme …………………………… 54

K^+ ……………………………… 235
K_m ……………………………… 50

LCAT ……………………… 104, 107
LDH ……………………………… 54
LDL ……………………… 106, 107
　——受容体 ……………… 104, 107, 260
LH ………………………………… 180
lipid ……………………………… 10
liver ……………………………… 42

● M

M期 …………………………… 29, 147
M1期 …………………………… 152
mannose ………………………… 79
MCH ……………………………… 205
MCHC …………………………… 205
MCV ……………………………… 205
Mg(マグネシウム) ……………… 236
Mg^{2+} ………………………… 238
MHC クラスⅠ分子 ……………… 223
mineral ………………………… 235
Mn ……………………………… 241

MN 式血液型物質 ……………… 208
MPTP …………………………… 266
mRNA ……………………… 3, 24, 160
　——の合成 …………………… 164
muscle …………………………… 47

● N

Na^+ …………………………… 235
　——の吸収 ……………………… 40
NAD ………………………… 56, 82
NADH …………………………… 84
NADH-シトクロム b_5 レダク
　ターゼ ………………………… 209
NADP …………………………… 56
NADPH ………………………… 77
Na^+, K^+-ATPase …… 41, 207, 236, 238
NK 細胞 …………………… 222, 229
NK 受容体 ……………………… 223
NKT 細胞 ………………… 222, 224, 230
NPY …………………………… 191

● P

P(リン) ………………………… 239
p53 遺伝子 …………………… 286
p53 タンパク質 ………………… 287
PCNA …………………………… 150
PCR …………………………… 280
pentose phosphate cycle ……… 77
PEP カルボキシキナーゼ
　(PEPCK) ……………………… 73
3-PG …………………………… 206
PGG_2 ………………………… 217
PGH_2 ………………………… 217
PGH_3 ………………………… 102
PGI_2 …………………… 100, 217
pH ……………………………… 234
PI ターンオーバー ……………… 198
PI3 キナーゼ …………………… 77
PIP_2 ………………………… 197
PKU ……………………… 123, 256
Po_2 ………………………… 210
PRL …………………………… 179
protein ………………………… 16
PRPP …………………………… 140
PSP 試験 ……………………… 244
PTH …………………………… 184

● R

ras 癌遺伝子ファミリー ……… 285
Rb 遺伝子 …………………… 286
RIA …………………………… 270
ribose ………………………… 79

RNA ……………………… 21, 24, 139
RNA プライマー ……………… 150
RNA ポリメラーゼ …………… 160
　——の種類 …………………… 161
　——の反応 …………………… 162
　——の分解 …………………… 147
RNase H ……………………… 151
R5P …………………………… 77
RQ ……………………………… 45
rRNA …………………… 24, 160
RT-PCR 法 …………………… 280

● S

S(硫黄) ……………………… 240
S-アデノシルメチオニン
　(AdoMet) …………… 128, 133, 240
S 期 …………………… 147, 148
SNP …………………………… 279
snRNP ………………………… 166
SOD …………………………… 211
SRP …………………………… 172

● T

T 細胞 ………………………… 224
T 細胞受容体 ………………… 224
T リンパ球
　(→T 細胞もみよ) …… 203, 224
T_3 ………………………… 129, 183
T_4 ………………………… 129, 183
Taq ポリメラーゼ …………… 280
Tc ……………………………… 224
TCA サイクル … 43, 71, 81, 84, 111
TCR …………………………… 224
Th ……………………………… 224
Th1 …………………………… 226
Th2 …………………………… 226
TLR …………………………… 229
TNF-α ………………………… 229
Toll 受容体 …………………… 229
Toll 様受容体 ………………… 229
TPP(チアミンピロリン酸) … 55, 82
TRH …………………………… 177
tRNA ……………………… 24, 160, 162
　——の合成 …………………… 162
Ts ……………………… 224, 225
TSH …………………………… 180
TXA_2 ……………………… 217
TXA_3 ……………………… 102

● U

UCP(アンカプリング
　タンパク質) ………………… 45

UDP-ガラクトース ……………79
UMP ……………………………140
urea ……………………………218
urine …………………………242

● V〜Z

VLDL …………………………106
V_{max} …………………………50
v-*onc* ………………………283

X染色体性遺伝病 ……………253
Y染色体性遺伝病 ……………253
Zn（亜鉛）……………………241

図解 よくわかる生化学

1990 年 4 月 10 日　　1 版 1 刷　　　　　　　ⓒ2004
2002 年 1 月 25 日　　5 版 1 刷
2004 年 3 月 31 日　　　　3 刷
2004 年 12 月 15 日　　6 版 1 刷（改題）
2024 年 2 月 15 日　　　　13 刷

著　者
　　なかしまくにお　　かしわまたしげお　　ひばさみひろしげ
　　中島邦夫　　柏俣重夫　　樋廻博重

発行者
　　株式会社　南山堂　代表者　鈴木幹太
　　〒113-0034　東京都文京区湯島 4-1-11
　　TEL 代表 03-5689-7850　　www.nanzando.com

ISBN 978-4-525-13066-4

JCOPY ＜出版者著作権管理機構 委託出版物＞
複製を行う場合はそのつど事前に(一社)出版者著作権管理機構(電話03-5244-5088,
FAX 03-5244-5089, e-mail: info@jcopy.or.jp)の許諾を得るようお願いいたします.

本書の内容を無断で複製することは，著作権法上での例外を除き禁じられています．
また，代行業者等の第三者に依頼してスキャニング，デジタルデータ化を行うことは
認められておりません．